U0198341

烧伤外科护理实践技能

主 编 冯 苹 张 寅 黎 宁

上海科学技术文献出版社
Shanghai Scientific and Technological Literature Press

图书在版编目（CIP）数据

烧伤外科护理实践技能 / 冯苹，张寅，黎宁主编
. -- 上海：上海科学技术文献出版社，2023
ISBN 978-7-5439-8695-4

Ⅰ.①烧… Ⅱ.①冯… ②张… ③黎… Ⅲ.①烧伤—
护理 Ⅳ.① R473.6

中国版本图书馆 CIP 数据核字（2022）第 207903 号

策划编辑：张　树
责任编辑：应丽春
封面设计：李　楠

烧伤外科护理实践技能
SHAOSHANG WAIKE HULI SHIJIAN JINENG
主　　编：冯 苹　张 寅　黎 宁
出版发行：上海科学技术文献出版社
地　　址：上海市长乐路 746 号
邮政编码：200040
经　　销：全国新华书店
印　　刷：朗翔印刷（天津）有限公司
开　　本：787mm × 1092mm　1/16
印　　张：27.5
版　　次：2023 年 1 月第 1 版　2023 年 1 月第 1 次印刷
书　　号：ISBN 978-7-5439-8695-4
定　　价：328.00 元
http://www.sstlp.com

《烧伤外科护理实践技能》

编委会

顾 问

夏照帆

主 审

肖仕初 张 勤

主 编

冯 苹 张 寅 黎 宁

副主编

岳丽青 王淑君 戴小华

吴 红 孟美芬 王 园

编 委

（按姓氏笔画排序）

王 芳	王 枫	王 璇	叶晓青	付青青
刘 斌	刘廷敏	刘安娜	刘春梅	孙林利
李 琳	李方容	李昌敏	李甜甜	杨 磊
杨丽娜	肖雪月	余 婷	汪雯靓	沈晓娴
张冬梅	张丽君	张斯娟	陈娜娜	林 芳
周 洁	周 霖	周继涛	赵春月	姜 宏
祝红娟	桂婧娥	黄玉群	黄秋芳	梁 云
彭 冲	鲁虹言	温穗溱	谢 黎	谢肖霞
楼晓珍	简桂女	戴昕吭		

编书秘书

滕培敏 罗 佳

主编简介

第一主编简介

冯苹，护理学硕士，副主任护师，现任海军军医大学第一附属医院总护士长 / 烧创伤 ICU 护士长、医院护理卫勤战备学组负责人、重症监护学组负责人、护理感控学组负责人。兼任上海市护理学会重症专业委员会委员，中华医学会烧伤外科学分会康复护理学组副组长，《中华烧伤与创面修复杂志》《军事护理》《海军医学杂志》等多本杂志审稿专家。

曾赴美国斯坦福医学中心、维克森林医学中心做访问学者 3 个月。长期从事于危重症、战创伤、烧伤、成批伤的护理及管理工作，是基础生命支持（basic life support，BLS）、国际创伤生命支持（international trauma life support，ITLS）国际认证导师。

近年来在国内外核心期刊发表论文 40 余篇，其中 SCI 论文 2 篇，主编、副主编、参编、参译专著 10 余部，获发明专利、实用新型专利、外观设计专利 10 余项。

第二主编简介

张寅，主任护师，现任上海交通大学医学院附属瑞金医院护理部副主任。兼任上海市护理学会第十二届理事会灾害专业委员会副主任委员，中华医学会老年学会创伤分会护理专业委员会副主任委员，中华医学会烧伤外科学分会康复护理学组委员，中国医药教育协会烧伤专业委员会常务委员，《中华烧伤与创面修复杂志》通讯编委、《中华损伤与修复杂志》特约编委。

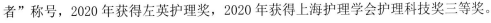

作为第一作者或通讯作者核心期刊发表论文 20 余篇，主编或参编书籍 5 本。2019 年获得"上海市护理学会杰出护理工作者"称号，2020 年获得左英护理奖，2020 年获得上海护理学会护理科技奖三等奖。

主要的专业方向在危重烧伤的护理、护理管理、护理教学、院内感染等。

主编简介

第三主编简介

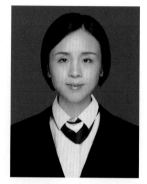

黎宁，副主任护师，现任陆军军医大学第一附属医院烧伤研究所护士长。兼任中华医学会烧伤外科学分会康复护理学组副组长，中国医疗保健与促进委员会烧伤外科专业委员会委员，重庆市护理学会烧伤与创面修复护理专业委员会主任委员，《中华烧伤杂志》通讯编委。

主持省部级课题 2 项，发表论文 30 余篇，其中 SCI 论文 5 篇。主编、副主编专著 2 部，参编专著 5 本。主持国家级继续医学教育培训项目 4 项。获中国护理质量管理提灯奖 1 项，陆军军医大学护理新业务、新技术 6 项。受陆军军医大学苗圃人才计划资助。

序

  烧伤是由物理或化学因素造成的皮肤、黏膜和深层组织的损害，是生活中常见的意外损伤。2004 年，全球范围内需要医疗干预的烧伤患者达 1100 万人，每年超过 30 万人死于烧伤，我国是发展中国家，每年有大量烧伤患者收治入院。所谓"三分治疗、七分护理"，充分体现了护理在救治工作中发挥的巨大作用。近年来，我国在烧伤救治和护理方面取得了巨大的进步，对烧伤患者的诊断、补液复苏、烧伤脓毒症干预、康复护理、气道护理、体位护理等方面开展了很多研究，更关键的是救治水平的提高和对于护理重视程度的不断提升。尽管如此，烧伤护理还需要更多的学习和进步，尤其是护理质量的优劣很大程度上由实践操作的规范性、标准性、科学性决定。

  本书针对烧伤专科护理实践操作的特殊性入手，按照烧伤患者救治护理的时间轴分别详述了院前急救、急诊处置、院内救治、康复护理所可能涉及的专科操作。全书图文并茂结合简易流程图的形式，在阐述烧伤专科护理理论的基础上，致力于提高烧伤专科护士的实践动手能力。

  本书适用于各级相关医疗机构烧伤专科护理工作者，也适用于初入烧伤外科的年轻医生，是一本实用性极强的临床指导用书。

中国工程院院士

夏照帆

2022 年 6 月

序言作者简介

  夏照帆，中国工程院院士，长江学者，海军军医大学第一附属医院烧伤外科主任，国家重点学科（烧伤外科学）和教育部创新团队带头人，全军烧伤研究所所长，全军烧伤休克与器官损伤防治重点实验室主任，烧伤暨烧创复合伤救治关键技术创新单元主任，两栖环境救治重点实验室主任，上海市烧伤急救中心主任，上海市烧伤临床质控中心主任。

前　言

　　我国烧伤护理队伍继承前辈奋发努力精神，长期致力建设国际领先水平的烧伤护理队伍，在"8·2昆山工厂特大爆炸""8·12天津滨海特大火灾爆炸""3·21响水特大爆炸""11·15上海特大火灾"等突发公共事件救治中，烧伤专科护士发挥了举足轻重的作用。

　　今天烧伤护理正面临烧伤护理与重症医学理念和诊疗新技术不断涌现的考验，如何让烧伤和急诊、重症医学护理人员在新的高度中迅速掌握烧伤护理基础和进展成为紧迫工作，本书由海军军医大学第一附属医院烧伤科、上海交通大学医学院附属瑞金医院灼伤整形科、陆军军医大学西南医院烧伤科、解放军总院第四医学中心、北京积水潭医院、南昌大学第一附属医院等10余家烧伤中心护理专家共同编撰的烧伤外科护理实践技能，集临床护理、伤口护理、危重症护理、康复护理、心理护理等于一体，体现烧伤护理的高度专业性。编写过程中得到了海军军医大学第一附属医院夏照帆院士、肖仕初教授和瑞金医院张勤教授等许多业内专家的悉心指导，并获得编委会诸多同仁的大力支持，在此一并表示感谢。

　　本书共分为八章，详细介绍了护理单元设置、人员配置及岗位要求、院前急救、急诊处置、成批伤应急救护、危重症与特殊烧伤救护、体位管理与康复护理，基本涵盖烧伤患者整个治疗周期的各项专科护理实践，对于重点技术环节采用流程与图片相结合，图文并茂，便于临床护士更直观地理解，同时加以注意事项及相关知识链接以深化内涵。大数据时代，专业知识更新较快，加之编者水平和经验有限，书中如有疏漏和缺陷之处，敬请广大读者批评指正！

编者

2022年6月

目　录

第一章　烧伤外科病房设施与人员要求

第一节　烧伤外科病房基本设置

一、烧伤外科普通病区设置

烧伤患者由于皮肤的屏障功能被破坏、机体免疫力降低，内外源性微生物侵入容易发生创面或其他途径感染。烧伤后需要反复清创、换药也是创面或创面基底暴露过程，因此需要专业病区来满足烧伤患者不同阶段治疗。严重烧伤患者、小儿烧伤、高龄、吸入性损伤或有伤前并发症患者、围术期观察患者常需要安置在烧伤监护室或隔离病室由专人看护，轻度和严重烧伤恢复期可安置在烧伤普通病区治疗。

1. 烧伤科普通病区设置　医务人员休息区如更衣、淋浴室；医疗文书工作区如值班室、病医护工作站、液体及药物配置室；病区治疗单元：换药室、治疗室、病室（普通或重症监护单元病室）、患者卫生间或沐浴室；辅助单元：仪器及物资存放仓库；院感控制单元如污物处理室。

病区入口处相对清洁，可设置医护人员休息及更衣，保证医务人员每日更换工作衣、洗漱、沐浴等。因工作人员大多需要每日更换工作衣，因此在休息区和病房区域间设置污染工作衣初步处置区域，清洁区域到污染区域尽可能实现单方向行走。医护工作站一般设立在病房中央区域，以方便患者病情变化观察及物资和人力调度，抢救时也能及时到位。护士站设置治疗室及处置室，两个房间可相通。治疗室应宽敞明亮，室内保持干燥、地面及墙壁光滑，以便消毒，配备空气消毒装置及感应式洗手设施及干手设施。治疗室还应配备治疗车及治疗盘，车上物品应放置有序，备有速干洗手液。

处置室旁边可设置换药室，但换药室不可与处置室相通。污物处理室设置在换药室旁边。由于烧伤科敷料使用量大，若处置不规范，极易造成交叉感染，因此，一定要规范处置医疗垃圾。严格落实消毒隔离制度。换药室最好设置成两间，一间清洁创面换药室，一间污染创面换药室。病房可分散设置在护士站周围，建议隔离病室设置在病区尽头，沐浴室设置在隔离病室旁。

2. 烧伤科环境要求　病区要做到防尘，光线充足，通风效果好。病区和病室的墙面和地面应选用便于清洁和消毒的特殊质地材料。烧伤病房应具备良好的清洁、消毒条件，最好能有空气净化装置和层流净化装置，以减少发生医院内感染的危险。病室内放置温湿度计，病房内应保持室温冬季维持在 30～32℃、夏季维持在 28～30℃，同时还可备有红外线烤灯，以便增加局部环境的温度。病室应备有去湿设备，保持湿度在 40%～50% 以防病原微生物过度繁殖。此外，室内有需保持通风换气使室内经常保持空气新鲜。

3. 烧伤病房通道设置　应明确划分病区及家属探视通道。探视通道主要用于陪护探视。病区通道必须符合患者、污物、工作人员及清洁物资通行的三通道通行规则。

4. 烧伤科病室基本设施　应配备中心供氧装置和负压吸引装置，还应配备烧伤治疗用床如翻身床、悬浮床。病室要有患者专用的卫生间以保证患者洗漱、大小便，限制不同病室人员走动，避免交叉感染。

普通病区一般收治轻度烧伤患者。床与床间隔在 1.5m 以上，床与病室墙壁距离 >0.5m。收治患者应根据患者的病情严重程度及创面感染情况、受伤时间合理安排在普通病室或者隔离病室，用于多重耐药菌感染患者的隔离，床位应动态调整，但要注意遵循消毒隔离原则，一般情况下烧伤急性期患者与烧伤康复期患者应分开放置。隔离病房除配备以上物品外，还应配备多功能监护仪、换气扇以及紫外线消毒灯、循环风紫外线空气消毒机等设备。隔离病室可收治同种同源特殊感染的患者，需要明确隔离标识，备专用医疗垃圾收集容器及双层医疗垃圾袋。严格限制人员探视，限制人员走动。患者的其他医疗器械如：体温计、血压计、餐具、便盆等应专人专用，用后消毒。患者出院后做好终末消毒。

布局如图 1-1：

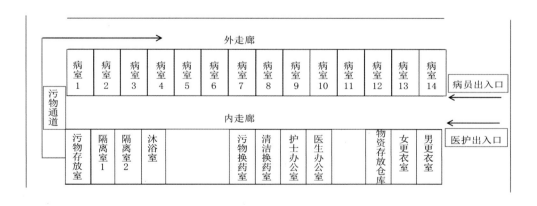

图1-1　烧伤外科普通病区布局图

二、重症烧伤治疗单元设置

根据《重症医学科建设与管理指南》（2020 版），结合烧伤患者的特殊性，烧伤监护病区布局应遵循以下原则：

1. 整体布局应划分医疗区、办公区、污物处理区、生活辅助区等功能区域，各区域相对独立，以减少干扰并有利于感染控制。医疗区包括：单间病房（隔离病房）、多人病房、治疗室、处置室、仪器室、医疗物品材料室等；办公区包括：主任办公室、医生办公室、护理办公室等；污物处理区包括：污物间等；生活辅助区包括：工作人员休息室、更衣室、值班室、盥洗室等。各功能区房间的数量和空间可根据监护室病床规模及工作人员数量等因素来确定。

2. 规划合理的包括人员流动和物流在内的医疗流向，为医务人员、患者和医疗污物等设置符合医院感染控制相关要求的进出通道。

3. 监护室内单间病房的使用面积不少于 $18m^2$，多人间病房应保证床间距不少于 2.5 米，中间用隔帘隔开，配备心电监护仪、呼吸机、输液泵、注射泵，有条件的配备医用吊塔。

4. 单间病房（隔离病房）与多人病房之间设玻璃隔断，既满足了洁净要求，又可减少患者之间互相干扰，方便护士观察病情。

5. 护士站设在 ICU 病房中央，并设有一台中央监控系统，可联网显示全科患者的心电情况。

三、烧伤外科手术室的设置

烧伤手术室是为烧伤患者施行手术治疗、诊断，以及抢救危重患者的重要场所。手术室的工作质量直接影响着医疗效果、患者的预后甚至患者的生命安危。手术室布局必须合理、有严密的组织、健全的制度和严格的无菌操作技术，使患者在最安全的条件下进行手术。

1. 烧伤手术室建筑设计要求　烧伤手术室需根据烧伤科的规模和实际情况确定手术室的位置、手术室的房间数量与设置，充分合理运用资源。

（1）手术室的位置要求：手术室应设在安静、清洁，便于和烧伤病房及相关科室联络的位置。手术室和其他科室、部门的位置配置原则是：靠近烧伤病房、手术科室、血库、影像诊断科、实验诊断科、病理诊断科等，便于工作联系。远离锅炉房、修理室、污水污物处理站等，以避免污染，减少噪声。手术室的朝向应避开风口，以减少室内尘埃密度和空气污染。通常是集中布置，构成一个相对独立的医疗功能区，包括手术室分流和供应部分。手术室应避免阳光直接照射，以免影响手术灯光。手术室应设四条出入路线：工作人员出入路线、患者出入路线、器械敷料循环供应路线、医疗污物出入路线，尽量做到隔离，避免交叉感染。手术室应设两部专用电梯，分别供运送器械、物品、接送患者及手术室工作人员使用和医疗污物运送。

（2）手术室房间数量的确定：手术房间数量应根据烧伤病房的床位数和规模合理配置。一般按（20～25）：1的比例确定手术用房，然后根据手术用房数，确定手术辅助用房、消毒供应用房及其他用房数。

1）手术室应设有的房间：一个完整的烧伤手术室包括以下几个部分：①卫生通过用房：包括换鞋处、更衣室、淋浴间等；②手术用房：包括普通手术间、无菌手术间、层流净化手术间等；③手术辅助用房：包括洗手间、麻醉间、复苏间、清创间等；④消毒供应用房：包括消毒间、供应间、器械间、敷料间等；⑤实验诊断用房：包括X线、内镜、病理、超声等检查室；⑥教学用房：包括手术观察室、闭路电视示教室等；⑦办公用房：包括医护办公室、医护值班室等。

2）手术间分区：手术室必须严格划分为限制区、半限制区和非限制区。限制区包括无菌手术室、洗手间、无菌室等。半限制区包括急诊手术间、污染手术间、器械敷料准备室、麻醉手术室、消毒室。非限制区设更衣室、污物处理间、麻醉复苏室、医护办公室、医护休息室、餐厅、手术患者家属休息室等。值班室和医护办公室应设在入口处。

2.手术室内布局

（1）手术间的基本配备：手术台、无影灯、麻醉机和监护仪器台、高频电刀、X线光片灯、器械桌、托盘、操作台、升降圆凳、脚踏凳、敷料桶、时钟、温湿度计、传呼和计算机系统。

（2）手术室内设置要求

1）墙面：应选用光滑、少缝、抗菌、易清洁、易消毒、耐腐蚀、保温、隔音、防火、耐用的材料。室内颜色选用浅色，从而消除术者的视觉疲劳。

2）地面：应采用抗静电塑胶地板，具有弹性、防滑、抗菌、抗酸碱腐蚀、保温、隔音、防火、抗静电、撞击声小、易刷洗的特点。因其具有弹性，步感舒适，从而减轻长时间手术人员的脚步疲劳。不设地漏，墙面与地面、天花板交界处呈弧形，防积尘埃。

3）门：采用电动感应门，具有移动轻、隔音、坚固、密闭、耐用等特点，并可维持房间的正压。门上宜开玻璃小窗，有利于观察和采光。手术间设前后门，前门通向内走廊，后门通向外走廊，不设边门。

4）窗：采用外层固定密闭玻璃窗，与墙面平，不留窗台，避免积灰，有利于采光和从外走廊向内观察，也避免室内人员产生心理压力。

5）光源：外形设计简单流畅、表面平整无死角、易清洁消毒的无影灯应是首选。要两组以上光源，烧伤患者身体多个部分同时手术需几个手术野要同时照明。

6）电源：应有双向供电设施，保证安全运转。各手术间应有足够的电源插座，便于各种仪器设备的供电。插座应有防火花装置，手术间地面有导电设备，以防火花爆炸。电源插座应加盖密闭，防止进水，避免电路发生故障影响手术。总电源箱、中央吸引及氧气管道装置都应设在墙内。

7）走廊：宽度不少于 2.5 米，便于烧伤翻身床的转运。

8）水源和防火设施：各工作间应安装自来水龙头，便于冲洗，冷热水应有充分保证。走廊及辅助间应装置灭火器，保证安全。

9）通风过滤除菌装置：为防止手术患者的伤口感染，使空气净化，手术室应建立完善的通风过滤除菌装置。

10）温度和面积：手术室的温度调节非常重要，应有冷暖气调节设备。室温保持在 22～25℃，相对湿度以 50%～60% 为宜。一般手术间面积为 45m²，特殊房间约 60m²。

11）手术床：配件、功能要齐全，可调整成各种位置，以适用于各种体位的手术。整床可透 X 线，便于术中 C- 臂机的使用。

（3）手术室设施

1）手术间：详见室内布局。

2）洗手间：专供参加手术者洗手用，设在两个手术室之间。洗手间应安装洗手池、感应式自动开关，应备皂液、消毒洗手液、消毒洗手刷等。

3）无菌物品存放室：设在与各手术间较近的无菌区内，装有净化空气装置系统，室内备用各种手术用的无菌辅料包、器械和各类无菌手术器材。备用的物品应标志醒目，按灭菌日期顺序放在固定的柜内。

4）敷料准备室：设打包台，准备各种手术敷料包，可用于存放未消毒的敷料、手术包等。

5）洗涤室：主要用于手术后器械的清洁，内设洗涤池、污水和污敷料处理等。

6）药品间：用于药品、消毒液的存放，应按要求摆放整齐，标签醒目，定期检查有效期。

7）器械室：设铝合金玻璃器械柜数个，各类器械分类放置，以便取用。

8）教学参观室：有教学任务和条件许可时，手术室应设闭路电视系统，供学员参观学习。

9）更衣室：分男、女更衣室，设有各种尺码的手术室内用鞋和鞋柜，以及衣柜、镜子，附设浴室及卫生间，或者在更衣室附近设独立的男、女浴室。

10）标本间：有中性甲醛标本固定液，装标本用容器、标本柜，标本登记本等。

11）麻醉准备室：用于麻醉物品、药品等的准备。

四、烧伤外科门诊设置

烧伤科门诊常接受烧伤创面治疗、瘢痕相关治疗、复诊难治创面治疗，应设有诊疗区、物资准备区、工作人员生活及准备区、诊疗室和换药室。诊疗室和换药室应分开。受烧伤病程的影响，医疗条件成熟的医院可设置烧伤科创面修复门诊及瘢痕治疗门诊。换药室的物资存放可参照烧伤外科换药室设置中的内容。由于烧伤创面有一个动态变化的过程，烧伤早期往往难以准确估计烧伤深度，伴随着时间推移，烧伤深度往往会发生变化。因此，创面愈合过程动态变化，烧伤科医护人员需要根据创面具体情况决定用药及外用药剂量。因此，就创面治疗部分往往诊与治不能完全分离，烧伤科坐诊医生一定要对烧伤的病理变化了然于心，对于存在合并症的患者，必要时可请其他科室医生介入。对于门诊不能收治的伤员可参照中国烧伤患者收治标准（2018 版）收治到烧伤科病房。由于门诊患者较多，伤情不一，加之烧伤创面细菌较一般外科患者复杂，对于烧伤科门诊换药室应严格落实消毒隔离制度。如果硬件设施无法满足要求时，应尽可能在流程上、制度上及消毒隔离等其他方面改进措施，弥补硬件条件上的缺陷和不足。应注意的是：门诊换药室应定期做空气及物表细菌培养。

五、烧伤外科换药室设置

病区可根据创面情况设置清洁创面换药室和污染创面换药室，换药室由专人管理，以保证换药物品的质量。换药室应光线充足、布局合理，清洁区和污染区标志清楚。换药室应分清洁区和污染区，无论清洁区还是污染区均应保持干燥。换药室应设置换药检查床及座椅方便患者换药时根据病情选择舒适及方便换药的体位。清洁区放置无菌物品及清洁物品，无菌物品和清洁物品分开放置。注意无菌物品要带包装存放，定期灭菌的无菌物品存放时近效期物品放置在前优先取用，远效期无菌物品最后取用。应注意南方梅雨季节无菌物品的有效期应缩短，霉变及潮湿的无菌物品应弃用或消毒后再用。换药车应配备速干洗手液，物品摆放有序。上层和下层物品分开放置。上层存放清洁物品及无菌物品供换药时使用，下层存放严格无菌技术及消毒隔离技术，避免交叉感染。先清洁创面再更换污染创面及感染创面。污染区应配备空气净化设备以备换药时净化环境。管理员应每日擦拭换药台、换药车、桌、柜、门窗及换药床，地面湿式清扫，有血迹及体液污染时及时处理。换药室每日至少通风 2 次，每次 30 分钟，紫外线照射 2 次，每次 30 分钟，注意每周擦拭紫外线灯管两次，定期监测紫外线强度。每个月做 1 次空气及物表表面细菌培养。多个伤员不能同一时间在同一病室内换药，以免引起交叉感染。换药时应关闭风扇、吹风机等设备，避免细菌随风扬起污染创面及环境。

第二节 烧伤外科辅助功能区的设置

一、烧伤外科物资存放仓库设置

物资存放仓库应布局、设置合理，物品分类放置，保持通风、清洁、干燥、温湿度达标，物品放置符合要求。科室医用物资应由专人管理，无关人员不可随意进出。保证库存物品数量合理，账物相符。负责人应掌握各类物品的性能和用途，做到按计划供应、满足需求、防止浪费。耗材使用采取先入先出的原则，并有标识提示。库房物资应定期清点，保证数量相符。由于烧伤敷料及创面修复药物种类繁多，价格不等，应设置贵重耗材存放柜，并上锁，贵重耗材登记精确至个位。其他物品的存放应标识清楚，便于取用，库房负责人应定期整理物资。

二、烧伤外科探视区域设置

1. 探视意义　监护室是为危及生命或具有潜在高危风险的患者提供系统、高质量的医学监护和救治技术的专业科室。由于监护室患者病情严重性和病区环境的特殊性，为了让患者得到充分休息，保证医疗工作的有序进行，防止交叉感染，监护室均采取无陪护模式。但长时间与家属分离，对疾病的未知，频繁的医护操作，陌生的环境，心电监护仪及各种仪器的报警声音等，会引发患者焦虑、紧张的心理反应，严重者会出现 ICU 综合征。

ICU 综合征是指患者在 ICU 监护过程中出现的以精神障碍为主，兼具其他表现的一组综合征，主要表现为：谵妄状态、思维障碍、情感障碍等，严重影响治疗进程及效果。有研究表明，家属探视可以有效缓解患者紧张、焦虑的情绪，增强患者战胜疾病的信心，减少 ICU 综合征的发生。2011 年，美国急救护士协会实践指南中提出鼓励家属进入监护室探视患者，以利于改善患者情绪。

2. 探视模式　是针对监护室封闭管理患者造成的分离式焦虑而采取的人性化护理服务措施，不但可以缓解患者焦虑、不安等不良心理反应，也能使家属直观了解患者病情，减轻患者家属的焦虑。国内外现有的探视模式主要是限制性探视模式、灵活的探视模式、开放性探视模式等，我国目前实施的探视模式多为限制性探视模式和多元化探视模式。有研究指出，限制性探视模式更适合监护室。限制性探视是指对探视人数、探视时间及探视持续时长进行限定的探视制度，该探视制度能够将探视的不利影响降到最低，满足患者及家属的情感和心理需要，增加患者及家属对医护人员的信任感，也有利于科室统一管理，有效降低院内感染。

3．探视要求

（1）探视人数限定为1人，减少进出病室的人数，减少因人员进出带来的菌落数的增加。

（2）探视时间根据每家医院的查房和治疗时间，选择为无特殊诊疗及集中护理操作高峰时间段。

（3）在不影响诊疗及护理工作的前提下，探视时长可适当延长，有利于更好地消除患者紧张、不安的负面情绪，加速患者康复。

（4）进入监护室前，需完整穿戴口罩、帽子、鞋套，做好手卫生。

布局如图1-2：

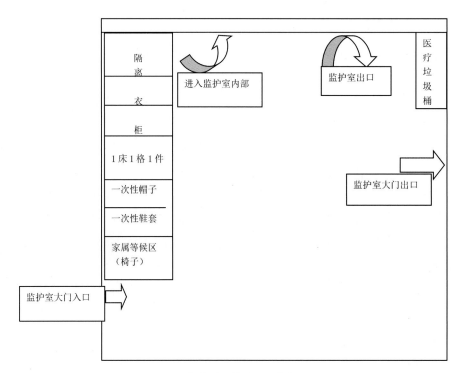

图1-2　烧伤外科探视区域布局图

三、烧伤外科浸浴/沐浴区域设置

由于多数患者存在"伤口蘸水易感染"的错误认识，许多患者长期不淋浴，致创面细菌复杂，沐浴能舒缓患者的紧张情绪，减少创面细菌种类及局部含菌量，促进血液循环和上皮生长，尤其对于大面积烧伤患者，通过沐浴，可明显减轻换药时的痛苦，提高创面植皮存活率，有利于功能康复。

烧伤沐浴的指征：烧伤患者不同于其他科室患者，大面积烧伤后期的残余创面、感染创面、烧伤创面植皮前及供皮区的术前准备，都适合浸浴／沐浴，沐浴的主要目的是清洁创面、促进坏死组织分离脱落、引流痂下积脓、减少创面感染的细菌数量和毒素、减轻换药时干揭除敷料给患者所带来的痛苦、缩短换药时间，温水沐浴促进血液循环、促进创面愈合、促进患者恢复。沐浴前应对患者的身体状况及创面进行评估，以便减少沐浴过程中并发症的发生，若洗浴过程中患者出现病情变化应立即停止洗浴，擦干水分，监测生命体征及采取相应措施。

一般患者是卧位进入洗浴室内，因此，浴室需要大小合适的房间。沐浴区域要宽敞、明亮、布局合理、室内保持干燥。墙壁光滑、地面防滑，便于清洁消毒。配备浸浴盆、升降架、专用平床、热水器、暖气、空调、空气消毒装置、氧气、负压装置以便患者发生病情变化时使用。

浸浴室应专人管理，用后及时消毒。负责人应负责日常使用、消毒及物品维护。浸浴室应一次一人使用。每次沐浴后要及时开窗通风，并进行空气及沐浴装置的消毒。常规应每日进行空气紫外线消毒两次，每次30分钟。

普通患者建议使用淋浴，若要使用浸浴，一定要做好浸浴盆或浸浴缸的清洁消毒。每次使用后待排除污水后用500mg/L的含氯消毒液浸泡至少30分钟，并用含氯消毒液擦拭浴盆或浴缸，特殊感染患者应用2000mg/L的含氯消毒溶液浸泡。注意每个部位都要擦拭到位，避免交叉感染。清洗结束悬挂"已消毒"标识。

此外烧伤科沐浴区域的设置应注意：

1. 沐浴室应设置在病区内，便于患者发生意外时及时救治。
2. 沐浴室外有沐浴注意事项，并向患者及家属做好宣教。
3. 沐浴室地面应采用防水、防滑、易于清洗的材料建造，排水系统良好。
4. 保暖措施应做好，保证通风良好，水温可控性好，不可忽冷忽热。
5. 室内放置有扶手的沐浴椅，保证患者可以坐位洗澡，防止跌倒。
6. 沐浴室附近应有急救设备，防止发生意外时及时救治。
7. 沐浴室内有放污敷料和一般垃圾的垃圾桶，浴室要及时予2000mg/L的含氯消毒液进行消毒。

第三节　烧伤外科主要仪器设备管理与维护

一、目的

通过对仪器设备的管理与维护，如定期检查、保养、参数校准等，减少仪器设备的磨损、降低故障率、提高设备使用的精准度，同时也可以及时发现现存或潜在的故障或隐患，有利于保证患者安全，保障医疗工作的正常运行。

二、烧伤外科常用仪器设备

1．诊断设备

（1）超声诊断设备。

（2）纤维支气管镜检查设备。

（3）血气生化分析仪。

（4）心电图机。

2．治疗设备

（1）床铺：①烧伤翻身床；②悬浮床；③普通床（气垫床）。

（2）复温设备：①加温毯；②各类烤灯。

（3）透析治疗设备。

（4）急救设备：①简易呼吸器；②气管插管设备，含电子喉镜；③呼吸机，含转运呼吸机；④除颤仪；⑤负压吸引设备；⑥氧疗设备；⑦电凝设备等。

3．辅助治疗设备

（1）输液泵、微量泵、肠内营养泵等。

（2）监护仪。

（3）心输出量、PICCO 监测仪。

（4）排痰仪。

（5）红、蓝光治疗仪。

（6）空气消毒机。

（7）紫外线消毒机。

（8）臭氧消毒机。

三、烧伤外科常用仪器设备的管理与维护

1．组建科室仪器设备管理小组　建立科室仪器设备管理小组，由科主任任小组组长，护士长任副组长，科室医生、护士任组员。由组长与副组长做好组员分工并明确工作职责。

2．建立科室仪器设备管理登记本　建立适用于科室仪器设备管理的登记本以便管理和追溯，主要内容包括：仪器设备的名称、数量、厂家、规格型号、入室的时间、放置位置、设备编号、保管人等，必要时拍照存档。

3．制定科室仪器设备管理制度

（1）科室组建仪器设备管理小组，做好组员分工并明确工作职责。按要求完成各类仪器设备管理、维护工作。

（2）所有仪器设备按类别分类并编号，依据使用频率合理安排放置位置，如高频

率使用的仪器设备应放于醒目、易拿取的位置。

（3）抢救仪器一律做到"五定"：定人管理、定位放置、定时查对、定期校验、定期保养和维护。

（4）建立科室仪器设备清点、维护登记本，安排专人（终末消毒或消整班）定期负责清点、擦拭、检查、维护保养、充放电等，确保仪器设备处于清洁备用状态。

（5）使用完毕的仪器设备需督促经专人擦拭清洁后，再分类放置。

（6）各类仪器设备需由经过专业训练的医护人员使用，进修及实习护士必须在指导老师带教下操作，以避免损坏仪器、甚至影响伤病员治疗。

（7）仪器设备出现故障时需要及时悬挂仪器故障牌，并及时设法解决、排除故障。如出现功能键失灵、显示屏不显示、整机工作不正常等，应及时联系仪器设备科检修，并做好维修记录，便于追溯。

（8）各类仪器设备一般不外借，特殊情况需要经科主任或护士长批准并做好外借登记工作，归还时由专人对仪器设备及配件进行验收，以防遗失。

（9）特殊仪器需定期安排仪器设备工程师进行专业测试及保养。

4．根据产品说明书，拟定各仪器设备使用操作流程、故障分析及处理方法（以简易呼吸器为例）。

5．将拟定的操作流程、故障分析及处理方法塑封并悬挂于仪器设备上。

（1）简易呼吸器操作流程如下图：

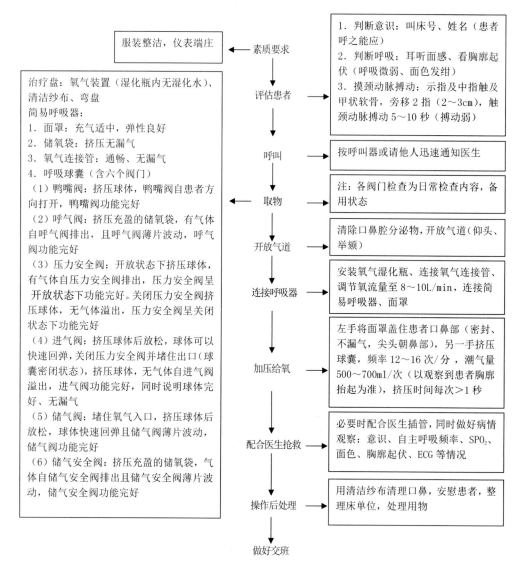

注：简易呼吸器的功能状态，包括各阀门的检查，应在日常检查中落实，因抢救时间紧迫，抢救设备需处于功能备用状态。

（2）简易呼吸器故障分析及处理方法（表1-1）

表1-1　简易呼吸器故障分析及处理方法

常见故障	原因分析	处理方法
挤压球囊有阻力	检查鸭嘴阀、呼气阀安装是否正确	正确安装
	患者气道未充分开放或分泌物较多	充分开放气道、清除呼吸道分泌物

续表

常见故障	原因分析	处理方法
储氧袋不充盈	未正确使用	使用前先将储氧袋充满氧气
	储氧袋破损	更换完好的储氧袋
	与球囊处连接不紧	正确连接
	氧气导管未连接、氧流量表未打开	正确连接、正确调节氧流量
氧气面罩漏气	面罩充气不足或漏气	使用注射器重新注气或更换面罩
	面罩大小不合适	更换合适的面罩
	面罩未紧贴患者面部	用"EC"手法正确固定面罩
胸廓起伏不明显	开放气道不到位或分泌物较多	充分开放气道、清除呼吸道分泌物
	面罩漏气	用"EC"手法正确固定面罩
	潮气量不足	根据患者体重（kg）选择合适的潮气量

第四节　烧伤外科护理岗位胜任力与基本知识结构

一、胜任力相关概念

1. 胜任力　国内外关于胜任力的概念有所区别，但共性内容基本可以解释为：与个人工作岗位及绩效密切相关，通过一系列方便测量的手段，准确、便捷地区别出高绩效者与低绩效者。

2. 护理胜任力　可用以识别优秀护理人员的个人潜在的、深层次特征的内容。可总结为5个方面：①专业知识；②专业技能；③动机；④人格特质；⑤自我概念。

3. 岗位胜任力　是指可以保证岗位工作人员能够完全胜任其岗位职责的个人特征的综合，可以包括：个人动机、特质、自我形象、态度或价值观、某领域知识、认知或行为技能，可以将优秀绩效者与一般绩效者区别出。

4. 护理岗位胜任力　是指保证护理人员能够完全胜任护理工作岗位，并且在其岗位上可以产生优秀工作绩效的护理知识、技能、能力、特质的总和。

二、岗位胜任力的特点

1. 岗位胜任力与特定组织中的具体工作岗位有着密切相关，不同的工作其岗位的要求及职责不同，对应的岗位胜任力也是不同的。

2. 岗位胜任力包括外显特征及内隐特征，外显特征包含了知识、技能等，内隐特征包括潜在的能力、个性特质等。

3. 岗位胜任力和工作绩效成正相关，即岗位胜任力高，则其工作绩效也高，相反如果岗位胜任力一般，则工作绩效也一般。因此，岗位胜任力是区分绩效优秀者和绩效平平者的关键指标。

4. 岗位胜任力是可以测量和评定的，通过各指标的建立用以准确、便捷地测定，最终评定和衡量员工的胜任力水平。

三、护理人员能级模式与岗位要求

护士"能级体系（Ability Level System）"是以建立一套较为规范的基准为目标，依据基准对护士进行分级并区分工作性质，明确其岗位任务和岗位胜任力。关于护士能级划分各医院有所区别，以下以笔者单位为例：依据护士学历、工作年资、职称等划分为 N1～N6 六层：N1 为新入职未满一年的护士；N2 为工作 1～3 年的初级护士（未满足护师资质）；N3 为初级护师；N4 为主管护师；N5 高级主管护师；N6 副主任护师以上。以 N1～N4 为例，描述具体工作职责：

1. N1 级护士　①在上级护士的指导下从事临床护理工作；②掌握各基础护理操作；③对伤病员进行专科疾病常见化验、检查等宣教；④掌握专科疾病常见化验、检查方法，能独立完成标本的采集；⑤掌握常见药物的使用方法和观察要点；⑥了解常见疾病的病因、发病机制、临床表现、治疗原则及护理要点。

2. N2 级护士　①能独立承担临床护理各岗位工作；②掌握一般伤病员的护理；③掌握常见专科疾病的护理及常见护理问题的处理；④掌握常见专科护理操作；⑤参与部分临床教学和管理工作。

3. N3 级护师　①能独立承担临床护理各岗位工作，具备独立分管病情较重患者的能力；②掌握专科疾病的护理及常见护理问题的处理；③掌握专科护理操作；④对新进人员及护生进行基础护理理论和操作指导；⑤参与临床教学、管理和部分科研工作。

4. N4 级主管护师　①能独立承担护理专业各岗位工作；②能及时、有效处理意外事件；③具备独立分管急危重症患者的能力；④协助护士长进行病房质量管理；⑤能承担临床教学和专科指导等工作。

四、烧伤专科护士核心能力评价指标的建立

1. 一级指标　依据权重排序依次为：专科相关技能、专科基础知识、病情变化评估、专科基本技能、专科相关知识、护理不良事件、成批伤救护、教学能力、评判性思维等。

2. 二级指标　在一级指标构建的基础上依据权重进一步排序、细化并确定二级指标。其中，专科相关技能是烧伤专科护士最应具备的核心能力，其次是专科基础知识、病情变化评估，烧伤患者的护理专科性强，并发症多，病情变化快，护士对病情变化需要作出最为迅速、准确、专业的评估和判断。二级指标内容包括：烧伤翻身床、面

部护理、眼部护理、动脉穿刺置管及护理、吸痰、气道湿化、雾化、生命体征、血氧饱和度监测、意识、瞳孔观察、人工气道相关不良事件、意外伤害如坠床等。

五、烧伤外科护理岗位胜任力与基本知识结构（以N1～N4护士为例，表1-2）

表1-2　烧伤外科护理岗位胜任力与基本知识结构

能级	培训目标		培训内容
N1	建立基本护理能力，夯实基础护理操作，提升护士为患者提供基本护理照顾的能力	专科知识	（1）烧伤面积；（2）烧伤深度；（3）烧伤程度；（4）烧伤分期；（5）烧伤补液公式；（6）小儿烧伤；（7）老年烧伤；（8）吸入性损伤；（9）电击伤；（10）化学烧伤；（11）烧伤休克；（12）烧伤指数等
		专科技能	（1）烧伤患者体位摆放；（2）烧伤翻身床；（3）烧伤悬浮床；（4）小儿大字架；（5）烤灯使用；（6）面部护理；（7）五官护理；（8）眼部冲洗及护理；（9）胃管固定绳、气管套管绳的制作与更换（头面部、颈部存在烧伤创面者）；（10）尿比重、pH，胃液pH的测量；（11）震动排痰仪的使用；（12）各类标本的采集等
N2	初步完成专科化的培训，能够独立发现、分析和解决临床问题，为病情较重患者制订护理计划	专科知识	（1）切削痂围术期护理；（2）植皮围术期护理；（3）截肢术后期护理；（4）大面积烧伤患者护理；（5）重度吸入性损伤患者护理；（6）电击伤患者护理；（7）胸部体疗；（8）爆震伤；（9）复合伤；（10）CVP与血压的关系等
		专科技能	（1）经／近烧伤创面动静脉维护、冲管、封管技术；（2）中心动、静脉置管中的配合；（3）纤维支气管镜检查的配合；（4）呼吸机的安装与测试；（5）口咽通气道的使用；（6）鼻咽通气道的使用；（7）呼吸机湿化；（8）氧气湿化；（9）高流量氧疗仪的使用与护理技术；（10）不同方式的CVP的测量技术；（11）床铺间过床技术等
N3	完成专业知识和技能培训，能够独立发现、分析和解决责任护士工作中的问题，建立预见性思维，根据岗位需求主动提升自我能力，参与低年资护士带教工作	专科知识	（1）用药：血管活性药、镇痛药、镇静药、麻醉药、各类抗生素等使用，药理作用，并发症的观察与护理等；（2）各类敷料；（3）血流动力学；（4）院感防控；（5）ICU综合征；（6）胸部体征评估；（7）腹部体征评估；（8）意识评估；（9）疼痛评估；（10）谵妄的观察与护理；（11）常见并发症的观察与护理；（12）脓毒症的观察与护理等
		专科技能	（1）微小静脉置管与维护技术；（2）鼻空肠管置管与维护技术；（3）胃残余量监测技术（超声引导）；（4）俯卧位通气；（5）外周动脉穿刺技术与持续有创动脉血压监测；（6）心输出量监测技术；（7）PICCO监测技术；（8）连续性肾脏替代治疗的配合与护理；（9）ECMO护理技术等
N4	熟练掌握专科领域知识和技能，依据指南、共识等定期更新专科护理常规及操作技能，加强护士培训，能够协调团队共同工作，熟练处理临床实践中的各种问题，建立个人的专业特色		

第二章　院前急救护理技术

第一节　伤情评估

一、目的

1. 了解致伤原因如热力烧伤、电烧伤、化学烧伤或是放射性烧伤等，做出相应处理。

2. 估计烧伤面积和深度进行，确认患者受伤严重程度。

3. 检查患者是否存在其他需进行处理的合并伤和伤前疾病。

二、适应证

烧伤或合并其他创伤，需根据伤情评估者；进行急救救治的烧烫伤患者。

三、禁忌证

当患者出现影响生命并发症如心搏骤停、急性呼吸功能障碍、多发多处肋骨骨折、气胸等情况优先、尚未脱离中毒源等情况进行生命救治和脱离中毒等迅速危及生命的因素。

四、用物准备

光源、咽喉镜、听诊器、循环监测相关仪器如血压计。

五、操作流程

操作步骤如下流程：

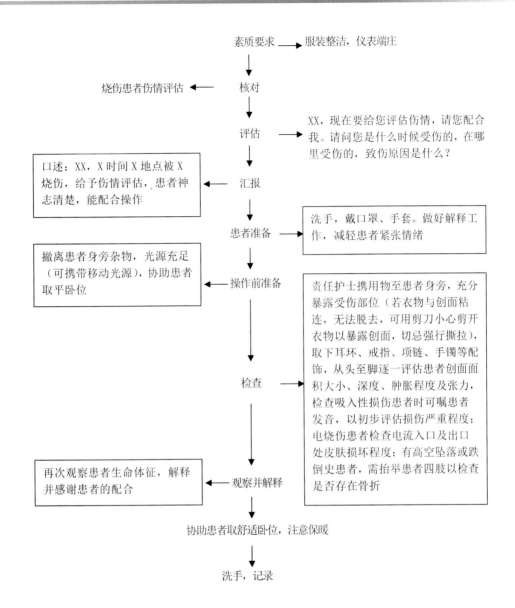

素质要求 ⟶ 服装整洁, 仪表端庄

烧伤患者伤情评估 ⟵ 核对

评估 ⟶ XX, 现在要给您评估伤情, 请您配合我。请问您是什么时候受伤的, 在哪里受伤的, 致伤原因是什么？

口述: XX, X 时间 X 地点被 X 烧伤, 给予伤情评估, 患者神志清楚, 能配合操作 ⟵ 汇报

患者准备 ⟶ 洗手, 戴口罩、手套。做好解释工作, 减轻患者紧张情绪

撤离患者身旁杂物, 光源充足（可携带移动光源）, 协助患者取平卧位 ⟵ 操作前准备

检查 ⟶ 责任护士携用物至患者身旁, 充分暴露受伤部位（若衣物与创面粘连, 无法脱去, 可用剪刀小心剪开衣物以暴露创面, 切忌强行撕拉）, 取下耳环、戒指、项链、手镯等配饰, 从头至脚逐一评估患者创面面积大小、深度、肿胀程度及张力, 检查吸入性损伤患者时可嘱患者发音, 以初步评估损伤严重程度；电烧伤患者检查电流入口及出口处皮肤损坏程度；有高空坠落或跌倒史患者, 需抬举患者四肢以检查是否存在骨折

再次观察患者生命体征, 解释并感谢患者的配合 ⟵ 观察并解释

协助患者取舒适卧位, 注意保暖

洗手, 记录

六、注意事项

1. 伤情评估不应局限于对烧伤面积、深度的简单判断, 具体治疗措施还必须结合伤员自身情况, 实施有针对性的处置。不要因为是"轻度"伤员, 就可以忽略, 有时候"轻伤"也可能出现重症。

2. 评估电烧伤患者时, 应充分了解致伤的电压、电流种类和接触时间的长短, 以利于病情的判断。由于电流的强烈刺激, 早期电烧伤病员可出现昏迷、呼吸暂停或心搏骤停等电休克症状。

3. 化学物质对机体损害的机制各异, 掌握化学烧伤的病理变化规律和临床特点, 迅速除去化学物质和抗休克, 在伤情评估中不可被忽视。

七、知识链接

1. **烧伤面积估算** 烧伤创面的面积估计方法较多，目前国内多采用中国九分法或手掌估计法，中国九分法计算方法为：成人头面颈部面积为9%，双上肢为18%（2×9%），躯干为27%（3×9%），双下肢为46%（5×9%＋1%）。手掌估计法的测量方法为：伤员单手五指并拢后其掌面的面积约为体表总面积的1%，将创面按照手掌面积衡量计数进行合计，便可以得出烧伤创面的面积。在实际应用中，常将以上两种方法结合使用。由于小儿体表面积特点与成人有所差别，与成人相比，小儿的特点是头大、腿短，儿童烧伤面积的估计一般根据成人估算方法进行校准，以加减校正差数12－年龄（岁），以适应小儿。即成人头面部面积加上校正差数，成人两下肢面积减去校正差数。

2. **烧伤深度判断** 目前国际上较为通用的是三度四分法，根据皮肤受损伤的深浅将其分为Ⅰ°、浅Ⅱ°、深Ⅱ°、Ⅲ°。其中Ⅰ°和浅Ⅱ°临床上又称为浅度烧伤，深Ⅱ°和Ⅲ°又称为深度烧伤。为适应临床发展的需要，区别更深度的烧伤，目前国内也采用四度五分法，即新增Ⅳ°烧伤，将原先计算在Ⅲ°烧伤范围内的深达皮下、肌肉、骨质烧伤单独列为Ⅳ°。

（1）Ⅰ°烧伤：又称红斑性烧伤，指的是仅伤及表皮层，表现为局部发红、灼痛，无水疱形成。一般3～5天痊愈，局部可有脱屑、不留瘢痕。

（2）Ⅱ°烧伤：又称水疱型烧伤。①浅Ⅱ°烧伤：是指烧伤累及部分生发层或真皮乳头层。表现为伤区红、肿、剧痛，出现水疱或表皮与真皮分离，内含血浆样黄色液体，水疱去除后创面基底红、湿润、疼痛加剧、渗出多，如无感染一般1～2周愈合，愈合后短期内可见色素沉着，但一般不留瘢痕；②深Ⅱ°烧伤：烧伤不仅累及表皮、全部真皮乳头层，真皮网状层亦部分受累，而毛囊及汗腺真皮位于深层所以尚有活力。水疱皮破裂或去除腐皮后，创面基底呈红白相间，渗液较少，痛觉迟钝，拔毛试验微痛。创面愈合需要经过坏死组织清除、脱落或痂下愈合的过程。由深层残存的皮肤附件上皮细胞再生使创面上皮化，一般需要3周左右才能愈合，可留有不同程度的瘢痕增生，严重者影响外观、容貌及功能。

（3）Ⅲ°烧伤：又称焦痂型烧伤。皮肤表皮及真皮全层被毁，创面焦痂可呈皮革样黑褐色、焦黄色，焦痂上可见到呈树枝状的已栓塞的黑色皮下静脉网，创面亦可呈苍白色，有时经验不足的医师甚至将其与正常皮肤混淆，但其往往质地更硬，并且痛觉消失，拔毛试验易拔出而不感疼痛。

（4）Ⅳ°烧伤：超越Ⅲ°的更深度的烧伤，损伤程度严重达深筋膜以下，可损害深部的重要解剖结构，如肌腱、血管、神经、器官。

3．烧伤严重程度划分　国内一般根据烧伤的严重程度分为以下4级。

（1）轻度烧伤：烧伤总面积≤10%的Ⅱ°烧伤。

（2）中度烧伤：烧伤总面积为11%～30%的Ⅱ°烧伤或Ⅲ°烧伤面积<10%。

（3）重度烧伤：烧伤总面积为31%～50%或Ⅲ°烧伤面积为11%～20%，或Ⅱ°烧伤面积<31%且有下列情况之一：①全身情况严重或有休克；②复合伤（严重创伤、冲击伤、放射损伤、化学中毒等）；③中、重度吸入性损伤（波及喉以下者）。

（4）特重度烧伤：烧伤总面积>50%或Ⅲ°烧伤面积>20%。

第二节　现场急救

一、目的

1．迅速脱离致伤源，减轻热力或其他如电、化学等相关原因继续损伤机体。

2．尽可能去除创面上的化学物质。

3．减少创面余热对尚有活力的组织继续损伤。

4．减少渗出，从而减轻水肿，止痛。

二、适应证

各种原因引起的烧烫伤。

三、禁忌证

不属于热力烧伤、电烧伤、化学烧伤或是放射性烧伤范畴的其他创伤。

四、用物准备

口罩、手套、湿毯子、清洁敷料、纱布、急救创伤绷带、氧气、气管切开包、骨折固定夹板、留置针。

五、操作流程

操作步骤如下流程：

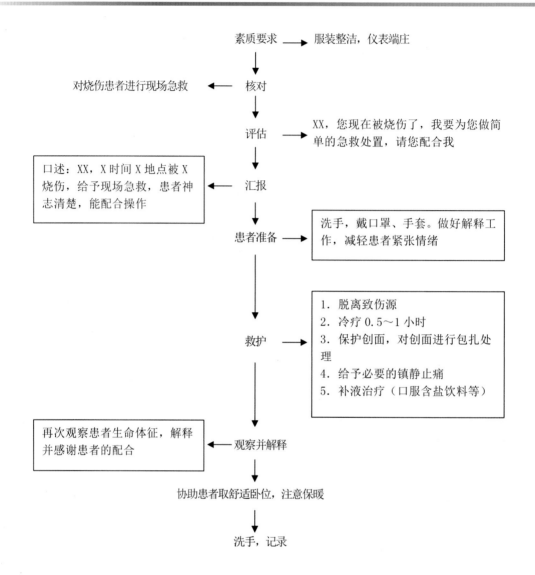

素质要求 → 服装整洁，仪表端庄

对烧伤患者进行现场急救 ← 核对

评估 → XX，您现在被烧伤了，我要为您做简单的急救处置，请您配合我

口述：XX，X 时间 X 地点被 X 烧伤，给予现场急救，患者神志清楚，能配合操作 ← 汇报

患者准备 → 洗手，戴口罩、手套。做好解释工作，减轻患者紧张情绪

救护 →
1. 脱离致伤源
2. 冷疗 0.5～1 小时
3. 保护创面，对创面进行包扎处理
4. 给予必要的镇静止痛
5. 补液治疗（口服含盐饮料等）

再次观察患者生命体征，解释并感谢患者的配合 ← 观察并解释

协助患者取舒适卧位，注意保暖

洗手，记录

六、注意事项

1. 烧伤后损伤面积和深度除与致伤因素能量强度有关外，更重要的是它们作用于人体表面范围的大小和持续时间的长短。作用范围广则烧伤面积大，持续时间长则烧伤深度深，因此要迅速脱离致伤源：①火焰烧伤后，迅速卧地滚动灭火，或脱去衣物，或用湿毯子、衣物等覆盖灭火，切忌站立喊叫或奔跑呼救，以免助火蔓延，引起头面部及呼吸道烧伤；②热液烫伤后，迅速脱掉被热液浸湿的衣物；③化学烧伤后，迅速脱去被化学物质浸渍的衣物，用大量清水冲洗创面，尽可能去除创面上的化学物质；④单一的电火花、电弧烧伤急救方法同火焰烧伤；电接触伤（电击伤），触电时立刻关闭电源，扑灭着火衣物，切忌在未断电情况下接触伤员。切断电源和灭火后，应检查伤员神志、呼吸和心跳，如出现心搏暂停需立刻行心肺复苏。

2．烧伤后冷疗效果虽好，但更适用于成人的小面积烧伤（面积不超过20%），且无严重休克和合并伤者。对于烧伤患儿则应慎用，须警惕低体温诱发或加重休克的可能。冷疗过程中注意预防发生冻伤。

3．按外伤急救原则对危及生命的合并伤作相应的紧急处理，如大出血、窒息、开放性气胸以及急性中毒等，有骨折时还需行简单固定。

4．破损创面不要随意涂抹药物，尤其是甲紫、红汞等有颜色的药物，以免影响对烧伤面积及深度的评估。

5．伴有颅脑外伤或呼吸困难者应慎用或不用哌替啶和吗啡进行镇静止痛，以免抑制呼吸。

七、知识链接

1．冷疗　是烧伤后立即用冷水对创面进行冷敷、淋洗和浸泡。冷疗是烧伤后早期非常有效而简易的措施之一，其效果如下。

（1）降低创面及皮下温度，阻止热力对组织的继续损害。

（2）降低耗氧量及新陈代谢率，减少组织内乳酸的产生而有效缓解疼痛。

（3）改善毛细血管通透性，减少组胺产生，减少渗出，减轻水肿。

（4）由于机械冲刷作用，使创面干净，对化学烧伤可以减少毒素吸收。冷疗时间一般在伤后6小时内进行，时间越早越好。研究表明，烧伤后20分钟以内进行冷疗，持续时间＞30分钟有较大的意义。烧伤后早期的正确自救方法应为：伤后即刻以大量清洁水长时间冲洗、浸泡或湿敷；适宜水温炎热季节为5～10℃，寒冷季节为15～20℃，根据患者整体情况持续冷疗时间0.5～1小时；四肢采用冲淋、头面、躯干、会阴采用局部交替冷敷，浸浴、浸泡容易引起交叉感染，使用时宜注意清洁；冷疗后，使用清洁衣物保护创面，尽量保持皮肤的完整性。

2．化学烧伤　化学物质种类繁多，常见的有酸、碱、磷等。当化学物质接触皮肤后，其致伤程度与这些化学物质的浓度、作用时间有关，一般来说，浓度越高、时间越长，对机体的损伤越重。故受伤后应首先将浸有化学物质的衣服迅速脱去，并立即用大量清水冲洗，尽可能去除创面上的化学物质。生石灰烧伤，应先用干布擦净生石灰粉粒，再用清水冲洗，以免生石灰遇水产热，加重烧伤。磷烧伤应迅速脱去污染磷的衣服，并用大量清水冲洗创面或将创面浸泡在水中以洗去磷粒。如无大量水冲洗或浸泡，则应用多层湿布包扎创面，使磷与空气隔绝，以防止磷继续燃烧。禁用任何含油质的敷料包扎，以免增加磷的溶解和吸收，产生严重的磷吸收中毒。

3．氢氟酸　是一种反应活性高的化合物，接触后除了导致皮肤的烧伤，更严重的是全身系统性的中毒。氟离子进入血液循环后结合钙离子、镁离子形成螯合物，使钠-钾-ATP酶失活、腺苷酸环化酶激活，引起严重的电解质紊乱、休克、呼吸衰竭、肝功能损害、肾功能损害、凝血功能异常、心律失常等。救治需争分夺秒步步为营，现场急救时重点清除污染物并及时送医。入院后创面使用钙剂及清创可有效阻止氟离子侵入循环系统，当患者发生全身中毒症状时需给予中和氟离子、液体复苏、纠正电解质紊乱、激素应用、抗感染等治疗，此外持续的透析对清除氟离子、改善全身中毒情况有不可替代的作用。对于吸入性损伤的患者，除了给予化痰、扩张支气管、抗感染等常规治疗，机械通气和 ECMO 治疗有助于患者的恢复。

4. 电烧伤　根据致伤电压，电烧伤可分为低压电烧伤（＜1000V）和高压电烧伤（≥1000V），低压电流沿电阻最小路径通过，可形成烧伤创面，并使心肌细胞内离子紊乱，导致传导障碍及致命性心室颤动。高压电则循接触点和接地点间的直接路径通过，主要是产生大量热能和细胞膜损伤而导致广泛而严重的组织损伤。

第三节　延时救护

一、目的

1. 在超过规定时限范围内进行医疗救护，降低伤病员的短期及长期死亡率。
2. 充分利用有限资源，在伤病员运抵至合适医疗救治阶段前，保持伤员生命状态稳定。

二、适应证

1. 已超过规定时限范围进行救治的伤病员。
2. 出现呼吸困难、大出血、休克、昏迷等危及生命的危重症伤病员。

三、禁忌证

1. 轻症伤病员。
2. 经现场急救无效的心搏停止伤病员。

四、用物准备

心电监护仪、氧气装置、气管切开（插管）套件、辅助通气设备（简易呼吸球囊／呼吸机）、吸引器、吸痰管、急救止血绷带、纱布、留置针、除颤仪。

五、操作流程

操作步骤如下流程：

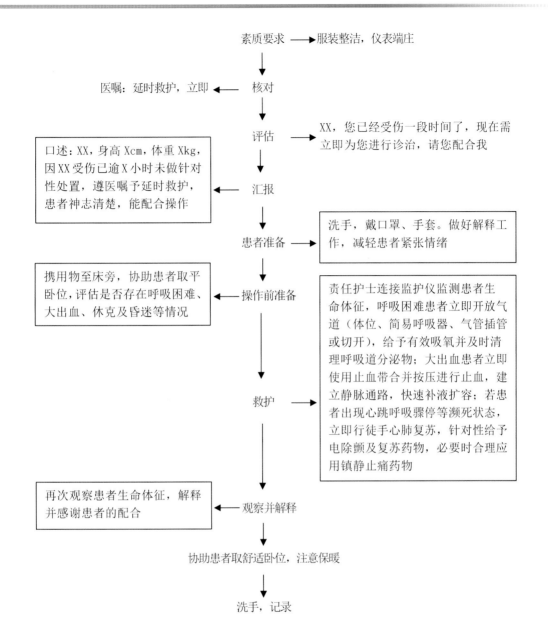

素质要求 ——→ 服装整洁，仪表端庄

医嘱：延时救护，立即 ←—— 核对

评估 ——→ XX，您已经受伤一段时间了，现在需立即为您进行诊治，请您配合我

口述：XX，身高 Xcm，体重 Xkg，因XX受伤已逾X小时未做针对性处置，遵医嘱予延时救护，患者神志清楚，能配合操作 ←—— 汇报

患者准备 ——→ 洗手，戴口罩、手套。做好解释工作，减轻患者紧张情绪

携用物至床旁，协助患者取平卧位，评估是否存在呼吸困难、大出血、休克及昏迷等情况 ←—— 操作前准备

救护 ——→ 责任护士连接监护仪监测患者生命体征，呼吸困难患者立即开放气道（体位、简易呼吸器、气管插管或切开），给予有效吸氧并及时清理呼吸道分泌物；大出血患者立即使用止血带合并按压进行止血，建立静脉通路，快速补液扩容；若患者出现心跳呼吸骤停等濒死状态，立即行徒手心肺复苏，针对性给予电除颤及复苏药物，必要时合理应用镇静止痛药物

再次观察患者生命体征，解释并感谢患者的配合 ←—— 观察并解释

协助患者取舒适卧位，注意保暖

洗手，记录

六、注意事项

1．延时救护遵循"先救命、后治病"的救护原则，施救者要有专业思路与对策，如果有其他优先救护事项（例如，出血控制），请不要给予止痛和（或）镇静。

2．延时救护要保持足够的生理功能以维持灌注，如果伤员处于失血性休克或呼吸窘迫（或有发生这两种情况的重大风险），就不要使用降低血压或抑制呼吸的药物。

3．大面积烧伤伤病员延时救护的重点是液体复苏，临床上对烧伤病员的延迟性复苏，不仅应根据伤后开始液体复苏的时间，而且应考虑烧伤的严重程度。立即建立静脉通路，参照我国通用的烧伤晶胶液体计算公式，在严密的心肺监护下行液体复苏，并根据患者尿量及时调整输液速度是救护的关键所在。

七、知识链接

1．"延续现场救护（PFC）" 其核心措施可概括为：在超过"黄金时间"或规定时限范围内进行的现场医疗救护，其目的是降低伤病员的短期及长期伤死率，在伤病员运抵医疗卫生机构或得到合适的医疗资源支持前，使用有限手段保持伤员生命状态稳定。

2．烧伤后延迟复苏引起重要脏器细胞损伤　严重烧伤后，患者如果不能及时得到有效的液体复苏治疗，那么，除了可能因休克造成重要脏器缺血缺氧损伤之外，还可能因延迟的液体复苏治疗造成重要脏器的再灌注损伤。表现为缺血缺氧造成的重要脏器细胞能量代谢紊乱等病理变化会因复苏的延迟而加剧；研究还揭示了造成烧伤休克延迟复苏再灌注损伤的机制至少涉及细胞内钙反常、氧化应激和蛋白酶异常活化这三大损伤因素。

3．液体复苏技术　在已知严重创伤后建立静脉通路进行容量复苏十分必要，但是，对于失血性休克伤员或在弱光环境下静脉穿刺非常困难，此时应立即选择骨髓腔穿刺，建立输液通路。

第四节　转运护理

一、目的

1．使严重烧伤伤员在经过简单急救处理后，能快速、安全到达附近医院接受专业治疗，提高伤员救治率。

2．保障患者在转运过程中的液体复苏不间断，合并伤能得到有效控制。

二、适应证

1．经过初期处理的烧烫伤患者。

2．大面积深度烧烫伤需行进一步诊治。

3．成批伤员超过附近医疗单位救治能力。

三、禁忌证

1．面、颈部烧伤较深，未经气管切开者。

2．血流动力学不稳定。

四、用物准备

移动心电监护仪、氧气、气管切开包、移动吸痰装置、吸痰管、纱布、担架、约束带。

五、操作流程

操作步骤如下流程：

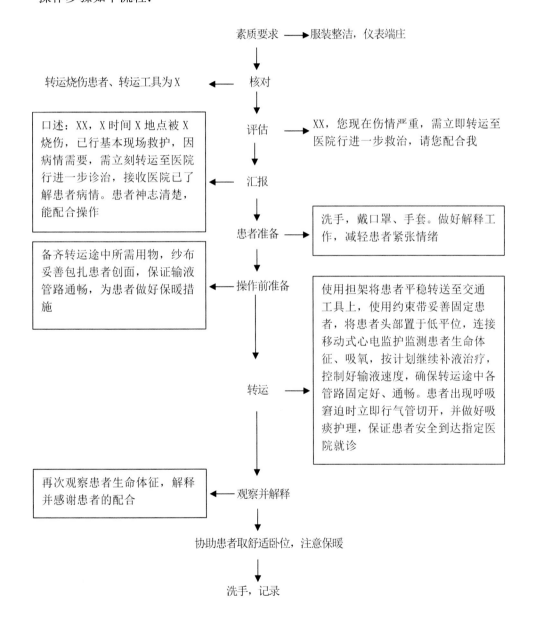

六、注意事项

1. 转运前

（1）首先应对转运时机进行评估：①烧伤面积29%以下的成人休克发生率低，与入院时间无明显关系，可根据条件随时后送；②烧伤面积30%～49%的成人，在8小时以内送至指定医院进行救治较好；③烧伤面积50%～69%的成人，在伤后4小时以内送至指定医院进行救治，或就地抗休克使伤员情况相对稳定后，在伤后24小时再行后送；④烧伤面积70%～100%的成人，最好在伤后1～2小时送到附近医院进行救治，否则应立即进行抗休克处理，待休克控制后，于伤后48小时再行后送。

（2）必须转送者、需长途转送者，根据病情合理选择转送工具，对轻、中度烧伤伤员，对转送工具无严格要求；对重伤员则应尽可能选用速度快、颠簸少，装备有治疗和紧急处理设施的后送工具。

（3）转送前要向接收医院详细报告病情，并做好转运前的各种处置，准备好转送途中所需的各种抢救药品及器械：①建立静脉通路，保障转运途中按计划补液，备好途中所需药物和液体，口渴可少量口服含盐饮料，切忌大量饮水；②面、颈部烧伤较深或伴有吸入性损伤患者，要充分考虑转送途中可能发生呼吸道梗阻的情况，做好气管切开的准备，随带气管切开包和氧气装置以备急用；③严重烧伤患者需留置尿管，以便途中观察尿量；④做好创面护理，现场包扎不妥或未经处理的创面，应行妥善包扎。

2. 转运中

（1）若采用飞机转运，应注意起飞和降落时，保持患者头部低平位。搬动患者也应保持头部向下，以维持脑部血液供应；如采用汽车转运，车速不宜过快，减少颠簸。

（2）转运途中护理人员应密切关注患者输液情况及病情变化，妥善固定管路，保证输液管路通畅；详细记录出入量。

（3）注意防寒、防暑、防震。

3. 转运结束

（1）到达终点时，护送者应向接收单位做详细病情介绍及处理经过。

（2）搬动患者进入病房过程中，注意保持平稳，妥善固定，头部处于低平位。

（3）到达指定病房，立即给患者供氧、监测生命体征，以及对症进行急救。

七、知识链接

1. 转运过程管理　飞机转运伤员时，应将伤员水平安放，避免由于飞机加速或减速运行时，伤员血液涌向下肢、发生脑缺血性晕厥；开放性气胸伤员采取半坐位，将有助于缓解呼吸困难；腹部外伤者应取仰卧，屈曲下肢位，以缓解疼痛；骨盆骨折者采取仰卧位，双膝下垫高使髋部屈曲，以减少疼痛。

2.转运液体选择　高张盐复苏能够明显减少补液量，能够在液体量少、设备不完善、药品匮乏、医务人员少的情况下，实施大批量有效液体复苏，尤其适应于灾难、战争等较差条件下的休克复苏。

3.转运关键因素　在公共场所火灾伤员转运护理过程中应急设备最为关键。应急设备分为交通设备与护理设备两种类型，不同的交通设备上需配备完善的护理设备。例如利用救护车转运伤员至较近的转运点时，每辆救护车辆需最少配备一名医生与两名护士，在转运途中利用护理设备及时监测火灾伤员生命体征，做好伤员救护工作；利用飞机转运伤员至较远的转运点时，将飞机座椅拆卸，预留伤员担架固定位置，避免飞机起降时对伤员产生二次伤害，同时有效利用护理设备实时监测伤员生命体征及有无晕机等情况。其次应急人员对公共场所火灾伤员转运护理过程中也较为重要。根据现代救援医学理论可知，伤员转运护理过程中救与护均为关键环节，因此护理人员在伤员转运护理过程中具有关键地位。

第三章　急诊处置护理技术

第一节　接诊处置

一、急诊接诊环节处置护理技术

1. 目的

（1）快速有效的急救可以防止机体组织进一步损害以及降低并发症死亡率。

（2）短时间内采取最有效的急救措施，可提高救治成功率，保证医疗护理质量和改善患者安全。

（3）高效的分诊，可避免人员扎堆忙乱、不能及时展开救治，为急救反应赢得时间。

（4）提前获取患者伤情信息，可实现院外院内急救的无缝隙衔接，以发挥急救的立体功能。

2. 适应证

（1）轻中重度烧伤。

（2）成批烧伤。

3. 禁忌证

（1）病情危重，需立即手术者。

（2）烧伤以外患者。

4. 用物准备

（1）呼吸系统：开放气道用物、吸痰装置、简易呼吸气囊、呼吸机、吸氧装置、气管插管、气管切开包等。

（2）循环系统：常用急救液体及药品、留置针、中心静脉置管用品、输液采血用品等。

（3）其余用物：导尿包、胃管、多参数心电监护仪、除颤仪、抢救车、微量泵、输液泵等。

5. 处置流程　操作步骤如下流程。

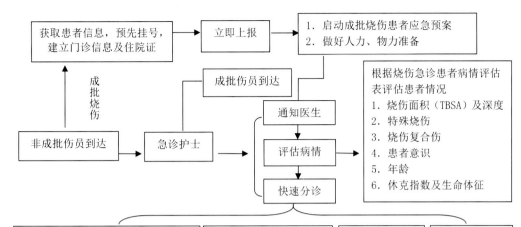

6．注意事项

（1）抢救治疗过程中，医护应明确合理分工，避免重复操作、相互妨碍，造成急救过程混乱和不畅。

（2）烧伤患者病情多存在个体差异，在急救时，护士应客观冷静地分析病情，切忌机械盲目地执行流程操作而忽略对患者病情的关注。

（3）成批伤救治牵涉医院多学科多部门的系统工程，需要多学科、多部门的通力协作救治。

（4）收治成批烧伤患者时，应建立护理人力储备库，充实成批烧伤救治过程中的护理人力。

7．知识链接

（1）烧伤休克的液体复苏：国际烧伤协会烧伤救治实践指南指出，烧伤总面积＞20% TBSA 的成年患者和烧伤总面积＞10%烧伤患儿，应正规使用含盐溶液进行液体复苏，补液量根据体质量和烧伤总面积计算。当静脉输液时，在伤后最初 24 小时内给予 $2 \sim 4ml/$（kg·% TBSA）晶体，并警惕过度复苏；若仅口服补液，建议每 24 小时摄入相当于体质量 15%的液体（可为当地日常饮食），持续 2 天。对于成年患者，休克期平均尿量要求在 $0.5 \sim 1ml/$（kg·h），而对于患儿，平均尿量需达到 $1ml/$（kg·h）。

（2）烧伤疼痛的管理：严重急性烧伤疼痛，可使用阿片类止痛药；此外，非阿片类止痛药、非甾体类抗炎制剂、非药物学手段等均可有助于缓解烧伤疼痛。在镇痛基础上，视情况可以适量使用镇静药，并密切观察患者的循环呼吸情况。治疗烧伤疼痛应采用不同类型的组合药物或手段的个体化、多模式方案，还应考虑与烧伤相关的情绪因素的影响及相关处理方法。神经性感觉变化可能是引起烧伤后疼痛的主要原因之一，应该是在治疗烧伤后疼痛时注意加以处理，非药物技术应作为烧伤后疼痛管理计划中一个重要辅助手段。

（3）院前快速病情分级：烧伤急诊患者病情评估表主要参照急诊危重度指数（ESI）结合烧伤严重程度分类标准，列出烧伤急诊患者病情评估表（下称评估表）初始条目。根据文献检索与资料回顾，烧伤合并伤、患者年龄以及伤前重大疾病等因素对烧伤患者的病情有着较大的影响因素，且改良早期预警评分（MEWS）结合休克指数、动脉 PaO_2 能提高创伤失血性休克、心肺功能不全患者的病情危重程度判断的准确性等，增加了相关条目。该评估表主要从烧伤面积（TBSA）、特殊烧伤、烧伤复合伤、意识、年龄、休克指数及生命体征等方面进行评估，以"是""否"回答，将病情分为Ⅰ～Ⅳ级。评估方法：从Ⅰ级开始评估，从上至下，只要患者符合某一级别病情条目中的任意一项，即可判定为该级病情，无须评估下面各级指标内容（表 3-1）。

表3-1　烧伤急诊患者病情评估表

分级	指标	符合	
		是	否
Ⅰ级	TBSA：≥50% / Ⅲ° TBSA：≥20%		
	心跳呼吸停止 / 呼吸窘迫 / HR≤40/RR＜10		
	无反应		
	休克指数＞2		
	严重创伤 / 挤压伤 / 中毒 / 并发症 / 颅脑损伤		

续表

分级	指标	符合	
		是	否
II级	TBSA：31%～50% / III° TBSA：10%～19% 声嘶 / 吸气困难 / 喘鸣 / 咳黑痰、血性泡沫痰 烦躁不安 / 对声音有反应 / 对疼痛有反应 T＜35℃或＞38.5℃/SaO$_2$＜85% 1.5＜休克指数≤2		
III级	TBSA：11%～30%（小儿6%～15%）/ III° TBSA：＜10%（小儿＜5%） 头面颈烧烫伤 / 化学烧伤 / 电烧伤 / 放射烧伤 年龄＞55岁或≤2岁 / 受伤时间≤72小时 / 伤前有心脑血管疾病 1≤休克指数≤1.5 SaO$_2$＜92%		
IV级	II° TBSA：≤10%（小儿≤5%） 休克指数＜1		

（4）吸入性损伤诊断：烧伤的初步评估应包括气道和呼吸情况；有密闭空间内暴露于不完全燃烧物的病史，通过体格检查观察到存在意识减退，以及口腔中存在烟灰和面部烧伤，需要考虑合并吸入性损伤可能，氧和正常或胸部X线检查不能排除吸入性损伤，声音嘶哑、烟灰样痰液、喘息和呼吸困难等症状，则强力提示吸入性损伤。

（5）个体化吸痰方式：对于咳嗽反射消失或减弱、深度昏迷患者给予深部吸引；对于气道高反应性患者进行浅层吸引；对于肺深部痰液，协助医师进行纤维支气管镜的可视化吸痰，解除肺不张；对于纤维支气管镜显示气道内有散在出血点的患者，做好标识，控制吸痰压力，进行浅层吸痰；做好间断或持续声门下吸引，防止上呼吸道分泌物误吸。

二、复合伤接诊处置护理技术

复合伤是指人体同时或相继受到两种或两种以上不同性质致伤因素作用而发生的损伤。

1. 目的

（1）提高患者抢救成功率，降低患者病死率。

（2）降低或避免患者遭受二次创伤打击，使其生命体征尽快恢复相对平稳状态。

（3）为患者后期针对性治疗措施的实施奠定良好基础，提高整体救治效果。

2. 适应证　烧伤合并软组织、颅脑、胸腹部、骨关节等损伤。

3. 禁忌证　无特殊。

4. 用物准备

（1）呼吸系统：开放气道用物、吸痰装置、简易呼吸气囊、呼吸机、吸氧装置、气管插管、气管切开包、胸腔闭式引流包。

（2）循环系统：常用急救液体及药品、留置针、中心静脉置管用品、输液采血用品。

（3）其余用物：导尿包、胃管、多参数心电监护仪、除颤仪、抢救车、微量泵、输液泵、缝合包、冰帽，包扎、止血及固定用物等。

5．处置流程

（1）一般处理原则

1）烧伤复合伤急救处理：同一般烧伤，注意不要遗漏破伤风抗毒素的预防注射。

2）争取早期诊断复合伤：详细询问病史，注意有无其他外伤史，如高空坠落、爆炸烧伤、交通事故等；在不影响治疗的情况下，尽量全面体检；当伤员的全身反应与烧伤严重程度不相称，或在复苏过程中伤员反应差或异常时，应考虑复合伤的可能。

3）重要血管和内脏的损伤，颅脑开放性或颅内出血，严重挤压伤，各种原因引起的大出血以及窒息威胁时，应在烧伤复苏的同时，优先进行紧急处理。

4）由于烧伤创面存在，复合伤的感染机会增加，应尽早使用有效抗生素，剂量应略大，以防治链球菌及厌氧性细菌感染。

（2）烧伤复合软组织损伤处置流程：操作步骤如下流程。

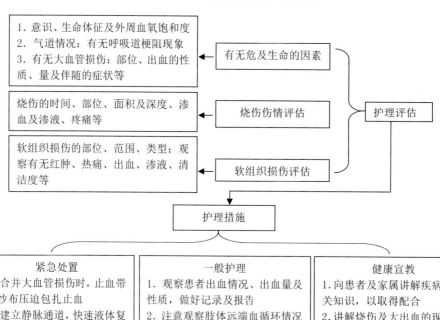

（3）烧伤复合颅脑损伤处置流程：操作步骤如下流程。

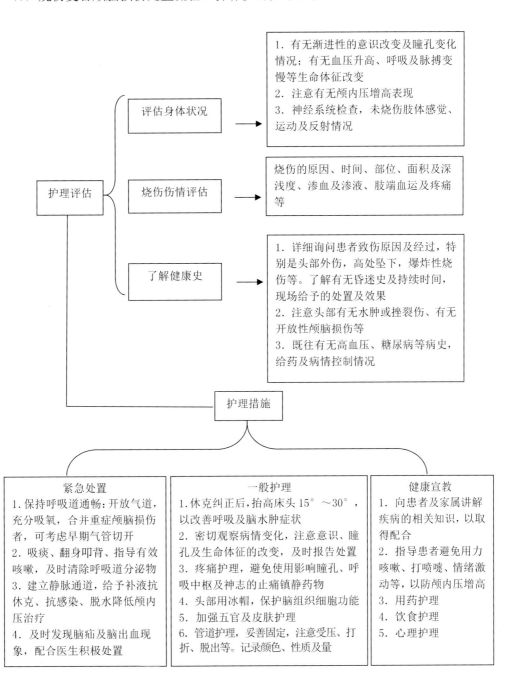

（4）烧伤复合胸腹部及脏器损伤处置流程：操作步骤如下流程。

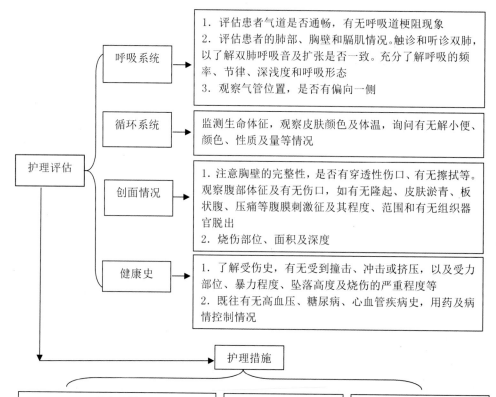

护理评估

呼吸系统
1. 评估患者气道是否通畅，有无呼吸道梗阻现象
2. 评估患者的肺部、胸壁和膈肌情况。触诊和听诊双肺，以了解双肺呼吸音及扩张是否一致。充分了解呼吸的频率、节律、深浅度和呼吸形态
3. 观察气管位置，是否有偏向一侧

循环系统
监测生命体征，观察皮肤颜色及体温，询问有无解小便、颜色、性质及量等情况

创面情况
1. 注意胸壁的完整性，是否有穿透性伤口、有无擦拭等。观察腹部体征及有无伤口，如有无隆起、皮肤淤青、板状腹、压痛等腹膜刺激征及其程度、范围和有无组织器官脱出
2. 烧伤部位、面积及深度

健康史
1. 了解受伤史，有无受到撞击、冲击或挤压，以及受力部位、暴力程度、坠落高度及烧伤的严重程度等
2. 既往有无高血压、糖尿病、心血管疾病史，用药及病情控制情况

护理措施

紧急处置
1. 张力性气胸者，配合医生行胸腔闭式引流。开放性气胸者，配合医生予清创缝合封闭
2. 吸氧、吸痰，及早气管切开等处理。顽固性低氧血症者，遵医嘱予呼吸机辅助呼吸
3. 建立静脉通道，快速休克复苏。同时加强监护，注意输液不当，加重肺损伤
4. 有腹内组织及器官脱出者，可先用生理盐水纱布覆盖，再以无菌换药碗罩盖后包扎
5. 腹腔抽出不凝血时，应做好术前准备，抗休克同时行手术探查

一般护理
1. 加强病情观察
2. 胸腔闭式引流护理
3. 人工气道护理
4. 创面护理
5. 早期体位摆放及康复护理
6. 遵医嘱使用抗生素及血管活性药物，防止药物外渗，注意观察药物疗效及不良反应

健康宣教
1. 向患者及家属讲解疾病的相关知识，以取得配合
2. 告知管道脱落的紧急应对措施及留置期间注意事项
3. 加强急救知识宣教，讲解烧伤及胸腹部伤的现场急救处置措施
4. 饮食指导
5. 心理护理

（5）烧伤复合骨关节损伤：操作步骤如下流程。

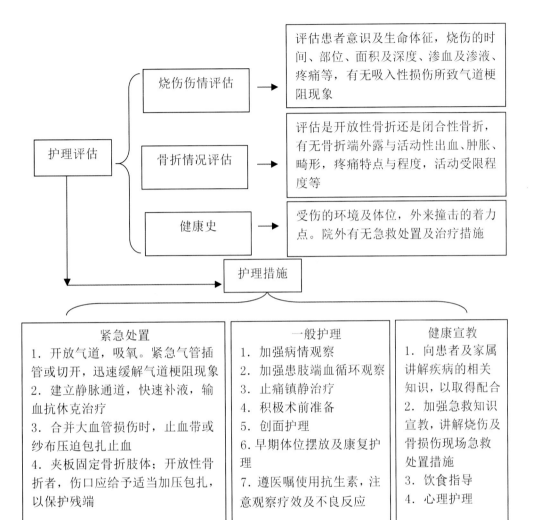

6. 注意事项

（1）严重复合伤患者的首要治疗原则是抢救生命，其次保留功能，依次展开救治。

（2）烧伤复合软组织损伤时，一般待休克情况基本被控制后才行清创缝合术。

（3）烧伤复合颅脑损伤者，血压上升较明显，心率与呼吸变慢。应注意由于烧伤的影响，心率减慢是相对的，心率一般在 80 次／分以上，而呼吸减慢，在无复合脑外伤者，有时可受镇静药物的影响而变慢，不要因此混淆。

（4）烧伤复合胸部损伤，在补液纠正休克时，既要满足纠正低血容量休克，又要避免因输液不当加重肺的损伤。先以恢复血流动力学平稳为首要目标，当全身血流动力学稳定后，可采取限制性补液策略。

（5）怀疑有腹腔内脏损伤时，应避免使用下肢输血，以防因下腔静脉破裂，不仅补液输液起不到应有的作用，还会加速失血。

（6）闭合性骨折复合深度烧伤，慎用包扎或石膏固定，以免引起烧伤创面严重感染。

7．知识链接

（1）复合伤现场检伤分类：1983年提出的"简明分检和快速救治法（START）"是目前应用较广泛的检伤分类方法之一。该方法通过行走能力、有无自主呼吸、呼吸频率、有无脉搏和警觉性等简单指标，现场评估将伤员迅速分为绿色（轻伤或"行走伤者"）、黄色（可延迟治疗）、红色（需立即治疗）、黑色（死亡或期待疗法）四类。

（2）复合伤院内第一阶段救治：患者入院后第1小时置管操作极为重要，在此期间，主治医师迅速配合抢救医务人员对患者重要器官损伤情况进行评估，同时实施复苏或针对性诊断处理，最大限度控制创伤进一步发展。具体操作：维持患者呼吸循环功能，及时给予深静脉补液输血，行腹部超声、X线片检查等。参与抢救者须在20分钟以内完成上述抢救操作。相关检验结果出来后，若需对患者实施进一步CT检查，要了解其是否能够耐受搬动、是否有大出血迹象，如有则须先及时实施止血处理。

（3）烧伤复合爆震伤一体化护理模式：包括采取集束化管理病区设施设备、完善统一护理制度、规范化培训、制订"护士必读"和优化交接班等规范化管理措施，建立气道组、静脉治疗组、连续性肾脏替代治疗（CRRT）组和烧伤组等专业化质控小组，烧伤组又下设规范化书写护理小组、创面护理小组、心理护理小组和肠内营养护理小组。

（4）烧冲复合伤：指人体同时或相继受到热能引发的烧伤和冲击波所致的冲击伤的复合损伤，主要以颅脑、肺、腹部为靶器官，救治过程较热力烧伤更为困难。煤矿瓦斯爆炸常导致烧冲复合伤，其往往具有多部位、多器官损伤，以及烧伤以外的病情隐匿、早期诊断困难、病情发展迅速等特点。

第二节　创面早期处理

一、清创护理技术

清创即清除受创伤或感染的伤口内无活性或受污染组织，直至周围健康组织暴露出来，为伤口愈合营造一个良好的环境。

1．目的

（1）除去异物、结痂及坏死组织，预防由无活性及受细菌感染组织引致伤口或全身感染。

（2）探查坏死组织深度，同时清创后更清楚地观察伤口，以便对伤口进行正确评估。

（3）保护创面，减轻疼痛。

（4）预防并发症，促进创面愈合打好基础。

2．适应证

（1）烧伤创面。

（2）慢性伤口。

（3）急性伤口。

3．禁忌证

（1）组织灌注不足、全身情况差者。

（2）休克及大出血未控制者。

（3）危及生命的感染、凝血功能障碍、气道梗阻、酸中毒者。

4．用物准备

（1）环境：操作区域清洁、干燥，光线充足，环境安全，清创时注意保暖，室温维持在 28 ～ 30℃，定期消毒。

（2）清创室：无菌换药包、扩缝包、无菌纱布、冲洗液、手套、生理盐水、碘伏、碘酒、绷带、胶布、污物袋、急救用药及各种静脉输液等，用后应及时整理补充。

5．操作流程　操作步骤如下流程。

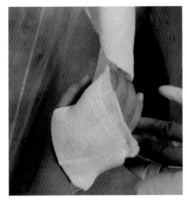 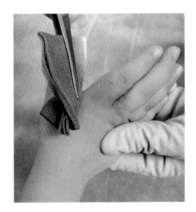

（a）拆敷料　　　　　　　　（b）消毒

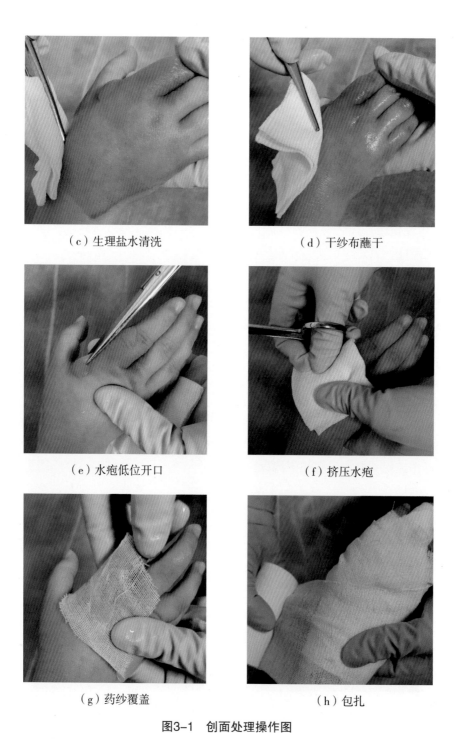

（c）生理盐水清洗　　　　　　　（d）干纱布蘸干

（e）水疱低位开口　　　　　　　（f）挤压水疱

（g）药纱覆盖　　　　　　　　　（h）包扎

图3-1　创面处理操作图

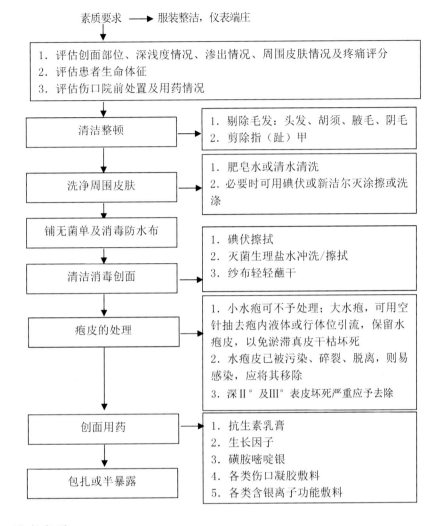

素质要求 ⟶ 服装整洁，仪表端庄

1. 评估创面部位、深浅度情况、渗出情况、周围皮肤情况及疼痛评分
2. 评估患者生命体征
3. 评估伤口院前处置及用药情况

清洁整顿
1. 剔除毛发：头发、胡须、腋毛、阴毛
2. 剪除指（趾）甲

洗净周围皮肤
1. 肥皂水或清水清洗
2. 必要时可用碘伏或新洁尔灭涂擦或洗涤

铺无菌单及消毒防水布

清洁消毒创面
1. 碘伏擦拭
2. 灭菌生理盐水冲洗/擦拭
3. 纱布轻轻蘸干

疱皮的处理
1. 小水疱可不予处理；大水疱，可用空针抽去疱内液体或行体位引流，保留水疱皮，以免淤滞真皮干枯坏死
2. 水疱皮已被污染、碎裂、脱离，则易感染，应将其移除
3. 深Ⅱ°及Ⅲ°表皮坏死严重应予去除

创面用药
1. 抗生素乳膏
2. 生长因子
3. 磺胺嘧啶银
4. 各类伤口凝胶敷料
5. 各类含银离子功能敷料

包扎或半暴露

6. 注意事项

（1）对于嵌入创面的沙屑、煤渣等，不易移除时，可不必勉强移除，以防抗感染能力降低。然而在面部的皮内异物应在清创时尽量除去，以免遗留难以清创的痕迹。

（2）化学烧伤，尤其是有中毒者，应将水疱皮去除，在去除水疱皮前后应用大量清洁水冲洗。

（3）创面深度尚未确定前，不要在创面上涂抹有色药物（甲紫、红汞等），以免影响创面深度的判断。

（4）水疱液应引流、排空，以防止加重局部炎症反应和降低局部免疫防御功能。

7. 知识链接

（1）超声清创术：主要通过超声波在冲洗射流中产生的"空化"效应，去除伤口或创面细菌以及微小异物的清创方法，该技术在欧洲及美国已普遍用于治疗慢性溃疡性创口，被认为是一种理想的创口处理方法替代传统的锐性清创术用以处理复杂的创口。其机制为超声波的机械振动促进血液循环和淋巴循环进而提高了组织的新陈代谢和再生修复能力，此外，超声波作用于人体产生的温热作用也可使毛细血管扩张、局部组织温度升高、血液循环加快、炎症反应减轻、渗出物的吸收增加。

（2）水动力清创系统：简称水刀，可将不同韧性、弹性的组织精确分离，有效清除创面坏死组织及污物。由电机、高压泵、容器（盛装无菌生理盐水）、操作手柄等组成，电机驱动高压泵将无菌生理盐水以一定的压力泵出，经过高压软管到达操作手柄，通过手柄细小的喷嘴喷出，在局部产生足够的压强形成真空效应，从而达到切割移除坏死组织的目的。

二、创面护理技术

创面护理技术包括包扎、暴露、半暴露、湿敷、水疗、切开减压技术。

（一）基本技术

1. 包扎技术

（1）目的

1）用灭菌吸水敷料包扎创面，使之与外界隔离，以保护创面。

2）减轻疼痛。

3）充分引流。

4）有利于创面修复。

（2）适应证

1）中小面积、四肢躯干部及浅 II°烧伤。

2）小儿或精神异常不配合者。

3）环境较冷或无条件实施暴露疗法。

4）需转运的伤员或者不能住院的伤员。

（3）注意事项

1）早期厚度 3～5cm，覆盖范围应超过创缘 5cm，由肢体的远心至近心端包扎，松紧适度。

2）抬高患肢，观察血运，关节置功能位，全手包扎各指分开。

3）定期更换体位，防止受压。

（4）用物准备

1）治疗车：合理规划、避免浪费。按需准备用物：无菌换药包、扩缝包、无菌纱布、无菌（普通）手套、冲洗液（合适温度）、绷带、胶布、所需外用药物、采样拭子运送管、污物袋等，无菌用品注意查看有效消毒期。将物品整齐摆放于换药车上。

2）人员准备：中、小换药：1～2 人；大换药：2～3 人。人员着装整洁，戴好口罩、帽子，洗手（七步法）。

3）患者：换药前与患者或家属做好充分沟通，说明换药事宜。

4）止痛剂使用：提前半小时口服、肌内注射或静脉应用。

（5）操作流程

1）一般原则：无菌创面→污染创面→感染创面→特殊感染创面。部位顺序：头面颈→躯干→四肢→足→会阴、肛周（感染轻的创面优先）。

2）操作步骤：如下流程。

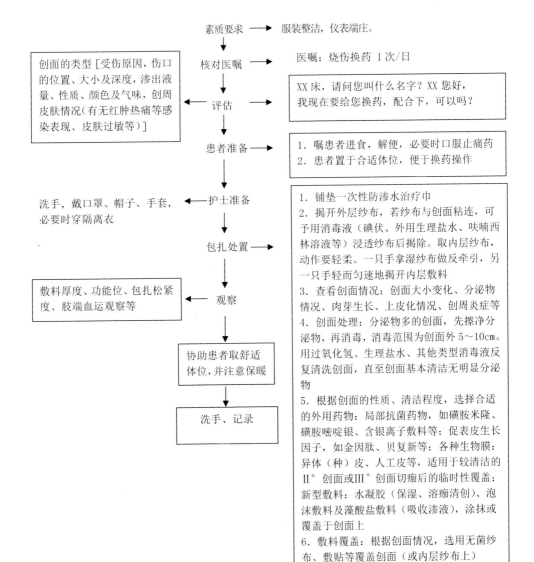

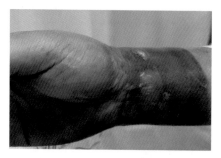
（a）水疱创面

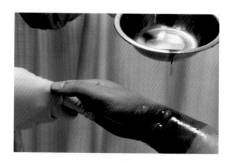
（b）消毒

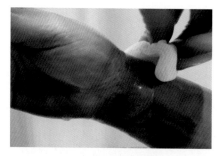
（c）生理盐水擦拭

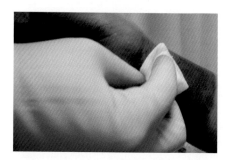
（d）干纱布蘸干

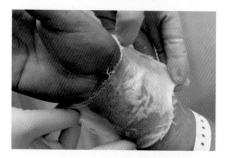
（e）药纱布覆盖

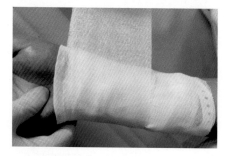
（f）包扎

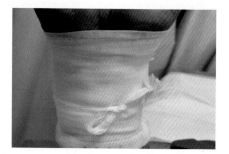
（g）包扎后效果图

图3-2　创面护理图

2. 暴露技术

（1）目的

1）使渗液和坏死组织干燥成痂，以暂时保护创面。

2）预防感染。

（2）适应证

1）深Ⅱ°、Ⅲ°大面积烧伤。

2）不易包扎的头面颈、会阴、臀部创面。

3）严重污染创面，尤其是绿脓杆菌、真菌感染创面。

（3）注意事项

1）恒定的温度28～32℃、湿度40%～50%，做好消毒隔离工作，防止交叉感染。

2）充分暴露创面，定时翻身，关节置功能位。

3）保护痂壳，及时去痂引流，防止感染。

3．半暴露技术

（1）目的

1）保护创面。

2）固定皮片。

3）控制感染。

（2）适应证

1）不便包扎的部位，如面颈、腋窝、会阴、腹股沟等。

2）创面痂皮脱落后肉芽创面。

3）供皮区及面部或会阴部植皮区。

（3）注意事项

1）纱布应与创面等大、紧贴。

2）经常检查已干燥的单层纱布下有无积液。

3）与创面黏附紧密的纱布，无须强行揭除，待创面愈合后可自行脱落。

4）供皮区创面只需一层油纱，以防粘连。不宜在痂皮、焦痂上实施半暴露。

4．湿敷技术

（1）目的

1）使创面上的脓液、脓痂、坏死组织得以引流与清除。

2）减少创面细菌。

（2）适应证

1）深Ⅱ°痂皮软化及痂下积脓者、Ⅲ°焦痂分离期创面。

2）邮票皮及网状皮植皮术后分泌物较多的创面。

3）病程后期残余肉芽创面植皮前准备。

（3）注意事项

1）湿度适中，以保持湿润为宜。

2）湿敷更换次数视创面感染程度而定，每天2～4次，肉芽创面湿敷时间不宜过长。

3）痂皮尚未分离松动前，切忌大面积使用湿敷，以免造成侵袭性感染。

4）湿敷溶液选择：等渗盐水、高渗盐水、呋喃西林等消毒液。

5．水疗技术

（1）目的

1）清除创面脓液和坏死组织。

2）减少创面细菌和毒素。

3）促进焦痂软化分离。

4）促进后期残余创面愈合、改善局部血液循环及关节活动度等作用。

（2）适应证

1）污染较重的新伤员。

2）治疗后期残余创面。

3）术前清洁创面。

4）创面呈溶痂状态。

（3）注意事项

1）水温 38～40℃，时间 15～20 分钟。

2）水疗时间宜短，首次时间以 15～20 分钟为宜，之后可延长至 1 小时。

3）制定相应的应急预案，如呛咳、窒息、导管脱出、低血糖等。

4）水疗时，护士操作动作轻柔，以免过度用力引起出血和增加疼痛，影响创面愈合。

6．肢体焦痂切开减张技术

（1）定义：对烧伤伤口深度较深，达到Ⅲ°以上的烧伤尤其在四肢部位，或是形成比较厚的烧伤后痂皮，束缚住了远端血管的血供，医生经过判断需要切开部分皮肤到皮下组织甚至部分筋膜进行减张，主要目的是防止远端组织血供不佳，造成组织坏死。

（2）方法：需要切开减张的焦痂皆为Ⅲ°和偏深的深Ⅲ°烧伤，减张时无须麻醉；沿肢体的外侧和内侧切开焦痂；胸腹部沿双侧腋前线至髂前上棘向内至耻骨联合切开；胸腹连痂可沿肋缘切开并与腋前线切口相连；切口长度要超越Ⅲ°创面边界，延伸到浅度烧伤创面甚至达正常皮肤，深度应达筋膜层；电烧伤或严重热压伤常伴肌肉坏死和水肿，要切于肌膜；切开时避开主要血管和神经；切开减张后的伤口经简单止血后，用碘伏纱布或碘仿纱布填塞并合固定；外敷干纱布吸收渗液，随时更换。

（二）知识链接

1．液体石蜡用于重度烧伤残余创面　液体石蜡是烃类高分子构成的网架结构，是从石油中得到的多种液体的混合物，无色无味，透明呈油状，不溶于水或乙醇，是一种很好的有机溶剂。将液体石蜡涂于创面后，可使皮肤表面的油脂、污垢、痂皮软化，减轻与新生上皮的粘连，在更换敷料时可减少新生上皮的损伤，并有效清除创面上的坏死组织、痂皮和污垢，减少创面细菌的定植，从而有效控制感染，提高治疗效率，促进创面愈合。使用于残余创面方法：创面用生理盐水湿敷后仔细去除原有敷料，使用碘伏溶液消毒创面及创周皮肤，无菌纱布蘸取液体石蜡均匀涂于创面后，用液体石蜡浸润的纱布湿敷创面，20 分钟后，用镊子轻轻去除脓包、痂壳和坏死组织，再次给予碘伏消毒，最后以油纱进行创面包扎。

2. 负压治疗　因能发挥充分引流，改善组织血供，减轻组织水肿、促进血管化和组织增生活性等而在各类伤口中得到广泛应用，如糖尿病足溃疡、静脉性溃疡、压力性损伤、血管性足部溃疡、创伤性伤口等，也被 2018 年皮肤和软组织感染处理专家共识推荐用于感染伤口。

3. 创面的光照治疗　红光治疗具有照射均匀、穿透深度深、操作方便、安全性强等优点，但研究者观察到红光照射 10 分钟和 20 分钟的效果相近。另外，LED 红、蓝光联合照射较单纯红光或蓝光照射更能有效促进感染创面愈合，减轻创面疼痛。红光治疗后疼痛和瘙痒程度减轻，炎症渗出物和纤维蛋白减少，再上皮化和肉芽组织生长情况改善。

4. 海藻酸盐基水凝胶／敷料　随着"湿性愈合理论"的提出，一些可以提供温暖、潮湿、无毒环境的新型敷料被研究学者广泛研究开来。在这些"理想敷料"中，天然高分子材料制备水凝胶的出现和应用成为皮肤敷料的重要候选。从褐藻中提取的水溶性聚醛酸海藻酸盐具有良好的生物相容性、高吸湿性和凝胶特性，单独或与其他材料、种子细胞或生物分子联合使用已取得较好的皮肤修复效果。

5. 含银敷料　是指含银化合物或纳米银，通过释放银离子或纳米银颗粒而获得抗菌性能的一类敷料，具有广谱抗菌性能，几乎能杀灭所有常见细菌，对真菌也有一定作用。适应于烧伤创面、肉芽创面、急性开放性创面、慢性创面、糖尿病足、压疮等治疗。潜在不良反应主要包括银过敏、银质沉着、肝功能损害和疼痛等。其中，银质沉着较为常见，其是指释放的银离子形成黑色的硫化银，常聚集于汗腺、毛囊等部位。创面去除含银敷料 1～4 个月后，皮肤多能恢复原来颜色。

第四章　成批突发烧伤事件急救护理技术

成批突发烧伤事件是一种特殊的急性灾害性创伤，是常见公共卫生事件，具有突发性强、短时间伤员多、伤情重、工作量大、救治环节多等特点，给医院的急救组织管理带来极大挑战。

第一节　成批突发烧伤事件组织管理机制

近十年来，烧伤成批突发事件屡有发生，2010 年 11 月 15 日上海胶州路特大火灾，2014 年 8 月 2 日昆山工厂粉尘爆炸事件，2015 年 6 月 27 日台湾粉尘爆炸事件及 8 月 12 日天津港爆炸事件，2017 年 7 月 2 日贵州天然气管道爆炸及 7 月 21 日杭州天然气管道爆炸事件，2020 年 6 月 13 日浙江温岭油罐车爆炸，2021 年 6 月 13 日湖北十堰天然气爆炸事件等，均造成大规模的人员受伤，甚至死亡。可以想象在这些事件中救护车、消防车、警车喧嚣而烧伤急诊井井有条的背后是烧伤中心按患者的分诊、评估、生命支持以及后续的治疗和护理有效的预案和现场管理机制。

成批烧伤事件的救治管理流程：

一、目的

1. 在短时间内有组织地协调、沟通、联络和指挥，促进抢救工作更加有序地进行，以达到缩短救治时间，提高救治效率的目的。

2. 必要时开通急诊 / 病房 / 手术室的绿色通道，以便患者在短时间内得到救治。

二、适应证

同一时间、同一致伤原因烧伤患者超过 3 例。

三、禁忌证

一般无禁忌证。

四、管理流程

1. 上报流程如下。

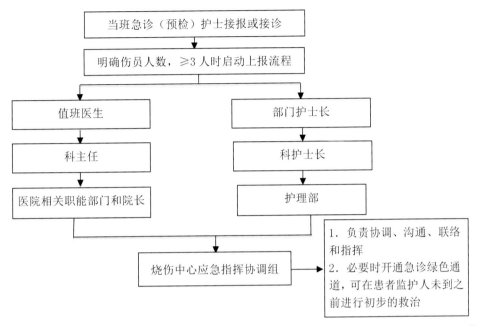

2. 根据成批烧伤患者多且重的特点，组织不同功能的抢救配合小组，具体操作步骤如下流程。

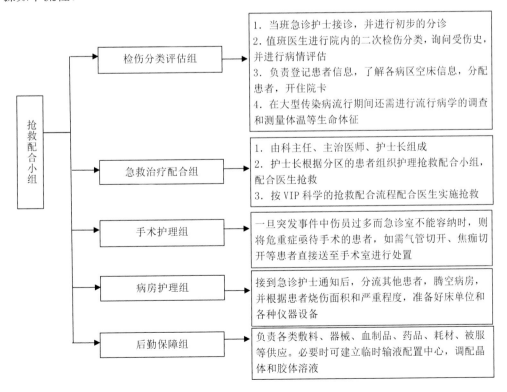

3. 成批烧伤患者救治的流程　操作步骤如下流程。

```
┌──────────────┐        ┌──────────────┐                ┌──────────────┐
│  检伤分类评估  │        │  急救治疗配合  │                │  后勤保障组   │
└──────┬───────┘        └──────┬───────┘                └──────┬───────┘
       │                       │                                │
┌──────┴───────┐     ┌─────────┴──────────────┐                 ◇
│接诊救护车或者 │     │准备抢救器械、药品等，配合 │          ╱建立临时 ╲
│与航空医疗队员 │     │医生抢救                 │         ◇ 输液配置 ◇
│一起接诊直升   │     └──┬──────────┬──────────┘    不需要 ╲         ╱ 需要
│机，检伤分类， │        │          │          │            ╲       ╱
│询问病史，编号，│   ┌────┴───┐ ┌────┴───┐ ┌────┴────┐      │       │
│佩戴标识，登记 │   │气道管理 │ │循环复苏 │ │病情观察 │ ┌──┴────┐ ┌─┴─────┐
└──────┬───────┘   │组：协助医│ │组：协助医│ │组：负责病│ │负责各类敷料、│ │根据患者需│
       │           │生建立人工│ │生建立循 │ │情观察及协│ │器械、血制品、│ │要配置晶体│
       │           │气道，维持│ │环，并进行│ │助医生创面│ │药品、耗材、被│ │和胶体溶液│
       │           │有效呼吸 │ │液体复苏 │ │处理     │ │服等供应  │ └───────┘
       │           └────┬───┘ └────┬───┘ └────┬────┘ └───────┘
       │                └──────────┴──────────┘
       │                           │ 否
       │              ┌────────────┴──────────┐
       │              │负责运送患者至病房       │
       │   ┌──────────┤或手术室，并和病房手     │
       ◇   │          │术室护士交接班          │
  ╱伤员大于本烧伤╲     └────┬──────────┬───────┘
 ◇ 中心救治能力 ◇      ┌────┴───┐  ┌────┴────┐
  ╲           ╱       │手术护理组：准│ │病房护理组：准备床│
   │ 是              │备手术器械用物，│ │单位、抢救仪器、用│
   │                 │配合医生急诊手术│ │物，接收患者     │
┌──┴────────────┐    └────────┘  └─────────┘
│汇报指挥协调组(上级管理│  ┌──────────────────┐
│部门)          ├──┤院内协调（重症监护室） │
└───────────────┘  │院间协调（其他烧伤中心） │
                   └─────────┬────────┘
                   ┌─────────┴────────┐
                   │评估患者，选择合适的转运│
                   │工具，协助转运       │
                   └──────────────────┘
```

五、知识链接

1. 大规模烧伤伤亡灾难定义　美国烧伤协会（ABA）将大规模烧伤伤亡灾难定义为"任何灾难性事件中，烧伤受害者的数量超过了当地烧伤中心提供烧伤救护的容纳能力"，容纳能力包括了烧伤病床、烧伤外科医生、烧伤专科护士、手术室、设备、用品等资源。但该定义也受到各个国家地区准备程度差异的影响。合理的急救护理和组织管理，能够促进抢救工作更加有序地进行，提高伤员的救治成功率，对平时和战时均有着积极的意义。

2. VIP科学的抢救配合流程配合医生实施抢救

（1）首先，要保持呼吸道的通畅（Ventilation，简称V），维持有效的呼吸。

（2）其次，在保持通气的同时需要建立静脉通道（Intravenous，简称I），进行循环复苏。

（3）最后，严密监测，监测血压和脉搏（Blood pressure or pulse，简称P）：监测患者血压、脉搏、尿量、末梢循环、意识等无创监护指标，尤其是患者的尿量是循环监护最重要的指标，以便及时根据患者的监测指标调整补液的种类、速度和量。

3．成批烧伤救治过程中的沟通协调　在突发事件救治过程中，需执行上报制度，根据突发事件的具体情况及时与医院相应的管理部门（如医务处、护理部、药品管理部门、设备物资管理部门、医院感控部门、医院信息发布部门、后勤保障部门等）进行沟通协调，确保人员、物资、设备的供应和储备，同时根据具体情况时刻汇报至上级管理部门如卫生应急部门进行沟通协调，采取有效的应对措施确保患者救治。

4．成批烧伤事件的报告和信息发布　烧伤科应定时将成批患者的病情由专人报告相关部门，不得隐瞒、缓报、谎报或者授意他人隐缓报或谎报。信息发布应及时、准确、全面，由医院专门新闻发布部门对外发布，严禁其他人发布信息，保证信息的透明度和权威性。

第二节　成批突发烧伤事件急救护理人力调配机制

当医院遇到重大突发事件时，管理体系的反应速度和应对方式关系到患者安全和社会稳定，也是医院护理管理效率的体现。烧伤科面对突如其来的成批患者，急需迅速建立可操作的反应机制，其中最重要的是进行护理人力资源的重新配置。如何在不过多增加护理人力成本的条件下，充分利用现有的人力资源，以满足在突发事件中护理服务的需求，是烧伤护理管理十分重要的内容。

三级网络的人力资源调配：要在突发事件中完成大量的常规工作和抢救工作势必增加护理人力资源。而突发事件在时间上的不确定性、工作的急迫性，要求在短时间内集中必要的人力、物力，需要相关人员按时到岗到位。因此，需建立成批烧伤突发事件的护理人力储备库，形成病区—科室—医院的三级人力资源调配预案。

一、目的

护理人力资源调配与管理是突发公共卫生事件中的重要环节，目的是充分发挥护士的主观能动性以实现护理目标。

二、适应证

成批烧伤患者人数多超过本部门的护理工作负荷。

三、紧急状态下护理人力资源的调配方案

操作步骤如下流程:

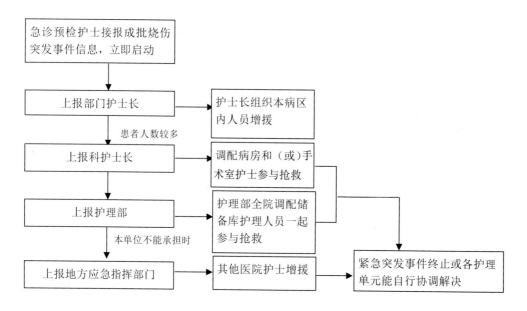

四、注意事项

人员调配过程中,可根据患者的转运工具安排首接医生和护士。如是直升机转运则需通知航空应急医疗队队员到位,加入医疗救治工作,检查相应的直升机停机坪至急诊转运的工具、仪器、药物等,并启动直升机转运的应急预案。

五、知识链接

1. 突发事件中如何确定救援护士的人数?对于突发事件中烧伤患者人数和护士人数的匹配,目前尚未有人进行研究,但有研究显示通过采用计算机和借助 ExtendSim 仿真软件来建立成批伤食物中毒医院内急救仿真模型,定量而动态地探讨各种控制因素可能对医院的急救人力资源的利用以及对成批伤员救治效率的影响,并根据分别运行不同例数伤员的急救模式,推算出成批伤食物中毒急救人力资源与伤员的最佳比例。

2. 烧伤科专科护士应对突发事件能力培养的重要性 国外学者指出,护理人员如因缺乏突发事件应对的教育,可导致其应对突发公共卫生事件的专业知识和综合实践能力较低,突发事件能力的培养可影响护士应对能力和救援意愿。而在成批烧伤突发事件中,护理人员应急响应、快速处置和配合医生救治的能力,是提升救治成功的

关键。

3. 烧伤科专科护士应对突发事件能力培训的内容　除了烧伤原因的应急处置、伤情判断、急诊抢救配合的流程、液体复苏等烧伤专科护理的基本知识外，还包括基础生命支持、高级生命支持、国际创伤生命支持等急救技术；气管插管和切开、除颤、深静脉穿刺、焦痂切开等急救配合技术。

4. 烧伤科专科护士应对突发事件能力培训的方法　包括理论和技能培训。理论可通过线上、线下培训相结合的形式进行培训。技能除了操作示教考核外，还可定期通过情景模拟、桌面练习等方法等提升临床护士的综合急救能力。

（1）情景模拟：是将抽象的知识以生动、直观的形式呈现，学生置身于模拟情景中对案例进行分析与应对的教学方法，包括计算机情景模拟与一般情景模拟。计算机情景模拟教学是通过计算机虚拟仿真技术支持的逼真环境，使学员进入交互式三维虚拟现实环境中并与之互动，全方位获取知识的方法。学员可对各类突发公共卫生事件进行演练，在虚拟场景中做出判断与操作，提高应急处理能力。一般情景模拟是让学员亲身体验模拟事件中角色、事件发展过程并进行分析，掌握理论和技能的培训方式，提高培训者学习意愿及教学质量。有文献显示，情景模拟教学法对于培养医学生处理灾难救援检伤分类的能力，提升烧伤专科护士实施大面积烧伤患者液体复苏护理有重要的意义。

（2）桌面演习：是演练人员围着桌子坐下，基于一个突发事件场景，讨论紧急事态中可能出现的问题，以及应急预案应采取的应对程序的培训方法。是美国红十字会及疾病预防控制中心常用的应急教育方法，也是应急管理中常见的演练模式。桌面演练成本较低，主要为功能演练和全面演练做准备。

第三节　成批突发烧伤事件急救环境准备方案

急诊科或烧伤急诊部门是成批突发烧伤事件伤员救治的第一场所，往往伤员集中就诊，就诊量大，且轻伤重伤混杂。

一、目的

医院急诊部或烧伤急诊在短时间内对成批烧伤患者进行二次分诊，并根据急诊部门的承受能力及时地分流，最大限度地保障伤员安全及时的救治。

二、适应证

成批烧伤患者集中救治。

三、物品准备

1．黑色、红色、黄色、绿色的标识、腕带或袖套。

2．记录患者信息的记录卡或纸。

3．伤员汇总表。

4．各类记录单。

5．所需的急救仪器、设备、药物。

四、成批突发烧伤事件急救环境准备方案

操作步骤如下流程：

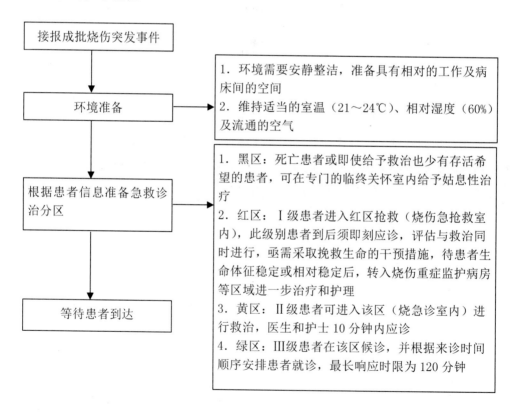

五、注意事项

患者到达后，需对每个伤员进行编号，询问相关信息，并用标识卡贴在患者身上，以便身份核对。如患者不能回答或意识不清，且家属或单位未能及时到达不能得到患者准确信息者，则需通过编号明确患者身份。

六、知识链接

1. 突发事件急诊部门的区域性管理　由于事件发生突然，伤员多，当伤员不能及时分流时，可将严重程度类似的患者集中放置，区域性管理，便于提高救治成功率。每个区域根据患者的病情和人数配置数名医生和护士。

可在急诊室成立临时的输液中心，将大量的液体复苏所需液体集中配置，并根据患者信息送到床边。由床边护士输注，既可节约人员，又可使现场有条不紊，救治配合有序进行。

2. 成批烧伤患者信息识别的重要性

（1）有助于安全管理：在抢救过程中，通过信息识别可确保伤员的医疗安全，杜绝了伤员身份信息张冠李戴现象，也可提高医护人员对伤员身份标识的核对意识，在伤员安全管理、规避医疗风险方面起到重要作用。

（2）有助于维持良好的医疗秩序：在伤员转移交接时，可确认伤员身份，防止差错的发生，维护良好的医疗秩序。

（3）有助于提高抢救的成功率：伤员抢救时的时效性直接关系到抢救的成功率。信息识别有助于尽快获取伤员信息，争取更多救治时间，提升抢救成功率。

第四节　成批突发烧伤事件急救设备及物资管理方案

成批烧伤患者的救治是一项艰巨的医疗活动，必须具有装备齐全的急救设施、充足的物资供应、储备应急物资，并专项专人管理，以便给批量烧伤患者提供紧急、及时的救助。

一、急诊的抢救仪器、器械、药品、用物等定量储备

抢救仪器、药品物品：提前联系血库、药房、仓库及检验科等相关科室，做好抢救器械、物品及检验的充分准备。

抢救仪器：呼吸机、翻身床、悬浮床、多功能心电监护仪、输液泵、微量泵、有创血流动力学监测仪器等。

急救物品：各种型号的气管套管、急救包（气管切开包、静脉切开包、清创包和导尿包）、吸氧及吸痰装置等。

急救药物：乳酸林格氏液、葡萄糖、镇痛镇静药物、各类血管活性药物等。

外用药：外用生理盐水、创面外用药等。

确保各类敷料、护理记录单等充足。

二、保养和维护

做好日常的保养和维护，急救、贵重仪器每班检查清点，定点放置，专人保管。所有仪器呈备用状态，一旦仪器发生故障，当班护士在故障仪器上挂"设备故障，禁止使用"的标识牌。及时告知护士长联系送修。使用后的仪器及时进行终末消毒处理，定点放置。

三、紧急情况下的医疗仪器调配方案

由于突发事件中患者较多，各部门备用的仪器可能不能满足需要，因此需建立紧急情况下的医疗仪器调配方案，如病区→科级→院级的逐级调配，当院内不能协调时，可汇报院级管理部门进行院间调配。各部门仪器借用按流程进行操作，借用病区写好借用单，仪器归还时先消毒清洁，出借病区务必检查仪器性能，确保仪器完好。

四、捐赠的物资

面对大量伤员的烧伤突发事件，社会爱心企业或红十字会会捐赠相应的物资，需按相关规范进行有效地管理捐赠物资，科学合理地使用并登记。

五、知识链接

应急预警系统是一个由院前急救中心将急救伤员的应急状态输入信息系统，并能在医院急救科反映出来，使医院急救科人员快速、准确应对。有研究显示应急预警使相关医务救治者能提前抵达现场，并提高急救医护人员的反应速度，为伤员生命的抢救夺得了宝贵的时间。

应急预警系统既可以指一个电脑指挥系统或者其他类似的指挥系统，也可以指一种急症患者的救治工作安排规划。从整体的人员、设备、器械分布到抢救流程的步骤、时间限制等，均成为该方案的组成部分。在急症患者抢救过程中保证医务人员的数量和质量、处置流程的规范化、各类抢救设备和抢救方案的完备，人员之间的工作配合更加默契，均可提升救治的成功率。

第五节　成批突发烧伤事件急救院感防控方案

重大灾害导致的危重伤员伤情复杂，具有开放性损伤和多器官损伤的特点，重症监护病房常存在多重耐药菌株，严重烧创伤免疫力降低、组织或皮肤缺损导致屏障功能缺失易感性增高，感染并发症严重威胁伤员的生命。

一、烧伤急诊布局

整体布局应遵循洁、污分开的原则，医疗区域、医疗辅助区域、污物处理区域应相对独立，另外应设立患者通道、医护人员专用通道及污染被服、一次性废弃物等运送的污染通道。医疗区域要有足够的空间（每个抢救单元占地面积不小于 $6m^2$，每个抢救单元之间用分隔帘隔开）。患者抢救区域和治疗区域相对分开，并设有非触摸式流动水洗手装置。

二、人员管理

1. 所有上岗人员应服装鞋帽整洁，不戴戒指、手链、手镯等外露首饰，不涂指甲油。

2. 定期进行各级人员院内感染控制知识培训。

3. 大规模的传染性流行病期间，加强流行病学调查和生命体征的监测，按规范采集相关标本并送检。

4. 加强家属、单位及非相关人员的管理，避免诊室人员过多，增加交叉感染机会。

三、感染防控的管理

1. 无菌物品和抢救物品按有效期先后顺序放置和使用。

2. 定时对物体表面、地面进行消毒，一旦救治危重烧伤患者后或有污染随时消毒，并做好记录。

3. 执行无菌技术和急救侵入性操作时，严格遵循无菌原则。各种抢救仪器使用后应消毒后呈备用状态。尽量使用一次性物品，使用后弃去，非一次性物品应遵循清洁→消毒→灭菌的原则。对疑似传染病患者使用的物品应先消毒→清洁→消毒→灭菌。

4. 进行气管插管、吸痰、接触患者的血液或体液时，应做好自身防护，如戴护目镜、手套、穿隔离衣等。

5. 加强手卫生，成批烧伤患者救治时，由于患者人数多，病情危重，往往救治时手忙脚乱，这时更应按洗手指征洗手或保持手卫生。有学者研究显示，革兰氏阴性杆菌可通过医护人员的手传染给患者，而很少通过空气传播给患者，因此，手的接触是革兰氏阴性杆菌传播的唯一重要的途径，应引起高度重视。

6. 对疑似传染病患者应做好隔离工作，结果未明确之前根据传染病的传播途径按要求做好个人防护。尤其飞沫、接触等传播途径的患者在进行气管插管、气管切开、吸痰等操作时要进一步加强个人防护，针对性戴口罩、穿防护服等，当患者转走时进行终末消毒。同时告知病房或监护室，尽量单间隔离。

7. 患者离开后要及时对抢救床和（或）抢救推车进行消毒，并更换清洁的床单或床套。

8. 保持抢救诊室内空气流通，每天开窗通风，紫外线消毒 2 次。

9. 所有的医疗废弃物按要求处置，装袋封口后，送指定地点处置。

10. 发现传染病患者，应及时按流程传报，并及时做好消毒处理。

11. 特殊疫情期间，需根据国家或地方相关政策进行调整。

四、知识链接

1. 环境及物体表面清洁与消毒（表 4-1）

表4-1　环境及物体表面清洁与消毒

风险等级	区域	环境清洁方式	消毒液浓度	频率（次／天）
低度风险区域	员工休息室、办公室等	湿式卫生，必要时可消毒	500mg/L 含氯消毒液	1
中／高度风险区域	诊室、抢救室等	地面、座椅、各种台面、门把手、电脑键盘／鼠标、仪器表面等	1000mg/L 含氯消毒液	2

注：①各类风险区域的环境表面一旦发生患者体液、血液、排泄物等分泌物等污染时应立即实施污点清洁与消毒；②凡开展侵入性操作、吸痰等高度危险诊疗活动结束后，应立即实施环境清洁与消毒。

2. 隔离的原理　病原微生物在医疗机构的广泛传播过程需具备三个条件因素，感染源、传播途径、易感宿主。隔离技术应针对病原微生物播散的三个条件因素而制定的。

（1）传染源：根据病原体的来源分外源性感染（交叉感染）和内源性感染（自身感染）两类。

（2）传播途径：病原微生物从感染源传播到新宿主的方式。常见的传播途径有接触传播、飞沫传播、空气传播。

（3）易感人群：个体对病原微生物的抵抗能力有差异性，有的人对感染有免疫力或抵抗感染因子的能力强，有的人在同样环境下，可能和病原微生物共存，成为病原携带者，有的则发病。

第五章　危重症烧伤基本护理技术

第一节　监测护理技术

一、烧伤患者心电监护护理技术

1. 目的　用于连续或持续监测烧伤患者的心电活动、呼吸、血压等，为临床治疗和护理提供参考依据。

2. 适应证

（1）烧伤休克期。

（2）烧伤感染期。

（3）气管插管／切开术后。

（4）烧伤手术后。

（5）病情危重患者。

3. 禁忌证　无绝对禁忌证。

4. 用物准备

（1）电源插座。

（2）心电监护仪。

（3）导联线。

（4）电极片。

（5）血氧饱和度导线和探头。

（6）无创血压导线及袖带。

（7）如需进行有创血压监测，还需准备：

1）有创血压导线。

2）压力传感器。

3）加压袋。

4）三通开关。

5）0.9%氯化钠溶液 250ml。

5. 操作流程　操作步骤如下流程。

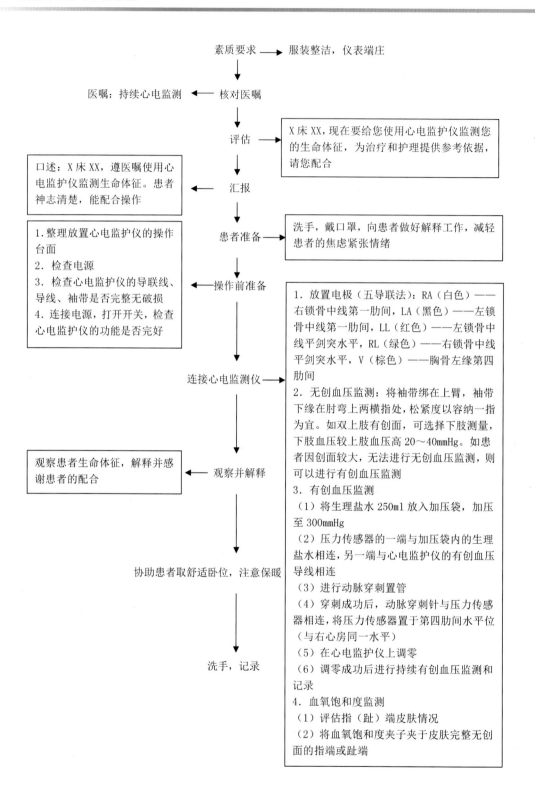

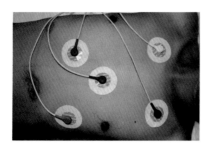
（a）五导联法电极位置

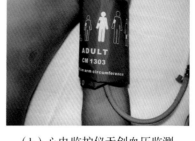
（b）心电监护仪无创血压监测

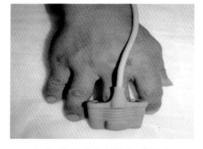
（c）指套式血氧饱和度探头

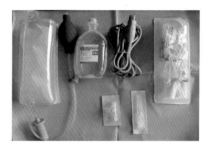
（d）有创血压监测物品准备

图5-1　心电监护护理

6．注意事项

（1）密切监测患者的生命体征，及时处理心电监护的报警提示。

（2）定期更换电极片，抢救时注意观察粘贴电极片处皮肤情况，电极片尽可能不要贴于创面上。

（3）告知看护人员避免心电监护导线折叠、破损。

（4）心电监护数值仅作为临床护理的参考依据，还需结合患者的意识、精神状态、患者主诉等进行综合判断。必要时需在医生的指导下制定进一步的护理措施。

7．知识链接

（1）心电监护仪报警管理：研究者通过检索，总结国内外关于心电监护报警的证据，以完善心电监护仪报警管理策略。最佳证据总结：①多学科合作制定针对不同护理单元的心电监护报警管理制度；②规范监测操作：使用肥皂水代替乙醇擦拭皮肤，剪去贴电极片处多余的毛发，建议每天更换电极片，检查导线的完整性或使用一次性导线，建议在患者的四肢使用血氧饱和度夹，不要在耳朵上使用；③报警评估：每班接班时、患者病情变化时、护理人员变动时，重新评估报警参数、开（关）状态和报警延迟设置等内容；④报警设置：除心律报警外，在无特殊情况下可以设置15～30秒的报警延迟，建议延迟或关闭由护理操作引发的报警，心率报警延迟设置不应超过10秒，夜班护士应适当降低报警声级别；⑤报警处理：根据报警级别处理报警，报警智能化处理，建议使用算法、信号滤波和人工智能系统进行报警信号的存取和分析，优化报警限制和延迟，过滤不必要报警；⑥教育培训：对护士进行分层培训，以提高心电监护报警处理技能；⑦监护仪维护：由医疗器械管理部门对设备进行维护，建立心电监护仪日常使用登记记录及维护检查记录。

（2）电极片相关性皮肤损伤的护理：在贴电极片前使用壳聚糖抗菌成膜喷剂或者3M液体敷料能有效降低电极片相关性皮肤损伤的发生率，推迟皮肤损伤的发生时间，降低皮肤损伤程度。

有研究者以降低电极片相关性皮肤损伤为主题进行了品管圈活动，并发现针对电极片相关性皮肤损伤的护理措施对降低电极片相关性皮肤损伤有效。护理措施包括：①每24小时更换一次电极片，电极片出现污染时随时更换；②贴电极片前评估皮肤状况；③出现破损时应更换粘贴部位，及时处理破损部位；④先用热毛巾湿敷再去除电极片能减轻患者的疼痛及避免撕拉损伤皮肤；⑤出汗时及时处理，保持皮肤干燥；⑥落实值班交接班制度，做到每班查看患者的皮肤情况。

（3）改良式心电监护病号服：有研究者改良传统的病号服以方便穿脱。上衣采用前开襟、大纽扣、小圆领，使领子贴合颈部皮肤，其正面左右两侧分别设有盖布，盖布内面为"丰"型的缝状开口；盖布的盖面和内面连接处设有软质的定型杆，固定魔术贴设置在定型杆的两端，用于关闭"丰"型开口；盖布和定型杆组成两个"丰"型开口的支撑结构；左右"丰"型开口下方设有外置口袋一个。裤子采用绑绳固定，前档正中和左右裤腿处共设有3个开口，每个开口处设有魔术贴进行关闭，内置口袋设在左右裤腿中部的内外侧面。改良后的病号服的具体使用方法：按普通方法穿着改良式心电监护病号服，连接电极片的监护仪导联线从上衣"丰"型开口穿出，遥测心电采集盒放置于外口袋中，完成安装操作；通过打开"丰"型开口将定型杆立于支撑脚，使盖面上翻成60°倾斜角，暴露电极片位置及皮肤，可完成检查及调整，避免掀开或打开上衣；引流袋／尿袋分别放置于左右裤腿中部内外侧面的内置口袋中。

二、烧伤患者脉搏血氧饱和度监测与管理

1. 目的　监测患者的脉搏和血氧饱和度，为烧伤患者的治疗和护理提供参考依据。

2. 适应证

（1）烧伤后气管插管或气管切开的患者。

（2）烧伤后需要监测脉搏和血氧饱和度的患者。

3. 禁忌证　四肢创面、皮温低的患者。

4. 用物准备　脉搏血氧饱和度监测仪或心电监护仪（详见烧伤患者心电监护护理技术）。

5. 操作流程　操作步骤如下流程。

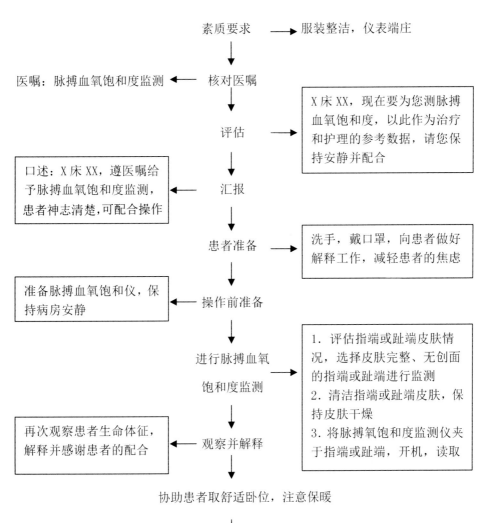

素质要求 ───▶ 服装整洁，仪表端庄

医嘱：脉搏血氧饱和度监测 ◀─── 核对医嘱

评估 ───▶ X床XX，现在要为您测脉搏血氧饱和度，以此作为治疗和护理的参考数据，请您保持安静并配合

口述：X床XX，遵医嘱给予脉搏血氧饱和度监测，患者神志清楚,可配合操作 ◀─── 汇报

患者准备 ───▶ 洗手，戴口罩，向患者做好解释工作，减轻患者的焦虑

准备脉搏血氧饱和仪，保持病房安静 ◀─── 操作前准备

进行脉搏血氧饱和度监测 ───▶ 1. 评估指端或趾端皮肤情况，选择皮肤完整、无创面的指端或趾端进行监测
2. 清洁指端或趾端皮肤，保持皮肤干燥
3. 将脉搏氧饱和度监测仪夹于指端或趾端，开机，读取

再次观察患者生命体征，解释并感谢患者的配合 ◀─── 观察并解释

协助患者取舒适卧位，注意保暖

洗手，记录

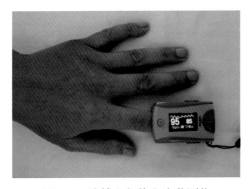

图5-2　脉搏血氧饱和度监测仪

6．注意事项

（1）注意更换监测位置，以免皮肤长期受压破损。

（2）监测前评估皮肤完整性，是否存在低血压或使用血管收缩压药物。清除指甲油，避免同侧手臂同时测量血压。

（3）测量前患者处于安静状态，病房环境保持安静，光线适宜。

7．知识链接

（1）脉搏血氧饱和度在不同疾病状态下的参考价值不同：脉搏氧饱和仪在评估慢性阻塞性肺疾病患者、严重低氧血症患者的低氧血症时结果存疑。提示在有上述情况下，护理观察不能盲目依赖仪器，而需要结合动脉血气分析结果。脉搏血氧饱和仪助于监测慢性支气管炎和（或）肺气肿患者的血氧变化趋势对患者病情的动态观察有参考意义。脉搏血氧饱和仪对不同病理生理条件下的监测价值是不同的。

（2）外周灌注指数是一种简单、无创、有效的评价脉搏血氧饱和度准确性的方法：外周灌注指数≤1.4时，脉搏血氧饱和度测量准确性下降，并且普遍高估患者氧合。临床工作中，建议同时结合动脉血氧饱和度调整医疗护理决策。

（3）脉搏血氧饱和度仪的工作原理：脉搏血氧饱和度仪能快速、连续监测血液中被氧结合的氧合血红蛋白的容量占全部可结合的血红蛋白容量的百分比。其原理是利用氧合血红蛋白和非氧合血红蛋白对不同波长入射光有着不同的吸收率而进行监测。

三、烧伤患者脉搏容积连续心输出量监测护理技术

1．目的

（1）采用热稀释法测量单次心输出量，通过分析动脉压力波形曲线下面积与心输出量存在的相关关系，获取相关数据，达到多数据联合应用监测血流动力学变化。

（2）指导临床液体管理，如增加血容量、减少血容量等。

（3）指导临床血管活性药物的使用。

2．适应证

（1）严重烧伤、严重创伤。

（2）休克、急性心功能不全、肺动脉高压、急性呼吸窘迫综合征。

（3）心脏、腹部及骨科大手术，器官移植手术。

3．禁忌证

（1）出血性疾病。

（2）主动脉瘤、大动脉炎、动脉夹层、肢体血栓史。

（3）肺叶切除、肺栓塞、严重气胸、心肺压缩性疾病、胸内巨大占位性病变。

（4）体外循环期间、严重心律失常。

4．用物准备　PICCO专用监测套件、PICCO检测仪、包装完好的20ml注射器、

0～8℃生理盐水、安尔碘、无菌棉签。

5．操作流程　操作步骤如下流程。

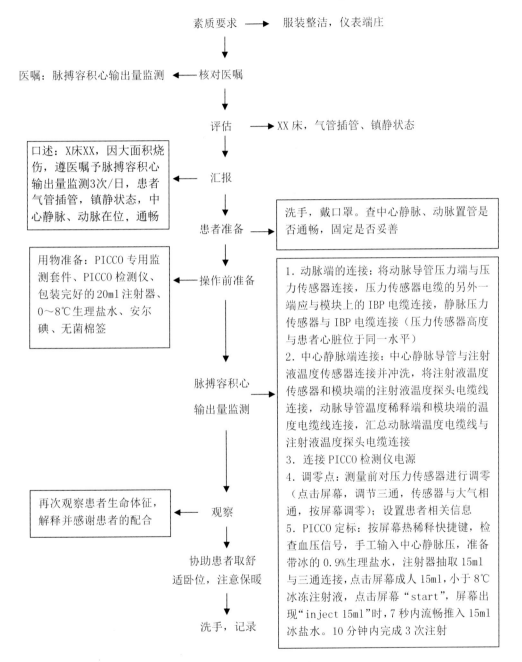

6．注意事项

（1）为提高中心静脉压和动脉压力监测的准确性，应该减少患者体位、输液、抽血等因素的干扰，监测过程中每8小时进行调"0"一次，患者取平卧位，将动脉端压力传感器放置于心脏同一水平线，将压力传感器调至0。校正后即可测量动脉压力，测量心输出量前，暂停中心静脉输液 30 秒。

（2）PICCO 的定标：为了提高监测的准确率，定标 8 小时 1 次，测量过程中切勿触摸中心静脉温度感受器和导管，避免手部温度影响测量准确性。从中心静脉端注入冰盐水（0～8℃），成人 15ml/ 次。注射速度应该匀速、快速，15ml 冰盐水 7 秒内注射完毕，为校正脉搏轮廓心排量，需重复完成 3 次热稀释测量定标。

（3）测量准确性除了矫正外，还要依赖正常的动脉波形，因此保持动脉通畅、固定妥善非常重要。

（4）良好的动脉波形，应避免较长连接管连接和过多的三通，保证各连接处连接牢固，防止因血栓、打折引起的堵管。

（5）动脉置管时严格遵守无菌操作。

（6）穿刺的肢体应伸直、制动，必要时给予约束或镇静药物使用。

（7）置管后注意观察穿刺点有无渗血，有无血肿形成，如果发现要及时处理。

（8）患者翻身时，妥善固定管路，防止打折、滑脱。

7. 知识连接

（1）脉搏指示连续心排血量监测（PICCO）的意义：脉搏指示连续心排血量监测（PICCO）将经肺热稀释技术与动脉搏动曲线分析技术结合，可以得到两套参数，这些参数可以有效指导临床进行血流动力学监测和容量的管理。

（2）管路护理：用无菌巾包裹中心静脉及动脉留置导管末端与管路连接处，随时检查连接处有无松动、脱落、渗血及有无血液反流，避免导管及连接管打折、扭曲、受压及污染。中心静脉导管每 8 小时先抽回血后，用无菌盐水正压脉冲式冲洗管路，冲洗后重新校正零点。动脉导管应使用加压袋，压力维持在 300mmHg，予肝素盐水（盐水 500ml ＋肝素 0.4ml）持续以 3ml/h 的速度静脉点滴，防止导管堵塞及血栓的形成。若出现导管堵塞，应立即通知医生更换管路，切勿强行通管。患者烦躁时给予适当约束，必要时应用镇静镇痛药物。注意观察肢体表皮温度、足背动脉的搏动和肢体活动度的情况，每 4～6 小时于固定位置测量大腿围 1 次。掌握拔管时机，进一步防止左下肢缺血式血栓。

（3）脉搏指示心排量监测：目前脉搏指示心排量监测主要有两种，无创心排量监测和脉搏指示连续心排量监测。两者相比，脉搏连续心排监测具有以下优点：①操作简单，损伤小，避免肺动脉漂浮导管的损伤；②适应范围广；③使用方便，只需中心静脉和动脉通路，提供参数较多，可以同时反映循环功能情况和肺水肿情况；④提供连续心排量检测，时间快速直观，为临床及时、客观地对血流动力学数据进行分析比较并做出合理的临床指导。因此，脉搏指示连续心排量监测被认为是重症患者血流动力学监测的金标准。

四、腹内压（膀胱压）监测护理技术

1．目的

（1）评估患者腹腔压力。

（2）指导患者的液体管理。

（3）预防腹腔内高压、腹腔间隙综合征等并发症的发生。

2．适应证

（1）大面积烧伤患者。

（2）危重症／创伤的患者。

（3）腹部手术患者。

3．禁忌证

（1）膀胱外伤的患者。

（2）膀胱畸形的患者。

（3）膀胱手术的患者。

4．用物准备

（1）腹内压测压器：1 袋 100ml 0.9％氯化钠溶液、1 个 20ml 注射器、1 副输液管、2 个三通、1 个测压尺。

（2）其他：1 块治疗巾、1 副无菌手套。

5．操作流程 操作步骤如下流程。

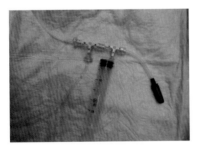

（a）测压器的组装

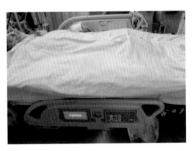

（b）体位

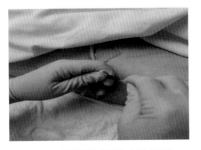

（c）连接测压器前充分消毒

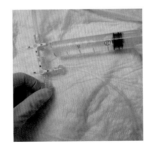

（d）抽生理盐水

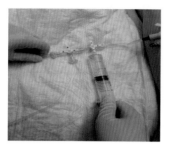 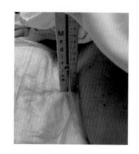 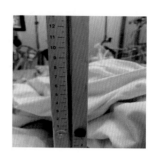

（e）抽生理盐水　　　　　（f）调"0"　　　　　（g）读数

图5-3　监测护理流程

素质要求 ——→ 服装整洁，仪表端庄

医嘱：腹内压监测 6 次/日 ◄—— 核对医嘱

口述：X 床 XX，因大面积烧伤需要进行腹内压监测治疗，遵医嘱予腹内压监测 6 次/日，患者神志清楚，能配合操作，生命体征平稳，各管道均在位、通畅 ◄—— 汇报 ← 评估 ——→ X 床，现在要给您行腹内压监测，请您配合我

患者准备 ——→ 洗手，戴口罩。做好解释工作，减轻患者紧张情绪。调节室内温度，将厚被子换成薄毛巾保护隐私部位

用物准备：1 袋 100ml 0.9%氯化钠溶液、1 个 20ml 注射器、1 副输液管、2 个三通、1 个测压尺、1 块治疗巾、1 副无菌手套 ◄—— 操作前准备

腹内压监测 ——→
1. 体位：患者取平卧位，将厚被子换成薄毛巾保护隐私部位
2. 测压器与导尿管连接：连接前无菌操作，充分消毒连接口
3. 注入 0.9%氯化钠溶液：排空膀胱后，缓慢注入 25ml 0.9%氯化钠溶液，温度为 37～40℃
4. "0"点位置：腋中线处
5. 读数：于呼气末读数

再次观察患者生命体征，解释并感谢患者的配合 ◄—— 观察并解释

协助患者取舒适卧位，更换盖被

注意保暖

洗手，记录

6. 注意事项

（1）体位平卧，禁止床头抬高＞30°。

（2）腹内压监测时评估外来因素的影响：有无腹带、胸带，患者有无频繁的咳嗽，呼吸机使用患者是否有呼吸机对抗，患者有无烦躁等。

（3）测压器和导尿管连接时注意无菌操作。

（4）膀胱注水后 30 ～ 60 秒读取数字，等待膀胱肌肉松弛状态。

（5）控制生理盐水的温度及注水速度，温度过高或过低、注水速度过快都会影响膀胱肌肉收缩，影响腹内压测定。

（6）腹内压监测需在无腹肌紧张状态下进行。

（7）儿童体重＜ 20kg 的患者，注水量为 1ml/kg。

7. 知识链接

（1）腹内压的定义：腹内压是指腹腔密闭腔隙内稳定状态的压力，由腹腔内脏器静水压产生，健康成人的腹内压为 0 ～ 5mmHg。肥胖患者和孕妇腹内压慢性升高可达 10 ～ 15mmHg，但不会导致器官功能障碍。但对于重症患者由于体液潴留、腹部手术、呼吸机使用等，导致腹内压高于正常值，通常维持在 5 ～ 7mmHg。

（2）腹内高压的分级：腹内压持续增高＞ 12mmHg 时称为腹内高压。根据腹内高压严重程度分为 4 级：Ⅰ级腹内压为 12 ～ 15mmHg；Ⅱ级腹内压为 16 ～ 20mmHg；Ⅲ级为腹内压 21 ～ 25mmHg；Ⅳ级腹内压为＞ 25mmHg。当腹内压持续升高＞ 20mmHg，合并新发的器官功能障碍或器官功能衰竭，就会引起腹腔间隙综合征，导致疾病加重，住院时间延长，病死率增加。

（3）腹内高压患者的体位：对于重症患者为了防止反流、误吸，呼吸机相关性肺炎等并发症，床头常规抬高 30°。但对于腹内高压的患者应该慎重，研究显示，床头抬高 30°，腹内压将增加 1.5 ～ 5.2mmHg。对于轻度腹内高压患者影响较小，但是对于腹内高压Ⅲ级以上，存在腹腔间隙综合征高危因素的患者，应该考虑床头抬高后腹内压升高带来的影响，尤其是腹腔内器官组织灌注。建议：Ⅰ～Ⅱ级腹内高压，可以常规床头抬高 30°；Ⅲ级腹内高压患者，根据膈肌位置、呼吸功能、腹腔灌注压综合评估是否需要抬高床头；Ⅳ级腹内高压尽量避免床头抬高。

目前腹内压监测的方式主要包括：①直接测量法：腹腔穿刺测量、腹腔镜；②间接测量法：经膀胱测量、经胃测量、经直肠测量、经股静脉测量等，但膀胱测压法属于无创操作，简单易行，是目前常用的腹内压监测方法，被认为是间接测定腹内压的金标准。

五、胃残余量监测护理技术

1. 目的

（1）评估胃残余量。

（2）评估肠内营养耐受性。

（3）评估反流、误吸等风险，减少吸入性肺炎等相关并发症的发生。

2．适应证

（1）胃肠功能障碍的患者。

（2）经胃肠内营养的患者。

（3）间断肠内营养的患者。

3．禁忌证

（1）胃部手术的患者。

（2）胃出血的患者。

（3）胃溃疡的患者。

4．用物准备　1个20ml注射器、纸杯、手套、一次性治疗单、听诊器。

5．操作流程　操作步骤如下流程。

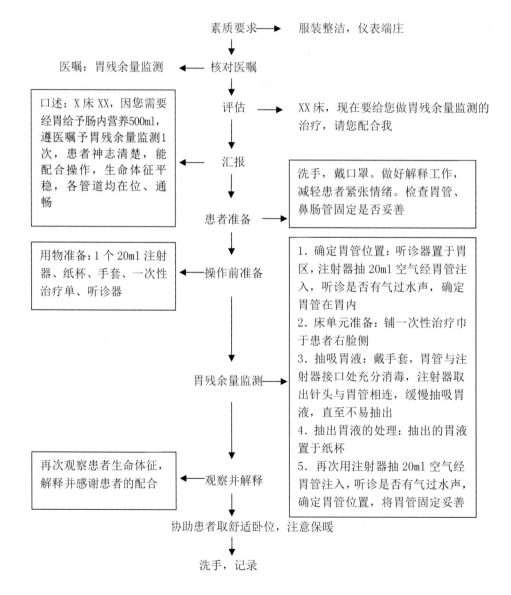

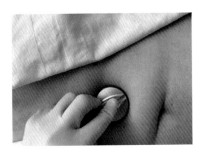
（a）确定胃管位置

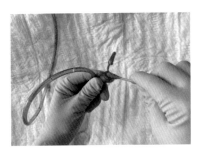
（b）无菌操作

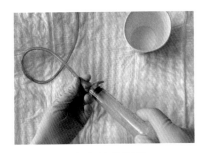
（c）抽吸胃液

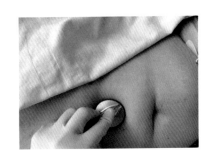
（d）再次确定胃管位置

图5-4 胃残余量监测护理

6．注意事项

（1）严格无菌操作。

（2）经胃肠内营养的患者床头抬高30°，防止反流误吸。

（3）回抽胃液时速度缓慢，防止损伤胃黏膜引起胃出血。

（4）回抽过程中防止胃管堵塞。

（5）操作结束后再次确定胃管的位置，防止回抽过程中胃管移位。

（6）妥善固定胃管，防止管路脱落。

7．知识链接

（1）胃潴留：又称胃排空延迟，指胃内容物聚集未得到及时的排空，每间隔6小时抽吸胃内容物≥200ml。胃潴留会影响肠内营养的给予。

（2）胃潴留对肠内营养的影响：目前胃残余量判断标准暂未达成共识，国内胃残余量判断标准为＞200ml，连续肠内营养的患者4～8小时监测1次胃残余量，间歇鼻饲的患者，鼻饲前监测1次胃残余量，而国外推荐标准是≥500ml。研究显示胃残余量在200～500ml，如果没有胃肠功能不耐受，不需要暂停肠内营养，其与误吸和肺炎的发生没有必然的联系。当胃残余量≥500ml，指南推荐延迟肠内营养。对于持续胃潴留的患者，指南建议幽门后喂养或使用促胃动力。

（3）胃残余量监测的争议：国内外相比，①标准不统一；②胃残余量临床价值评价存在差异，国外多数学者认为，胃残余量监测是不必要的，其并不能降低误吸和吸入性肺炎的发生，与患者住院天数、病死率相关性不大。国内多数学者认为，高胃残余量会增加患者误吸及相关性肺炎发生的风险。对于 ICU 患者而言，可以提供监测胃残余量来调节肠内营养的速度，有效降低危重患者误吸和相关性肺炎的发生。国内外胃残余量应用效果差异可能是由于：①注射器回抽法是目前常用的监测胃残余量的方法，主观性强，与抽吸的方法、胃管的管径、胃管尖端在胃内的位置、患者的体位有关；②国内外患者存在人口、种族、地域等差异；③国内外对疾病的治疗方法，选用的治疗材料等可能存在差异。因此，胃残余量的监测对国内的临床指导意义有待进一步的探索。

目前胃残余量测定的方式主要包括：注射器回抽法、闪烁扫描法、对乙酰氨基酚吸收试验、折射法、床旁 B 超等。但没有统一的监测方法，操作主观性强、操作因人而异。

第二节　烧伤液体复苏护理技术

一、烧伤初期液体复苏护理技术

严重烧伤后初期，大量含电解质和血浆样的体液渗出，机体有效循环血量减少，氧合血液灌注不足，从而引起组织及脏器细胞的缺血缺氧，产生一系列全身反应综合征。及时、有效的液体复苏是严重烧伤患者早期救治的重要内容，更是提高救治成功率，降低死亡率的关键，其结果可直接影响烧伤患者的预后。

1. 目的

（1）维持烧伤患者休克期有效循环血量，防止低血容量性休克的发生。

（2）防止体液的异常丢失。

（3）改善机体微循环及组织灌注。

（4）降低烧伤感染，多脏器功能障碍综合征（multiple organ dysfunction syndrome，MODS）等严重并发症的发生。

2. 适应证

（1）口服补液适应证

1）成人Ⅱ°烧伤总面积为 15% TBSA 以下（头面颈部烧伤患者除外）。

2）小儿Ⅱ°烧伤总面积为 5% TBSA（非头面部烧伤）以下。

3）饮食较差者可口服含盐饮料。

4）成批收治或不具备静脉补液条件时（如战时），成人烧伤总面积 40% TBSA 以下者，可采用口服补液或以口服为主并辅以静脉补液。

（2）静脉补液适应证

1）成人烧伤面积大于 30% TBSA。

2）小儿烧伤面积大于 10％ TBSA。

3）烧伤面积小但合并其他严重损伤者，如骨折、脑外伤。

4）既往体质特异性患者。

3．用物准备　常规输液所需用物、听诊器、血压计、心电监护仪、输液泵、微量泵、集尿器等。

4．操作流程　操作步骤如下流程。

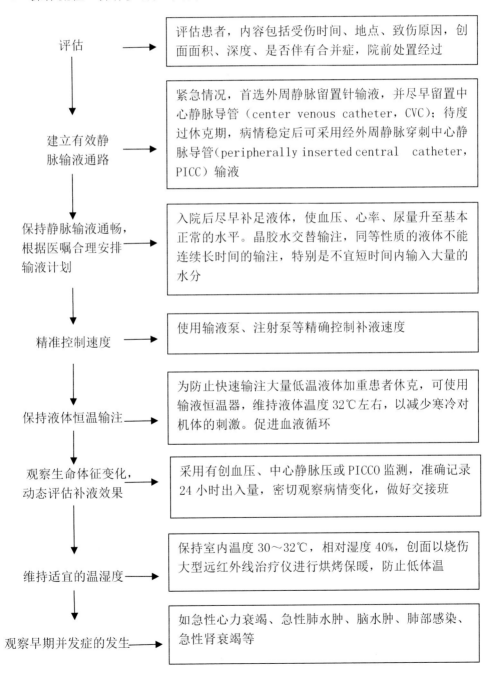

评估 → 评估患者，内容包括受伤时间、地点、致伤原因、创面面积、深度、是否伴有合并症，院前处置经过

建立有效静脉输液通路 → 紧急情况，首选外周静脉留置针输液，并尽早留置中心静脉导管（center venous catheter, CVC）；待度过休克期，病情稳定后可采用经外周静脉穿刺中心静脉导管（peripherally inserted central catheter, PICC）输液

保持静脉输液通畅，根据医嘱合理安排输液计划 → 入院后尽早补足液体，使血压、心率、尿量升至基本正常的水平。晶胶水交替输注，同等性质的液体不能连续长时间的输注，特别是不宜短时间内输入大量的水分

精准控制速度 → 使用输液泵、注射泵等精确控制补液速度

保持液体恒温输注 → 为防止快速输注大量低温液体加重患者休克，可使用输液恒温器，维持液体温度 32℃ 左右，以减少寒冷对机体的刺激。促进血液循环

观察生命体征变化，动态评估补液效果 → 采用有创血压、中心静脉压或 PICCO 监测，准确记录 24 小时出入量，密切观察病情变化，做好交接班

维持适宜的温湿度 → 保持室内温度 30～32℃，相对湿度 40%，创面以烧伤大型远红外线治疗仪进行烘烤保暖，防止低体温

观察早期并发症的发生 → 如急性心力衰竭、急性肺水肿、脑水肿、肺部感染、急性肾衰竭等

5．注意事项

（1）口服补液

1）应口服含盐饮料，不能单纯口服白开水或糖水，防止因血液稀释而发生低渗性脑水肿。

2）口服补液盐溶液宜采取少量多次的方法，成人每次口服量不宜超过 200ml。量过多、过急可引起呕吐、腹胀，甚至急性胃扩张。

3）胃潴留、呕吐或有不宜采用口服补液的情况时，停止口服补液，改用静脉补液。

4）口服补液不能达到目的，应改为静脉补液。

5）严密观察血容量不足的症状。大面积烧伤患者早期口服适量营养液可有利于肠道的复苏，可酌情使用。

（2）静脉补液

1）补液公式：不能片面依赖补液公式，应根据病情、监测指标，随时调整补液量、速度和补入成分。

2）补液时机：越早越好，伤后尽快建立双路静脉通道。

3）特殊人群：对于老年人、合并心肺功能不全等基础疾病者控制补液速度和补液量。吸入性损伤后行气管切开患者，使用烧伤悬浮床的患者应根据病情适当增加输入液量。

4）补液原则：先晶后胶，先盐后糖，先快后慢，晶、胶、水分交替输注，见尿补钾。

6．知识链接

（1）补液公式：烧伤休克常用补液公式见表 5-1。

第三军医大学公式：成人伤后第 1 个 24 小时补液量（ml）＝烧伤面积（％ TBSA）×体重（kg）×1.5（胶体液和晶体液）＋水分 2000ml

胶体液和晶体液一般按 1：2 比例分配，补液总量的半量应在伤后 8 小时内补给，后 16 小时匀速输入另外的 1/2。

第 2 个 24 小时补液量：胶体溶液量和晶体溶液量按第一个 24 小时估算总量的半量补充，基础水分补液量不变。

第三军医大学公式计算对 50％ TBSA 以下的烧伤患者，无严重吸入性损伤，此补液公式是基本适用的。但对特大面积烧伤患者，以及伴有严重吸入性损伤后气管切开的患者或严重胸腹部烧伤的患者，使用烧伤悬浮床的患者按此量补液往往不足，一般应根据患者尿量、生命体征变化，脉搏轮廓连续心排量监测（PICCO）等指标，适当增大补液量。

合并心肺疾病的患者也要根据病情适当减少输入液体量，或适当控制输液滴数。

表5-1 常用烧伤休克补液公式

公式名	伤后第 1 个 24 小时			伤后第 2 个 24 小时		
	电解质溶液 [ml/（kg·% TBSA）]	胶体液 [ml/（kg·% TBSA）]	水分（ml）	电解质溶液 [ml/（kg·% TBSA）]	胶体液	水分（ml）
Evans 公式	1.0	1.0	2000	0.5	0.5	2000
Brooke 公式	1.5	0.5	2000	0.75	0.25	2000
Parkland 公式	4.0	—	—	—	500～2000	*
第三军医大学公式	1.0	0.5	2000	0.5	0.25	2000
第三军医大学延迟复苏公式	1.3	1.3	2000	0.5	0.25	2000

注：TBSA 为体表总面积，"—"表示无此项，水分为质量浓度 50g/L 葡萄糖溶液，"*"指维持尿量 30～50ml/h，Brooke、Parkland 电解质溶液为乳酸林格液；第 2 个 24 小时中，Parkland 公式胶体单位为 ml，其余公式单位为 ml/（kg·% TBSA）。

推荐意见：①补液公式只是预计量，实际补液（特别是电解质、胶体）都需要根据治疗反应随时调整。原则上，上述公式均可根据具体情况使用；②依据实际面积，按照国内通用公式或瑞金公式预算补液量；③烧伤延迟复苏可按照第三军医大学延迟复苏公式预算补液量，早期必须在严密监护下快速补充液体，以尽快恢复血容量。

（2）补液种类

1）晶体溶液：等渗盐水和乳酸林格氏液、碳酸氢钠溶液等。

2）胶体溶液：人血白蛋白、血浆、全血、血浆代用品如羟乙基淀粉、右旋糖酐等。

3）水分：5%葡萄糖液、10%葡萄糖液。

（3）烧伤休克临床表现

1）生命体征。①体温：体温过高或过低；②心率：成人心率＞120 次／分，小儿 150 次／分；③呼吸：早期呼吸浅快；④血压：血压下降，脉压变小，严重者测不到血压值。

2）尿量：患者早期表现为少尿或无尿。

3）神志：烦躁不安、神志恍惚或表情淡漠，甚至昏迷。

4）口渴：烧伤休克早期常见临床表现之一，一般在体液回吸收阶段方可逐渐缓解。

5）消化道症状：常伴有恶心、呕吐症状。

6）末梢循环变化：休克早期皮肤苍白或发绀，皮温降低，表浅静脉萎陷，皮肤出现花斑纹。

7）电解质和酸碱平衡失衡：早期有等渗性或低渗性脱水、低蛋白血症、低钠血症，伴代谢性酸中毒和高钾血症。

8）血流动力学紊乱：中心静脉压、心排出量、心脏指数和左心室做功指数等显著下降，肺血管阻力和外周血管阻力明显增高。

9）血液流变学紊乱：红细胞及血小板聚集指数增加。

10）组织氧合不良：表现为氧分压和血氧饱和度下降，代谢性酸中毒、动脉血乳酸增加等。

11）其他化验检查：可伴有血糖增高。

12）并发症：心力衰竭、肾衰竭、肺水肿、脑水肿、应激性溃疡等表现。

（4）休克期监测指标及复苏目标：严密观察下述指标的变化，根据具体情况调节输液量和输液速度，防止输液过度或输液不足，以减少并发症。

1）一般无创监测指标：①尿量：一般成人尿量维持在 0.5～1ml/（kg·h），50～70ml/h，当小于以上参考值时应加快补液，如果通过加速补液尿量仍然不能增加，应警惕其他并发症的可能；②血压：收缩压 100mmHg 以上，有创血压监测：平均动脉压 70mmHg 以上，脉压＞20mmHg；③呼吸：呼吸平稳；④心率：成人 100～120 次/分；⑤神志及主诉：安静、无烦躁不安，无明显口渴；⑤末梢循环：皮肤黏膜色泽转为正常，肢体转暖，静脉、毛细血管充盈，动脉搏动有力。

2）血流动力学监测指标：①中心静脉压：CVP 的正常值 5～10cmH_2O，当小于 5cmH_2O 时，表示血容量不足，应加快补液。高于 15cmH_2O 时，则提示心功能不全，静脉血管床过度收缩或肺循环阻力增高，CVP 大于 20cmH_2O 时，则表示充血性心力衰竭；②有创动脉血压监测：可以更真实地反映机体的血压状态，更准确地评估烧伤休克液体复苏的效果；③脉搏轮廓连续心排量监测（PICCO）：监测患者心脏指数、全心舒张末期容积、胸腔内血管容积和每搏变异度有助于指导严重烧伤患者的液体复苏管理。肺血管通透性、血管外肺水指数和胸腔内血容积等参数有助于预测过多补液导致的肺水肿的发生。

3）血液生化指标：①血乳酸：可以反映组织灌注和缺血、缺氧情况，可作为液体复苏的重要指标。复苏的第一个 24 小时血乳酸浓度恢复正常（≤2mmol/L）及其关键。持续＞4mmol/L 提示患者预后不佳，死亡风险加大。尽可能使血细胞比容、血红蛋白和红细胞接近正常，水、电解质维持平衡。伤后第一个 24 小时血细胞比容能否降至 0.45～0.50，可作为复苏补液是否满意的参考指标；②血气分析：监测烧伤休克的重要指标，可判断机体缺氧和二氧化碳潴留情况。血气分析维持氧分压（80～100mmHg），二氧化碳分压（35～45mmHg），pH 为 7.35～7.45，碱剩余（BE）-3～+3；③胃肠黏膜 pH 监测：正常值 7.35～7.45；④组织氧合情况：血氧分压低提示机体缺氧。

二、烧伤脓毒症液体复苏护理技术

脓毒症是烧伤常见并发症，起病急，进展快，可诱发脓毒性休克和多器官功能障碍综合征，是大面积烧伤主要死亡原因之一。早期及时有效的液体复苏是稳定脓毒症所致组织低灌注或脓毒性休克的关键，有助于改善脓毒症休克患者的预后。

1．目的

（1）纠正低血容量，维持稳定的血流动力学。

（2）尽快改善灌注，纠正组织器官缺血缺氧。

（3）保护重要脏器功能，降低死亡率。

2．适应证　诊断脓毒症的烧伤患者。

3．用物准备　常规输液所需用物、心电监护仪或PICCO容量监测仪、输液泵、微量泵等。

4．操作流程　操作步骤如下流程。

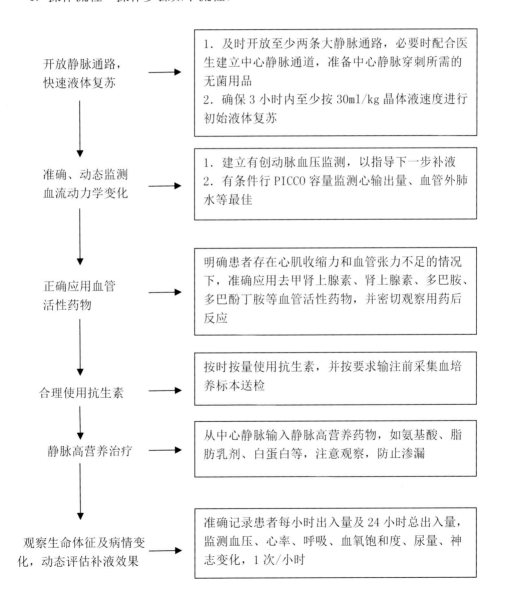

5. 注意事项

（1）液体复苏尽量使用晶体液，如平衡液或者生理盐水，不建议使用羟乙基淀粉等替代。

（2）抗菌药物需尽快使用，1小时内最佳，应用抗生素前进行微生物培养（至少两组血培养）。

（3）注意适时、动态评估血流动力学变化，一般每小时1次，如有异常，及时汇报医生。对于烧伤患者使用动脉导管监测血压比袖带血压计测量更准确。

（4）遵医嘱使用血管活性药物，维持目标平均动脉压65mmHg、CVP 8cmH$_2$O以上、尿量0.5ml/（kg·h）。

（5）伤后10天和伤后3～4周为脓毒症高发时期，应密切观察体温、心率、血压、神志及尿量变化，注意有无腹胀、腹泻。

（6）加强营养支持治疗及护理，指导患者进食高蛋白高维生素、易消化饮食，必要时给予鼻饲饮食。

6. 知识链接

（1）脓毒症临床表现：发热（核心温度＞38.3℃）或低体温（核心体温＜36℃）；心率＞90次/分，呼吸急促，低血压（收缩压＜90mmHg），平均动脉压＜70mmHg，氧合指数＜300mmHg，少尿，神志改变如谵妄、淡漠、嗜睡，无糖尿病史的高血糖（＞7.7mmol/L），白细胞增多（WBC＞12×10^9/L），血浆C-反应蛋白超过部分＞2倍年龄正常值的标准差（SD），血浆降钙素原超过＞2SD，高乳酸血症（血乳酸＞1mmol/L），肌肉震颤，明显腹胀，不明原因腹泻。

（2）脓毒性休克概念及复苏指标：①最新的脓毒症指南将其定义为机体因感染而失控的宿主反应所致的危及生命的器官功能障碍；②脓毒性休克为在脓毒症的基础上，出现持续性低血压，在充分容量复苏后须依靠升压药物才能维持平均动脉压（mean artery pressure，MAP）达至65mmHg（1mmHg＝0.133kPa）、血乳酸浓度＞2mmol/L；③液体复苏应尽早开始，拟诊断为脓毒性休克起3小时内输注至少30ml/kg晶体，初始复苏后，通过血流动力学评估指导下一步液体的使用，液体复苏初始目标为平均动脉压（MAP）65mmHg，特殊患者应根据患者的个体化而定。

（3）烧伤脓毒症液体复苏：①对于烧伤脓毒症患者，在血容量不足时应及时补液，以免微循环障碍，血流淤滞。建议以晶体液起始，晶体液输注量至少达30ml/kg，后续应根据患者生命体征、每小时出入量、血流动力学评估结果拟订进一步的补液输注计划；②当组织灌注已改善，且没有心肌缺血、严重低氧血症、急性失血或心脏缺血性疾病的情况下，如果血红蛋白低于7g/dl，可适当输注悬浮红细胞，使血红蛋白的浓度达到7～9g/dl；③烧伤脓毒症患者的液体复苏应考虑到烧伤创面的持续失液，重新计算和评估补液量和时间。其次，应综合考量液体复苏标准，正确评估患者体液量；

④对无自主呼吸、心律失常、非小潮气量通气的患者，重点监测患者血压变异度、每搏输出量，从而判断患者液体反应性。

三、烧伤初期小儿与老人烧伤液体复苏护理技术

儿童和老人均为烧伤高危人群，烧伤初期休克发生率明显高于其他年龄段，主要原因与儿童处于生长发育期，各器官、系统功能发育不全，机体代偿能力差；老年人的神经、体液、心血管系统功能下降有关。故小儿及老年烧伤患者更应重视烧伤休克的防治，需给予及时、有效的液体复苏。

1. 目的

（1）维持烧伤小儿及老年患者休克期有效循环血量，防止烧伤休克发生。

（2）保护重要脏器功能。

（3）防止脑水肿、肺水肿、烧伤感染、多器官功能障碍等严重并发症的发生，降低死亡率。

（4）及时纠正延迟复苏。

2. 适应证

（1）烧伤总面积＞10% TBSA 或头面烧伤＞5%的 TBSA 患儿。

（2）烧伤总面积＞10% TBSA 或Ⅲ°烧伤面积＞5% TBSA 的老年患者。

（3）烧伤总面积＜10% TBSA 或Ⅲ°烧伤面积＜5% TBSA 但伴有心、肺、肾功能障碍的老年患者。

（4）延迟复苏，入院时已处于休克状态的小儿与老年烧伤患者。

3. 用物准备　常规输液所需用物、听诊器、血压计、心电监护仪、输液泵、微量泵、集尿器等。

4. 操作流程　操作步骤如下流程。

5. 注意事项

（1）小儿耐受力差，补液过多或不足都对小儿有严重影响，可发生肺水肿、脑水肿或休克，应严格精确控制输液速度。

（2）小儿休克期补液按先快后慢原则，液体总量的1/2于伤后第一个8小时内输入，第2、第3个8小时输入余下的1/2量。如延迟复苏，应在患儿心肺功能承受负荷下尽快输入液体。

（3）儿童避免单位时间内输液速度过快，防止诱发脑水肿、惊厥、抽搐、高热。

（4）农村及边远地区因交通及医疗条件原因造成的小儿或老人烧伤后延迟复苏，可导致感染及其他并发症发生率增高，应高度重视，入院已有休克症状者立即给予正确、有效的液体复苏。延迟复苏者入院时间越晚，休克越重，所需的液体量也就越多。

（5）老年烧伤伴有心、肺、肾功能障碍者在补液过程中要限制液体量，并密切观

察患者对输液的反应，防止发生急性肾衰竭及心力衰竭等并发症。

（6）烧伤早期（12 小时内）未进行及时有效复苏的小儿与老人，应待休克平稳后再转运。转运途中有效液体复苏不能中断，保障长途转运安全。

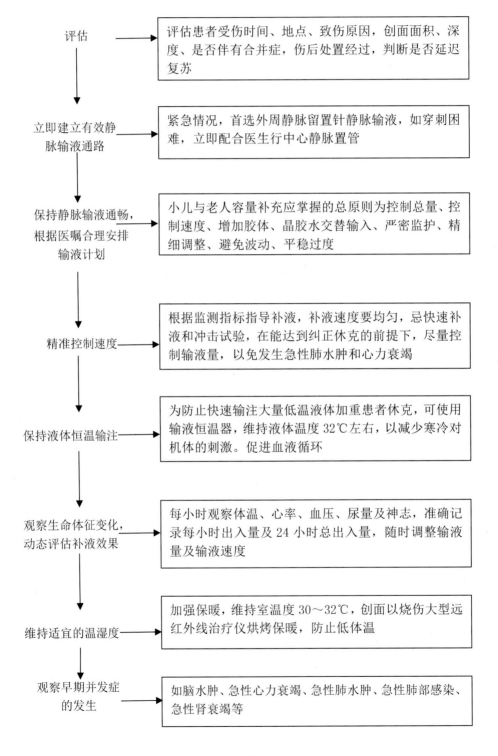

6. 知识链接

（1）小儿烧伤休克的特点及临床表现：①休克特点：小儿皮肤薄、嫩，皮肤附件尚未发育完全，全身体表面积（TBSA）相对偏大，烧伤局部蒸发失水量更大，而且全身各器官系统正处发育阶段，特别是中枢神经体液调节系统，对体液丢失的调节能力和代偿能力差，因此小儿烧伤后休克发生率也比成人高。烧伤总面积越大，休克发生越早。年龄越小，烧伤休克的发生率越高。且小儿烧伤休克发展快、预后差、休克导致的病死率也较成人高；②临床表现：口渴、呕吐、烦躁、尿少，常有面色苍白、高热、惊厥、抽搐、四肢冰冷、皮肤花斑状甚至发绀、毛细血管充盈试验反应迟缓、心率可增至 180～200 次/分，呼吸可至 60 次/分以上。小儿心率超过 150 次/分，可作为诊断烧伤休克的早期指标之一。同时，小儿烧伤休克还可表现为神志改变，如哭闹，但需与休克的烦躁不安加以鉴别，严重者神志淡漠，尿量<1ml/（h·kg）。

（2）老年烧伤休克特点：①老年人随着年龄增长，身体功能衰退，重要脏器功能下降，且多伴有高血压、心脏病、糖尿病等多种疾病，休克发生率高，发生休克时间较同等面积青壮年早、死亡率高；②由于老年人免疫功能低下，中性粒细胞吞噬能力下降，部分患者发热反应不明显，甚至出现低体温；③因烧伤后肾脏的血流量减少，代偿能力下降，易发生肾衰竭。

（3）小儿烧伤液体复苏

1）液体量的计算：儿童补液量应相对较多，一般按 1.8～2.0ml/（kg·% TBSA）计算伤后第 1 个 24 小时电解质和胶体补液量，基础水分儿童按 70～100ml/kg，婴幼儿按 100～150ml/kg 计算。小儿头面部烧伤时补液量根据情况适当增加。

2）小儿烧伤补液（表 5-2，表 5-3）

表5-2　小儿烧伤输液公式

第一个 24 小时补液总量＝胶体和电解质溶液总量＋生理需要量
Ⅱ°、Ⅲ°烧伤面积×2.0ml＋生理需要量。[晶胶比为：（1～2）：1]
第二个 24 小时补液总量：胶、晶补给量为第 1 个 24 小时的 1/2；生理需要量不变

表5-3　小儿每日生理需要量的体重计算方法

体重（kg）	每日生理需要量
<10	100ml/kg
10～20	1000ml＋（体重－10）×50ml/kg
>20	1500ml＋（体重－20）×20ml/kg

在小儿休克液体复苏中，短时间输入过多水分，有发生低钠血症、脑水肿、肺水肿风险，故通常将 5% 葡萄糖液与晶体液配制成张力液体输入。我科常用 5% 葡萄糖 250ml 加入 10% 氯化钠 10ml，即为 1/2 张液体，用于儿童烧伤早期液体复苏

（表5-4）。

表5-4　张力液体配制表

常用混合液	0.9%氯化钠	1.4% NaHCO$_3$	5%～10%葡萄糖溶液
2∶1（等张含钠液）	2份	1份	
3∶2∶1（1/2等张含钠液）	2份	1份	3份
4∶3∶2（2/3等张含钠液）	4份	2份	3份
1/3张含钠液	2份	1份	6份

（4）小儿烧伤监测指标及复苏目标

1）尿量：反应患儿血容量较为可靠的重要指标之一。在无条件使用有创动力学监测的情况下，每小时尿量仍是指导液体复苏的最佳指标。一般维持在1ml/（kg·h）。少尿时，排除尿管因素外，须同时观察心率，若心率下降，可不急于加快输液速度。

2）心率：血容量补足时，心率小于140次/分。

3）末梢循环：复苏成功后足背动脉搏动良好，肤色正常，外周静脉及毛细血管充盈良好，肢端温暖。

4）神志：患儿安静，无烦躁、躁动等脑缺氧症状。

5）血压：血压≥80mmHg，脉压≥20mmHg。

6）中心静脉压：小儿正常值为3～10cmH$_2$O。

7）消化道症状：患儿无恶心、呕吐、腹胀等表现。

8）血细胞比容：0～3岁小儿维持在0.33～0.38，4～12岁小儿维持在0.39～0.43。

9）血浆晶体渗透压维持在280～310mOsm/（kg·H$_2$O），尿渗透压与血渗透压之比维持在＞1.3。

四、烧伤脓毒症时小儿与老年人液体复苏护理技术

儿童及老人都是一个特殊群体，因其机体各组织器官及免疫系统尚未成熟或功能减退，烧伤后更易发生脓毒症。小儿中小面积烧伤也有发生脓毒症甚至死亡风险，烧伤脓毒症已成为小儿烧伤的重要死亡原因之一。老年人发生脓毒症时由于器官功能储备能力下降，且多合并慢性器官功能障碍，更易导致心肺功能恶化，增加液体过负荷的风险。因此，早期识别并进行恰当的复苏和管理对改善小儿与老人脓毒症的结局至关重要。

1. 目的

（1）迅速纠正低血容量及组织器官低灌注状态。

（2）改善脓毒症预后，降低死亡率。

80

2．适应证　诊断为脓毒症的小儿与老人。

3．用物准备　输液所需用物、心电监护仪、PICCO 容量监测仪、输液泵、微量泵、集尿器等。

4．操作流程　操作步骤如下流程。

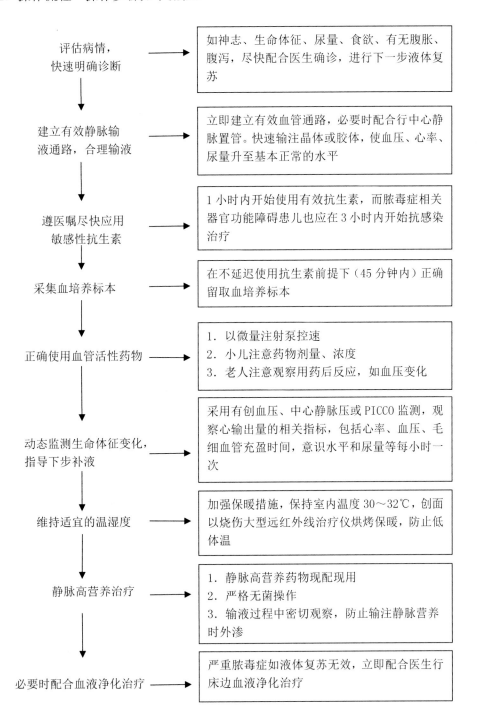

评估病情，快速明确诊断 → 如神志、生命体征、尿量、食欲、有无腹胀、腹泻，尽快配合医生确诊，进行下一步液体复苏

建立有效静脉输液通路，合理输液 → 立即建立有效血管通路，必要时配合行中心静脉置管。快速输注晶体或胶体，使血压、心率、尿量升至基本正常的水平

遵医嘱尽快应用敏感性抗生素 → 1 小时内开始使用有效抗生素，而脓毒症相关器官功能障碍患儿也应在 3 小时内开始抗感染治疗

采集血培养标本 → 在不延迟使用抗生素前提下（45 分钟内）正确留取血培养标本

正确使用血管活性药物 →
1．以微量注射泵控速
2．小儿注意药物剂量、浓度
3．老人注意观察用药后反应，如血压变化

动态监测生命体征变化，指导下步补液 → 采用有创血压、中心静脉压或 PICCO 监测，观察心输出量的相关指标，包括心率、血压、毛细血管充盈时间，意识水平和尿量等每小时一次

维持适宜的温湿度 → 加强保暖措施，保持室内温度 30～32℃，创面以烧伤大型远红外线治疗仪烘烤保暖，防止低体温

静脉高营养治疗 →
1．静脉高营养药物现配现用
2．严格无菌操作
3．输液过程中密切观察，防止输注静脉营养时外渗

必要时配合血液净化治疗 → 严重脓毒症如液体复苏无效，立即配合医生行床边血液净化治疗

5．注意事项

（1）儿童脓毒性休克不能仅以血压为衡量标准，早期如出现意识状态改变如神志淡漠、皮肤花斑、毛细血管充盈时间＞2秒，肢端冰冷、尿量减少等应高度怀疑考虑休克的存在。儿童一旦出现低血压表示已进入休克晚期和失代偿。

（2）低血容量性休克的最初液体复苏建议以晶体液开始，儿童以20ml/kg、新生儿10ml/kg的晶体液（或白蛋白）不少于5～10分钟快速输注，初始复苏（1小时内）不超过40～60ml/kg。

（3）动态观察血压、心率、血氧饱和度、尿量及神志变化，适时评估是否有灌注不足或液体过剩。

（4）小儿和老人最好使用脉搏指数连续心排出量监测（PICCO）指导容量复苏，能有效减少容量负荷过重导致的心力衰竭、肺水肿等并发症。

（5）由于多数老年患者烧伤前患有不同的慢性疾病，且心肺功能相对较差，在烧伤后极易出现肺水肿、心力衰竭等并发症。因此，在为老年重度烧伤患者补液时，应根据其血压、心率、尿量、末梢循环、中心静脉压等监测指标的变化，及时调整补液量、补液速度，使患者的尿量维持60～80ml/h。同时，应密切监测其心肺功能。

（6）注意评估老年患者伤前的基础血压，是否既往高血压史，有无口服降压药，以此判断液体复苏时的目标血压。

6．知识链接

（1）小儿脓毒症特点：烧伤脓毒症的发生与烧伤创面大小和深度有关。创面越大，程度越深，则感染发生率越高，脓毒症的发生率和病死率越高。烧伤脓毒症的发生与患儿年龄有关。许多因素影响烧伤成活率，单就年龄而言，同样的烧伤面积，年龄越小，存活率越低。小儿中小面积烧伤也可能发生烧伤脓毒症甚至导致死亡。

儿童脓毒性休克早期以冷休克为多见，即"低排高阻"的血流动力学状态，心排量降低而外周血管阻力增高。儿童脓毒性休克常同时伴低血容量性休克，因儿童尤其婴儿严重感染时常伴有呕吐、腹泻、摄入减少甚至拒食等，造成绝对的液体缺失，因此当严重感染时往往同时存在低血容量或低血容量性休克。

（2）早期识别脓毒症的生物学指标

1）乳酸：血乳酸是一个可间接反映组织有无低灌注的指标，正常值为2mmol/L。虽然血乳酸水平不能作为依据将脓毒症患儿分为脓毒性休克高风险组和低风险组，但动态监测血乳酸值可评判复苏效果。研究表明，高乳酸血症代表预后不良，故血乳酸可作为早期识别脓毒症及评价预后的指标。

2）C-反应蛋白（CRP）：为炎症指标之一，正常值为0～8mg/L，是可反映发热患儿是否存在细菌感染的急性时相蛋白。但单独将CRP作为脓毒症早期识别指标的临床价值较低。

3）降钙素原（PCT）：是早期、严重、侵袭性细菌感染的标志物，还可区分细菌感染与病毒感染或支原体感染，正常参考值小于 $0.5\mu g/L$，可判断预后和评价抗菌药物疗效，也可作为抗菌药物降阶梯评估的标志物。PCT 在儿童脓毒症患者中的早期识别灵敏度、特异度均较高，而且 PCT 对于革兰阴性菌引起的脓毒症具有更高的特异性。相较于 CRP，PCT 可靠性更高。

4）可溶性髓系细胞触发受体 -1（sTREM-1）：在脓毒症早期便可分泌到体液中且表达上调，其对脓毒症的诊断敏感性为 95%，特异性为 80%，可作为早期诊断炎症的一种标志物。

5）可溶性白细胞分化抗原 14- 亚型（sCD14-ST）：是白细胞分化抗原 -14（CD-14）的片段，在细菌感染尤其是革兰阴性菌感染中发挥着重要作用。sCD14-ST 水平在脓毒症患儿中显著升高，治疗后则显著回落，相较 CRP 具有较高的敏感性及特异性。与血培养相比，全血 sCD14-ST 测定具有用血量少、检测用时短、操作简单等优点。因此，sCD14-ST 既可作为脓毒症早期诊断的标志物，又可评价患儿对治疗的反应。

联合使用上述生物标志物可克服单一标志物敏感性和特异性不足的缺点，有助于早期诊断、识别高危患者，并可监测疾病进展，以指导复苏目标和个体化管理措施的制订。

（3）液体复苏容量反应性的评估：组织灌注改善情况、意识、心率、脉搏、毛细血管再充盈时间、尿量、动态中心静脉压（CVP）、有创动脉压监测、床旁超声技术和脉搏指示连续心输出量（PICCO）监测技术均为液体复苏时容量反应性的监测指标。如果发现液体复苏后患者对容量没有反应或表现为明显液体过负荷，则停止液体复苏，加用利尿甚至血液净化以缓解液体过负荷。

小儿脓毒性休克复苏的初始治疗目标：与年龄相关的正常血压、脉搏正常、中心与外周动脉搏动无差别、尿量＞ 1 ml/（kg·h）、意识正常、四肢末梢温暖、毛细血管再充盈时间≤ 2 秒。之后的复苏目标：中心静脉氧饱和度（$ScvO_2$）≥ 70%，心脏指数在 $3.3\sim6.0L/(min\cdot m^2)$。

五、血管活性药护理管理

血管活性药物是指通过调节血管舒缩状态，改变血管功能和改善微循环血流灌注的一类药物，包括血管收缩药物（多巴胺、间羟胺、异丙肾上腺素、多巴酚丁胺）和血管扩张药物（硝酸甘油、酚妥拉明、硝普钠）。临床使用时，如应用不当，导致患者体内的血管活性药物骤然增多或减少，不但起不到应有的治疗作用，还可导致心率增快、血压升高、内脏缺血、心律失常、药物外渗局部组织坏死，或者血压下降、休克，甚至死亡。所以，规范血管活性药应用及管理是保障患者用药安全的关键。

1. 目的

（1）维持机体血流动力学稳定。

（2）保障血管活性药物输注安全。

（3）减少并发症发生。

2. 适应证 经积极液体复苏，而平均动脉压仍然低于 60mmHg 者。

3. 用物准备 常规输液所需用物、微量注射泵、心电监护仪、有创血流动力学监测装置。

4. 操作流程 操作步骤如下流程。

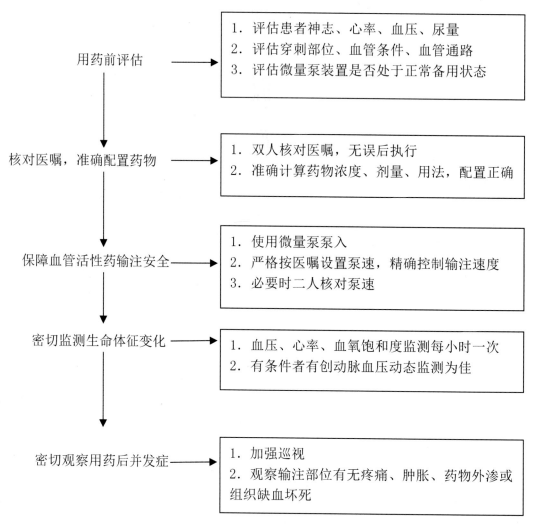

用药前评估 →
1. 评估患者神志、心率、血压、尿量
2. 评估穿刺部位、血管条件、血管通路
3. 评估微量泵装置是否处于正常备用状态

核对医嘱，准确配置药物 →
1. 双人核对医嘱，无误后执行
2. 准确计算药物浓度、剂量、用法，配置正确

保障血管活性药输注安全 →
1. 使用微量泵泵入
2. 严格按医嘱设置泵速，精确控制输注速度
3. 必要时二人核对泵速

密切监测生命体征变化 →
1. 血压、心率、血氧饱和度监测每小时一次
2. 有条件者有创动脉血压动态监测为佳

密切观察用药后并发症 →
1. 加强巡视
2. 观察输注部位有无疼痛、肿胀、药物外渗或组织缺血坏死

5. 注意事项

（1）护士配制血管活性药物必须根据医嘱配制，配制用量要精确、现配现用、充分混匀。

（2）输液泵、静脉注射泵应加强管理。定期检查其功能，确保输入速度准确。

（3）输注血管活性药物时不可等泵报警才更换，须做好预判，在前一泵结束之前完成配制，做到泵泵交接，保证用药的连续性。

（4）在微量泵输注过程中，调节速度后应及时启动开关，确认启动指示灯闪烁。同时应加强巡视观察参数设置有无更改、导管有无回血，避免延长管受压或折叠，保持输液通畅。

（5）输注过程中升压药与降压药应有明显的标识区分。

（6）血管活性药应分类存放，专人管理，标签醒目。输注时床头悬挂"防外渗"提示牌。

（7）输注过程中加强巡视，重视患者主诉，早期发现外渗征兆，严防药液外渗导致的局部组织缺血、坏死，或长期输注导致的静脉炎发生。短期内经外周静脉输注血管活性药物是安全的，当输注时间＞6小时时，应注意外渗的风险。

（8）如选择短期外周静脉输注，宜选择18G或20G以上的留置针，穿刺部位仅限上肢。避免选择测血压的肢体、手背、手腕等区域。

（9）深静脉导管选择尽量使用双腔深静脉导管，确保扩容液体和血管活性药不在同一腔输注，如为单腔导管应将血管活性药三通紧靠静脉端，减少导管和三通无效腔造成的输注延迟。

（10）高血压、心脏病、躁动、谵妄等重点患者输注血管活性药物时，应重点关注，加强巡视。条件许可时，所有应用升压药的患者尽快动脉置管并连续监测血压（弱推荐，极低质量证据）。

（11）定期组织血管活性药专项知识培训及考核：包括常用专科血管活性药的名称、药理作用、副作用、配制方法、配伍禁忌、注意事项等。

6．知识链接

（1）血管活性药物分类

1）血管收缩药：收缩皮肤、黏膜血管和内脏血管，增加外围阻力，使血压回升，从而保证重要生命器官的微循环血流灌注。其中肾上腺素能受体兴奋药占有重要地位，以去甲肾上腺素为代表。

2）血管扩张药：包括α-肾上腺素能受体阻滞药、M-胆碱能受体阻滞药及其他直接作用于血管的血管扩张药，能解除血管痉挛，使微循环灌注增加，从而改善组织器官缺血、缺氧及功能衰竭状态。以酚妥拉明、硝酸甘油、硝普钠等为代表。

（2）常用血管活性药物

1）去甲肾上腺素：首选血管加压药物，在逆转脓毒性休克患者的低血压方面比多巴胺更有效。

作用机制：①强烈的α-受体兴奋作用：除冠脉外，几乎所有的小动脉和小静脉都表现出强烈的收缩作用；②兴奋 β₁- 受体：加快心率；加强心肌收缩力，增加心输出量。

用途：①抗休克：感染性休克；②上消化道大出血：适当稀释后口服，局部止血。

不良反应：①药物外渗可局部组织缺血坏死，一旦外渗立即用酚妥拉明 5～10mg 加 0.9% 氯化钠溶液 10～15ml 局部封闭；②急性肾衰竭使用时保持尿量＞30ml/h；③高血压、器质性心脏病、动脉硬化患者禁用；④因该药可致心肌坏死出血，收缩肾血管损害肾功能，一般不用于心肺复苏。

2）多巴胺：和去甲肾上腺素同为纠正感染性休克低血压的首选升压药（推荐级别：D级）。对心肌收缩功能受损的患者特别有用，但引起心动过速发生率高，比去甲肾上腺素更易致心律失常。

作用机制：①兴奋 β₁- 受体：加强心肌收缩力，增加心输出量，大剂量使心率增快；②兴奋 α 受体：多巴胺受体对收缩压和脉压影响大，对舒张压无明显影响；③兴奋多巴胺受体：舒张肾血管使肾血流量增加，使肾小球滤过率增加，大剂量时可使肾血管明显收缩。

用途：①抗休克，伴有心收缩性减弱及尿量减少而血容量不足的休克患者疗效较好；②与利尿剂合用治疗急性肾衰竭；③用于急性心功能不全。

不良反应：①恶心、呕吐；②大剂量或静脉滴注过快可出现心律失常、心动过速；③与碳酸氢钠配伍禁忌，需避光保存；④外渗可致局部组织坏死；⑤快速型心律失常嗜铬细胞瘤禁用；⑥使用前首先补足血容量和纠酸。

3）肾上腺素

作用机制：①兴奋 β₁- 受体：加快心率。增强心肌收缩力，增加心输出量；②兴奋 β₂- 受体：可松弛支气管平滑肌，扩张支气管，解除支气管痉挛；③兴奋 α - 受体，可使皮肤、黏膜血管及内脏小血管收缩，肾脏血流减少。

用途：①心脏停搏；②过敏反应 - 过敏性休克；③解除支气管哮喘；④与局麻药配伍和局部止血。

不良反应：①心悸、烦躁、头痛、血压升高；②心律失常；③禁用于高血压、器质性心脏病、糖尿病和甲状腺功能亢进等；④对于有自主心律和可触及脉搏的患者禁忌静脉给药。

4）硝酸甘油

作用机制：①松弛平滑肌，特别对血管平滑肌的作用最明显，降低回心血量和心脏前后负荷，减少心肌耗氧量；②扩张冠状动脉，增加缺血区血液灌注，保护缺血的心肌细胞，减轻缺血损伤。

用途：①防治心绞痛、心力衰竭；②静脉用药可用于急性心肌梗死合并心力衰竭；③用于高血压危象及难治高血压。

不良反应：①搏动性头痛、头晕、体位性低血压，面部皮肤发红；②长期应用可产生耐药性，宜间歇给药；③使用时注意观察患者的血压。

5）硝普钠

作用机制：直接作用于动静脉血管床的强扩张剂。该药对阻力和容量血管都有直接扩张作用，对后负荷的作用大于硝酸甘油，故可使患者的左室充盈压减低，心排血量增加。对慢性左室衰竭患者的急性失代偿，硝普钠比呋塞米收效更快、更强。

用途：①对各种高血压急症如急进型高血压、高血压危象、高血压脑病或高血压合并主动脉剥离（夹层血肿形成），硝普钠为首选；对心脏外科手术后反应性高血压，也可采用硝普钠；②对高血压并发急性左侧心力衰竭、肺水肿，硝普钠应及早使用；对急性心肌梗死并发左侧心力衰竭，发病已超过 8 小时且对一般治疗无效者，可考虑采用硝普钠；③难治性心力衰竭：对各种病因引起的难治性心力衰竭，可采用硝普钠与多巴酚丁胺合用，进行"冲击治疗"数日，常可使病情缓解，有时疗效可维持数周。

不良反应：①短期应用适量，不致发生不良反应；②手术控制降压时，突然停药，尤其血药浓度较高而突然停药时，可能发生反跳性血压升高；③用药过程中血压下降过快过剧，可出现眩晕、大汗、头痛、肌肉颤搐、神经紧张或焦虑、烦躁、胃痛、反射性心动过速或心律不齐，症状的发生与静脉滴注给药速度有关，与总量关系不大。

第三节　气道管理和机械通气护理技术

一、经口气管插管内吸痰技术

1. 目的　用于经口气管插管术后将气道内的痰液、分泌物、异物或脱落的黏膜吸出，以维持呼吸道通畅。

2. 适应证　吸入性损伤、全麻手术、气道梗阻、心搏呼吸骤停等各种原因引起的经口气管插管术后。

3. 禁忌证

（1）一般无绝对禁忌证。

（2）相对禁忌证：气道内因黏膜脱落或凝血异常等原因致接触性出血。

4. 用物准备　负压吸引装置、适宜型号的一次性吸痰管、灭菌注射用水 500ml、0.9%氯化钠溶液 100ml、2ml 注射器。

5. 操作流程　操作步骤如下流程。

素质要求 ——→ 着装整齐、仪表端庄

↓

医嘱：吸痰护理 ←—— 核对医嘱
按气管插管术后护理

↓

口述：X 床 XX，因吸入性 评估 ——→ 意识情况、有无痰鸣音、生命体征情况尤其是血
损伤行经口气管插管，患 氧饱和度情况、吸氧浓度或流量、痰液黏稠度、
者神志清楚、可闻及痰鸣 气管插管在位情况
音、血氧饱和度较前下 ←—— 汇报
降，吸氧3升/分，患者
气管插管在位，遵医嘱吸 做好解释工作，减轻患者紧张情绪。检查气管插
痰护理 操作者准备 ——→ 管固定情况以及插入深度

↓

开放并检查负压，负压 打开吸痰管，右手戴无菌手套，衬纸放于颌下，
调节压力值为-80～ 右手取吸痰管缠绕在手中，头端朝上，尾端置于
-120mmHg；使用呼吸机 操作前准备 ——→ 小鱼际肌，尾端与负压吸引管相连；左手分离呼
的患者，给予纯氧吸入， 吸滤器或呼吸机，将呼吸滤器或呼吸机接头置于
未使用呼吸机的患者， 无菌衬纸上；右手快速、轻柔、带半负压下送吸
适当调大氧流量；根据 痰管；置入过程中遇到阻力或刺激咳嗽时，将吸
患者痰液黏稠度情况及 吸痰 ——→ 痰管退出1～2cm，然后开放全负压，右手拇指、
气道干燥情况，以及患 示指、中指边捻搓吸痰管，左手边提拉吸痰管吸
者咳嗽反射能力，可酌 尽痰液；吸痰完毕后，右手迅速缠绕吸痰管，左
情用注射器注入0.9%氯 手连接呼吸滤器或呼吸机接头；分离负压管，用
化钠注射液1～2ml 灭菌注射用水冲洗负压管、判断痰液黏稠度及痰
液量；左手反转右手无菌手套包住吸痰管，衬纸
观察是否还有痰鸣音，观 清洁面部污迹并包裹吸痰管
察患者呼吸及血氧饱和 ←—— 观察并解释
度情况，吸氧患者调回吸
氧流量

↓

协助患者取舒适卧位，
注意保暖

↓

洗手，记录

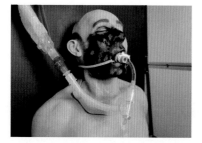
（a）气管插管外接呼吸机辅助呼吸

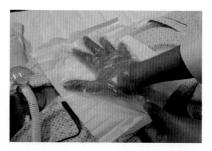
（b）右手戴无菌手套，衬纸放于颌下

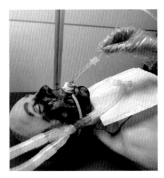

（c）呼吸机接头放于衬纸，
下送吸痰管

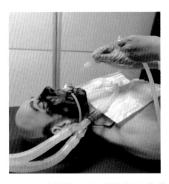

（d）左手提拉，右手捻搓吸痰管

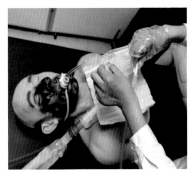

（e）右手缠绕吸痰管，左手连接呼

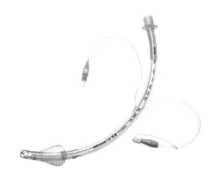

（f）具有声门下吸引功能的气管
插管吸机接头

图5-5　经口气管摘管内吸痰技术

6. 注意事项

（1）严格无菌操作，取用一次性吸痰管时不能被污染，戴好手套的右手不能再接触非无菌物品，一旦污染应重新更换吸痰管。

（2）常规为按需吸痰，即患者有痰鸣音、经皮氧饱和度下降，可见痰液、呛咳、呼吸机高压报警时进行吸痰。

（3）中重度吸入性损伤患者推荐定时吸痰，即充分气道湿化、肺部振动后给予分步分段吸痰。先吸鼻腔再吸口腔，再进行气管插管内吸痰，最后经气管插管插入气道深部吸痰，可有效降低肺部感染发生率。

（4）每次吸痰均应更换吸痰管，禁止一根吸痰管反复进入气道吸痰。

（5）一次吸痰时间不宜超过15秒。

（6）吸痰用物消毒规范。

1）冲洗用的灭菌注射用水每日更换。

2）气道内注射用的0.9%氯化钠溶液4小时有效。

3）负压引流瓶：推荐使用一次性负压引流袋，引流袋内液体达到2/3满时更换，负压引流袋外瓶终末消毒。非一次性引流瓶应在负压引流瓶中加入 0.1% 含氯消毒液 500ml，每日更换消毒。

4）负压吸引管：为一次性时使用，长期使用时每周更换 1 次，或随污染随换。负压吸引管吸痰后冲洗干净，插入灭菌注射用水瓶口避污。

7. 知识链接

（1）吸痰管的选择：选择适宜型号的吸痰管可以提高吸痰效率并减少吸痰对肺部的影响。吸痰管型号根据气管插管的型号确定，吸痰管的外径小于气管插管内径的 50%，小儿小于 50%～70%，也可以根据公式（吸痰管型号 F = 内径 mm － 11×2）计算得出。

（2）经口气管插管口腔护理：经口气管插管实施充分有效的口腔护理可以有效减少肺部炎症的发生。经口气管插管因有牙垫和插管在口腔内，且固定胶布多，进行口腔护理时，需两名护士配合，避免插管脱出。实施前，用压力表测量气囊压力在 25～30cmH$_2$O，要吸尽口鼻腔内和插管内痰液和分泌物，床头抬高 45°～60°。一名护士固定患者头部和气管插管、牙垫，另一名护士进行口腔护理，两侧均要进行清洁。传统的口腔护理是用止血钳夹取生理盐水纱布擦洗，现有条件的可以使用改良的冲洗式口护吸痰管进行口腔护理。

（3）声门下吸引：有人工呼吸道的患者条件允许下应进行持续声门下吸引，是降低呼吸机相关肺炎发生的有效手段，预期机械通气时间超过 48 小时或 72 小时的患者即应选用带有声门下分泌物吸引的气管导管。插管期间声门下吸引管腔连接负压，持续引流分泌物，若没有分泌物，需每隔 4 小时冲洗并负压引流，以确保管路通畅。

二、经鼻气管插管内吸痰技术

1. 目的　用于经鼻气管插管术后，将气道内的痰液、分泌物、异物或脱落的黏膜吸出，以维持呼吸道通畅。

2. 适应证　吸入性损伤、气道梗阻、手术麻醉等各种原因引起的经鼻气管插管术后。

3. 禁忌证

（1）一般无绝对禁忌证。

（2）相对禁忌证：气道内因黏膜脱落或凝血异常等原因致接触性出血。

4. 用物准备　负压吸引装置、适宜型号的一次性吸痰管、灭菌注射用水 500ml、0.9% 氯化钠溶液 100ml、2ml 注射器。

5. 操作流程　操作步骤如下流程。

素质要求 ➡ 着装整齐、仪表端庄

医嘱：吸痰护理
按气管插管术后护理 → 核对医嘱

评估 ➡ 意识情况、有无痰鸣音、生命体征情况尤其是血氧饱和度（血氧饱和度或经皮氧饱和度）情况、吸氧浓度或流量、痰液黏稠度、气管插管在位情况

口述：X 床 XX，因吸入性损伤行鼻气管插管，患者神志清楚、可闻及痰鸣音、血氧饱和度较前下降，吸氧 3 升/分，患者气管插管在位，遵医嘱吸痰护理 → 汇报

操作者准备 ➡ 做好解释工作，减轻患者紧张情绪。检查气管插管固定情况以及插入深度

开放并检查负压，负压调节压力值为 -80～-120mmHg；使用呼吸机的患者，给予纯氧吸入，未使用呼吸机的患者，适当调大氧流量；根据患者痰液黏稠度情况及气道干燥情况及患者咳嗽反射能力，可酌情用注射器注入0.9%氯化钠注射液1～2ml → 操作前准备

吸痰 ➡ 打开吸痰管，右手戴无菌手套，衬纸放于颌下，右手取吸痰管缠绕在手中，头端朝上，尾端置于小鱼际肌，尾端与负压吸引管相连；左手分离呼吸滤器或呼吸机，将呼吸滤器或呼吸机接头置于无菌衬纸上；右手快速、轻柔、带半负压下送吸痰管；置入过程中遇到阻力或刺激咳嗽时，将吸痰管退出1～2cm，然后开放负压，右手拇指、示指、中指边捻搓吸痰管，左手边提拉吸痰管吸尽痰液；吸痰完毕后，右手迅速缠绕吸痰管，左手连接呼吸滤器或呼吸机接头；分离负压管，用灭菌注射用水冲洗负压管、判断痰液黏稠度及痰液量；左手反转右手无菌手套包住吸痰管，衬纸清洁面部污迹并包裹吸痰管

观察是否存在痰鸣音，观察患者呼吸及血氧饱和度（同前）情况，吸氧患者调回吸氧流量 → 观察并解释

协助患者取舒适卧位，注意保暖

洗手，记录

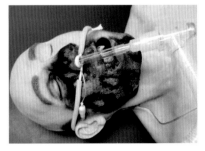
（a）经鼻气管插管外接呼吸机

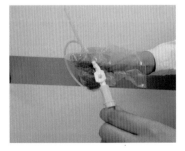
（b）吸痰管与负压管相连

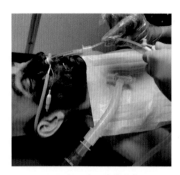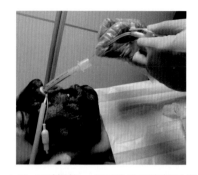

（c）半负压下送吸痰管　　　（d）左手提拉，右手捻搓吸痰管吸痰

图5-6　经鼻气管插管内吸痰技术

6. 注意事项　同经口气管插管注意事项。

7. 知识链接

（1）经鼻气管插管长度：为避免气管导管进入支气管，气管导管尖端位置应位于气管隆嵴上2～4cm处，为避免声带损伤和意外拔管，套囊近端边缘应位于声带以下至少3cm处。经鼻气管插管初始深度为女性26cm、男性28cm，较经口气管插管（女性22cm、男性24cm）深度要深。

（2）气管插管吸痰管插入困难原因及对策：吸痰管插入困难常因摩擦阻力，气道湿化不足、痰痂堵塞，痰液多、形成痰痂，导管移位、脱出，气管插管内径小，经鼻弯度大，导管扭曲等原因，在日常护理中要注意加强气道湿化、保持呼吸道湿润，定时翻身、叩背，正确吸痰、保持呼吸道通畅，保持导管固定在位、通畅。

（3）体位护理：经鼻气管插管吸痰予患者去枕平卧位，但头部不能过度后仰，以免气管插管头端抵到气管壁，引起气管损伤和气管堵塞，影响吸痰效果和气体交换。吸痰后取平卧位或半卧位，清醒的患者指导做深呼吸，间隔5～10分钟再听诊确定是否再次重复吸痰。

（4）烧伤患者经鼻气管插管的好处：烧伤患者常存在插管困难的情况，如吸入性损伤形成喉头水肿致呼吸道阻塞或部分阻塞，头面部瘢痕致口鼻瘢痕畸形、张口困难、通气不足，颈部瘢痕粘连牵拉致颈部活动受限、小下颌、颈短等，经鼻气管插管有较大的灵活性，无须特殊设备，保留患者自主呼吸，安全性大，可为气管切开插管准备充足的过渡时间，比经口插管有更多舒适感，且方法简单实用、易于掌握、并发症少。

（5）呼吸机相关肺炎的预防

1）尽可能选用无创呼吸支持治疗技术。

2）每天评估有创机械通气及气管插管的必要性，尽早脱机或拔管。

3）每天评估镇静药使用的必要性，尽早停用。

4）对于预期机械通气时间超过48小时或72小时的患者可使用带有声门下分泌物吸引的气管导管。

5）气管导管气囊的充盈压应保持不低于 25cmH$_2$O。

6）无禁忌证患者应抬高床头 30°～45°。

7）加强口腔护理，推荐采用氯己定漱口液。

8）加强呼吸机内外管道的清洁消毒，推荐每周更换 1 次呼吸机管道，但在有肉眼可见污渍或有故障时应及时更换。

9）在进行与气道相关的操作时应严格遵守无菌技术操作规范。

10）鼓励并协助机械通气患者早期活动，尽早开展康复训练。

三、经气管切开气管套管内吸痰技术

1．目的　用于气管切开术后经气管套管将气道内的痰液、分泌物、异物或脱落的黏膜吸出，以维持呼吸道通畅。

2．适应证　吸入性损伤、全麻手术、气道梗阻、心搏呼吸骤停等各种原因引起的气管切开术后。

3．禁忌证

（1）一般无绝对禁忌证。

（2）相对禁忌证：气道内因黏膜脱落或凝血异常等原因致接触性出血。

4．用物准备　负压吸引装置、适宜型号的一次性吸痰管、灭菌注射用水 500ml、0.9%氯化钠溶液 100ml、2ml 注射器。

5．操作流程　操作步骤如下流程。

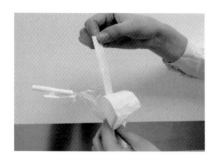
（a）打开吸痰管

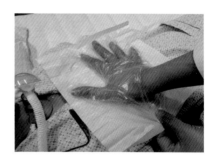
（b）右手戴无菌手套，衬纸放于颌下

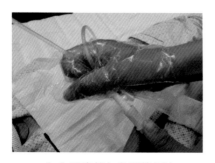
（c）吸痰管与负压管相连

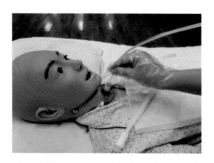
（d）吸氧接头放于衬纸，下送吸痰管

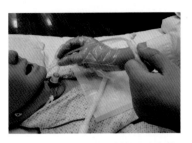
（e）左手提拉，右手捻搓吸痰管

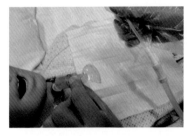
（f）右手缠绕吸痰管，左手连接吸氧接头

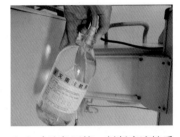
（g）冲洗负压管，判断痰液性质

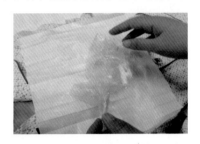
（h）包裹吸痰管

图5-7　经气管切开气管套管内吸痰技术

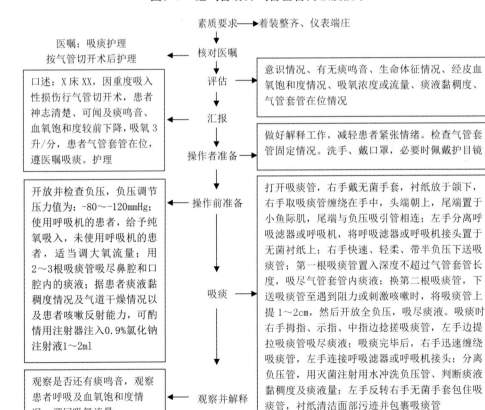

协助患者取舒适卧位，注意保暖

洗手，记录

6．注意事项　同经口气管插管注意事项。

7．知识链接

（1）肺部护理三步曲和定时吸痰：烧伤后气管切开患者吸痰前应先进行充分的气道湿化和肺部振动，再加上吸痰通常被称为"肺部护理三步曲"。因吸入性损伤气道呛咳反射弱定时吸痰可减少吸痰次数，有利于气道黏膜愈合，又可吸尽痰液，保持呼吸道通畅。定时即每日定时进行气道湿化和肺部振动后吸痰。通常吸入性损伤根据气道渗液量、痰量、黏膜脱落和气道损伤情况伤后 48 小时内每 2～4 小时吸痰一次，48 小时后每天进行 4～6 次，间隔开时间，夜间减少吸痰频次，保证患者休息。

（2）气道湿化方式：根据患者气道情况合理安排湿化方式，将痰液黏稠度维持在 Ⅱ°以内，即痰液较黏稠，吸痰后有痰液在吸痰管内壁滞留，可以用水冲洗干净。湿化方式可选择高流量湿化仪、雾化吸入和（或）持续泵入湿化液湿化。高流量湿化仪参数调节区间一般为湿化温度 34～37℃，湿化流量 30～65L/min，氧浓度 35%～50%；雾化吸入每 4～6 小时 1 次，每次 10～15 分钟；持续泵入湿化液湿化，湿化液基础液为 0.45% 氯化钠注射液，根据患者的实际情况添加治疗用药，根据痰液黏稠度调整泵速，以 4～10ml/h 为宜。如果使用呼吸机机械通气，须打开湿化罐的加温装置进行湿化。

（3）吸痰管插入深度：根据吸痰管插入深度吸痰方式可分为浅部吸痰和深部吸痰，浅部吸痰即吸痰管插入深度不超过人工气道，深部吸痰即吸痰管插入深度超过人工气道，到达气管隆突处上方 1～2cm 处。也有改良的吸痰方式，即吸痰管插入的深度为气管插管或气管切开套管长度再延长 2～3cm，或将吸痰管从胸骨角上 2～3cm 测量到气管套管在体外开口端的长度，有附件时另加附件的长度，作为吸痰管插入的长度，可降低黏膜损伤、刺激性咳嗽、痰痂阻塞及肺部感染的发生率。

浅部吸痰和改良吸痰法，安全性高但有效性较低，对于深昏迷或痰液较多的患者，可能会吸痰不彻底、增加吸痰次数、加重不适感。因吸痰深度对幼儿心率和经皮氧饱和度（SpO_2）没有明显改变，浅部吸痰更适用于婴幼儿。深部吸痰有效性高，可有效清除痰液，但安全性相对较低，对于咳嗽反射弱甚至没有咳嗽反射的人群，尤其是老年人，可采用深部吸痰法。对气管切开早期的患者吸痰，先浅部吸痰再深部吸痰，同时注意吸痰负压与时机，提高每次吸痰有效性，日吸痰次数减少，可减少并发症的发生。

四、颈部烧伤气管切开护理技术

1．目的

（1）保持颈部创面清洁、干燥，预防感染。

（2）妥善固定气管套管，防止套管滑脱移位，使患者舒适。

2．适应证

（1）颈部烧伤需气管切开者。

（2）需要延长机械通气时间者。

3. **禁忌证**　一般无绝对禁忌证，气管切开术后 6 小时一般不进行颈部烧伤气管切开护理的操作。

4. **用物准备**

（1）敷料（有效期、包装完好）、纱带、成人菌状导尿管（弹性良好、无老化，根据测量患者后颈长度剪需要的长度，并在导尿管两端距顶点 2 ～ 3cm 处剪一个小孔，大小以适宜穿过纱带为宜）。

（2）0.9％氯化钠溶液／碘伏消毒液、棉签、棉球、剪刀、镊子、血管钳、手套、纱布（开口、不开口）、凡士林油纱、明胶海绵等。

5. **操作流程**　操作步骤如下流程。

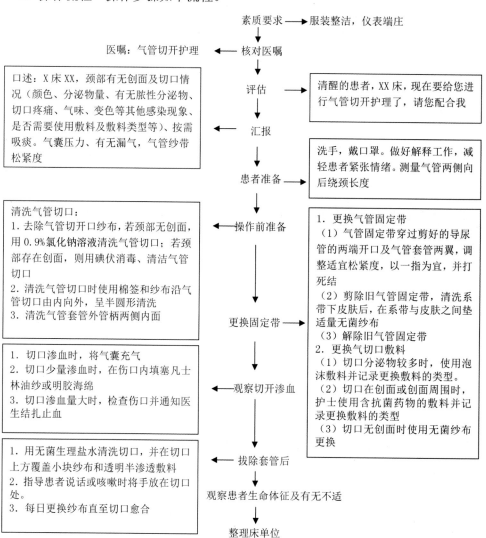

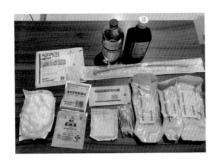

（a）用物准备

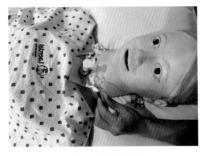

（b）检查气囊

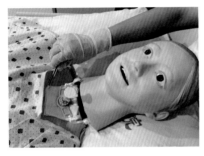

（c）去除污纱布

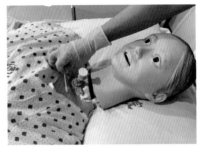

（d）清洁皮肤

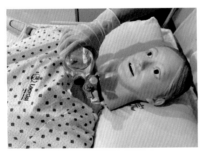

（e）半月形冲洗切口

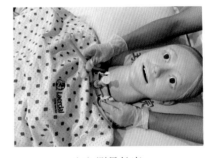

（f）测量长度

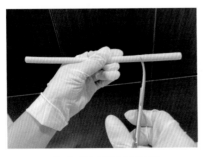

（g）剪切菌状导尿管

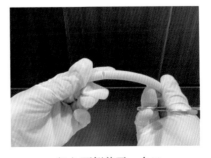

（h）两侧剪开一个口

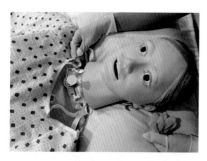
（i）更换固定带

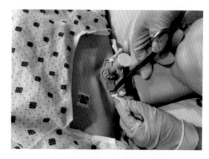
（j）剪去污固定带

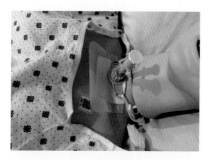
（k）垫敷料

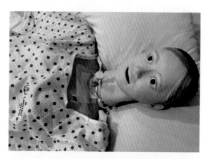
（l）固定好固定带

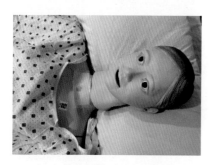
（m）拔除导管后垫好油纱布

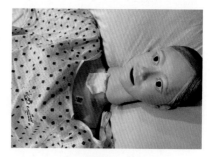
（n）用纱布固定好

图5-8　颈部烧伤气管切开护理技术

6．注意事项

（1）严格执行无菌操作技术。

（2）气管切开垫每日更换2～3次，覆盖在气管切开套管口的纱布如有污染，应及时更换。

（3）操作过程中密切观察患者病情，咳嗽明显时停止操作，必要时给予吸痰，待症状缓解后实施换药。

（4）操作时动作要轻柔，减少对患者呼吸道的刺激。

（5）患者不合作或有识障碍时，适当约束肢体，防止自行拔管造成窒息或大出血。

（6）随时检查套管固定带的松紧度，如需要调整和更换应及时完成。

7. 知识链接

（1）吸入性损伤：是指烟雾、热力和有害气体等被吸入气道，在密闭环境中烧伤的患者，或者患者有声音嘶哑、呼吸困难、鼻毛烧焦、咽部烧伤、刺激性咳嗽等，吸入性损伤可引起气道和肺实质的损伤，进一步可导致机体组织缺氧、肺部感染、窒息甚至多器官功能衰竭等严重并发症，严重者可危及生命。

（2）气管切开定义：气管切开术是指切开颈段气管，放入金属气管套管或者硅胶套管，解除喉源性呼吸困难、呼吸功能失常，或下呼吸道分泌物潴留所致呼吸困难的常见手术。

（3）气管切开的手术类型：①常规气管切开术：紧急气管切开术和环甲膜切开术；②经皮穿刺气管切开术：经皮扩张钳扩张气管切开术、经皮旋转扩张气管切开术、经皮牛角扩张气管切开术。

（4）气管切开常见并发症及处理措施

1）套管脱落：包括手术时的脱落及以后的脱落，手术成功放置套管后要安排专人固定套管，将患者头摆放至中立位，助手将固定带系牢固；或头在过伸位时，固定带要完全系紧，在肿胀消退后或水肿加剧时及时调整固定带。套管一旦脱出，应立即将患者置于气管切开体位，将套管重新置入，切不可沿原切口盲目插入，因为颈部肿胀后，在窦道形成前，套管一旦脱出，沿着原切口盲目插入，成功的机会较小。

2）套管梗阻：密切观察患者呼吸和痰液的变化，及时吸痰，观察吸痰管插入时的阻力情况及吸痰管可进入的深度，或使用纤维支气管镜评估，必要时及时更换或拔除套管。

预防：加强气道湿化，充分稀释痰液，便于痰液排出；气管套管口用无菌湿纱布覆盖并固定，这样既可减轻气道因失水干燥致痰液结痂，又可避免灰尘等污染物进入气道；定时翻身、叩背，正确吸痰，保持呼吸道通畅，并注意观察痰液的量、颜色、气味和黏稠度；吸痰前后予以高浓度吸氧各2分钟，可有效地预防缺氧和低氧血症。

3）皮下气肿、气胸、纵隔气肿：术后较常见，常与软组织分离过多、气管切口过长、皮肤切口缝合过紧、多次穿刺等有关，皮下气肿多在1周内消失，必要时拆除缝合线，敞开切口，以及行胸部CT检查，排除气胸或纵隔气肿，气胸明显伴呼吸困难者，可行胸腔闭式引流。

4）出血：伤口少量渗血，可在伤口内填塞凡士林油纱条或明胶海绵，或酌情使用止血药物，出现大出血时，应在充分准备情况下检查伤口，结扎止血；应用金属套管时，也有出血至气管内导致窒息者，要严密观察患者呼吸情况及吸出的痰液颜色变化。

5）气管食管瘘：多为手术刀或穿刺针或扩张器损伤气管后壁及食管所致，如气管套管位置摆放不合适，亦可致前端压迫气管后壁及食管壁损伤。进食时，有食物自套管内呛咳出应及时检查，如系气管食管瘘，应使用鼻饲，若瘘口较大，则需要择期手术修复。该并发症需要和会厌水肿导致会厌关闭不全鉴别。预防：①选择合适的气切套管（如定期更换不同长度管，改变气囊压迫位置，还可以选择声门下吸引套管）；②定时测压；③呼吸机辅助呼吸、T管、文丘里吸氧时合理固定气切套（改变体位时可以短时间内脱掉呼吸机、T管，减少气切套管不稳定因素）；④增加营养；⑤选择合适胃管；⑥加强气道护理。（此处T管是指喉气管狭窄整复术中应用的T型硅胶管，常见于五官科）

6）切口感染：加强术后护理，预防切口感染，尤其是胸部切痂或溶痂的患者。

7）气道狭窄：气管局部损伤愈合过程中瘢痕组织收缩所致，与气囊压力过高、局部感染、人工气道的活动、牵拉导致气囊移位等有关，在气管内截面积减少50%以上时，才出现喘鸣、呼吸困难等，可行内镜下球囊扩张等治疗。

（5）拔管时机：以预防烧伤后气道水肿狭窄行气管切开置管者，在水肿消退后，病情平稳、痰液不多时，即可考虑拔管；对于吸入性损伤患者行气管切开置管后，如暂不需要支气管镜检查、治疗，不需要行机械通气者，在受损的气道黏膜基本愈合后，可以考虑拔管。如拔管指征不明确，或经评估有再次行气管切开置管可能者，可更换为金属套管；过渡使用金属套管者，拔管前可进行堵管训练；如使用一次性套管，不建议行堵管训练。

五、面部烧伤经口鼻气管内插管固定护理技术

1. 目的

（1）妥善固定面部烧伤后经口、鼻气管插管，避免导管脱出，保持气道通畅。

（2）避免因固定方法不当导致的压力性损伤。

（3）预防感染。

2. 适应证　面部烧伤后经口或鼻气管内插管术后。

3. 禁忌证　一般无禁忌证。

4. 用物准备

（1）经口气管插管：适宜型号的牙垫（带固定带）、适宜长度的橡胶管、宽胶布、5ml注射器1个、气囊测压表。

（2）经鼻气管插管：适宜长度的橡胶管、固定带、宽胶布、5ml注射器1个、气囊测压表。

5. 操作流程　操作步骤如下流程。

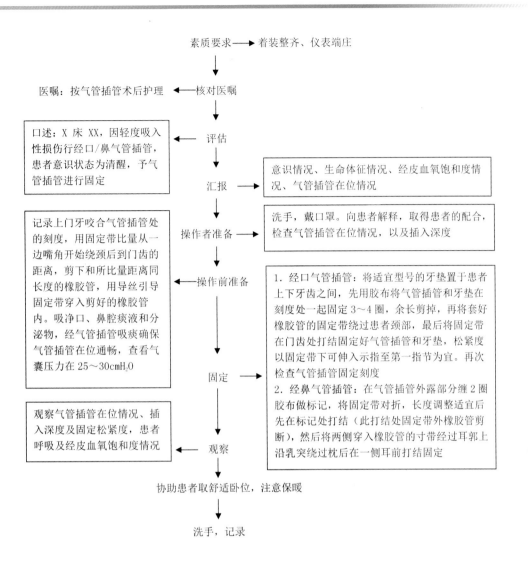

素质要求 ——→ 着装整齐、仪表端庄

医嘱：按气管插管术后护理 ←—— 核对医嘱

口述：X 床 XX，因轻度吸入性损伤行经口/鼻气管插管，患者意识状态为清醒，予气管插管进行固定 —— 评估

汇报 ——→ 意识情况、生命体征情况、经皮血氧饱和度情况、气管插管在位情况

操作者准备 ——→ 洗手，戴口罩。向患者解释，取得患者的配合，检查气管插管在位情况，以及插入深度

记录上门牙咬合气管插管处的刻度，用固定带比量从一边嘴角开始绕颈后到门齿的距离，剪下和所比量距离同长度的橡胶管，用导丝引导固定带穿入剪好的橡胶管内。吸净口、鼻腔痰液和分泌物，经气管插管吸痰确保气管插管在位通畅，查看气囊压力在 25～30cmH₂O —— 操作前准备 ←——

操作前准备 ——→ 1. 经口气管插管：将适宜型号的牙垫置于患者上下牙齿之间，先用胶布将气管插管和牙垫在刻度处一起固定 3～4 圈，余长剪掉，再将套好橡胶管的固定带绕过患者颈部，最后将固定带在门齿处打结固定好气管插管和牙垫，松紧度以固定带下可伸入示指至第一指节为宜。再次检查气管插管固定刻度

固定 ——→ 2. 经鼻气管插管：在气管插管外露部分缠 2 圈胶布做标记，将固定带对折，长度调整适宜后先在标记处打结（此打结处固定带外橡胶管剪断），然后将两侧穿入橡胶管的寸带经过耳郭上沿乳突绕过枕后在一侧耳前打结固定

观察气管插管在位情况、插入深度及固定松紧度，患者呼吸及经皮血氧饱和度情况 ←—— 观察

协助患者取舒适卧位，注意保暖

洗手，记录

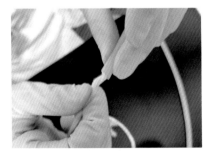

（a）牙垫寸带穿乳胶管

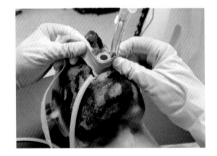

（b）胶布固定气管套管和牙垫

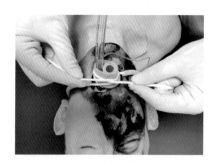

（c）寸带在门齿处打结固定

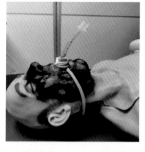

（d）面部烧伤经口气管插管固定

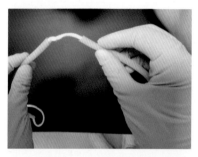

（e）量好标记的寸带外乳胶管剪断

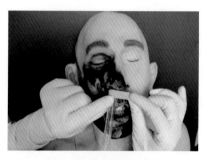

（f）缠2圈胶布做标记

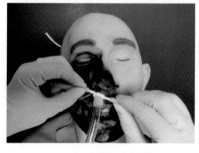

（g）寸带固定插管

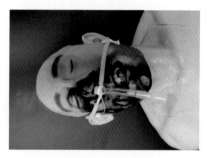

（h）面部烧伤经鼻气管插管固定

图5-9 经口鼻气管内插管固定护理技术

6．注意事项

（1）清醒患者，操作前做好解释，缓解患者紧张情绪。

（2）固定前先吸痰，以确定气管插管在位通畅。

（3）定时查看患者鼻部或口周及固定带下皮肤有无压伤。

（4）行口腔护理1次/6～8小时，行口腔护理前后检查固定情况，确保管道在位通畅。

（5）每班测量气管插管气囊压力，保持在25～30cmH$_2$O。

（6）有精神症状和不合作者，适当约束双上肢，防止拔管。

（7）定时查看并记录固定松紧度及气管插管插入刻度，松紧度以固定带下可伸入示指至第一指节为宜，烧伤一周内根据水肿情况及时调整，防止脱出。

（8）固定胶布每次行口腔护理时更换。牙垫、寸带、橡胶管每日更换一次。

7．知识链接

（1）面颈部烧伤患者固定带材质选择：由于面颈部烧伤后创面渗液多、表皮脱落、创面包扎等原因，传统的使用胶布固定在正常皮肤上的固定方法不适宜，易松脱，直接用固定带交叉固定容易造成面颈部皮肤二次损害，且普通固定带易被渗液污染，增加更换的工作量，固定带干燥后对创面和皮肤更是损伤。选用橡胶管套在固定带上，因其柔软、表面光滑，可降低对皮肤的压迫和摩擦，且易于清洁，是可推广的方法。

（2）气管插管固定后鼻部或口唇黏膜压力性损伤的预防：可选用泡沫敷料和水胶体敷料放置于鼻部或口唇和牙垫及气管插管之间。泡沫敷料吸收分泌物后会凹向唇部，更加贴合皮肤；敷料表层的PU半透膜有透气隔水的效果；敷料自带的粘胶无须外固定，可减轻局部压力和局部摩擦。水胶体敷料具有吸收渗液，促进上皮细胞爬行，具有自黏性，无须二次固定，减少摩擦保护皮肤的功能。这两种方法均能够提供湿润的环境以及合适的温湿度、pH，不仅保护创面，且能够创造愈合条件，加快皮肤黏膜组织的修复，缩短愈合时间，减轻患者痛苦。

（3）固定效果评价指标：气管插管的深度，即插管距门齿的距离是否移位，班班交接并记录或每8小时评估一次并记录。上下移位小于0.5cm为轻度移位，上下移位0.6～0.8cm为中度移位，移位大于0.8cm为重度移位。

患者主观感受或舒适度评价：主观感受分为舒适、中度舒适、不舒适三级。舒适度可用卡通脸谱评价，微笑代表舒适，哭泣代表无法忍受。

胶布清洁程度、口腔黏膜受损程度、头面部皮肤完整程度也是评价指标。

（4）非计划性拔管相关风险因素：与非计划性拔管相关的风险因素有急性疾病、慢性阻塞性肺疾病、躁动、镇静水平较低、使用约束具、谵妄等。经口气管插管风险高于经鼻气管插管，日间高于夜间，护士数量也影响非计划性拔管率，对于行机械通气超过14天的危重患者，早期行气管切开术可降低非计划性拔管率。

六、高流量湿化氧疗（HFNC）护理技术

1．目的

（1）提供稳定的吸氧浓度，快速有效改善血氧、纠正缺氧。

（2）气道加温湿化，精准控制湿化温度和湿化流量。

（3）改善通气功能，促进康复。

2．适应证

（1）轻中度吸入性损伤。

（2）中重度吸入性损伤气管切开术后。

（3）烧伤合并肺部感染、呼吸衰竭、慢性阻塞性肺疾病等造成的轻度至中度呼吸衰竭（氧合指数 $PaO_2/FiO_2 < 300mmHg$）。

（4）烧伤后轻度呼吸窘迫（呼吸频率＞24 次／分）。

（5）烧伤后轻度通气功能障碍（pH ≥ 7.3）。

（6）对鼻导管吸氧、面罩吸氧或无创正压通气不耐受或有禁忌证。

（7）机械通气患者撤机适应性训练过渡期。

3．禁忌证

（1）相对禁忌证

1）重度Ⅰ型呼吸衰竭（氧合指数＜ 100mmHg）。

2）通气功能障碍（pH ＜ 7.30）。

3）气道保护能力差，有误吸高危风险。

4）血流动力学不稳定，需要应用血管活性药物。

5）面部或上呼吸道手术不能佩戴经鼻高流量湿化氧疗（HFNC）者。

6）鼻腔严重堵塞。

7）HFNC 不耐受。

（2）绝对禁忌证

1）心搏呼吸骤停需紧急插管进行有创机械通气。

2）重度吸入性损伤气道梗阻。

3）自主呼吸微弱、昏迷、合并多脏器功能不全的极危重烧伤。

4）烧伤合并极重度Ⅰ型呼吸衰竭（氧合指数＜ 60mmHg）。

5）烧伤后重度通气功能障碍（pH ＜ 7.25）。

4．用物准备

（1）高流量湿化仪主机、自动加温水盒、加温呼吸管路、鼻导管或气切接头、高压氧气输入管。

（2）灭菌注射用水 500ml、气道湿化标识牌。

5．操作流程　操作步骤如下流程。

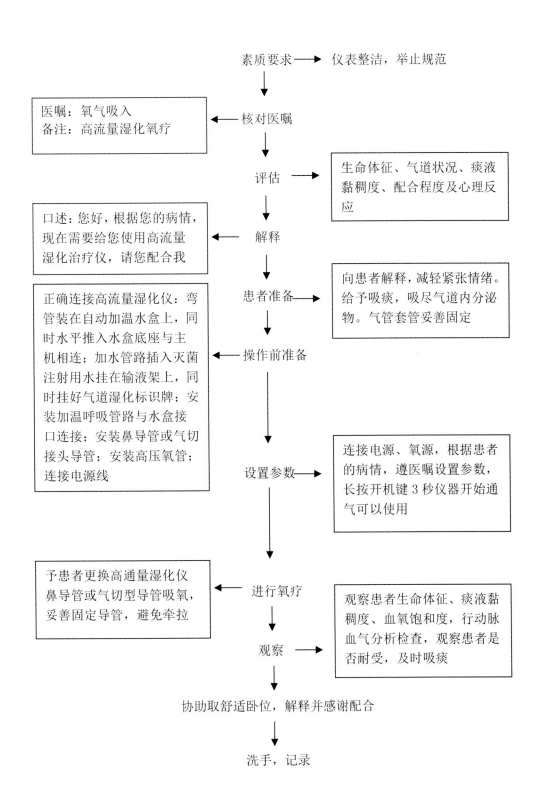

素质要求 → 仪表整洁，举止规范

医嘱：氧气吸入
备注：高流量湿化氧疗 ← 核对医嘱

评估 → 生命体征、气道状况、痰液黏稠度、配合程度及心理反应

口述：您好，根据您的病情，现在需要给您使用高流量湿化治疗仪，请您配合我 ← 解释

患者准备 → 向患者解释，减轻紧张情绪。给予吸痰，吸尽气道内分泌物。气管套管妥善固定

正确连接高流量湿化仪：弯管装在自动加温水盒上，同时水平推入水盒底座与主机相连；加水管路插入灭菌注射用水挂在输液架上，同时挂好气道湿化标识牌；安装加温呼吸管路与水盒接口连接；安装鼻导管或气切接头导管；安装高压氧管；连接电源线 ← 操作前准备

设置参数 → 连接电源、氧源，根据患者的病情，遵医嘱设置参数，长按开机键3秒仪器开始通气可以使用

予患者更换高通量湿化仪鼻导管或气切型导管吸氧，妥善固定导管，避免牵拉 ← 进行氧疗

观察 → 观察患者生命体征、痰液黏稠度、血氧饱和度，行动脉血气分析检查，观察患者是否耐受，及时吸痰

协助取舒适卧位，解释并感谢配合

洗手，记录

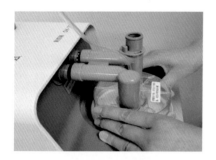
（a）水盒连接主机

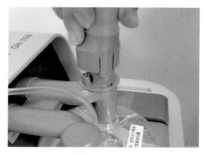
（b）管路与水盒连接

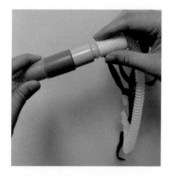
（c）连接接头

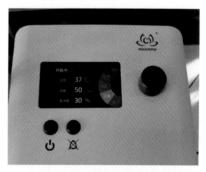
（d）设置参数

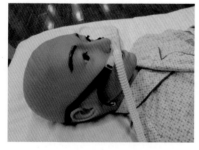
（e）鼻导管型接头连接患者

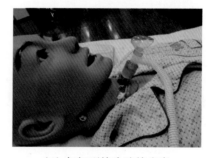
（f）气切型接头连接患者

图5-10　高流量湿化氧疗护理技术

6. 注意事项

（1）正确连接管路，管路连接要正确、紧密，确保氧气持续供给且湿化有效。

（2）正确连接氧气源，注意观察氧气连接处阀门是否漏气。

（3）湿化液使用灭菌注射用水，禁止使用氯化钠注射液，防止湿化罐及管路内形成结晶。

（4）湿化液连接后，会自动加入湿化罐内，湿化液不超过最高水位线，但需及时观察湿化液是否滴完，避免湿化罐干烧，造成仪器损坏。

（5）使用过程中注意严密观察病情变化，观察患者主诉及生命体征，观察湿化程度，避免湿化过度或湿化不足，按需吸痰，定期复查动脉血气分析。

（6）建议半卧位或头高位，患者鼻塞或气切连接位置高于机器和管路水平，注意管路积水及时处理，避免积水误入气道引起呛咳误吸。

（7）仪器出现报警，应及时处理，因机器故障报警，应及时更换，严禁报错继续使用机器。

7. 知识链接

（1）HFNC 生理学机制：HFNC 通过提供恒定的、可调节的高流速气体，可以维持一定水平的 PEEP，维持肺泡开放，且能冲刷口、鼻、咽部解剖无效腔的气体，有利于呼气末肺泡复张和气血交换，达到氧疗效果。

HFNC 为患者提供恒温恒湿的气体，有利于维持黏液纤毛的生理功能，促进痰液稀释和排出，能降低上气道阻力，同时提高患者舒适度、降低呼吸做功、降低下呼吸道感染的发生率，有利于患者康复。

（2）HFNC 参数设置：HFNC 可提供的参数设置有温度、流量、吸氧浓度。温度可设置 31 ～ 37℃，根据患者的舒适性和耐受度以及痰液黏稠度适当调节，若出现患者无法接受的异常高温，应停机检测，避免灼伤气道。流量可设置 8 ～ 80L/min，为克服呼吸管路阻力，建议最低流量最好不小于 15L/min，Ⅰ 型呼吸衰竭流量初始设置 30 ～ 40L/min，Ⅱ 型呼吸衰竭流量设置初始值 20 ～ 30L/min，若二氧化碳潴留明显，流量可设置在 45 ～ 55L/min 甚至更高，达到患者能耐受的最大流量。有研究表明，HFNC 流量每增加 10L/min，患者咽腔 PEEP 就会增加 0.5 ～ 1mmcH$_2$O，但是需注意 NFNC 允许大量漏气，PEEP 水平会不稳定。吸氧浓度可设置 21% ～ 100%，维持血氧饱和度 Ⅰ 型呼吸衰竭在 92% ～ 96%，Ⅱ 型呼吸衰竭在 88% ～ 92%。

（3）HFNC 的感染预防和控制：HFNC 使用时应每日对仪器表面进行消毒，用 75% 酒精或 0.1% 含氯消毒液进行擦拭消毒。每次使用完毕应及时进行终末消毒，除表面消毒外，加温水盒、呼吸管路、鼻导管或气切接头为一次性使用，按医疗垃圾丢弃。HFNC 主机的空气过滤纸片应定期更换，建议 3 个月或 1000 小时更换一次。湿化管路为一次性，长期使用患者，通常每 2 周更换一次。

七、吸入性损伤气道湿化护理技术

1. 目的

（1）湿化气道焦痂、坏死脱落黏膜，促进其排出，保持呼吸道通畅。

（2）稀释痰液，促进痰液排出，减少肺部感染的发生。

（3）有利于清除残留致伤物及气道内炎性介质，减轻气道内炎症反应，促进气道创面愈合。

（4）维持呼吸道吸入气体时的加温加湿功能。

（5）减少和弥补呼吸道水分丢失。

2．适应证

（1）吸入性损伤。

（2）气管切开。

（3）使用呼吸机。

3．禁忌证　没有特殊的禁忌证。

4．用物准备　湿化水罐、灭菌注射用水、输液器。

5．操作流程　操作步骤如下流程。

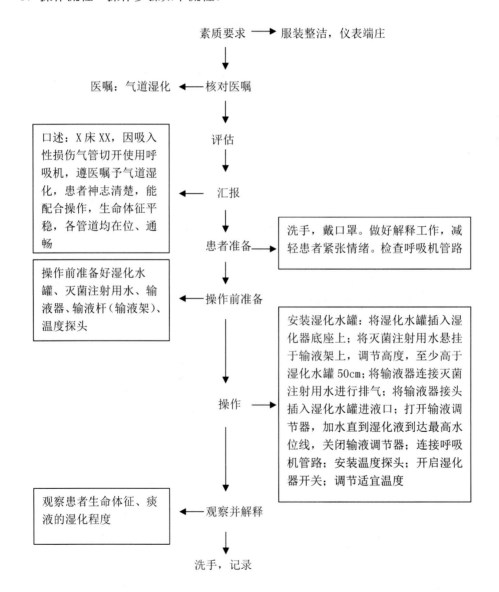

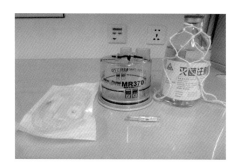

（a）准备用物

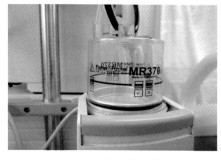

（b）安装湿化水罐

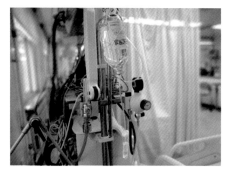

（c）连接输液器排气

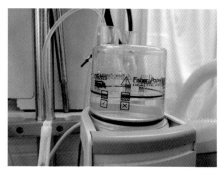

（d）注入湿化液

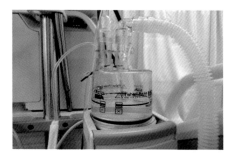

（e）连接呼吸机管路

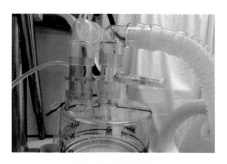

（f）安装温度计

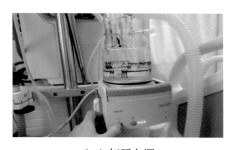

（g）打开电源

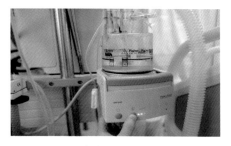

（h）调节温度

图5-11　吸入性损伤气道湿化护理技术

6．注意事项

（1）湿化水罐内湿化液面不要高于最高水位线。

（2）湿化水罐内湿化液每 24 小时更换。

（3）湿化水罐每 7 天更换消毒一次。

（4）湿化器温度在 20 ～ 40℃。温度过低会诱发哮喘，温度过高可能会灼伤气道。

7．知识链接

（1）湿化过度的不良反应：湿化过度可导致，①气道阻力增大，甚至支气管痉挛；②水潴留过多，增加心脏负荷；③致使肺泡表面活性物质损害，引起肺泡萎陷或顺序性降低。

（2）湿化器温度：吸入气的温度低于 20℃，导致支气管纤毛活动减弱，气道高反应性者可诱发哮喘发作；吸入气的温度高于 40℃，导致支气管纤毛活动减弱或消失，灼伤气道黏膜，甚至体温增高、出汗、呼吸加速。

（3）干稠分泌物湿化后膨胀：干燥结痂的痰液具有吸水性，湿化后易软化膨胀，可堵塞气管、支气管而引起窒息，需及时清除痰块，密切观察患者的呼吸状况。

八、吸入性损伤气道灌洗护理技术（气道冲洗）

1．目的

（1）稀释痰液。

（2）清除阻塞气道的分泌物或坏死黏膜。

（3）气道湿化。

2．适应证

（1）痰液黏稠结痂不易排出。

（2）气道坏死黏膜脱落期。

3．禁忌证

（1）严重肺功能损害，呼吸明显困难者。

（2）严重心功能不全者。

（3）出凝血机制异常。

（4）近期有大咯血、哮喘急性发作者。

（5）主动脉瘤有破裂危险者。

（6）严重高血压者。

4．用物准备

（1）灌洗液（遵医嘱准备）。

（2）20ml 无菌注射器。

（3）吸痰管。

（4）负压吸引器。

5．操作流程 操作步骤如下流程。

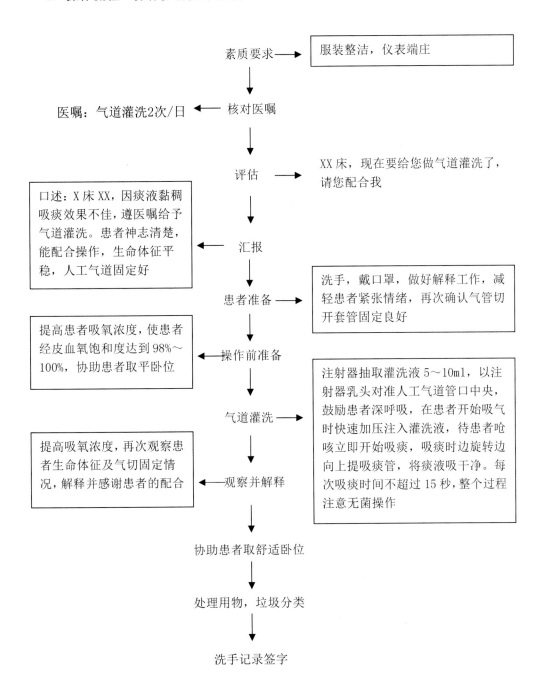

素质要求 —→ 服装整洁，仪表端庄

医嘱：气道灌洗2次/日 ←— 核对医嘱

评估 —→ XX床，现在要给您做气道灌洗了，请您配合我

口述：X床XX，因痰液黏稠吸痰效果不佳，遵医嘱给予气道灌洗。患者神志清楚，能配合操作，生命体征平稳，人工气道固定好 ←— 汇报

患者准备 —→ 洗手，戴口罩，做好解释工作，减轻患者紧张情绪，再次确认气管切开套管固定良好

提高患者吸氧浓度，使患者经皮血氧饱和度达到98%～100%，协助患者取平卧位 ←— 操作前准备

气道灌洗 —→ 注射器抽取灌洗液5～10ml，以注射器乳头对准人工气道管口中央，鼓励患者深呼吸，在患者开始吸气时快速加压注入灌洗液，待患者呛咳立即开始吸痰，吸痰时边旋转边向上提吸痰管，将痰液吸干净。每次吸痰时间不超过15秒，整个过程注意无菌操作

提高吸氧浓度，再次观察患者生命体征及气切固定情况，解释并感谢患者的配合 ←— 观察并解释

协助患者取舒适卧位

处理用物，垃圾分类

洗手记录签字

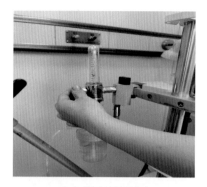

（a）提高吸氧浓度

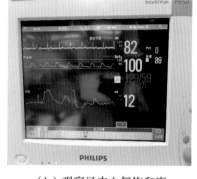

（b）观察经皮血氧饱和度

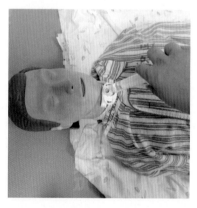

（c）加压注入灌洗液

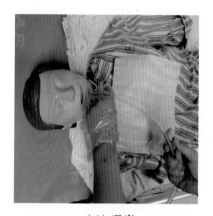

（d）吸痰

图5-12　气道灌洗护理技术

6．注意事项

（1）气道灌洗前应先行体位引流，促进气管内坏死黏膜松动。

（2）灌洗过程中应严密观察患者病情变化，操作前后给予患者高浓度氧气吸入，以防止患者出现发绀等严重缺氧现象。

（3）操作需严格无菌操作。

（4）灌洗次数应根据患者病情及耐受程度而定。

（5）有人工气道患者操作前后需进行评估，防止脱管的发生。

7．知识链接

（1）气道冲洗液选择：临床上使用较多的气道冲洗液为0.9％氯化钠溶液，有学者提出用0.45％的盐水代替生理盐水进行气道冲洗或湿化。因为生理盐水进入支气管肺内水分蒸发快，盐分沉积在肺泡及支气管，形成高渗状态，引起支气管肺水肿，不利于气体交换。而0.45％盐水吸入后在气道内再浓缩，使之接近生理盐水，对气管无刺激作用。另一类气道冲洗液则选择患者敏感的抗生素溶液。

（2）吸痰负压的选择：吸痰负压越大，吸痰效果越好，但所造成的肺塌陷、气道损伤也越严重。大多数文献报道的吸痰时所用的负压为 -80 ～ -120mmHg，少部分报道可至 -200mmHg。对于痰液黏稠的患者，可适当增加负压，以达到清除痰液的目的。

（3）纤维支气管镜肺泡灌洗术的护理要点：纤维支气管镜肺泡灌洗能够有效清除气道分泌物，清除坏死脱落组织，同时防止有毒化学物质对于气道黏膜的进一步损伤，改善氧合。应注意：灌洗液温度宜维持在 37℃ 左右以防气道痉挛，灌洗过程中密切监测患者呼吸、心率、血氧饱和度变化，当血氧饱和度降至 90% 以下或出现严重心律失常时应立即通知医生暂停操作。同时，灌洗过程中要观察回吸灌洗液的量及颜色。灌洗结束给予患者纯氧吸入 3 分钟后氧流量调回至灌洗前水平。

九、吸入性损伤雾化吸入护理技术

1. 目的

（1）湿化气道，稀化痰液，促进咳嗽。

（2）预防和控制呼吸道感染。

（3）改善通气功能，解除支气管痉挛。

2. 适应证

（1）吸入性损伤患者。

（2）上呼吸道、气管、支气管感染。

（3）肺部感染。

（4）支气管哮喘。

（5）支气管麻醉。

（6）作为抗过敏或脱敏疗法的一种途径，吸入抗过敏药物或疫苗接种。

3. 禁忌证

（1）自发性气胸。

（2）肺大疱。

4. 用物准备

（1）超声雾化吸入：超声雾化吸入器、灭菌注射用水、药液、治疗巾、弯盘、一次性注射器等。

（2）氧气雾化吸入：雾化吸入装置、氧气装置、药液、治疗巾、一次性注射器等。

（3）机械通气雾化吸入：呼吸机专用带"T"型连接管的一次性雾化吸入器及管路、药液、一次性注射器等。

5. 操作流程

（1）超声雾化吸入：操作步骤如下流程。

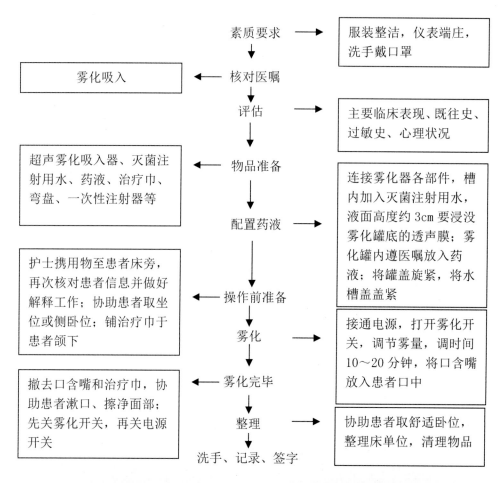

素质要求 → 服装整洁，仪表端庄，洗手戴口罩

雾化吸入 ← 核对医嘱

评估 → 主要临床表现、既往史、过敏史、心理状况

超声雾化吸入器、灭菌注射用水、药液、治疗巾、弯盘、一次性注射器等 ← 物品准备

配置药液 → 连接雾化器各部件，槽内加入灭菌注射用水，液面高度约3cm要浸没雾化罐底的透声膜；雾化罐内遵医嘱放入药液；将罐盖旋紧，将水槽盖盖紧

护士携用物至患者床旁，再次核对患者信息并做好解释工作；协助患者取坐位或侧卧位；铺治疗巾于患者颌下 ← 操作前准备

雾化 → 接通电源，打开雾化开关，调节雾量，调时间10～20分钟，将口含嘴放入患者口中

撤去口含嘴和治疗巾，协助患者漱口、擦净面部；先关雾化开关，再关电源开关 ← 雾化完毕

整理 → 协助患者取舒适卧位，整理床单位，清理物品

洗手、记录、签字

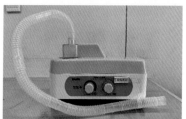

（a）超声雾化吸入器

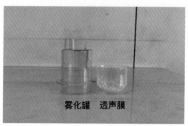

（b）雾化罐、透声膜

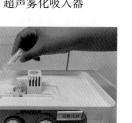

（c）水槽内注入灭菌注射用水

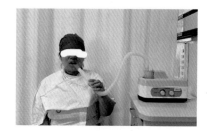

（d）雾化吸入

图5-13 雾化吸入护理技术

（2）氧气雾化吸入：操作步骤如下流程。

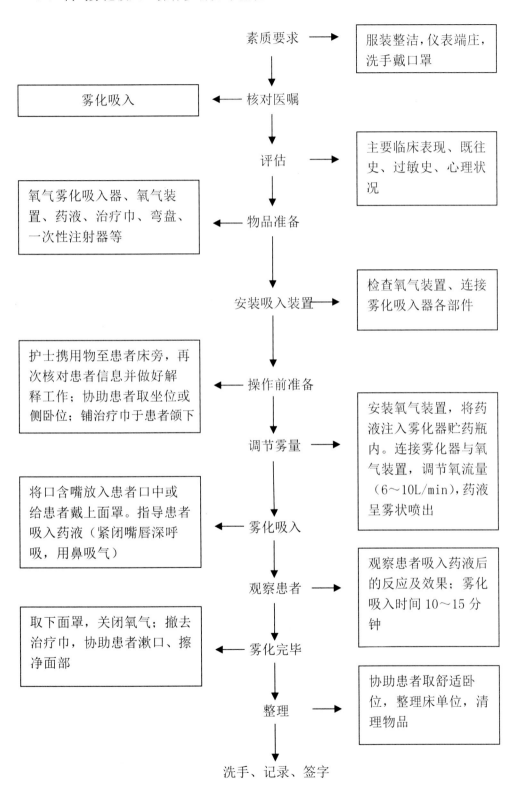

素质要求 → 服装整洁，仪表端庄，洗手戴口罩

雾化吸入 ← 核对医嘱

评估 → 主要临床表现、既往史、过敏史、心理状况

氧气雾化吸入器、氧气装置、药液、治疗巾、弯盘、一次性注射器等 ← 物品准备

安装吸入装置 → 检查氧气装置、连接雾化吸入器各部件

护士携用物至患者床旁，再次核对患者信息并做好解释工作；协助患者取坐位或侧卧位；铺治疗巾于患者颌下 ← 操作前准备

调节雾量 → 安装氧气装置，将药液注入雾化器贮药瓶内。连接雾化器与氧气装置，调节氧流量（6～10L/min)，药液呈雾状喷出

将口含嘴放入患者口中或给患者戴上面罩。指导患者吸入药液（紧闭嘴唇深呼吸，用鼻吸气） ← 雾化吸入

观察患者 → 观察患者吸入药液后的反应及效果；雾化吸入时间10～15分钟

取下面罩，关闭氧气；撤去治疗巾，协助患者漱口、擦净面部 ← 雾化完毕

整理 → 协助患者取舒适卧位，整理床单位，清理物品

洗手、记录、签字

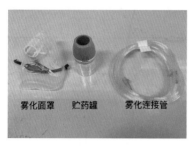

（a）氧气雾化装置

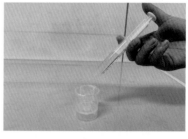

（b）遵医嘱注入雾化药液

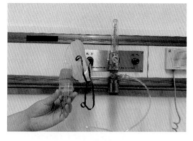

（c）连接氧气装置

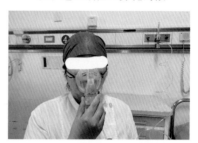

（d）佩戴雾化面罩

图5-14　氧气雾化吸入

（3）机械通气雾化吸入：操作步骤如下流程。

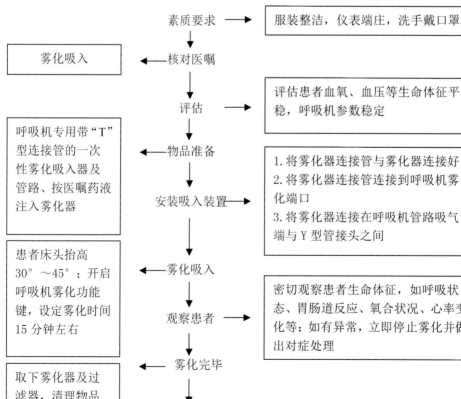

素质要求 ⟶ 服装整洁，仪表端庄，洗手戴口罩

雾化吸入 ⟵ 核对医嘱

评估 ⟶ 评估患者血氧、血压等生命体征平稳，呼吸机参数稳定

呼吸机专用带"T"型连接管的一次性雾化吸入器及管路、按医嘱药液注入雾化器 ⟵ 物品准备

安装吸入装置 ⟶ 1.将雾化器连接管与雾化器连接好
2.将雾化器连接管连接到呼吸机雾化端口
3.将雾化器连接在呼吸机管路吸气端与Y型管接头之间

患者床头抬高30°～45°；开启呼吸机雾化功能键，设定雾化时间15分钟左右 ⟵ 雾化吸入

观察患者 ⟶ 密切观察患者生命体征，如呼吸状态、胃肠道反应、氧合状况、心率变化等；如有异常，立即停止雾化并做出对症处理

取下雾化器及过滤器，清理物品 ⟵ 雾化完毕

洗手、记录、签字

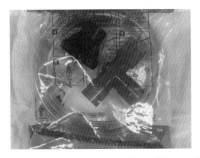

（a）带"T"型连接管的一次性雾化吸入器

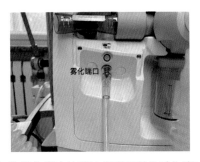

（b）将雾化器连接管连接到呼吸机雾化端口

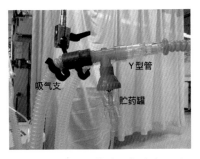

（c）断开呼吸机管路吸气支与Y型口

图5-15　机械通气雾化吸入

6．注意事项

（1）超声雾化吸入

1）提倡患者使用面罩雾化，不要用口含嘴。

2）在每次开机前水槽中必须有足够的蒸馏水，检查雾化罐是否完好，以防止药液进水。

3）连续使用时中间需间隔半小时。

4）每次使用完毕，将水槽中的水完全倒掉，用物按常规消毒，保持干燥备用。

5）雾化后可配合排痰措施。

（2）氧气雾化吸入

1）严格检查连接管路的密封性，如果密封不好，氧气驱动的压力不够，形成的药物雾化颗粒较大，就会导致雾化效果差。

2）严格掌握氧流量的大小，氧流量过大会导致压力过大，容易导致管路脱落。

3）雾化过程中尽量配合呼吸动作，使雾化的药物充分进入呼吸道。

4）如雾化过程中出现不适，例如支气管痉挛应及时停止雾化。

5）雾化完毕建议漱口，以免引起咽喉部不适，避免增加咽部感染。

6）一次性雾化管路，避免重复使用。

（3）机械通气雾化吸入

1）如呼吸机湿化使用人工鼻，请在雾化时取下。

2）雾化药物对呼出端流量传感器可能产生损坏，雾化时呼出端安装过滤器可延长流量传感器的使用寿命。

3）雾化器贮药罐注意保持直立，以保证药液能雾化完。

4）雾化结束后可配合排痰措施。

7．知识链接

（1）雾化吸入：是利用高速氧气气流，使药液形成雾状，再由呼吸道吸入，达到治疗的目的。治疗呼吸道感染，消除炎症和水肿，解痉，稀化痰液，帮助祛痰。

（2）雾化吸入疗法的特点及作用机制：雾化吸入疗法是应用雾化吸入装置，使药液形成粒径 $0.01 \sim 10 \mu m$ 的气溶胶微粒，被吸入并沉积于气道和肺部，发挥治疗作用。雾化颗粒直径对药物沉积位置有直接影响，有效雾化颗粒直径应在 $0.5 \sim 10 \mu m$。其中颗粒直径 $5 \sim 10 \mu m$ 的雾粒主要沉积于口咽部，颗粒直径 $\geq 3 \mu m$ 且 $< 5 \mu m$ 的雾粒主要沉积于肺部，颗粒直径 $< 3 \mu m$ 的雾粒 $50\% \sim 60\%$ 沉积于肺泡。

（3）非雾化吸入制剂不推荐用于雾化吸入治疗

1）不推荐以静脉制剂替代雾化吸入制剂使用，如氨溴索注射液，国内尚无雾化吸入剂型。

2）不推荐传统"呼三联"方案（地塞米松、庆大霉素、α-糜蛋白酶）。

3）不推荐雾化吸入中成药。

4）因无雾化吸入剂型而不推荐使用的其他药物还包括：抗病毒药物、干扰素、低分子肝素、氟尿嘧啶、顺铂、羟喜树碱、生物反应调节剂。

（4）惯性撞击（inertialimpaction）：每个物体在运动中均有保持其运动趋势的能力--这就是所谓的惯性，惯性的大小主要和物体的质量以及运动速度有关系。惯性撞击指的是在雾化过程中气溶胶会因为气流方向改变时保持惯性会有沉淀下来的趋势，因此气溶胶很容易沉积在转弯处即各个气道开口处。气溶胶的质量越大，气流速度越快，其惯性越大，越容易因为惯性撞击而沉淀。

十、躯干部位烧伤胸部物理治疗护理技术

1．目的　肺部物理治疗是采用规范的护理程序，通过对患者肺部情况评估-雾化吸入-叩拍-振肺-咳嗽运动-体位引流-吸痰等物理措施，以保证机体维持正常的肺通气和肺换气的一种临床治疗方法。

（1）保持肺泡通气。

（2）矫正肺不张。

（3）清除痰液及蜕膜。

（4）改善通气/血流比例。

2．方法

（1）评估——操作流程：操作步骤如下流程。

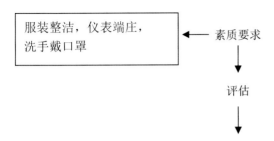

```
服装整洁，仪表端庄，    ◀── 素质要求
洗手戴口罩
                            │
                            ▼
                           评估
                            │
                            ▼
患者既往史、受伤史、中毒史、有无呼吸困难、口唇肿
胀程度、面颈部是否存在环形的创面；并根据肺部听诊
呼吸音、呼吸频率、血气分析指标以及声音有无嘶哑、
鼻毛烧焦、痰液情况，判断吸入性损伤程度
```

（2）措施

1）叩背操作流程：操作步骤如下流程。

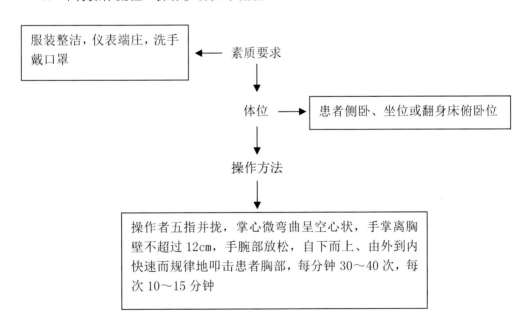

```
服装整洁，仪表端庄，洗手    ◀── 素质要求
戴口罩
                            │
                            ▼
                           体位 ──▶ 患者侧卧、坐位或翻身床俯卧位
                            │
                            ▼
                         操作方法
                            │
                            ▼
操作者五指并拢，掌心微弯曲呈空心状，手掌离胸
壁不超过12cm，手腕部放松，自下而上、由外到内
快速而规律地叩击患者胸部，每分钟30～40次，每
次10～15分钟
```

注意事项：叩背时为减少患者疼痛，可在创面上覆盖一层棉垫。

叩背手法示意图如下图：

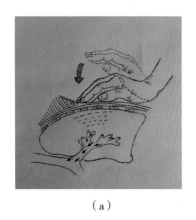
（a）

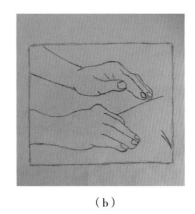
（b）

图5-16　叩背手法

2）体位引流：通过摆放体位，使受累段的支气管处于高位，气管内的分泌物在重力的作用下，由远端细支气管流向更大的支气管，从而促进患者的痰液咳出。翻身床俯卧位通气可有利于患者分泌物引流，减少纵隔和心脏对肺的压迫和功能残气量，改善氧合。不同病变部位的体位引流示意图如下图：

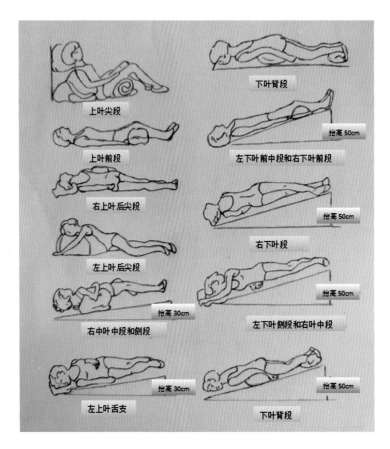

图5-17　体位引流

3）机械振动排痰：振动排痰仪的低频作用力可作用于患者的肌肉、皮肤及组织，透过肺部组织到达细小支气管；其中垂直方向治疗力产生的叩击、震颤可促使呼吸道黏膜表面黏液和代谢物松动和液化；水平方向治疗力产生的定向挤推、震颤帮助已液化的黏液按照选择的方向（如细支气管→支气管→气管）排出体外。使用时可根据患者的情况调节震动的频率和节律。翻身床俯卧位通气时使用振动排痰仪效果更佳。注意：如有皮下出血、胸部疾患、肺出血咯血、急性心肌梗死、气胸、不能耐受振动等患者禁用。

振动排痰仪如图5-8：

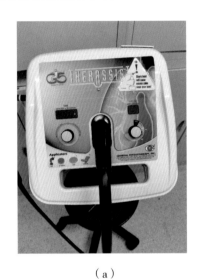
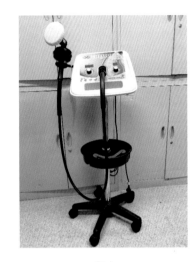

（a）　　　　　　　　　　　　　（b）

图5-18　振动排痰仪

4）高频胸壁震荡排痰法：是一种较新的胸部物理排痰方法，是通过对患者胸廓进行迅速且温和的外部压缩，产生微气流，模拟人体的咳嗽反应，促使支气管分泌物排出，与人体生理排痰相似。高频胸壁震荡排痰过程，患者不需要保持固定体位或频繁更换体位，患者舒适度较好，耐受性较高。

高频胸壁振荡操作流程：操作步骤如下流程。

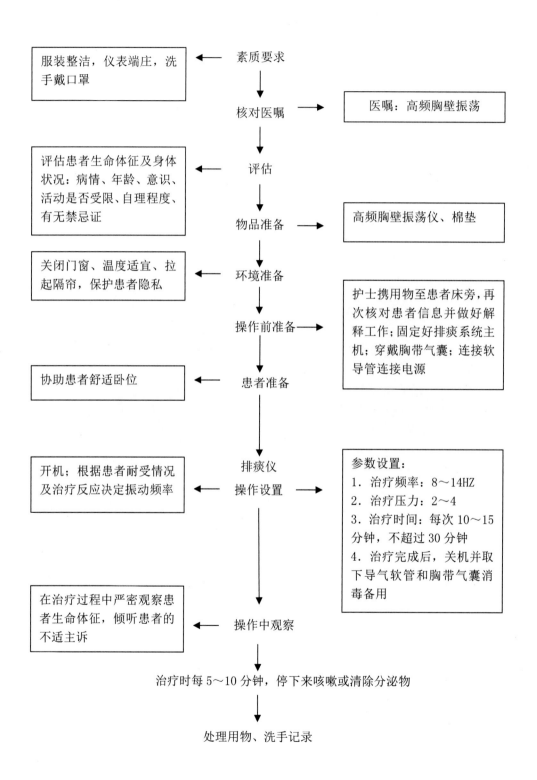

服装整洁，仪表端庄，洗手戴口罩 ← 素质要求

↓

核对医嘱 → 医嘱：高频胸壁振荡

↓

评估患者生命体征及身体状况：病情、年龄、意识、活动是否受限、自理程度、有无禁忌证 ← 评估

↓

物品准备 → 高频胸壁振荡仪、棉垫

↓

关闭门窗、温度适宜、拉起隔帘，保护患者隐私 ← 环境准备

↓

操作前准备 → 护士携用物至患者床旁，再次核对患者信息并做好解释工作；固定好排痰系统主机；穿戴胸带气囊；连接软导管连接电源

↓

协助患者舒适卧位 ← 患者准备

↓

开机；根据患者耐受情况及治疗反应决定振动频率 ← 排痰仪操作设置 → 参数设置：
1. 治疗频率：8～14HZ
2. 治疗压力：2～4
3. 治疗时间：每次 10～15 分钟，不超过 30 分钟
4. 治疗完成后，关机并取下导气软管和胸带气囊消毒备用

↓

在治疗过程中严密观察患者生命体征，倾听患者的不适主诉 ← 操作中观察

↓

治疗时每 5～10 分钟，停下来咳嗽或清除分泌物

↓

处理用物、洗手记录

高频胸壁震荡排痰仪如图5-19：

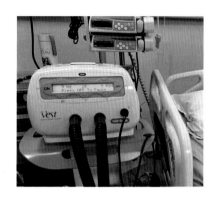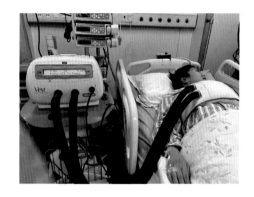

图5-19　高频胸壁震荡排痰仪

注意事项：①患者可穿上1～2件棉T恤，对于躯干部烧伤患者也可覆盖一层棉垫；②患者穿戴胸带以能深呼吸为宜，胸带上缘置于腋下2～3cm；③联合做雾化吸入治疗效果更佳；④治疗应在餐前或餐后2小时进行，以免引起食物反流和呕吐。

禁忌证：患者出现心律失常、血流动力学不稳定或气胸禁用。

5）指导有效咳嗽：针对意识清醒能够配合的患者，指导其采取坐位，身体前倾，先进行5次或6次深呼吸，然后在吸气末屏气1～2秒后用力咳嗽；如果患者咳嗽反射较弱，护士可在患者吸气终末，用手指适当按压患者环状软骨与胸骨交界处，刺激咳嗽和咳痰。

6）呼吸训练：指导患者缩唇呼吸与腹式呼吸联合训练。嘱患者放松腹肌，吸气时尽量挺腹并保持胸部不动，缩唇缓慢呼气，呼气与吸气时间比为2：1或3：1；训练时呼吸频率每分钟7次或8次，每天训练2次，每次10～20分钟。

7）机械吸引法：在患者痰液黏稠或咳嗽无力、痰液不易咳出时，在充分气道湿化前提下，实施叩背或使用振动排痰仪后通过机械负压吸引清除痰液。无吸入性损伤患者按需吸痰，吸入性损伤患者每2～4小时吸痰1次。吸痰时气道分段分次进行，在吸痰所需负压一半的条件下插入吸痰管；第1次吸尽气管套管或气管插管内的痰液，吸痰管插入至所需深度后打开吸痰全负压，边捻搓吸痰管边上提进行吸痰，吸痰管插入深度为气管套管或插管的规格号数对应的长度；第2次为更换吸痰管后，插入吸痰管至气管隆嵴上1～2cm，在吸痰全负压下，边捻搓吸痰管边上提进行吸痰。

8）电子纤维支气管镜吸痰：纤维支气管镜检查可明确吸入性损伤的部位、范围、程度，提高诊断准确率的同时可动态观察黏膜的修复情况，对评估伤情、判断气管套管拔除时机、缩短人工气道放置时间、减少肺部感染有一定意义。

电子纤维支气管镜吸痰操作流程：操作步骤如下流程。

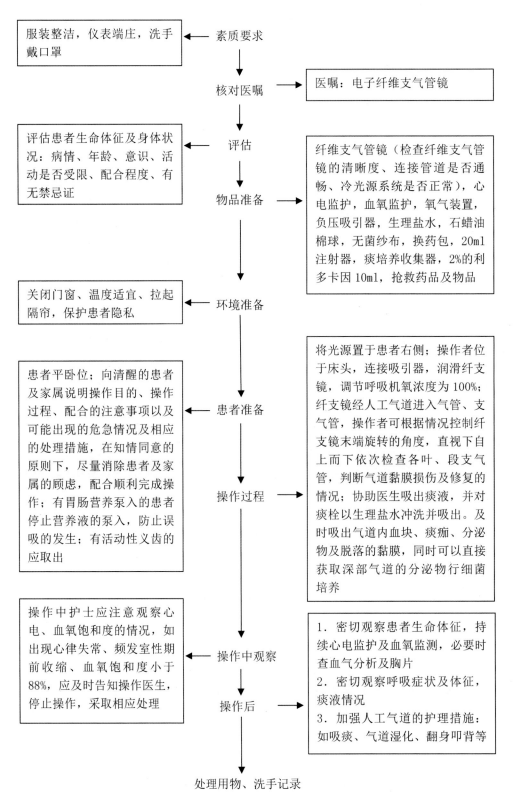

服装整洁，仪表端庄，洗手戴口罩 ← 素质要求

核对医嘱 → 医嘱：电子纤维支气管镜

评估患者生命体征及身体状况：病情、年龄、意识、活动是否受限、配合程度、有无禁忌证 ← 评估

物品准备 → 纤维支气管镜（检查纤维支气管镜的清晰度、连接管道是否通畅、冷光源系统是否正常），心电监护，血氧监护，氧气装置，负压吸引器，生理盐水，石蜡油棉球，无菌纱布，换药包，20ml注射器，痰培养收集器，2%的利多卡因 10ml，抢救药品及物品

关闭门窗、温度适宜、拉起隔帘，保护患者隐私 ← 环境准备

患者平卧位；向清醒的患者及家属说明操作目的、操作过程、配合的注意事项以及可能出现的危急情况及相应的处理措施，在知情同意的原则下，尽量消除患者及家属的顾虑，配合顺利完成操作；有胃肠营养泵入的患者停止营养液的泵入，防止误吸的发生；有活动性义齿的应取出 ← 患者准备

操作过程 → 将光源置于患者右侧；操作者位于床头，连接吸引器，润滑纤支镜，调节呼吸机氧浓度为100%；纤支镜经人工气道进入气管、支气管，操作者可根据情况控制纤支镜末端旋转的角度，直视下自上而下依次检查各叶、段支气管，判断气道黏膜损伤及修复的情况；协助医生吸出痰液，并对痰栓以生理盐水冲洗并吸出。及时吸出气道内血块、痰痂、分泌物及脱落的黏膜，同时可以直接获取深部气道的分泌物行细菌培养

操作中护士应注意观察心电、血氧饱和度的情况，如出现心律失常、频发室性期前收缩、血氧饱和度小于88%，应及时告知操作医生，停止操作，采取相应处理 ← 操作中观察

操作后 → 1．密切观察患者生命体征，持续心电监护及血氧监测，必要时查血气分析及胸片
2．密切观察呼吸症状及体征，痰液情况
3．加强人工气道的护理措施：如吸痰、气道湿化、翻身叩背等

处理用物、洗手记录

注意事项：纤维支气管镜的检查和吸痰需在医护配合下进行。

十一、躯干部位烧伤振动排痰仪使用护理技术

1．目的

（1）促进分泌物及痰液排除。

（2）缓解支气管平滑肌痉挛。

（3）促进局部血液循环，加速淋巴回流，消除水肿，减轻阻塞。

（4）提高血氧浓度。

（5）改善呼吸音。

2．适应证

（1）烧伤患者。

（2）气管切开术后。

（3）呼吸衰竭。

（4）肺不张。

（5）支气管扩张、哮喘。

（6）慢性阻塞性肺气肿。

3．禁忌证

（1）烧伤休克期生命体征不稳。

（2）背部创面未愈和植皮术后。

（3）胸部接触部位皮肤及皮下感染。

（4）肺部肿瘤（包括肋骨及脊柱的肿瘤）及血管畸形。

（5）肺结核、气胸、胸水及胸壁疾病。

（6）未局限的肺脓肿。

（7）出血性疾病或凝血机制异常有发生出血倾向的。

（8）肺部血栓。

（9）肺出血及咯血。

（10）不能耐受震动的疾病。

（11）急性心肌梗死。

（12）心脏病、心室纤颤。

（13）心脏内附壁血栓。

4．用物准备　振动排痰仪、棉垫、一次性纸质叩击罩。

5．操作流程　操作步骤如下流程。

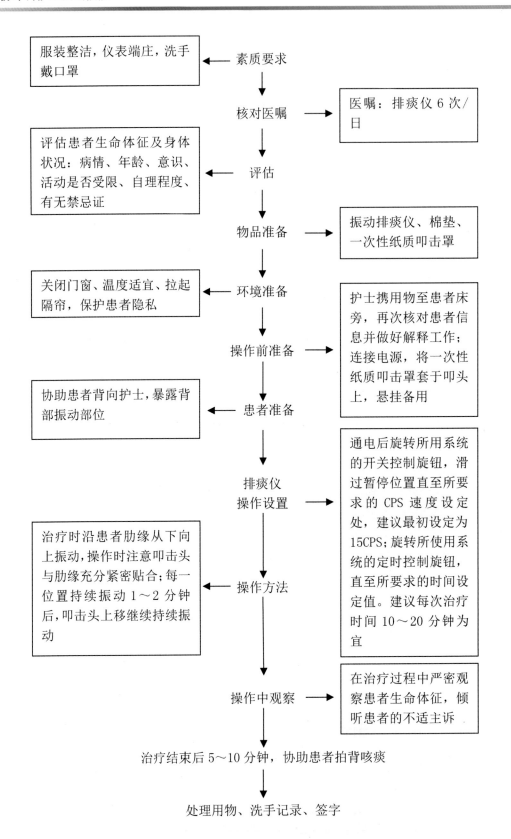

素质要求 → 服装整洁，仪表端庄，洗手戴口罩

核对医嘱 → 医嘱：排痰仪6次/日

评估 → 评估患者生命体征及身体状况：病情、年龄、意识、活动是否受限、自理程度、有无禁忌证

物品准备 → 振动排痰仪、棉垫、一次性纸质叩击罩

环境准备 → 关闭门窗、温度适宜、拉起隔帘，保护患者隐私

操作前准备 → 护士携用物至患者床旁，再次核对患者信息并做好解释工作；连接电源，将一次性纸质叩击罩套于叩头上，悬挂备用

患者准备 → 协助患者背向护士，暴露背部振动部位

排痰仪操作设置 → 通电后旋转所用系统的开关控制旋钮，滑过暂停位置直至所要求的CPS速度设定处，建议最初设定为15CPS；旋转所使用系统的定时控制旋钮，直至所要求的时间设定值。建议每次治疗时间10～20分钟为宜

操作方法 → 治疗时沿患者肋缘从下向上振动，操作时注意叩击头与肋缘充分紧密贴合；每一位置持续振动1～2分钟后，叩击头上移继续持续振动

操作中观察 → 在治疗过程中严密观察患者生命体征，倾听患者的不适主诉

治疗结束后5～10分钟，协助患者拍背咳痰

处理用物、洗手记录、签字

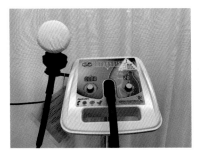

（a）CPS速度设定

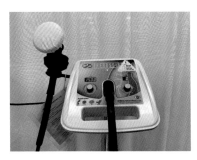

（b）时间设定

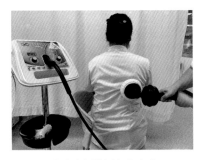

（c）圆形海绵治疗头

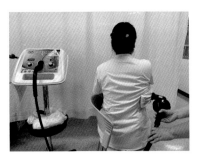

（d）轭状海绵治疗头

图5-20　排痰仪使用护理技术

6. 注意事项

（1）排痰机的基本治疗频率为 15 ～ 35CPS。使用叩击接合器治疗时，频率不能超过 35CPS。

（2）使用海绵轭状叩击头治疗时，不能用叩击接合器，其他叩击头则要用叩击接合器。

（3）使用叩击接合器治疗时，要让叩击接合器上的箭头对向患者的主气道。

（4）为避免交叉感染，应尽量使用一次性叩击头罩。

（5）每日治疗 2 ～ 4 次，餐前 1 ～ 2 小时或餐后 2 小时进行治疗。治疗前可进行 20 分钟雾化吸入治疗，治疗后 5 ～ 10 分钟吸痰。

（6）对于不能忍受叩击的患者，无论何种情况均应选用海绵状叩击头。

（7）对于正在使用其他监护设备的患者，要在使用振动排痰仪前详细了解患者情况，并随时观察监护设备情况。

（8）对于正在进行输液治疗的患者，请在使用振动排痰仪前详细检查有无渗漏、脱针现象。

（9）对于可以行走的患者，在进行叩击治疗前，可以请患者下床活动，以帮助肺部纤毛运动，利于排痰。

（10）对于无自主咳痰能力及昏迷患者，请在使用振动排痰仪前准备好吸痰设备，并在操作中随时观察患者的反应。

（11）对于躯干部烧伤患者需创面愈合后方可使用排痰仪。

7. 知识链接

（1）振动排痰治疗仪的工作原理：根据临床胸部物理治疗原理，在患者身体表面产生特定方向周期变化的治疗力，其中垂直方向治疗力产生的叩击、震颤可促使呼吸道黏膜表面黏液和代谢物松弛和液化；水平方向治疗力产生的定向挤推、震颤帮助已液化的黏液按照选择的方向（如细支气管→支气管→气管）排出体外。

（2）与人工叩背的比较

1）振动排痰仪：低频作用力可穿透皮层、肌肉、组织传达到细小支气管。

2）任何体位均可操作。

3）操作简单省力。

4）无须体位配合。

5）可保持恒定的节率。

6）频率可调力量强劲、平稳、持续。

7）患者易于接受不会疲劳。

8）术后不易引起刀口开裂。

（3）体位引流（postural drainage）：是指采用将病变部位处于高处的体位，通过重力引流并配合使用胸部体疗措施，如叩背、振动排痰等，促使痰液向主支气管流动并排出体外。

第四节　血管通路护理技术

一、经烧伤创面CVC置管护理技术

1. 目的

（1）满足烧伤患者休克期快速补液治疗需要。

（2）预防烧伤休克、监测血流动力学变化、进行静脉营养支持。

（3）保证烧伤治疗各期输液通畅。

（4）减轻患者频繁穿刺痛苦，降低浅静脉穿刺难度；减轻护士工作量，提高护理工作效率。

（5）避免腐蚀性或刺激性药物外渗，导致破损皮肤发生坏死。

（6）导管不易脱出，流速快。

（7）在完成静脉治疗的同时，满足监测中心静脉压或高压注影剂、多通道叠加给药的治疗需求。

2．适应证

（1）烧伤休克期液体复苏阶段。

（2）烧伤脓毒症。

（3）多器官功能障碍治疗时。

（4）烧伤大手术前后。

（5）外周静脉穿刺困难但需长期使用某些对血管有刺激性药物的烧伤患者。

（6）输注高渗、发疱剂及刺激性药物的烧伤患者。

（7）需持续或间断输入已知或可能存在配伍禁忌药物治疗时。

（8）需输血或血液制品的烧伤患者。

（9）需要进行中心静脉压监测（CVP）的烧伤患者。

（10）实施完全胃肠外营养（TPN）治疗的烧伤患者。

（11）进行血液透析、血液滤过和血浆置换的烧伤患者。

（12）进行心导管检查、安装心脏起搏器的烧伤患者。

（13）需要插入漂浮导管进行血流动力学监测的烧伤患者。

3．禁忌证

（1）同侧颈内置管和起搏导线置管。

（2）穿刺部位静脉血栓。

（3）同侧动静脉造瘘管。

（4）穿刺区域的感染、蜂窝组织炎。

（5）上腔静脉压迫综合征。

4．用物准备　CVC 一次性穿刺包、无菌手套 2 副、0.9％氯化钠溶液 500ml、0.9％氯化钠溶液 10ml×2 支、75％酒精 1 瓶、络合碘 1 瓶、无菌棉签 1 包、10cm×12cm 无菌透明敷料 1 张、止血敷料 1 张、正压接头 2 个、CVC 导管标识一张、CVC 导管 1 根、20ml 注射器 3 个、速干手消毒剂 1 瓶、知情同意书 1 份。

5．操作流程　操作步骤如下流程。

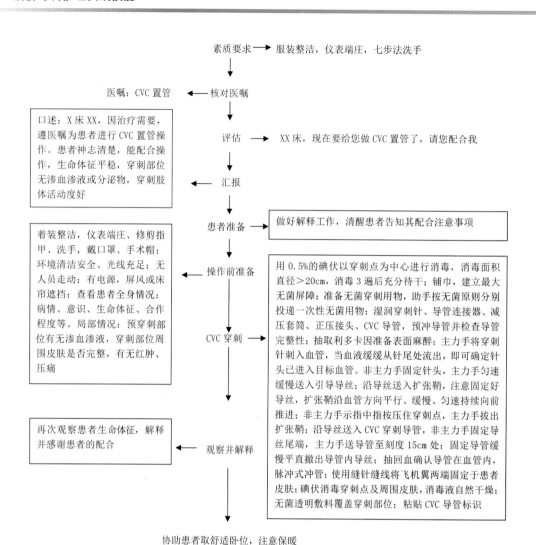

素质要求 → 服装整洁，仪表端庄，七步法洗手

医嘱：CVC 置管 ← 核对医嘱

口述：X 床 XX，因治疗需要，遵医嘱为患者进行 CVC 置管操作。患者神志清楚，能配合操作，生命体征平稳，穿刺部位无渗血渗液或分泌物，穿刺肢体活动度好

评估 → XX 床，现在要给您做 CVC 置管了，请您配合我

汇报

患者准备 → 做好解释工作，清醒患者告知其配合注意事项

着装整洁，仪表端庄、修剪指甲、洗手、戴口罩、手术帽；环境清洁安全、光线充足；无人员走动；有电源、屏风或床帘遮挡；查看患者全身情况：病情、意识、生命体征、合作程度等。局部情况：预穿刺部位有无渗血渗液，穿刺部位周围皮肤是否完整，有无红肿、压痛

操作前准备

CVC 穿刺 → 用 0.5% 的碘伏以穿刺点为中心进行消毒，消毒面积直径＞20cm，消毒 3 遍后充分待干；铺巾，建立最大无菌屏障；准备无菌穿刺用物，助手按无菌原则分别投递一次性无菌用物：湿润穿刺针、导管连接器、减压套筒、正压接头、CVC 导管，预冲导管并检查导管完整性；抽取利多卡因准备表面麻醉；主力手将穿刺针刺入血管，当血液缓缓从针尾处流出，即可确定针头已进入目标血管。非主力手固定针头，主力手匀速缓慢送入引导导丝，沿导丝送入扩张鞘，注意固定好导丝，扩张鞘沿血管方向平行、缓慢、匀速持续向前推进；非主力手示指中指按压住穿刺点，主力手拔出扩张鞘；沿导丝送入 CVC 穿刺导管，非主力手固定导丝尾端，主力手送导管至刻度 15cm 处；固定导管缓慢平直撤出导管内导丝；抽回血确认导管在血管内，脉冲式冲管；使用缝针缝线将飞机翼两端固定于患者皮肤；碘伏消毒穿刺点及周围皮肤，消毒液自然干燥；无菌透明敷料覆盖穿刺部位；粘贴 CVC 导管标识

再次观察患者生命体征，解释并感谢患者的配合 ← 观察并解释

协助患者取舒适卧位，注意保暖

洗手，整理用物，记录，填写手册，穿刺后宣教

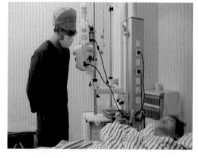

（a）患者评估

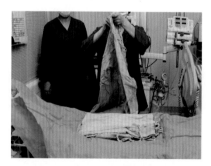

（b）操作者自身准备

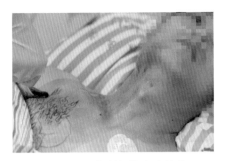

（c）进行穿刺部位皮肤消毒

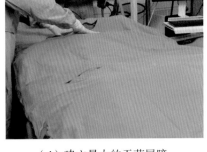

（d）建立最大的无菌屏障

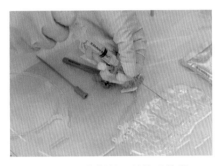

（e）温润穿刺针、导管连接器、
减压套管、肝素帽、CVC导管

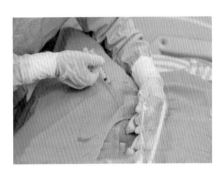

（f）主力手将针尖朝向探头方向，
放置穿刺针，便于静脉穿刺和导丝引入

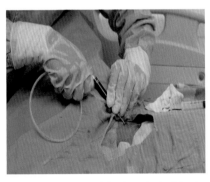

（g）非主力手固定针头，主力手匀速、
缓慢送入引导导丝

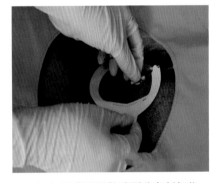

（h）无菌透明敷贴覆盖穿刺部位，
敷贴做无张力固定

图5-21　CVC置管护理技术

6．注意事项

（1）输注脂肪乳、白蛋白、TPN、甘露醇或其他黏滞性等液体后，采用手动冲管方式冲管再续其他液体。

（2）严格无菌操作，根据需要可以在穿刺点处或接头下方垫一小块纱布；因为酒精会腐蚀导管，故采用酒精消毒时防止触碰到导管。

（3）禁止使用小于10ml的注射器冲管给药。

（4）禁止将胶布直接贴于导管上。

（5）禁止将体外导管部分人为地移入体内。

（6）禁止连接器重复使用。

（7）不能耐高压的导管不能用于某些造影检查时高压注射泵推注造影剂。

（8）不能用含有血液和药液混合的盐水冲洗导管。

（9）不能将导管飞机翼部分放在贴膜外，避免导管损伤后细菌进入体内。

（10）经常观察导管滴速，发现滴速减慢时应及时查明原因妥善处理。

（11）经常观察穿刺点有无红肿、硬结、渗出物，应及时做局部处理。

（12）严格按照规定周期更换敷料，置管当天24小时内每2小时观察一次穿刺点渗血情况，均无渗血，次日开始每天观察敷料，每2天更换1次，更换时观察穿刺点及周围皮肤颜色、温度、渗血情况、导管是否移位等，若发现敷料受潮或污染等情况则马上更换并记录，更换敷料时严格遵循无菌操作原则。

（13）烧伤患者深静脉置管处首选正常皮肤处，当不可避开烧伤创面时尽量选择远离感染的创面、气管切开处或开放性手术创面，大面积烧伤患者紧急情况下首选股静脉置管。

（14）不经过创面导管留置时间不超过5天，可通过颈内静脉置管；置管时间可能超过时可选择锁骨下静脉置管。

（15）对于躁动患者、不配合的小儿患者或穿刺点周围有创面皮肤不完整者应用缝合方式固定导管翼，穿刺点用浸湿0.5%的碘伏棉球覆盖，再用浸湿0.5%碘伏的纱布敷料覆盖穿刺部位，最外层裹上弹力绷带。

（16）体温监测，每天监测患者体温，突然变化时，及时与医师沟通处理。

（17）加强穿刺点周围创面护理，穿刺点周围的创面用无菌纱布包裹，以免创面细菌在穿刺点繁殖。

（18）每半个月对导管入口处皮肤创口进行细菌、真菌培养。

（19）一旦置管期间出现不明原因的发热、寒战、皮肤黏膜淤斑等症状，应考虑为败血症，应立即拔除导管，做血细菌培养及药敏试验，及早给予足量、广谱抗生素治疗。

7. 知识链接

（1）烧伤患者导管性血流感染（catheter related blood stream infection，CRBSI）的概念：CRBSI是指带有血管内导管或者拔除血管内导管48小时内的患者出现菌血症或真菌血症，并伴有发热（＞38℃）、寒战或低血压等感染表现，除血管内留置的导管外没有其他明确的感染源。

（2）烧伤患者CRBSI的预防：在置管和更换敷料时严格遵守手卫生操作和施行无菌操作是预防CRBSI最重要的措施，其他的预防措施包括选择恰当的置管部位、合适的导管类型，置管时采取屏障保护，严格的置管部位护理，不需要导管时及时拔除。

（3）CRBSI 的处理：怀疑或明确诊断 CRBSI，应该拔除深静脉导管；需要继续使用深静脉导管的患者，如果伴有 CRBSI 所致脓毒症、脓毒症休克、感染性心内膜炎、感染性深静脉血栓等，建议更换部位重新置管；不伴有其他并发症的 CRBSI，可选择导管补救措施（即通过导管予以全身使用抗生素，并使用抗生素封管，具体抗生素种类取决于定植的微生物，在使用恰当的抗生素治疗 72 小时后应做 2 次血微生物培养，如果 2 次培养结果均呈阳性，提示应移出导管）或原位重新置管。

二、经烧伤创面CVC维护技术

1. 目的

（1）保证导管留置时长。

（2）提高输液安全性和护理服务质量，增加患者满意度。

（3）预防导管相关性血流感染，减少并发症。

（4）保持管道的通畅。

2. 标准维护方式

（1）穿刺后 24 小时更换敷料，纱布敷料建议每 8 小时更换一次，每次使用碘伏消毒置管周围皮肤，每周更换 2～3 次。

（2）大面积烧伤患者全身大换药后或透明敷料卷边、松动或脱落等污染时随时更换。

（3）烧伤患者康复期，治疗间歇期每 7 天一次。

（4）在每次静脉输液、给药后或输注血液或血制品以及输注 TPN 后。

3. 维护时刻

（1）输液前：用 10～20ml 0.9％氯化钠溶液冲管，确认导管通畅后再输液。

（2）输液后：输液完后，以连续脉冲方式注入 0.9％氯化钠溶液 20ml，当剩余最后 0.5～1ml 溶液时，边直推注射器的活塞边分离注射器（即脉冲冲管加正压封管）。

4. 维护内容

（1）皮肤清洁消毒、更换敷料、保持清洁。

（2）穿刺点及周围皮肤的观察。

（3）更换正压接头、保证导管正压封管。

（4）冲洗导管、保持导管通畅。

（5）并发症的处理。

5. 用物准备　一次性无菌换药包 1 个，络合碘和 75％酒精各 1 瓶，无菌棉签 1 包，10cm×12cm 透明敷料 1 张、治疗巾（隔湿）1 块，治疗盘 1 个，弯盘 1 个，无粉手套 2 双，肝素帽或正压接头 1 个，纸胶布 1 卷，必要时备纳米银抗菌凝胶或百多邦凝胶。

6. 操作流程 操作步骤如下流程。

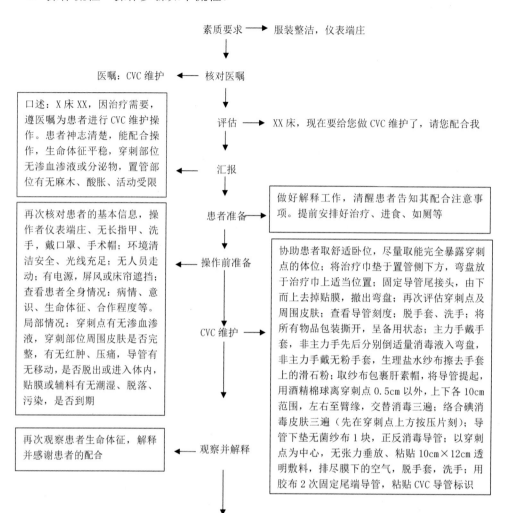

素质要求 ⟶ 服装整洁，仪表端庄

↓

医嘱：CVC 维护 ⟵ 核对医嘱

↓

口述：X 床 XX，因治疗需要，遵医嘱为患者进行 CVC 维护操作。患者神志清楚，能配合操作，生命体征平稳，穿刺部位无渗血渗液或分泌物，置管部位有无麻木、酸胀、活动受限 ⟵ 评估 ⟶ XX 床，现在要给您做 CVC 维护了，请您配合我

↓

汇报

↓

患者准备 ⟶ 做好解释工作，清醒患者告知其配合注意事项。提前安排好治疗、进食、如厕等

↓

再次核对患者的基本信息，操作者仪表端庄、无长指甲、洗手、戴口罩、手术帽；环境清洁安全、光线充足；无人员走动；有电源，屏风或床帘遮挡；查看患者全身情况：病情、意识、生命体征、合作程度等。局部情况：穿刺点有无渗血渗液、穿刺部位周围皮肤是否完整，有无红肿、压痛，导管有无移动，是否脱出或进入体内，贴膜及辅料有无潮湿、脱落、污染，是否到期 ⟵ 操作前准备

↓

CVC 维护 ⟶ 协助患者取舒适卧位，尽量取能完全暴露穿刺点的体位；将治疗巾垫于置管侧下方，弯盘放于治疗巾上适当位置；固定导管尾接头，由下而上去掉贴膜，撤出弯盘；再次评估穿刺点及周围皮肤；查看导管刻度；脱手套、洗手；将所有物品包装撕开，呈备用状态；主力手戴手套，非主力手先后分别倒适量消毒液入弯盘，非主力手戴无粉手套，生理盐水纱布擦去手套上的滑石粉；取纱布包裹肝素帽，将导管提起，用酒精棉球离穿刺点 0.5cm 以外，上下各 10cm 范围，左右至臂缘，交替消毒三遍；络合碘消毒皮肤三遍（先在穿刺点上方按压片刻）；导管下垫无菌纱布 1 块，正反消毒导管；以穿刺点为中心，无张力垂放、粘贴 10cm×12cm 透明敷料，排尽膜下的空气，脱手套，洗手；用胶布 2 次固定尾端导管，粘贴 CVC 导管标识

↓

再次观察患者生命体征，解释并感谢患者的配合 ⟵ 观察并解释

↓

协助患者取舒适卧位，注意保暖

↓

洗手，整理用物，记录，填写手册，穿刺后宣教

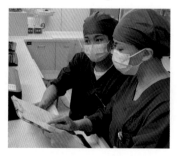
（a）操作者核对医嘱，并签字

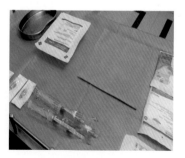
（b）所有无菌物品均在有效期内，符合操作要求

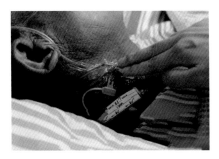

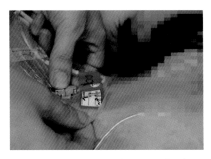

（c）评估穿刺点及周围皮肤、　　　　　　（d）撕除贴膜，注意防止导管脱出
导管固定情况、导管功能和留置的必要性

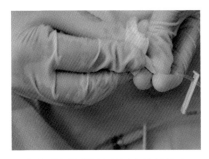

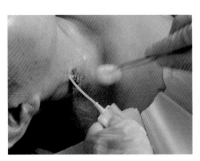

（e）使用酒精棉片用力擦拭接头　　　　　（f）酒精棉球清洁皮肤，
注意不要触碰导管

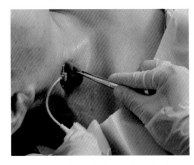

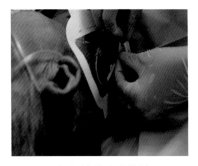

（g）消毒穿刺点周围皮肤　　　　　　　　（h）粘贴透明敷料

图5-22　CVC维护技术

7. 注意事项

（1）如果治疗中：脂肪乳、白蛋白、全肠外营养（total parenteral nutrition, TPN）、甘露醇或其他黏滞性液体等一定要手动冲管再接后一组输液，不能直接接其他液体或靠重力静脉滴注方式冲管。

（2）0.9%氯化钠溶液或肝素稀释溶液用量：成人用量20ml；儿童用量6ml；特别限制生理盐水用量患者减半。

（3）消毒过程要严格无菌操作；根据需要可以在穿刺点处或接头下方垫一小块纱布；酒精对导管材质有损害，用酒精消毒时不要碰导管。

（4）禁止使用小于 10ml 的注射器冲管给药。

（5）禁止将胶布直接贴于导管上。

（6）禁止将体外导管部分人为地移入体内。

（7）禁止连接器重复使用。

（8）不能耐高压的导管不能用于某些造影检查时高压注射泵推注造影剂。

（9）不能用含有血液和药液混合的 0.9%氯化钠溶液冲洗导管。

（10）不能将导管蓝色部分放在贴膜外，避免导管损伤后细菌进入体内。

（11）经常观察导管滴速，发现滴速减慢时应及时查明原因妥善处理。

（12）经常观察穿刺点有无红肿、硬节、渗出物，应及时做局部处理。

（13）敷料严格按照规定的周期更换。置管当天 24 小时内每 2 小时观察一次穿刺点渗血情况，均无渗血，次日开始每天观察敷料，每 8～24 小时更换 1 次，更换时观察穿刺点及周围皮肤颜色、温度、渗血情况、导管是否有脱位等，若发现敷料受潮或污染等情况则马上更换并记录，更换敷料时严格遵循无菌操作原则。

（14）体温监测：每天监测患者体温，突然升高时，与医师及时沟通处理。

（15）加强穿刺点周围创面护理，穿刺点周围的创面用无菌纱布包裹，以免创面细菌在穿刺点繁殖。

（16）每半个月对导管入口处皮肤创口进行细菌、真菌培养。

（17）一旦置管期间出现不明原因的发热、寒战、皮肤黏膜淤斑等症状，应考虑为败血症，应立即拔除导管，做血细菌培养及药敏试验，及早给予足量、广谱抗生素治疗。

8．知识链接

（1）烧伤患者覆盖敷料的选择：烧伤患者置管后，根据置管处是否经过创面而选择不同的敷料覆盖，经过创面或于创面附近置管。创面渗液较多、易感染，应选用无菌纱布或抗菌敷料覆盖；经正常皮肤处置管，可选择透明敷料覆盖。

（2）烧伤患者皮肤消毒剂的选择：烧伤患者深静脉置管或维护时应最大限度建立无菌操作屏障，经深度烧伤创面置管或维护时消毒剂可选用 20g/L 碘酊消毒，而经浅度烧伤创面置管选用氯己定或其他含碘消毒液，研究显示每天 3 次使用 5g/L 碘伏消毒置管周围皮肤后，再外用莫匹罗星软膏，可有效减少 CRBSI 的发生率。

（3）烧伤患者深静脉置管部位的选择：烧伤患者深静脉置管处首选正常皮肤处，当不可避开烧伤创面时尽量选择远离感染的创面、气管切开处或开放性手术创面。大面积烧伤患者紧急情况下首选股静脉置管。

三、经烧伤创面PICC置管护理技术

1．目的

（1）满足烧伤患者休克期的补液治疗需要。

（2）保证烧伤治疗各期输液通畅。

（3）减轻患者频繁穿刺痛苦，降低浅静脉穿刺难度；减轻护士工作量，提高护理工作效率。

（4）避免腐蚀性或刺激性药物外渗，加重破损皮肤的坏死。

（5）导管不易脱出，流速快。

（6）在完成静脉治疗的同时，满足监测中心静脉压或高压注射造影剂、多通道叠加给药的治疗需求。

（7）降低患者导管相关性血流感染率，减少并发症。

2．适应证

（1）中、大面积烧伤患者，全身瘢痕的患者。

（2）中长期静脉输液、治疗时间超过 7 天。

（3）需持续输入腐蚀性或刺激药物、发疱剂、肠外营养液等。

（4）pH ＜ 5 或＞ 9 的液体或药物、渗透压＞ 600mOsm/L 的液体。

（5）外周血管条件差、缺乏外周静脉通路或穿刺部位受限的患者。

（6）长期需要间歇治疗者。

（7）危重烧伤患者或小儿。

3．禁忌证

（1）绝对禁忌证

1）上腔静脉压迫综合征患者。

2）确诊或疑似导管相关性血流感染、菌血症者、创面有多重耐药菌感染者。

3）感染性心内膜炎者。

4）确诊或疑似导管器材过敏者。

（2）相对禁忌证

1）上腔静脉压迫综合征患者。

2）严重的凝血功能异常者。

3）乳腺癌根治术患侧手臂。

4）预置置管部位拟行放疗或有放射治疗史、血管外科手术史、血栓栓塞者。

5）血栓性静脉炎、上腔静脉置管血液透析、安装起搏器者。

6）预置置管部位或全身皮肤感染或不能完成穿刺或不便固定者。如穿刺点及周围皮肤烧伤。

4. 用物准备 PICC 一次性穿刺包、止血带 1 根、无菌手套 2 付、500ml 0.9％氯化钠溶液 1 瓶、100ml 0.9％氯化钠溶液 1 瓶、75％酒精 1 瓶、络合碘 1 瓶、无菌棉签 1 包、10cm×12cm 无菌透明敷料 1 张（或无菌纱布 1 包）、止血敷料 1 张、正压接头 1 个、PICC 导管标识 1 张、PICC 导管 1 根、20ml 注射器 3 支、速干手消毒剂 1 瓶、医用绷带 1 卷、卷尺 1 卷、知情同意书 1 份、风险评估单 1 份、术后告知书 2 份。

5. 操作流程 操作步骤如下流程。

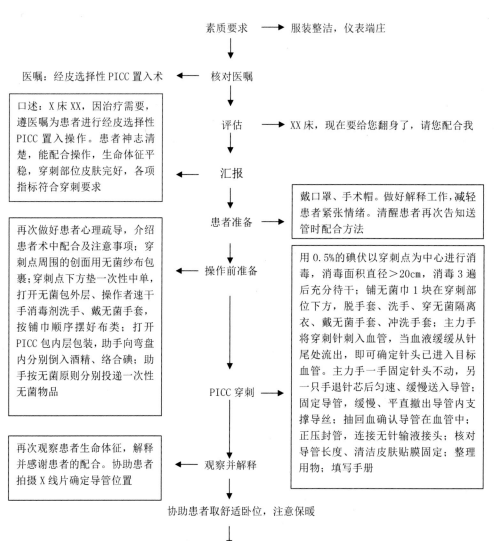

协助患者取舒适卧位，注意保暖

洗手，整理用物，记录，填写手册，穿刺后宣教

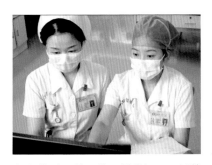

（a）核对医嘱，遵医嘱进行PICC置管

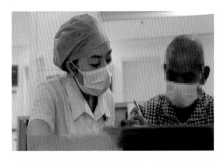

（b）告知可能出现的意外、并发症及其
风险，使患者充分知情并理解后签字

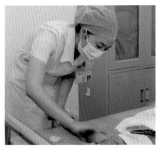

（c）选择最佳穿刺部位，
首选肘上贵要静脉

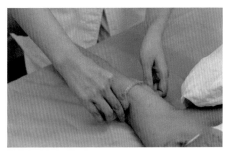

（d）病情允许，宜采用半坐卧位或
平卧位，使患者上臂外展，与躯干呈90°角

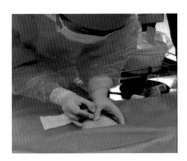

（e）主力手将穿刺针刺入血管

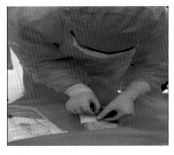

（f）另一只手退针芯后匀速、
缓慢送入导管

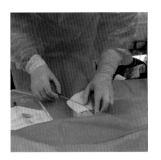

（g）固定导管，缓慢、
平直撤出导管内支撑导丝

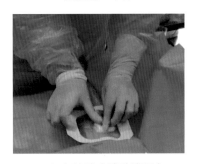

（h）清洁皮肤贴膜固定

图5-23　PICC置管护理技术

6. 注意事项

（1）遵医嘱置管。

（2）必须持证置管，只有接受过PICC专业培训与考核，且有5年以上临床经验的护士，才能置PICC导管；PICC置管护士每年应接受相关知识的培训。

（3）严格掌握置管的禁忌证和适应证。

（4）大面积烧伤患者抵抗力低下、容易发生感染，因此在置管、换管、输液、配液中都要严格无菌操作。

（5）对于不合作患者如躁动、小儿等，置管前遵医嘱镇静，提高置管成功率、减少出血量。

（6）导管送入肩部附近，嘱患者向穿刺侧偏头，下颌贴紧锁骨上缘，过瘦、不配合患者或颈部烧伤患者由助手协助压迫颈内外静脉或抬高床头60°～90°，防止PICC导管误入颈静脉。

（7）轻柔、匀速缓慢送入导管。如送管困难患者紧张情绪，或停止片刻，再试行送管。

（8）置管过程中，与患者交流，严密观察患者病情变化，尤其使用镇静药患者。

（9）有凝血功能障碍的患者，警惕穿刺点出血，注意改善凝血功能，穿刺点使用止血敷料，并加压包扎。

（10）置管后在导管上标示置管时间、日期、置管者、置入长度、外露长度、腿／臂围。

（11）定时观察；穿刺点及PICC导管性行程周围皮肤组织有无红、肿、热、痛、渗液、渗血、硬结或变色；上肢置管侧肢体有无肩膀、颈部酸胀、麻木，下肢置管侧肢体有无肿胀。

（12）置管完毕，通过X线片确定导管尖端位置。

（13）烧伤患者有可能是在植皮后或瘢痕不稳定期进行穿刺，常规的更换方法易导致新植皮肤损伤、出血，影响皮肤存活，又增加患者的疼痛。可用无菌0.9％氯化钠棉球湿润贴膜四周，采用边湿润边撕贴膜的方法，使贴膜潮湿、卷边、黏度降低，易松动。

（14）置管后应详细记录置管信息。

（15）对于创面潮湿，躁动患者、不配合的小儿患者应用缝合方式固定导管翼。

（16）每半个月对导管入口处皮肤创口进行细菌、真菌培养。

（17）PICC导管使用前后应使用封管液冲管，冲管液的量为导管和附加装置容量的2倍。封管液应根据导管类型、患者过敏史、输入的液体选择生理盐水或肝素盐水定期封管，使用肝素液封管时要注意有无血小板减少的症状及体征，以及输入液是否和肝素有配伍禁忌，肝素的浓度应为不引起系统抗凝且保持导管通畅的最低浓度，儿科患者应使用 1～10U/ml 的肝素稀释液。

（18）一旦置管期间出现不明原因的发热、寒战、皮肤黏膜淤斑等症状，应考虑为败血症，应立即拔除导管，做血细菌培养及药敏试验，及早给予足量、广谱抗生素治疗。

7．知识链接

（1）烧伤创面置管穿刺点保护：在创面下置管，在无菌操作原则下采用络合碘消毒，外涂纳米银抗菌凝胶或百多邦凝胶，棉球压迫穿刺点，小方纱保护，用透明敷料进行固定，弹力绷带加压包扎；或消毒周围创面后，穿刺点用浸湿 0.5% 的碘伏棉球覆盖，再用浸湿 0.5% 碘伏的纱布敷料覆盖穿刺部位，最外层裹上弹力绷带。对于创面周围潮湿、躁动患者、不配合的小儿患者应用缝合方式固定导管翼。

（2）烧伤患者置管敷料的更换时间：敷料严格按照规定的周期更换。常规是穿刺后 24 小时更换敷料，纱布敷料每 48 小时更换一次，透明敷料 7 天更换一次，透明敷料卷边、松动或脱落等污染时随时更换。烧伤患者创面易感染细菌，纱布敷料应每 8 小时更换一次，透明敷料每周更换 2～3 次。

（3）外测量长度操作方法：患者取仰卧位穿刺侧上臂外展与躯体垂直 90°，用软尺从右上肢预穿刺点沿静脉走向到对侧左侧胸锁关节外侧缘加所得长度为右上肢预置管长度，从左上肢预穿刺点沿静脉走向到对侧右侧胸锁关节外侧加所得长度为左上肢预置管长度。下腔静脉入路的 PICC 置管测量方法：预置管方法为从预穿刺点沿静脉走向量至腹股沟中点，再经脐部到剑突连线，总距离即为导管预置长度。患者平卧于置管床上，穿刺侧肢体外展弯曲，均选择大腿股静脉为置管静脉，穿刺点从腹股沟下移 10～20cm。测量穿刺点至腹股沟中点连线距离的中点处腿围，同时测对侧大腿同一水平处腿围并记录。

四、超声引导下经烧伤创面PICC置管护理技术

1．目的

（1）满足烧伤患者休克期的补液治疗需要。

（2）保证烧伤治疗各期输液通畅。

（3）减轻患者频繁穿刺痛苦，降低浅静脉穿刺难度；减轻护士工作量，提高护理工作效率。

（4）避免腐蚀性或刺激性药物外渗，加重破损皮肤的坏死。

（5）导管不易脱出，流速快。

（6）在完成静脉治疗的同时，满足监测中心静脉压或高压注影剂、多通道叠加给药的治疗需求。

（7）降低患者导管相关性血流感染率，减少并发症。

2．适应证

（1）中、大面积烧伤患者、全身瘢痕的患者。

（2）血管条件差，盲穿难度大，全身血容量不足的患者。

（3）中长期静脉输液、治疗时间超过 7 天。

（4）需持续输入腐蚀性或刺激药物、发疱剂、肠外营养液等。

（5）pH ＜ 5 或 ＞ 9 的液体或药物、渗透压 ＞ 600mOsm/L 的液体。

（6）外周血管条件差、缺乏外周静脉通路或穿刺部位受限的患者。

（7）长期需要间歇治疗者。

（8）危重烧伤患者或小儿。

3．禁忌证

（1）绝对禁忌证

1）上腔静脉压迫综合征患者。

2）确诊或疑似导管相关性血流感染、菌血症者、创面有多重耐药菌感染者。

3）感染性心内膜炎者。

4）确诊或疑似导管器材过敏者。

（2）相对禁忌证

1）上腔静脉压迫综合征患者。

2）严重的凝血功能异常者。

3）乳腺癌根治术患侧手臂。

4）预置置管部位拟行放疗或有放射治疗史、血管外科手术史、血栓栓塞者。

5）血栓性静脉炎、上腔静脉置管血液透析、安装起搏器者。

6）预置置管部位或全身皮肤感染或不能完成穿刺或不便固定者。如穿刺点及周围皮肤烧伤。

4．用物准备　导针器、插管鞘包、PICC 一次性穿刺包、电极贴 3 片、心电监护器 1 台、超声引导器 1 台、止血带 1 根、无菌手套 2 付、500ml 生理盐水 1 瓶、0.9％氯化钠溶液 100ml、75％酒精 1 瓶、络合碘 1 瓶、无菌棉签 1 包、10cm×12cm 无菌透明敷料 1 张、止血敷料 1 张、正压接头 1 个、PICC 导管标识 1 张、PICC 导管 1 根、20ml 注射器 3 支、速干手消毒剂 1 瓶、医用绷带 1 卷、卷尺 1 卷、知情同意书 1 份、风险评估单 1 份、术后告知书 2 份。

5．操作流程　操作步骤如下流程。

素质要求 → 服装整洁，仪表端庄

医嘱：超声引导下 PICC 置入术 ← 核对医嘱

口述：X 床 XX，因治疗需要，遵医嘱为患者进行 PICC 置入操作。患者神志清楚，能配合操作，生命体征平稳，穿刺部位皮肤完好，各项指标符合穿刺要求

评估 → XX 床，现在要给您置入 PICC 了，请您配合我

汇报

患者准备 → 戴口罩、手术帽。做好解释工作，询问患者是否有耦合剂过敏等，清醒患者再次告知送管时配合方法

再次做好患者心理疏导，将超声引导仪器摆放于合适位置，使操作者在目视屏幕情况下方便操作，选择血管和穿刺点；穿刺点周围的创面用无菌纱布包裹；穿刺点下方垫一次性中单，打开无菌包外层，操作者速干手消毒剂洗手、戴无菌手套，按铺巾顺序摆好布类；打开 PICC 包内层包装，助手向弯盘内分别倒入酒精、络合碘；助手按无菌原则分别投递一次性无菌物品。安放无菌探头罩无菌罩于探头之上，无菌罩和探头之间不可以有气泡，用橡胶圈固定牢固

操作前准备

PICC 穿刺 → 按照 PICC 置入时的消毒与铺巾方法做好消毒与无菌区域的准备；安装导针器，根据血管深度选择导针器规格，安装在探头处的凸起处，选择好穿刺针，置于导针器上；在穿刺点处涂抹耦合剂，在超声引导下，再次定位血管，将选择好的血管影像固定在穿刺点的中央位置，左手固定好探头，保持探头位置垂直于皮肤，右手取穿刺针，操作者双眼目视超声仪屏幕进行静脉穿刺，在超声显示屏上，可在血管内看见一白色亮点，血从针尾处缓缓流出，即为穿刺针已进入血管。左手固定穿刺针，右手取导丝置入穿刺针，导丝入血管后，固定穿刺针保持不动，小心移开探头，随即降低进针角度，松开止血带，继续推送导丝；穿刺点处用 2% 利多卡因局部麻醉，0.1～0.2ml 皮内注射，扩皮刀于导丝上方于导丝成平行角度做皮肤切开沿导丝送入插管鞘，固定好导丝；固定好插管鞘，将导管至插管鞘内缓慢推送，将心电监护仪 LA、LL 正确连接于患者皮肤处，助手协助操作者用导丝连接 RA 接头，操作者缓慢推注生理盐水，并观察心电监护仪上心电图变化，并适当调整导管长度，当 P 波位于 R 波 1/2 处时，即为最佳位置；将导管与支撑导丝的金属柄分离，缓慢平直撤出支撑导丝，保留导管体外长度 5～6cm；垂直剪断导管；将减压套套套入导管内。再将导管连接到连接器翼型部分的金属柄上；正压封管；安装正压接头；核对导管长度、清洁皮肤贴膜固定；整理用物；填写手册

再次观察患者生命体征，解释并感谢患者的配合。协助患者拍摄 X 线片确定导管位置

观察并解释

协助患者取舒适卧位，注意保暖

洗手，整理用物，记录，填写手册，穿刺后宣教

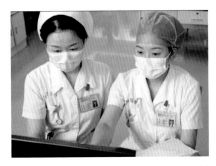

（a）核对医嘱，遵医嘱进行 PICC 置管

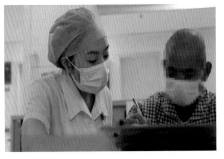

（b）告知可能出现的意外、并发症及其风险，使患者充分知情并理解后签字

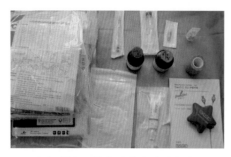

（c）所有无菌物品均在有效期内，
符合操作要求

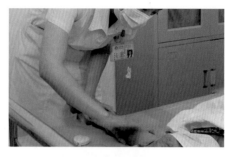

（d）选择最佳穿刺部位，首选肘上
贵要静脉

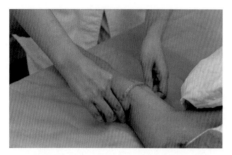

（e）病情允许，宜采用半坐卧位或平卧位，
患者上臂外展，与躯干呈90°角

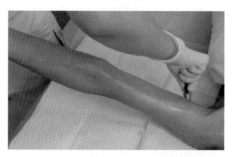

（f）以穿刺点为中心，擦拭消毒穿
刺点及周围皮肤，直径≥20cm

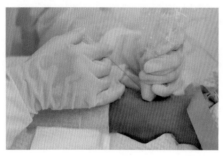

（g）针尖斜面朝向探头，使探头贴合皮
肤，主力手将针尖对准探头中线位置

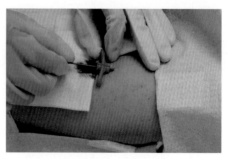

（h）送管过程中，注意与患者交流，
观察患者病情变化

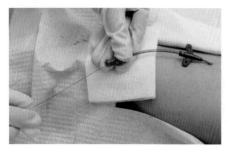

（i）固定导管，缓慢、平直撤出
导管内支撑导丝

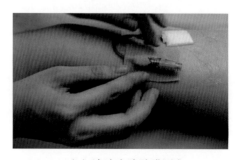

（j）清洁皮肤贴膜固定

图5-24　超声引导下PICC置管护理技术

6．注意事项

（1）遵医嘱置管。

（2）必须持证置管，只有接受过 PICC 专业培训与考核，且有 5 年以上临床经验的护士，才能置 PICC 导管；PICC 置管护士每年应接受相关知识的培训。

（3）严格掌握置管的禁忌证和适应证。

（4）大面积烧伤患者抵抗力低下、容易发生感染，因此在置管、换管、输液、配液中都要严格无菌操作。

（5）对于不合作患者如躁动、小儿等，置管前遵医嘱镇静，提高置管成功率、减少出血量。

（6）导管送入肩部附近，嘱患者向穿刺侧偏头，下颌贴紧锁骨上缘，过瘦、不配合患者或颈部烧伤患者由助手协助压迫颈内外静脉或抬高床头 60°～90°，防止 PICC 导管误入颈静脉。

（7）轻柔、匀速缓慢送入导管。如送管困难患者紧张情绪，或停止片刻，再试行送管。

（8）置管过程中，与患者交流，严密观察患者病情变化，尤其使用镇静药患者。

（9）有凝血功能障碍的患者，警惕穿刺点出血，注意改善凝血功能，穿刺点使用止血敷料，并加压包扎。

（10）置管后在导管上标示置管时间、日期、置管者、置入长度、外露长度、腿／臂围。

（11）定时观察；穿刺点及 PICC 导管性行程周围皮肤组织有无红、肿、热、痛、渗液、渗血、硬结或变色；上肢置管侧肢体有无肩膀、颈部酸胀、麻木，下肢置管侧肢体有无肿胀。

（12）置管完毕，通过 X 线片确定导管尖端位置。

（13）敷料严格按照规定的周期更换。常规是穿刺后 24 小时更换敷料，纱布敷料每 48 小时更换一次，透明敷料 7 天更换一次，透明敷料卷边、松动或脱落等污染时随时更换。烧伤患者创面易感染细菌，纱布敷料每 8 小时更换一次，透明敷料每周更换 2～3 次。

（14）烧伤患者有可能是在植皮后或瘢痕不稳定期进行穿刺，常规的更换方法易导致新植皮肤损伤、出血，影响皮肤存活，又增加患者的疼痛。可用无菌 0.9% 氯化钠棉球湿润贴膜四周，采用边湿润边撕贴膜的方法，使贴膜潮湿、卷边、黏度降低，易松动。

（15）置管后应详细记录置管信息。

（16）对于躁动患者、不配合的小儿患者应用缝合方式固定导管翼。

（17）每半个月对导管入口处皮肤创口进行细菌、真菌培养。

（18）PICC 导管使用前后应使用封管液冲管，冲管液的量为导管和附加装置容量的 2 倍。封管液应根据导管类型、患者过敏史、输入的液体选择生理盐水或肝素盐水定期封管，使用肝素液封管时要注意有无血小板减少的症状及体征，以及输入液是否和肝素有配伍禁忌，肝素的浓度应为不引起系统抗凝且保持导管通畅的最低浓度，儿科患者应使用 1 ～ 10U/ml 的肝素盐水。

（19）一旦置管期间出现不明原因的发热、寒战、皮肤黏膜淤斑等症状，应考虑为败血症，应立即拔除导管，做血细菌培养及药敏试验，及早给予足量、广谱抗生素治疗。

7．知识链接

（1）心电定位：将心电监护仪 LA、LL 正确连接于患者皮肤处，助手协助操作者用导丝连接 RA 接头，操作者缓慢推注生理盐水，并观察心电监护仪上心电图变化，并适当调整导管长度，当 P 波位于 R 波 1/2 处时，即为最佳位置。

（2）B 超引导下置管穿刺失败：穿刺操作完成后暂不松开止血带，将 B 超探头重新放置在靶血管上，轻轻活动针头，从屏幕上看到针头亮点，了解穿刺针具体位置。可能有以下三种情况。

1）穿刺针亮点在血管下方：则穿刺针可能已经穿透血管，此时应缓慢向上向后稍许回抽针头观察针尖亮点回位至血管内时，同时观察回血，如回血通畅可重新送入导丝。

2）穿刺针亮点在血管上方：此时应将穿刺针稍微向下继续穿刺。

3）穿刺针亮点在血管内：可尝试调整针头角度，同时观察穿刺针尾端回血情况，如回血通畅，穿刺针亮点在血管内，可继续送入导丝。为了避免疼痛及对血管、组织的损伤，一般不建议反复调整穿刺针位置。

（3）盲穿或 B 超引导下置管引导导丝送入不畅。

1）导丝不在血管内：一并退出穿刺针和导丝，压迫穿刺点 10 分钟后重新穿刺。

2）导丝在血管内：但有可能进入血管分支时，先撤出一段导丝，再缓慢送入。在无法确定导丝送入不畅的原因时，应将导丝连同穿刺针一起拔出，更换部位重新穿刺，并确认穿刺成功后送入导丝。

3）导丝因静脉瓣阻挡而送入不畅：可将导丝撤回一部分后再重新送入。

注意：送导丝有阻力，却又退不出时，不要强行用力退导丝，应暂缓并调整方向，将导丝连同穿刺针一起退出，以免针尖斜面切割导丝，使导丝断入体内；拔出导丝后也应该检查导丝的完整性。

4）调整 B 超导引针的针尖方向，使标识在上，然后送入导丝。

五、经烧伤创面PICC维护技术

1．目的

（1）PICC 导管的维护是影响导管留置的重要环节。

（2）规范的 PICC 维护可提高输液安全性，提高护理服务质量，增加患者满意度。

（3）规范的 PICC 维护可预防导管相关性血流感染，减少并发症。

（4）保持管道的通畅。

2．标准维护方式

（1）穿刺后 24 小时更换敷料，纱布敷料每 48 小时更换一次，烧伤患者创面易感染细菌纱布敷料每 8 小时更换一次，透明敷料每周更换 2～3 次。

（2）大面积烧伤患者全身大换药后或透明敷料卷边、松动或脱落等污染时随时更换。

（3）烧伤患者康复期，治疗间歇期每 7 天一次。

（4）在每次静脉输液、给药后或输注血液或血制品以及输注 TPN 后。

3．维护时刻

（1）输液前：用 10～20ml 0.9％氯化钠溶液冲管，确认导管通畅后再输液。

（2）输液后：输液完后，用 20ml 0.9％氯化钠溶液以连续脉冲方式注入生理盐水，当剩余最后 0.5～1ml 溶液时，边直推注射器的活塞边分离注射器（即脉冲冲管加正压封管）。

4．维护内容

（1）皮肤清洁消毒、更换敷料、保持清洁。

（2）穿刺点及周围皮肤的观察。

（3）更换正压接头、保证导管正压封管。

（4）冲洗导管、保持导管通畅。

（5）并发症的处理。

5．用物准备 PICC 维护包（无菌中单 2 块、无菌弯盘 2 个、无菌钳 2 把、速干消毒剂 1 瓶、无菌棉球 10 个、无菌纱布 5 块、小方纱 1 块）、0.9％氯化钠溶液 100ml、75％酒精 1 瓶、络合碘 1 瓶、医用棉签 1 包、无粉手套 1 双、10cm×12cm 无菌透明敷料 1 张、无菌输液胶贴 1 张、肝素帽或正压接头输液接头 1 个、20ml 注射器 1 支、长期维护手册 1 本、卷尺 1 把、笔 1 支、弯盘 1 个、治疗盘 1 个、胶布 1 卷、中单 1 块、必要时备纳米银抗菌凝胶或百多邦凝胶。

6．操作流程 操作步骤如下流程。

素质要求 ——→ 服装整洁, 仪表端庄

医嘱: PICC 维护 ←—— 核对医嘱

口述: X 床 XX, 因治疗需要, 遵医嘱为患者进行 PICC 维护操作。患者神志清楚, 能配合操作, 生命体征平稳, 穿刺部位无渗血渗液或分泌物, 穿刺肢体活动度好

评估 ——→ XX 床, 现在要给您做 PICC 维护了, 请您配合我

汇报

患者准备 ——→ 将《长期维护手册》放置于床头柜方便查看, 做好解释工作, 清醒患者告知其配合注意事项

再次观察患者生命体征, 解释并感谢患者的配合。协助患者拍摄 X 线片确定导管位置 ←—— 操作前准备

操作前准备 ——→ 暴露导管穿刺部位, 手臂下垫一次性治疗巾, 自下而上去除敷料, 可采用边湿润边撕贴膜的方法; 查看导管刻度, 观察穿刺点有无红、肿或渗出物; 消毒生理盐水瓶塞, 在治疗台上打开无菌包, 操作者自行取用无菌物品; 主力手戴无菌手套, 非主力手固定生理盐水, 主力手持 20ml 注射器, 抽吸适量生理盐水。主力手持弯盘; 非主力手先后分别倒适量消毒液入弯盘; 非主力手戴无菌手套, 先取一块纱布擦去手套上的滑石粉后, 再取出其中一块无菌巾, 铺于患者所穿刺肢体下面; 用酒精棉球消毒距穿刺点 1cm 以外皮肤, 方法及范围同 PICC 穿刺, 消毒导管、灰色固定翼一遍, 垫无菌纱布于导管下方 (涂擦导管外露部分正反交替), 更换无菌纱布。左手持无菌纱布包住导管上方, 右手持纱布拧开并同纱布一起去掉原有肝素帽或正压接头, 右手持一个酒精小方纱 (稍干) 顺时针旋转式消毒导管接头螺纹部分 7~15 圈 (20 秒), 将导管接头放置在无菌纱布上; 正压接头排气待用, 拧上新的正压接头, 脉冲冲洗导管并正压封管; 络合碘待干, 离穿刺点 1cm 处将白色固定翼摆放好; 将蓝色导管摆放成"?"状, 以无菌胶布固定白色固定翼、尾端灰色翼形 (主要是方便摆放导管); 无张力垂放, 粘贴透明贴膜, 注意塑形, 排尽贴膜下的空气, 导管蓝色部分全部置入贴膜下, 脱手套, 洗手。用胶布固定导管外露部分, 粘贴 PICC 导管标识

核对患者的《长期护理手册》; 着装整洁, 仪表端庄、无长指甲、戴口罩、手术帽; 环境清洁安全、光线充足; 无人员走动; 有电源、屏风或床帘遮挡; 查看患者全身情况: 病情、意识、生命体征、合作程度等。局部情况: 穿刺点有无渗血渗液, 穿刺部位周围皮肤是否完整, 有无红肿、压痛, 导管有无移动, 是否脱出或进入体内, 贴膜或辅料有无潮湿、脱落、污染, 是否到期。测量臂围并记录 ←—— PICC 维护

观察并解释

协助患者取舒适卧位, 注意保暖

洗手, 整理用物, 记录, 填写手册, 穿刺后宣教

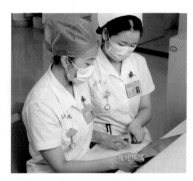

（a）核对医嘱

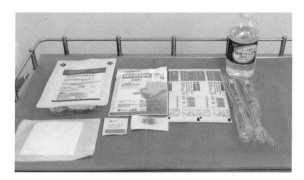

（b）所有无菌物品均在有效期内, 符合操作要求

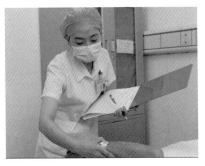

（c）核对患者床号、姓名、ID号

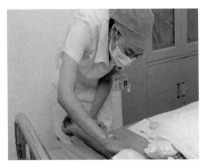

（d）评估穿刺点及周围皮肤有无
感染征象、导管固定情况、导管
功能和留置的必要性

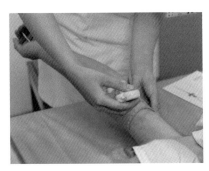

（e）测量双侧臂围，测量的方法
是：肘横纹上10cm处测量

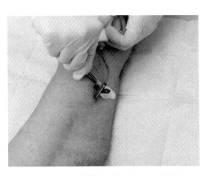

（f）主力手持酒精棉球离穿刺点
0.5～1cm处开始消毒

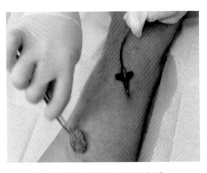

（g）消毒穿刺处周围皮肤

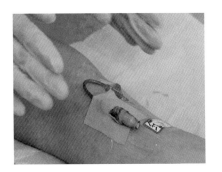

（h）固定

图5-25　PICC维护技术

7．注意事项

（1）如果治疗中：脂肪乳、白蛋白、TPN、甘露醇或其他黏滞性液体等一定要手动冲管再接后一组输液，不能直接接其他液体或靠重力静脉滴注方式冲管。

（2）生理盐水或肝素盐水用量：成人用量20ml；儿童用量6ml；特别限制生理盐水用量患者减半；在日常冲洗导管时，无须每次检验回血。多次检验回血会加快导管内壁血凝积累，最终导致导管阻塞。

（3）消毒过程要严格无菌操作；根据需要可以在穿刺点处或接头下方垫一小块纱布；酒精对导管材质有损害，用酒精消毒时不要碰导管。

（4）禁止使用小于10ml的注射器冲管给药。

（5）禁止将胶布直接贴于导管上。

（6）禁止将体外导管部分人为地移入体内。

（7）禁止连接器重复使用。

（8）不能耐高压的导管不能用于某些造影检查时高压注射泵推注造影剂。

（9）不能用含有血液和药液混合的盐水冲洗导管。

（10）不能将导管蓝色部分放在贴膜外，避免导管损伤后细菌进入体内。

（11）经常观察导管滴速，发现滴速减慢时应及时查明原因妥善处理。

（12）经常观察穿刺点有无红肿、硬节、渗出物，应及时做局部处理。

（13）敷料严格按照规定的周期更换。置管当天24小时内每2小时观察一次穿刺点渗血情况，均无渗血，次日开始每天观察敷料，每2天更换1次，更换时观察穿刺点及周围皮肤颜色、温度、渗血情况、导管是否有脱位等，若发现敷料受潮或污染等情况则马上更换并记录，更换敷料时严格遵循无菌操作原则。

（14）对于躁动患者、不配合的小儿患者或穿刺点周围有创面皮肤不完整者应用缝合方式固定导管翼，穿刺点用浸湿0.5%的碘伏棉球覆盖，再用浸湿0.5%碘伏的纱布敷料覆盖穿刺部位，最外层裹上弹力绷带。

（15）体温监测：每天监测患者体温，突然升高时，与医师及时沟通处理。

（16）加强穿刺点周围创面护理，穿刺点周围的创面用无菌纱布包裹，以免创面细菌在穿刺点繁殖。

（17）每半个月对导管入口处皮肤创口进行细菌、真菌培养。

（18）一旦置管期间出现不明原因的发热、寒战、皮肤黏膜淤斑等症状，应考虑为败血症，应立即拔除导管，做血细菌培养及药敏试验，及早给予足量、广谱抗生素治疗。

8. 知识链接

（1）活动：适度活动，促进血液循环。①置管当天手臂不能过分用力，避免穿刺点出血。置管后4～6小时开始做松拳、握拳运动，每日至少3～5次，每次100下；②置管不会影响到日常工作和生活，可做轻微的家务，如擦桌扫地、洗碗、洗菜等；③置管侧手臂不宜做肩关节大幅度甩手运动、游泳、打羽毛球和打网球、做引体向上和托举哑铃等持重锻炼，避免置管侧手臂做重体力活动，以不超过一热水瓶的重量为准。选择锻炼方式时应避免举重、引体向上等活动，平时生活中避免用这条胳膊提重物。

（2）沐浴：选择沐浴，禁用盆浴或泡浴。沐浴前先用家用保鲜膜在置管穿刺点上下10cm处缠绕3～4圈，然后用胶带或橡皮筋闭好保鲜膜的上缘和下缘，确认封闭是否妥善，无误后再进行淋浴。如冬天洗澡时间较长，保鲜膜内水蒸气较多，洗浴前应先把一块毛巾包裹在穿刺部位，然后再包裹保鲜膜，沐浴后应检查贴膜有无浸水松动，如有应及时至医院更换贴膜。

（3）告知患者导管材质是否耐高压，如不属于耐高压材质当做CT或MRI检查时，不要在此管中用高压泵推造影剂，否则会引起导管破损。

（4）出院期间的维护：携带PICC患者应每周定时进行PICC导管的冲管、换贴膜等专业护理，不要擅自自行处理。

（5）如出院后出现以下情况，请及时与原插管医院或就近在当地医院寻求帮助。①冲洗导管有阻力，不通畅；②穿刺点有渗液；③穿刺点渗血，按压无效；④穿刺部位出现局部发红、发热、肿胀、疼痛，有分泌物；⑤导管外移或脱出；⑥发热＞38℃；⑦置管侧手臂臂围增粗＞2cm。

（6）发生紧急情况的处理：假如导管断裂或破损，在导管断裂处上方或靠近穿刺点处将导管折起，并用胶布固定。至医院进一步处理，将断裂部分的导管一同带到医院。

六、经烧伤创面PVC置管护理技术

1. 目的

（1）建立静脉通道，抢救生命。

（2）纠正水、电解质失衡。

（3）输入药物，达到治疗疾病的目的。

（4）用于静脉途径的治疗。

2. 适应证

（1）用于输注非刺激性、非发疱性、非高渗性药物。

（2）需分次用药或保留静脉通道随时用药的患者。

（3）预计输液治疗时长小于1周的患者。

3. 禁忌证

（1）穿刺部位皮肤感染、静脉炎、血肿、渗出／外渗。

（2）静脉有闭塞不畅者。

（3）静脉高营养治疗。

（4）长期静脉输液。

（5）pH＜5或PH＞9的药物，渗透压大于900mOsm/L的药物。

4. 用物准备　治疗车、输液盘（0.5%的有效碘或2%葡萄糖酸氯已定乙醇、无菌棉签、胶布）、执行单或PDA、静脉留置针（根据血管情况和药液性质选择合适型号的留置针）、必要时备自黏性弹力绷带、输液接头、无菌透明敷料或纱布敷料、无菌注射器、输液器、药液、止血带、免洗手消液、清洁手套、清洁治疗巾、利器盒、医疗废物桶、生活垃圾桶。

5. 操作流程　操作步骤如下流程。

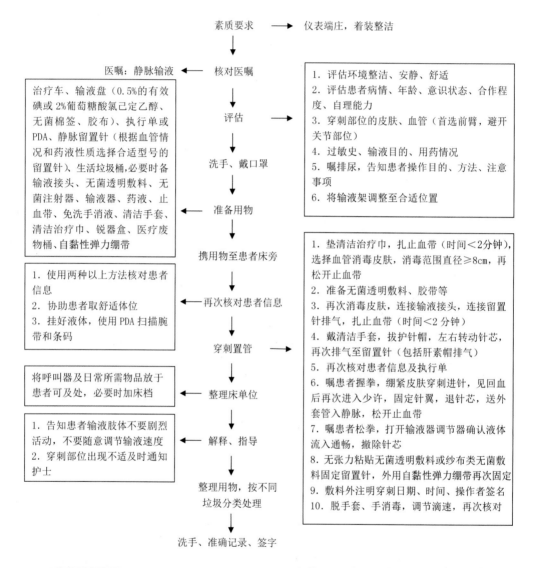

素质要求 → 仪表端庄，着装整洁

医嘱：静脉输液 ← 核对医嘱

治疗车、输液盘（0.5%的有效碘或2%葡萄糖酸氯己定乙醇、无菌棉签、胶布）、执行单或PDA、静脉留置针（根据血管情况和药液性质选择合适型号的留置针）、生活垃圾桶，必要时备输液接头、无菌透明敷料、无菌注射器、输液器、药液、止血带、免洗手消液、清洁手套、清洁治疗巾、锐器盒、医疗废物桶、自黏性弹力绷带

评估

1. 评估环境整洁、安静、舒适
2. 评估患者病情、年龄、意识状态、合作程度、自理能力
3. 穿刺部位的皮肤、血管（首选前臂，避开关节部位）
4. 过敏史、输液目的、用药情况
5. 嘱排尿，告知患者操作目的、方法、注意事项
6. 将输液架调整至合适位置

洗手、戴口罩

准备用物

携用物至患者床旁

1. 使用两种以上方法核对患者信息
2. 协助患者取舒适体位
3. 挂好液体，使用PDA扫描腕带和条码

再次核对患者信息

穿刺置管

1. 垫清洁治疗巾，扎止血带（时间＜2分钟），选择血管消毒皮肤，消毒范围直径≥8cm，再松开止血带
2. 准备无菌透明敷料、胶带等
3. 再次消毒皮肤，连接输液接头，连接留置针排气，扎止血带（时间＜2分钟）
4. 戴清洁手套，拔护针帽，左右转动针芯，再次排气至留置针（包括肝素帽排气）
5. 再次核对患者信息及执行单
6. 嘱患者握拳，绷紧皮肤穿刺进针，见回血后再次进入少许，固定针翼，退针芯，送外套管入静脉，松开止血带
7. 嘱患者松拳，打开输液器调节器确认液体流入通畅，撤除针芯
8. 无张力粘贴无菌透明敷料或纱布类无菌敷料固定留置针，外用自黏性弹力绷带再次固定
9. 敷料外注明穿刺日期、时间、操作者签名
10. 脱手套、手消毒，调节滴速，再次核对

将呼叫器及日常所需物品放于患者可及处，必要时加床档

整理床单位

1. 告知患者输液肢体不要剧烈活动，不要随意调节输液速度
2. 穿刺部位出现不适及时通知护士

解释、指导

整理用物，按不同垃圾分类处理

洗手、准确记录、签字

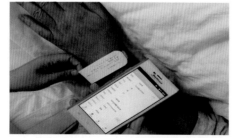

（a）核对患者信息

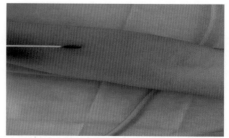

（b）选择血管、消毒

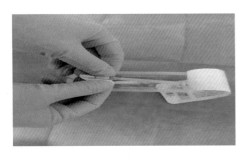

（c）转动针芯

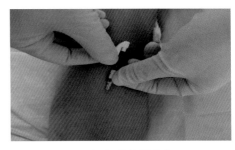

（d）穿刺退针芯

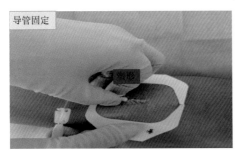

（e）贴透明敷料：塑形

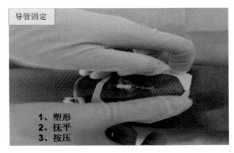

（f）贴透明敷料：抚平、按压

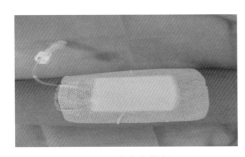

（g）贴纱布敷料

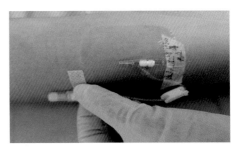

（h）固定留置针尾端

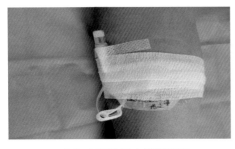

（i）自黏性弹力绷带固定

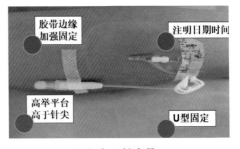

（j）留置针全景

图5-26 PVC置管护理技术

6. 注意事项

（1）严格无菌操作和"无菌非接触技术"，严格查对制度。

（2）外周留置针型号选择：新生儿、儿童和老年人通常选择22～26G，成人输液和输血时选择 20 ~ 24G，当需要快速输液时，如创伤患者，应使用更大规格的外周留置针（16 ~ 20G）。

（3）注意配伍禁忌，刺激性强及特殊药物，应在确知针头已刺入静脉内时再加药。以下情况不宜经留置针输液：持续输注腐蚀性药物、肠外营养、pH < 5 或 > 9 的液体或药物等。

（4）根据病情需要，有计划地安排输液顺序，以尽快达到治疗效果。

（5）长期输液者，注意保护和合理使用静脉。成人宜选择上肢静脉作为穿刺部位。除必要外，避免使用下肢静脉进行穿刺，避开静脉瓣、关节部位以及瘢痕、炎症、硬结、有感染的末端位置及受损伤的静脉（如之前外渗或渗出的部位以及曾行手术的部位）。避免穿刺做过腋窝淋巴清扫、淋巴水肿或动静脉瘘／人工血管的上肢静脉、接受放射疗法后患侧或发生脑血管意外后偏瘫侧肢体。

（6）外周静脉留置针穿刺时穿刺处的皮肤消毒范围直径应 ≥ 8cm，应待消毒液自然干燥后再进行穿刺。导管固定选择黏性低的敷料，护理中防意外脱管。

（7）对小儿、老人或不合作者输液时，加强观察；如滴速不畅、回血要及时查找原因，排除故障。如果发生静脉炎、渗出或堵塞的迹象，要拔除留置针。

（8）留置时间：一般情况下成人静脉留置时间为 72 ~ 96 小时，或根据局部评估情况适当延长，儿童留置时间可视情况延长，或遵从产品说明书。穿刺成功后，在贴膜上注明穿刺时间、日期、穿刺者姓名。

7. 知识链接

（1）血管通路装置计划：制定血管通路的治疗计划时应考虑外周静脉的保护。在满足治疗方案的前提下，选择管径最细、内腔最少、创伤性最小的导管装置。

（2）"无菌非触摸技术"（ANTT®）：一种特定和全面的无菌技术，具有独特的理论－实践框架，基于最初的关键技术和关键现场保护的概念，通过将标准预防措施，如手卫生和使用个人防护设备与适当的无菌现场管理、非触摸技术和消毒用品相结合来实现。它是为所有侵入性临床程序和侵入性医疗设备的管理而设计的。在输液治疗的背景下，包括血管通路装置（VAD）的放置和管理以及输液管理。

（3）药物渗出与药物外渗处理原则

1）药物渗出：静脉输液过程中，非腐蚀性药液进入静脉管腔以外的周围组织。

2）药物外渗：静脉输液过程中，腐蚀性药液进入静脉管腔以外的周围组织。

3）处理原则：①应立即停止在原部位输液，抬高患肢，及时通知医师，给予对症处理；②观察渗出或外渗区域的皮肤颜色、温度、感觉等变化及关节活动和患肢远端血运情况并记录。

七、经烧伤创面PVC维护技术

1. 目的

（1）维持导管完整、通畅。

（2）防止导管意外脱落。

（3）保护血管通路装置，防止并发症发生。

（4）减少患者痛苦。

（5）减轻护士工作量。

2. 适应证

（1）静脉管路通畅、在位。

（2）延长导管留置时间。

（3）减少并发症。

3. 禁忌证

（1）导管堵塞。

（2）发生静脉外渗、静脉炎等。

（3）穿刺点有炎症、感染。

4. 用物准备　治疗车、输液盘内（酒精棉球或酒精棉片、透明敷贴或胶布、输液贴、弯盘、一次性5ml注射器、0.9%氯化钠溶液10ml/支×2支、或预充式注射器）、自黏性弹力绷带、免洗手消液，必要时备纱布、肝素帽、利器盒、医疗废物桶、生活垃圾桶。

5. 操作流程　操作步骤如下流程。

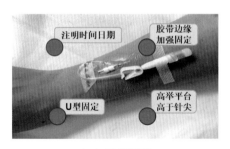

（a）导管情况

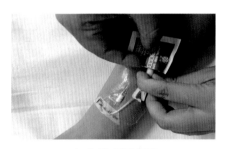

（b）消毒肝素帽

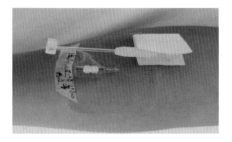

（c）连接输液管前

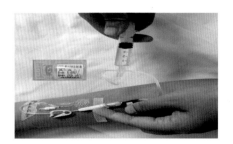

（d）冲管

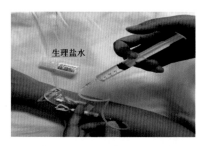

生理盐水

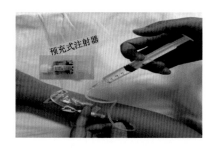

预充式注射器

（e）（生理盐水）正压封管　　　（f）（预充式注射器）正压封管

图5-27　PVC维护技术

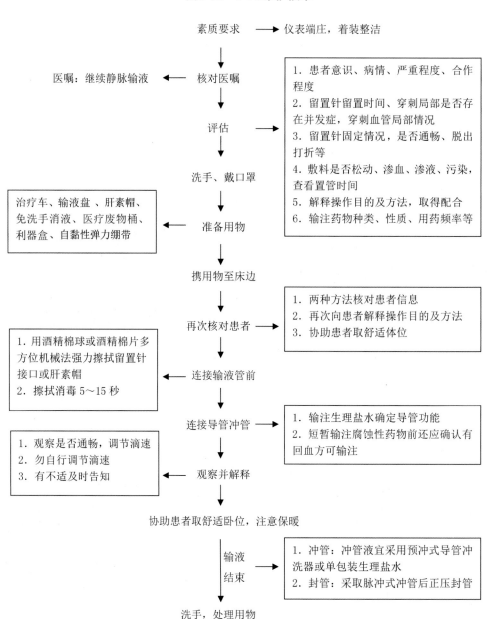

素质要求 ⟶ 仪表端庄，着装整洁

医嘱：继续静脉输液 ← 核对医嘱

评估 ⟶
1. 患者意识、病情、严重程度、合作程度
2. 留置针留置时间、穿刺局部是否存在并发症，穿刺血管局部情况
3. 留置针固定情况，是否通畅、脱出打折等
4. 敷料是否松动、渗血、渗液、污染，查看置管时间
5. 解释操作目的及方法，取得配合
6. 输注药物种类、性质、用药频率等

洗手、戴口罩

治疗车、输液盘、肝素帽、免洗手消液、医疗废物桶、利器盒、自黏性弹力绷带 ← 准备用物

携用物至床边

再次核对患者 ⟶
1. 两种方法核对患者信息
2. 再次向患者解释操作目的及方法
3. 协助患者取舒适体位

1. 用酒精棉球或酒精棉片多方位机械法强力擦拭留置针接口或肝素帽
2. 擦拭消毒5~15秒 ← 连接输液管前

连接导管冲管 ⟶
1. 输注生理盐水确定导管功能
2. 短暂输注腐蚀性药物前还应确认有回血方可输注

1. 观察是否通畅，调节滴速
2. 勿自行调节滴速
3. 有不适及时告知 ← 观察并解释

协助患者取舒适卧位，注意保暖

输液结束 ⟶
1. 冲管：冲管液宜采用预冲式导管冲洗器或单包装生理盐水
2. 封管：采取脉冲式冲管后正压封管

洗手，处理用物

6. 注意事项

（1）严格无菌操作和"无菌非接触技术"。肝素帽或无针接头每次使用前进行摩擦消毒。

（2）经静脉输注药物前宜通过输注生理盐水确定导管在位。

（3）无菌纱布敷料应至少每2天更换一次，如为烧伤创面上置管每8小时更换一次；纱布敷料＋透明敷料，同纱布敷料处理。

（4）若穿刺部位发生渗液、渗血应及时更换敷料，穿刺部位发现敷贴潮湿污染、有血迹、卷边，与皮肤脱离，应及时更换。

（5）透明敷料应以穿刺点为中心无张力粘贴。敷料或固定装置应与皮肤紧密贴合。对黏胶过敏、皮肤完整性受损患者，可选用水胶体等治疗性敷料或纱布＋自黏性弹力绷带。更换透明敷料后，注明使用日期和更换日期。

（6）静脉留置针不应常规用于采血，短期应用除外。导管放置期间避免沐浴，防止水渗入敷料引起感染。不得在置有留置针的一侧肢体上端使用血压袖带和止血带。

（7）尽量避免肢体下垂，防血液回流阻塞。患者翻身移位时注意保护，以防导管滑出。

（8）封管时采取脉冲式正压冲管，延长管"U"型固定。

7. 知识链接

（1）输液接头更换时机：输液接头内有血液残留或有残留物；完整性受损或被取下；在血管通路装置血液培养取样之前；明确被污染时；三通接头与输液装置一起更换。

（2）拔管时机：临床治疗不需要使用静脉导管时，应及时拔除；不宜仅以留置时间长短作为静脉导管拔除依据；外周静脉导管出现并发症时应拔除。

（3）脉冲式冲管技术：选择10ml注射器或预冲式导管冲洗器，用0.9%氯化钠溶液脉冲（推－停－推连续推注，每次推注1ml）的方法冲洗导管。正压封管技术：传统注射器（非预冲式导管冲洗器）内保留少量（如0.5～1ml）冲管液，边推边拔针，防止注射器胶塞变形引起血液回流；预冲式导管冲洗器，在冲管后针栓用力一推到底。冲管、夹闭和断开连接的顺序由输液接头的类型决定。

（4）导管冲管液量应为导管及附加装置内腔容积总和的2倍以上。输注血液及血制品、TPN等黏滞性液体需加大冲管液量；封管液量应为导管及附加装置管腔容积的1.2倍。

八、经烧伤创面静脉切开置管护理技术

1. 目的　短时间内快速建立静脉通路，进行补液、抗休克、注射药物等治疗，是维持患者生命、实施抢救性治疗的基本前提。

2．适应证

（1）病情紧急如急性失血、休克等急需输血、输液，但静脉穿刺极其困难时。

（2）需较长时间维持静脉输液，而表浅静脉和深静脉穿刺有困难或已堵塞者。

（3）施行某些特定检查，如心导管检查等。

3．禁忌证

（1）穿刺部位皮肤有炎症或静脉炎。

（2）已有血栓形成。

（3）有出血倾向者。

4．用物准备　无菌静脉切开包、无菌静脉导管包、2%葡萄糖氯己定醇溶液（必要时准备碘伏溶液）、利多卡因0.1g、治疗车、无菌纱布、缝合线、透明敷料、输液器、治疗巾、手术衣、0.9%氯化钠溶液50ml、无菌手套2副。

5．操作流程　操作步骤如下流程。

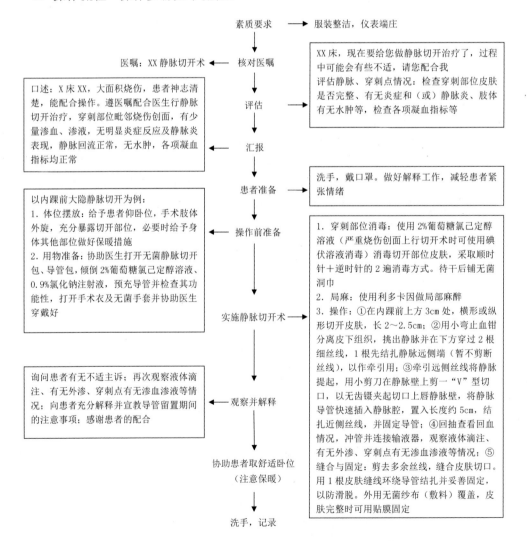

6. 注意事项

（1）合理选择静脉及穿刺部位，充分评估，条件允许的情况下尽量远离烧伤创面。

（2）置管前皮肤消毒、穿刺置管、输液接头、导管维护等各环节均需要严格无菌操作，预防导管相关性血流感染的发生。

（3）做横行切口时不可切太深，以免损伤血管。

（4）分离皮下组织时应仔细，以免损伤静脉。

（5）剪开静脉壁时，剪刀口应斜向近心端，且不可太深，以免剪断静脉。

（6）妥善固定导管，避免打折，防止牵拉、脱管。

（7）导管留置时间原则上不超过 3 天，如系硅胶管，留置时间可稍长。定时给予 0.9%氯化钠溶液 15 ～ 20ml 脉冲式冲管、正压封管。根据患者的凝血功能情况，必要时遵医嘱使用肝素稀释液封管。

（8）导管留置期间加强观察，若发生静脉炎、穿刺点脓性分泌物等情况应立即拔除导管。

7. 知识链接

（1）导管相关性血流感染：导管相关性血流感染（catheter-related blood stream infection，CRBSI）是指留置导管 48 小时内或拔出导管后 48 小时内，患者出现菌血症或真菌血症，并伴发热（＞ 38℃）、寒战或低血压等感染表现，且除血管导管感染外没有其他明确的感染源。实验室微生物学检查显示外周静脉血培养细菌或真菌阳性，或从导管段和外周血培养出相同种类、相同药敏结果的致病菌。

集束化干预策略，即对医护人员持续进行标准化和规范性的操作培训、严格质量控制管理与预防措施体系、严格手卫生、置管时建立最大的无菌屏障、葡萄糖氯己定醇溶液消毒皮肤、选择最佳置管位置及每日评估是否需要保留导管等可降低中心静脉导管相关性血流感染的发生率和病原菌数。

（2）脉冲式冲管、正压封管技术：脉冲式封管，即采取推一下停一下的冲管方式，对于大于等于两腔的静脉导管，需同一操作者、同时、同一只手操作，防止因压力不同导致血液回流至其他腔系内，从而引起堵管。

正压封管，对于头端连接正压接头的导管，应在脉冲式冲管的基础上优先断开注射器后再夹闭导管；普通输液接头应采用边推封管液边退针的方法，注意封管液推注速度宜慢，以减少对血管壁的冲击力，让封管液充满整个管腔，使套管内保持正压，剩余 2ml 封管液时应继续缓慢匀速推注，同时关闭开关，再拔出针头，可确保小开关至针尖部维持正压，即双重正压封管。

（3）血培养标本的规范采集：血培养采集指征：①发热（体温≥ 38℃）或低温（体温＜ 36℃）；②寒战；③白细胞增多（＞ 10.0×10^9/L）；④粒细胞减少（＜ 1.0×10^9/L）；⑤血小板减少；⑥皮肤、黏膜出血；⑦昏迷；⑧多器官功能衰竭等。

采集时机的选择：各类抗菌药物使用前，尤其是患者发生寒战时采集。

血培养阳性检测率与采集标本数呈正比，即采集的培养瓶越多，阳性检测率越高。当怀疑有导管相关性血流感染发生时，抽取血培养时应至少采集两套，其中一套自导管内采集，当导管段和外周血培养出相同种类、相同药敏结果的致病菌时可确定为导管相关性血流感染，需尽快拔除导管并给予针对性处理。

九、经烧伤创面静脉切开维护技术

1．目的

（1）抢救生命，保证静脉通路在位、通畅液体快速输入。

（2）在短期内将大量液体输入体内。

（3）避免强刺激、高浓度药物所致无菌性静脉炎的发生。

（4）保持创周干燥、清洁。

（5）减少患者痛苦。

2．适应证

（1）需要长时间输液，而深浅静脉穿刺困难者。

（2）静脉导管在位、通畅。

（3）减少导管相关性并发症。

（4）观察穿刺点。

3．禁忌证

（1）静脉周围皮肤有炎症或有静脉炎。

（2）已有血栓形成或有出血倾向者。

（3）置管部位渗漏、输液不畅、堵管者。

（4）置管部位有红肿、压痛、分泌物等。

（5）导管脱出。

4．用物准备　治疗车、换药包（内有换药碗2只、棉球数个、镊子2、血管钳、弯盘）、清洁治疗巾、胶布、碘伏、无菌纱布、无菌外科手套（2副）、绷带或自黏性弹力绷带、无菌剪刀，必要时备银离子敷料、肝素帽、10ml以上注射器、0.9%氯化钠溶液、免洗手消液、锐器盒、医疗废物桶、生活垃圾桶。

5．操作流程　操作步骤如下流程。

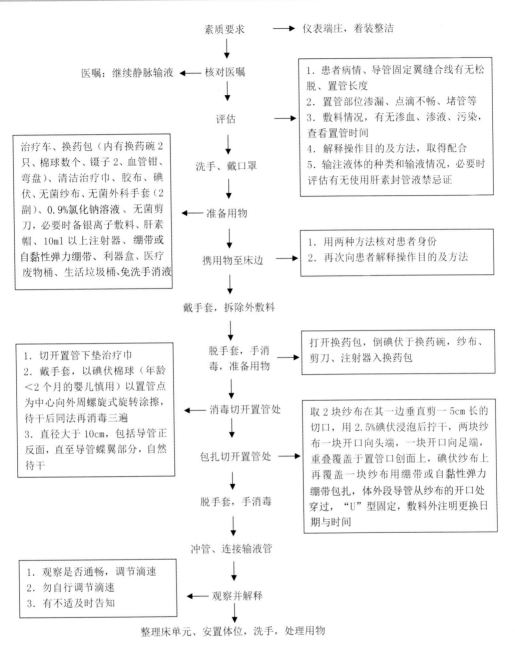

素质要求 → 仪表端庄，着装整洁

医嘱：继续静脉输液 ← 核对医嘱

评估 →
1. 患者病情、导管固定翼缝合线有无松脱、置管长度
2. 置管部位渗漏、点滴不畅、堵管等
3. 敷料情况，有无渗血、渗液、污染，查看置管时间
4. 解释操作目的及方法，取得配合
5. 输注液体的种类和输液情况，必要时评估有无使用肝素封管液禁忌证

洗手、戴口罩

治疗车、换药包（内有换药碗2只、棉球数个、镊子2、血管钳、弯盘）、清洁治疗巾、胶布、碘伏、无菌纱布、无菌外科手套（2副）、0.9%氯化钠溶液、无菌剪刀，必要时备银离子敷料、肝素帽、10ml以上注射器、绷带或自黏性弹力绷带、利器盒、医疗废物桶、生活垃圾桶、免洗手消液 ← 准备用物

携用物至床边 →
1. 用两种方法核对患者身份
2. 再次向患者解释操作目的及方法

戴手套，拆除外敷料

脱手套，手消毒，准备用物 → 打开换药包，倒碘伏于换药碗，纱布、剪刀、注射器入换药包

1. 切开置管下垫治疗巾
2. 戴手套，以碘伏棉球（年龄<2个月的婴儿慎用）以置管点为中心向外周螺旋式旋转涂擦，待干后同法再消毒三遍
3. 直径大于10cm，包括导管正反面，直至导管蝶翼部分，自然待干 ← 消毒切开置管处

包扎切开置管处 → 取2块纱布在其一边垂直剪一5cm长的切口，用2.5%碘伏浸泡后拧干，两块纱布一块开口向头端，一块开口向足端，重叠覆盖于置管口创面上，碘伏纱布上再覆盖一块纱布用绷带或自黏性弹力绷带包扎，体外段导管从纱布的开口处穿过，"U"型固定，敷料外注明更换日期与时间

脱手套，手消毒

冲管、连接输液管

1. 观察是否通畅，调节滴速
2. 勿自行调节滴速
3. 有不适及时告知 ← 观察并解释

整理床单元、安置体位，洗手，处理用物

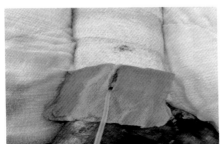
（a）第一块碘伏纱布

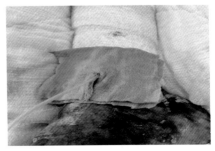
（b）第二块碘伏纱布

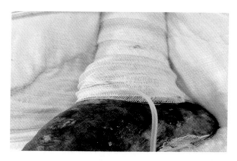
（c）绷带包扎

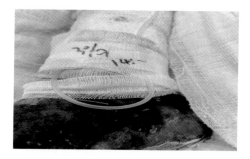
（d）体外段导管"U"型固定

图5-28　静脉切开维护技术

6．注意事项

（1）严格无菌操作及核对制度。

（2）保持切口敷料干燥、清洁，如局部明显渗液、渗血及时更换敷料，更换敷料或纱布后注明更换日期与时间，导管注明内置（或）外露长度。

（3）每班进行床边交接，发现有导管脱出，严禁消毒后重新送入静脉，可通过抽吸回血判断导管是否在静脉内。

（4）更换时观察患者导管上的缝线或固定翼与皮肤之间的缝合线有无松脱。

（5）导管留置时间一般不超过3天，如系硅胶管，留置时间可稍长，如无禁忌，可每日定时用小剂量肝素溶液冲洗导管，若发生静脉炎，应立即拔管。

（6）用0.45%～0.55%碘伏棉球，以置管点为中心向外螺旋式旋转涂擦，直径在10cm以上，待干后再同法消毒一遍；如切开置管处为植皮创面，包扎时应留观察孔，便于消毒置管处及观察；如切开置管处为焦痂创面，置管处可用碘伏纱条或银离子敷料包裹；如为暴露点每6小时用碘伏消毒一次。

（7）切口外的静脉插管可固定于绷带内或用胶布稳妥固定。

（8）液体滴注不畅，冲管无阻力时，考虑有无发生静脉管壁痉挛、导管楔形面贴于静脉附壁、管内栓塞、导管从静脉管腔内滑脱等，做相应处理。

（9）置管部位有渗漏、压痛、分泌物等，应拔除置管。

（10）置管期间出现不明原因发烧、菌血症等，应坚决拔管并送微生物培养。故4天后应及时更换穿刺部位，或提醒医生另做切开。

（11）行静脉高营养时，为降低导管感染率，输完脂肪乳剂、复方氨基酸、高渗糖后须用0.9%氯化钠溶液50～100ml冲管以减少局部营养液残存，若为多组液体并且其中含有抗生素，则应将抗生素排放在营养液后输入。

7．知识链接

（1）导管留置时间越长，相关感染发生的机会越多：导管作为异物存在于血管中1天后，导管内可出现纤维蛋白沉积，导管内膜形成一层疏松的纤维蛋白鞘，这些沉积物不仅为黏附于导管内的微生物提供营养，还可包裹并保护病原微生物免受吞噬细胞和抗生素的破坏。有研究发现烧伤患者中心静脉内导管留置时间与导管脓毒症关系密切，置管时间存留＞72小时发生导管脓毒症的危险是存留时间≤72小时者的5.76倍。牛希华等报道大面积烧伤患者经创面深静脉置管208次，每次置管导管留置时间3～12天，导管细菌定植发生率高达50％，导管脓毒症达3.3％。

（2）经创面置管外用爱康肤银敷料包裹：如经创面置管，每6小时用0.45％～0.55％碘伏消毒穿刺点，范围大于10cm，外用爱康肤银敷料包裹穿刺点。爱康肤银具有锁定渗液功能，辅料与创面紧密接触，减少无效腔形成。银离子是广谱抗菌剂，对铜绿假单胞菌、金黄色葡萄球菌、耐甲氧苯青霉素金黄色葡萄球菌等均有效，可杀灭创面感染致病菌，控制创面感染。

（3）烧伤早期建立有创血压其测量结果更为可靠：大面积烧伤后四肢创面肿胀、焦痂形成给血压监测带来一定的限制。有创血压（IBP）监测是在外周动脉（如桡动脉、足背动脉及股动脉）插入导管，通过换能器将物理压强信号转变为电信号并形成图像反映到荧屏上，以供临床监测动脉血压的一种监测血压的方式。它能迅速、直接、敏感地放映瞬间的动脉血压变化，是持续动态过程。严重低血压、外周血管痉挛的患者，其测量结果更为可靠。

十、经烧伤创面动脉置管护理技术

1. 目的

（1）为有需要的患者提供精确连续而即时的动脉血压监测，以反映其血流动力状况。

（2）通过动脉置管处采集血标本，避免频繁动脉穿刺给患者带来的疼痛或血管壁损伤。

2. 适应证

（1）特重烧伤与多器官功能衰竭。

（2）需经常做血气分析患者。

（3）需要持续使用血管活性药物者。

3. 禁忌证

（1）导管穿刺点感染。

（2）穿刺部位血管狭窄或有血栓。

（3）Allen试验阳性者禁忌行桡动脉置管。

（4）过往手术史，如上肢淋巴清扫术后。

4. 用物准备

（1）合适的动脉导管、穿刺包、无菌手套、10ml注射器。

（2）消毒用物：含碘消毒液，0.9%氯化钠溶液，聚维酮碘软膏50g，棉球，无菌方纱，绷带，无菌碗，镊子。

（3）压力袋，软袋装0.9%氯化钠溶液500ml，0.9%氯化钠溶液100ml，肝素注射液1支，利多卡因注射液1支。

（4）动脉压力传感器，心电监护仪及压力导线。

（5）必要时备隔离衣。

5．操作流程　操作步骤如下流程。

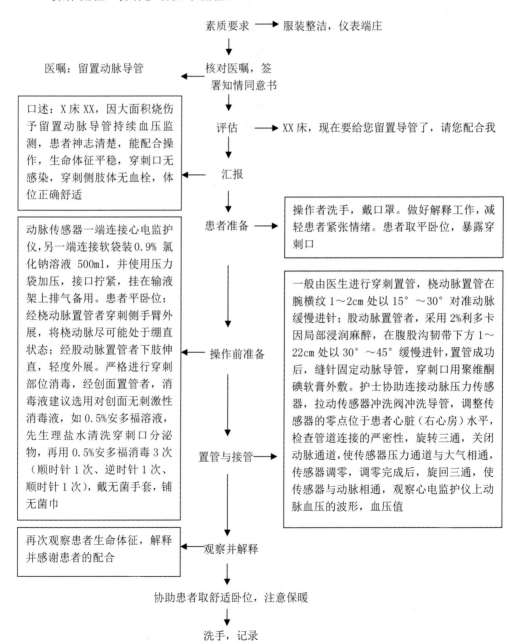

6．注意事项

（1）置管前需要与患者充分沟通，做好解释工作，取得患者的理解和配合。

（2）必须严格无菌操作，以防感染。

（3）如抽出暗红色血液表示误入静脉，应立即拔出，压迫穿刺点 3 ～ 5 分钟。

（4）一次穿刺失败，切勿反复穿刺，以防损伤血管。

（5）动脉置管前，首先应确定穿刺动脉供血区域的侧支血流是否充足，穿刺后妥善压迫止血，防止局部血栓形成。

（6）连接动脉血压监测直接所得数值较无创血压为高（5 ～ 20mmHg），每次监测之前或患者更换体位，更换管道，压力传感器发生变化或发现监测结果与预期差别较大时都要常规进行系统调"0"。

（7）发现凝血块应吸出，不可注入。

（8）注意观察穿刺侧肢体的血运情况（肢体有无肿胀、颜色、温度异常，局部不宜包扎过紧，以免发生肢端坏死）。

（9）穿刺口创面用聚维酮碘或合适的创面敷料外用。

7．知识链接

（1）动脉置管并发症的观察与预防：烧伤患者留置动脉导管有利于实时监测患者的动脉血压变化，判断患者的容量情况以及有利于采集动脉血标本等。但常常由于穿刺部位被烧伤，而必须经创面进行动脉置管，此时，动脉置管的风险增高，应特别注意并发症的观察与预防。置管前充分评估穿刺部位情况，选择合适导管及穿刺的方法，如经烧伤创面动脉置管需通过缝线妥善固定导管，避免导管滑脱，注意观察穿刺口的出血情况，穿刺后正确压迫止血，对于凝血功能差的患者压迫时间要适当延长，烧伤患者常因严重创伤性休克、液体补充多、约束过紧、肢体位置放置过低等原因导致肢体远端肿胀，因此置管后要特别观察穿刺侧肢体有无肿胀、颜色、温度有无异常，局部不宜包扎过紧，以免发生肢端坏死，在调"0"、取血标本等操作过程中，严防气体进入动脉内造成气栓栓塞。

（2）有创动脉压监测在烧伤患者的应用：留置动脉导管进行有创血压监测，其优点在于能够连续动态且精准地观察患者血压变化，目前已广泛应用于临床，在使用过程中要尽可能排除干扰因素，保证结果的准确性，如动脉传感器的零点应与心脏同一水平，在患者更换体位、更换管道、压力传感器发生变化或发现监测结果与预期差别较大时都要常规进行系统调"0"。

（3）PICCO 监测在烧伤患者的应用：PICCO 监测技术结合经肺热稀释法（transpulmonary thermodilution，TPTD）和动脉脉搏轮廓分析（artery pulse contour analysis）技术，实现对患者血流动力学、心功能和肺水等指标的全面监测，优先推荐在严重烧伤救治中使用，有助于指导严重烧伤患者的容量管理、休克期液体复苏、肺水肿监测与预防等。PICCO 监测的静脉导管置于颈内／锁骨下静脉，如因特殊原因不能进行颈内／锁骨下静脉置管时，可通过股静脉留置中心静脉导管，并在仪器中选择相应的中心静脉置管选项。PICCO 监测的动脉导管可置于股动脉、腋动脉和肱动脉，股动脉导管和股静脉导管不宜置于身体同侧。

十一、经烧伤创面动脉导管维护技术

1. 目的

（1）减少导管相关并发症，延长导管使用寿命。

（2）降低医疗费用。

（3）维护导管的正常治疗功能。

2. 适应证

（1）已留置动脉导管（股动脉、桡动脉、肱动脉、足背动脉等）者。

（2）经烧伤创面行动脉置管者。

3. 禁忌证　无明显禁忌证，但患者特别躁动期间不宜进行。

4. 用物准备

（1）专用护理包内含：无菌铺巾、含碘消毒液、生理盐水棉球、无菌手套、小方纱、弯盘、免缝胶布。

（2）10ml 注射器、软袋装 0.9％氯化钠溶液 500ml，0.9％氯化钠溶液 100ml，肝素注射液 1 支。

5. 操作流程　操作步骤如下流程。

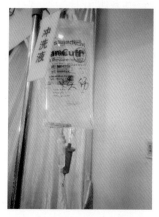
（a）压力袋压力在150～300mmHg

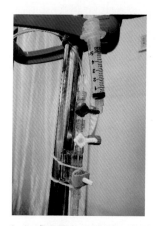
（b）感应器与心脏同一水平

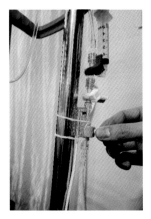 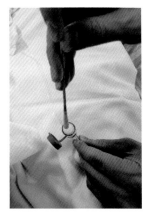

（c）拉动冲洗阀　　　　　　　（d）采血前消毒

图5-29　动脉导管维护技术

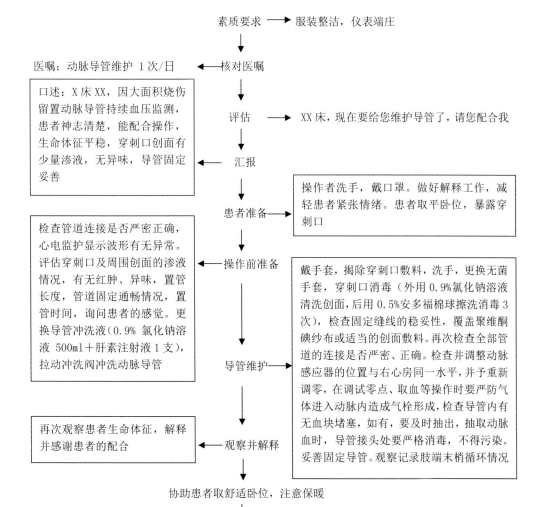

素质要求 ⟶ 服装整洁，仪表端庄

医嘱：动脉导管维护 1 次/日 ⟵ 核对医嘱

口述：X 床 XX，因大面积烧伤留置动脉导管持续血压监测，患者神志清楚，能配合操作，生命体征平稳，穿刺口创面有少量渗液，无异味，导管固定妥善

评估 ⟶ XX 床，现在要给您维护导管了，请您配合我

汇报

患者准备 ⟶ 操作者洗手，戴口罩。做好解释工作，减轻患者紧张情绪。患者取平卧位，暴露穿刺口

检查管道连接是否严密正确，心电监护显示波形有无异常。评估穿刺口及周围创面的渗液情况，有无红肿、异味，置管长度，管道固定通畅情况，置管时间，询问患者的感觉。更换导管冲洗液（0.9% 氯化钠溶液 500ml＋肝素注射液 1 支），拉动冲洗阀冲洗动脉导管

操作前准备

导管维护 ⟶ 戴手套，揭除穿刺口敷料，洗手，更换无菌手套，穿刺口消毒（外用 0.9%氯化钠溶液清洗创面，后用 0.5%安多福棉球擦洗消毒 3 次），检查固定缝线的稳妥性，覆盖聚维酮碘纱布或适当的创面敷料。再次检查全部管道的连接是否严密、正确。检查并调整动脉感应器的位置与右心房同一水平，并予重新调零，在调试零点、取血等操作时要严防气体进入动脉内造成气栓形成，检查导管内有无血块堵塞，如有，要及时抽出，抽取动脉血时，导管接头处要严格消毒，不得污染。妥善固定导管。观察记录肢端末梢循环情况

再次观察患者生命体征，解释并感谢患者的配合 ⟵ 观察并解释

协助患者取舒适卧位，注意保暖

洗手，记录

6. 注意事项

（1）导管维护前需要与患者充分沟通，做好解释工作，取得患者的理解和配合。

（2）每班评估穿刺口及周围创面情况，检查管道的固定、通畅情况，如有松脱，及时调整。

（3）测压过程中，保持传感器的高度应与右心房在同一水平，传感器高于右心房时血压显著下降，而在低于右心房时血压显著升高。

（4）注意导管并发症的观察，如注意观察肢体末端的循环情况，每次经测压管抽取血标本后，均应立即用肝素盐水进行快速冲洗，以防凝血，警惕血栓的发生。

（5）置管和维护过程中注意无菌操作，以防感染的发生。

（6）妥善固定管道，防止导管受压或扭曲。

（7）在调试零点，取血等操作过程中要严防气体进入动脉内造成气栓形成。

（8）正确做好穿刺口创面的清洗消毒，选择合适的外用敷料，正确固定。

7. 知识链接

（1）血管导管相关感染预防与控制：血管导管相关感染（vessel catheter associated infection，VCAI）是指留置血管导管期间及拔除血管导管后 48 小时内发生的原发性且与其他部位感染无关的感染，包括血管导管相关局部感染和血流感染。患者局部感染时出现红、肿、热、痛、渗出等炎症表现，血流感染除局部表现外还会出现发热（＞38℃）、寒战或低血压等全身感染表现。血流感染实验室微生物学检查结果：外周静脉血培养细菌或真菌阳性，或者从导管尖端和外周血培养出相同种类、相同药敏结果的致病菌。在经烧伤创面置管前应充分评估穿刺部位有无感染，根据穿刺口周围创面情况，选择合适的新型敷料促进创面的愈合。置管前充分清洁和消毒，置管和维护过程中严格执行无菌操作，确保各种管道的严密性，落实手卫生。做好患者和家属的健康宣教，使其了解动脉导管的护理程序及配合方法。

（2）测压管道的护理：一次性动脉换能器应每 96 小时更换一次，同时更换相关的管道，持续冲洗装置，每次更换管道后及时冲管，换能器的零点应与心脏体表标志（即第四肋间与腋中线的交点）对齐。正确固定，经烧伤创面行动脉置管者，需要缝线固定导管，做好标识，各种导线也要合理固定，避免因重力作用导致脱管。对于烦躁的患者，应做好约束，并注意观察约束部位的皮肤及肢端血运情况。烧伤患者常伴有高凝状态，容易发生堵管，应在置管后立即注入肝素盐水，保持 150～300mmHg 的压力持续冲洗测压管，每天更换肝素液，采血后及时冲管，以防凝血。对于凝血功能有问题的患者及时使用抗凝药物。

（3）影响动脉血压波形准确性的因素与处理：在持续有创动脉血压监测过程中，心电监护仪上的动脉波形突然消失或明显异常，可能是因为传感器／导线连接不当、堵管、导管有空气、管路打折、管路过软或过长、三通过多或心电监护仪压力波幅没有得到适当调整等原因，此时应检查并确保所有导线正确连接；检查管路情况，用注射器抽吸，如有回血，予适当转动导管，避免导管紧贴血管壁，如无回血，应拔除动脉导管，禁用动脉注射及加压冲洗。

十二、经烧伤创面血液透析/血液滤过置管护理技术

1．目的

（1）为血液透析提供快捷、有效的血管通路。

（2）减轻血液透析患者因穿刺困难所带来的痛苦。

（3）协助置管前评估及用物准备。

（4）减少置管并发症的发生。

（5）及时发现相关急性并发症。

2．适应证

（1）短期（＜4周）需要血液净化治疗者。

（2）各种原因导致的急性肾损伤患者需要透析4周以内者。

（3）慢性肾衰竭需急诊透析无内瘘或内瘘未成熟；长期通路有感染、血栓等并发症。

（4）腹膜透析并发症需要临时透析。

（5）中毒疾病、免疫疾病：血液灌流，血浆置换。

（6）人工肝－等待肝移植。

（7）临时单超：肾病综合征、顽固性心力衰竭等。

3．禁忌证

（1）临时导管颈内静脉置管术

1）安装有起搏器。

2）穿刺局部存在破损、感染、血肿、肿瘤等。

3）有严重出血倾向者。

4）患者不能平卧者。

5）已知患者存在颈内静脉解剖变异或颈内静脉严重狭窄甚至缺如。

6）已知或怀疑患者对导管所含成分过敏者。

7）既往在预定插管部位有放射治疗史。

8）既往在预定插管部位静脉血栓形成史、外伤史或血管外科手术史。

（2）临时导管锁骨下静脉置管术

1）胸廓畸形或锁骨和肩胛畸形。

2）锁骨和肩胛带外伤，局部有感染。

3）横膈上升、纵隔移位等胸腔疾患。

4）严重肺气肿。

（3）临时导管股静脉置管术

1）插管同侧拟行肾移植手术。

2）同侧肢体有深静脉血栓。

4．用物准备

（1）各种静脉导管套装、穿刺针、导丝、扩张器、肝素帽、注射器、缝针、缝线、尖刀片、无菌纱布、敷料等。

（2）血液透析临时中心静脉导管（颈内静脉导管／股静脉导管）。

（3）器械：中弯止血钳2把，持针钳1把，临时管需要穿刺包，长期管需要小手术包。

（4）药物：2%利多卡因5ml、肝素100mg和0.9%氯化钠溶液。

5．操作流程　操作步骤如下流程。

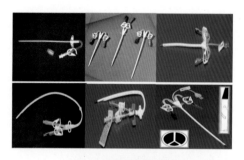

（a）血液透析导管类型

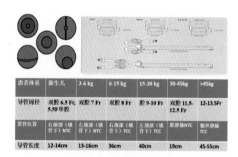

（b）导管规格的选择

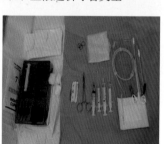

（c）术前物品准备

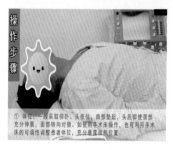

（d）置管体位

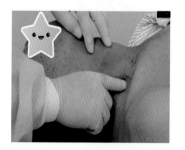

（e）定位置穿刺点

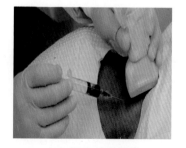

（f）超声引导穿刺

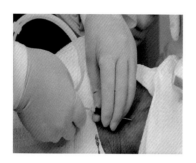

（g）置入导丝

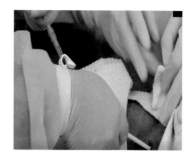

（h）置入扩张器

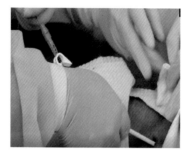

（i）置入导管

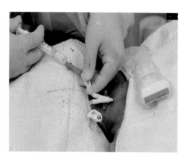

（j）冲管及封管

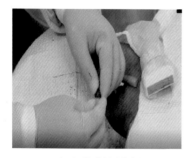

（k）旋紧肝素帽

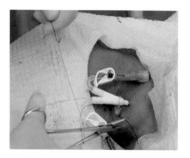

（l）缝线

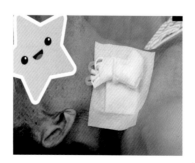

（m）覆盖敷料，固定

图5-30　血液透析/血液滤过置管护理技术

素质要求 → 服装整洁，仪表端庄

↓

医嘱：颈内静脉置管（为例） ← 核对 → 有无签署知情同意书

口述：X 床 XX，因大面积烧伤导致急性肾损伤予颈内静脉置管行血液透析，患者神志清楚，能配合操作，生命体征平稳，穿刺部位皮肤无感染，体位正确舒适

↓

评估 →
1. 对患者的疾病状态进行评估，是否合作
2. 穿刺皮肤：感染、出血、烧伤创面情况
3. 中心静脉血管状况的评估：血管情况（尤其是多次插管者，做血管彩色多普勒）
4. 如有反复置管史、出现胸腹部侧枝循环静脉，建议做 CTA 检查
5. 患者血小板，出、凝血功能（做血常规和出凝血功能检查），出血征象
6. 心功能，能否平卧，尽量控制血压＜150/90mmHg

↓

汇报 ←

操作者洗手，戴口罩。做好解释工作，减轻患者紧张情绪。取舒适体位，暴露中心静脉导管插管处，头转向对侧

↓

操作前准备 ←

此部分医生操作：患者取仰卧位头可稍低，肩背部略垫高，头转向对侧，使颈伸展，常规消毒皮肤，铺巾。触摸胸锁乳突肌三角，确认三角形的顶部作为穿刺点。用 5～10ml 细针的注射器抽取 1%～2%利多卡因 2ml 局部麻醉，用 5～10ml 注射器含 2ml 肝素生理盐水接上穿刺针，超声引导下进针。进入静脉后将导引钢丝插入，退出穿刺针。沿引导钢丝插入扩张管，轻柔扩张皮肤至皮下。将导管沿着导引钢丝缓慢插入，进入颈内静脉后，边插导管边退钢丝，退出钢丝，回抽血液

↓

中心静脉置管 ←
1. 颈内静脉置管结束后，立即分别消毒深静脉导管的动、静脉端，两边各用 10～20ml 的 0.9%氯化钠溶液脉冲方式冲管
2. 按医嘱配置封管液，用肝素盐水正压封管，封管液的剂量视管腔容积而定，在封管液推注完毕立即夹闭动静脉导管夹。导管口旋紧肝素帽

↓

冲管和封管 →

1. 观察患者的生命体征、烧伤创面情况、病情的变化等
2. 检查血液透析中心静脉导管是否通畅、血流是否足够、导管的固定是否妥当、有无感染、发热等
3. 记录：记录置管过程生命体征的变化、插管处及周围皮肤情况，特殊情况的处理
4. 常见急性并发症的观察：血肿形成、导管断裂、留置导管位置不良等

固定和标记 →
1. 用无菌纱布包裹动静脉导管，并固定妥当，在敷料处标记消毒日期及签名
2. 在中心静脉导管处用专用标签标明血液透析导管

↓

观察并记录 ←

健康教育 →
1. 留置导管期间应做好个人卫生，保持导管插管处干燥、清洁，避免弄湿、弄脏
2. 活动和睡眠时，避免压迫导管，以防止血栓形成和损伤血管壁
3. 颈部静脉留置导管者头部不宜剧烈转动，以防留置导管滑脱
4. 血液透析中心静脉留置导管是血液透析专用，一般不宜抽血、输液等

↓

洗手，记录

6．注意事项

（1）重视置管的术前、术后评估和处理。

（2）导管留置时间与血管狭窄／感染相关，置管后应准确记录置管时间。

（3）穿刺导管的次数与血管狭窄相关，穿刺前应评估穿刺部位的置管史及血管条件、穿刺部位烧伤创面的情况。

（4）颈部静脉临时导管使用原则上不得超过4周。

（5）股静脉导管原则上不超过1周，长期卧床的烧伤患者可以延长至2～4周。

（6）尽量避免、及时发现、积极处理急性并发症。

7．知识链接

（1）置管部位的选择：不同部位置管各有利弊。导管穿刺部位的选择应充分考虑导管的安全性和适用性，最大限度避免导管感染、损伤和相关并发症的发生。烧伤患者穿刺部位的选择应考虑到穿刺部位细菌菌落定植情况和易感性、穿刺技术的熟练程度、导管留置时间和并发症发生率等，尤其是与伤创面的位置关系，临床上应根据患者实际情况，综合考虑各种影响因素选择置管部位。颈内静脉置管后的导管相关性感染发生率较高，且不易固定导管，且大面积烧伤通常伴有气管切开插管，因此颈内静脉不作为首选置管部位。

专家推荐意见：烧伤患者深静脉置管处应首选正常皮肤处，置管部位依次为锁骨下静脉、颈内静脉、股静脉，以最大限度降低感染风险，而颈外静脉敷料不易固定，送管困难，实际操作中很少用；当不可避开烧伤创面时，尽量选择远离感染的创面、气管切开处或开放性手术创面处的深静脉。

（2）紧急情况下置管：深静脉置管并发症发生情况往往与置管是否困难、操作者技能训练程度、操作时间等有关。紧急情况下宜选择容易操作、且操作时间短的部位置管。烧伤患者在伤后8～24小时血管通透性增加导致组织水肿的情况下颈内静脉和锁骨下静脉操作难度增大，但是股静脉置管操作难度无明显加；对于伴有呼吸衰竭或凝血功能障碍的患者及不合作患者，应首选股静脉置管。

专家推荐意见：烧伤患者需留置深静脉导管时首选肝素涂层导管，抗菌药物涂层导管不作为常规推荐使用，当烧伤患者需要经创面置管时，根据临床实际情况可以选用。

（3）超声引导下深静脉置管：超声引导下建立CVC的应用日益增加，能够缩短静脉置管操作时间，降低血肿、误穿临近血管或神经、置管不成功等并发症的风险。动态超声引导静脉穿刺过程中，应确保超声探头无菌。

专家推荐意见：烧伤早期皮下组织水肿，置管时不易触及血管搏动，借助超声定位血管置管能减少置管相关并发症。

（4）敷料覆盖：置管处敷料的类型可能影响导管相关性感染的发生率。穿刺术区应使用无菌纱布或透明半渗透敷料覆盖。透明敷料目前应用广泛，更有利于早期观察局部炎症反应情况，淋浴时不易受潮和脱落，且可减少更换频率，有助于降低导管相关性感染，但是透明敷料不利于渗液和分泌物引流，有研究显示透明敷料覆盖导管尖端感染相对危险度显著增加，但导管相关菌血症无明显增加。

十三、经烧伤创面血液透析/血液滤过管道维护技术

1．目的

（1）为血液透析有效的血管通路。

（2）预防导管血栓形成。

（3）预防导管相关性感染。

（4）保护烧伤创面，减少损伤。

2．适应证

（1）动静脉内瘘失功能、血栓形成、流量不足、感染等。

（2）急性肾衰竭需要紧急血液透析，患者的血管条件差者。

（3）慢性肾衰竭患者内瘘未成熟或未建立血管通路前出现各种危及生命的并发症，如高钾血症、急性左心衰竭等。

（4）其他疾病需行血液净化治疗，如连续性肾脏替代治疗（CRRT）、血液灌流、免疫吸附或血浆置换等。

（5）腹膜透析患者出现紧急并发症需血液透析治疗。

（6）某些疾病如糖尿病，有血管损伤，内瘘不易成活。

（7）等待肾移植，建立暂时血管通路。

3．用物准备　深静脉置管换药包（包括氯己定方纱、碘伏棉球、75％酒精棉球、镊子、无菌治疗巾、弯盘）、无菌透明敷贴、无菌手套、30ml注射器、5ml或10ml注射器、生理盐水、安尔碘、消毒棉签、快速手消毒液、治疗车、治疗托、止血钳、砂轮、体温计、血压计、必要时备屏风。

4．操作流程　操作步骤如下流程。

素质要求 →
1. 仪表、举止符合规范
2. 按七步洗手法洗手，戴口罩、帽子

医嘱：中心静脉置管换药、封管药物用量 ← 核对医嘱

评估 → 评估患者的意识、生命体征、症状、凝血功能等。患者对操作的认识及配合情况，患者对导管自我保护的知晓程度

患者戴口罩。取舒适体位，暴露中心静脉导管处，头转向对侧 ← 患者准备

两人床边核对：核对医嘱（包括透析方式、治疗剂量等），核对患者身份要两种以上识别方式，向患者解释操作目的、注意事项及配合技巧 ← 操作前准备

检查 →
1. 检查导管是否固定、缝针有否脱落
2. 观察敷料有无渗血、渗液，评估导管附近烧伤创面情况
3. 中心静脉导管的夹子是否夹紧、肝素帽有无松脱
4. 穿刺处有无红、肿、热、痛现象
5. 透析患者的症状、体征、使用药物等情况

1. 撕敷贴：戴清洁手套，以180°或0°手法自下而上顺着穿刺方向撕除，以免导管移位，露出管口处
2. 清洁：根据导管附近烧伤创面情况进行皮肤清洁
3. 戴无菌手套，铺无菌治疗巾，用皮维碘消毒出口处以及出口处周围的皮肤，持续15秒以上，消毒范围直径达10cm×10cm以上
4. 分别消毒导管和导管夹子，将导管放于无菌治疗巾上
5. 贴无菌敷料：根据创面情况选择敷料，敷料的中心应对准导管口，确保敷料粘贴牢固且尽可能减少对创面的损伤
← 更换敷料

冲管、封管 →
1. 检查导管夹子处于关闭状态，再取下导管肝素帽，分别消毒导管接头，用5ml注射器回抽2ml血液及导管内封管肝素，推注在纱布上检查是否有血凝块，并用0.9%氯化钠溶液试通畅
2. 按医嘱从静脉端推首剂量肝素。连接血路管开始透析治疗
3. 透析结束后，卸下透析管道，分别消毒深静脉导管的动、静脉端，两边各用10~20ml的0.9%氯化钠溶液脉冲方式冲管
4. 按医嘱配置封管液，用肝素盐水正压封管，封管液的剂量视管腔容积而定，在封管液推注完毕立即夹闭动静脉导管夹
5. 用无菌纱布包裹动静脉导管，并固定妥当，在敷料处标记消毒日期及签名。在中心静脉导管处用专用标签标明血液透析导管

1. 观察患者的生命体征、透析器凝血的情况、病情的变化等
2. 透析患者的导管是否通畅、血流是否足够、导管的固定是否妥当、有无感染、发热等
3. 记录：记录透析参数、肝素用量、治疗过程生命体征变化、各压力监测情况、插管处及周围皮肤情况，特殊情况的处理
← 观察、记录

整理，脱手套，洗手

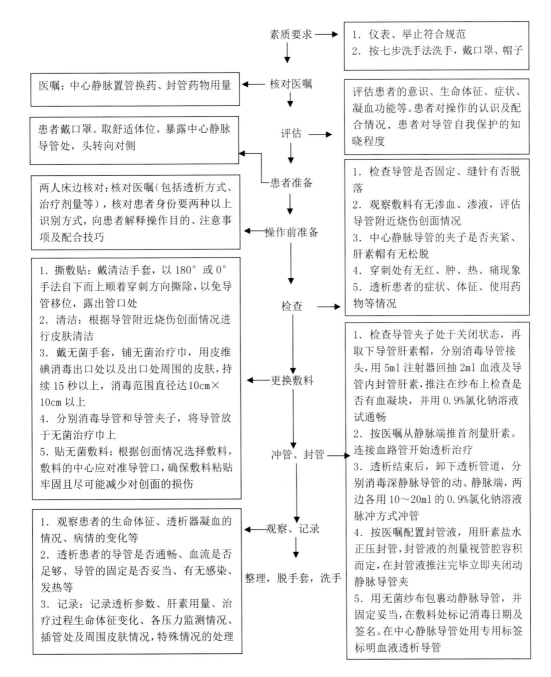

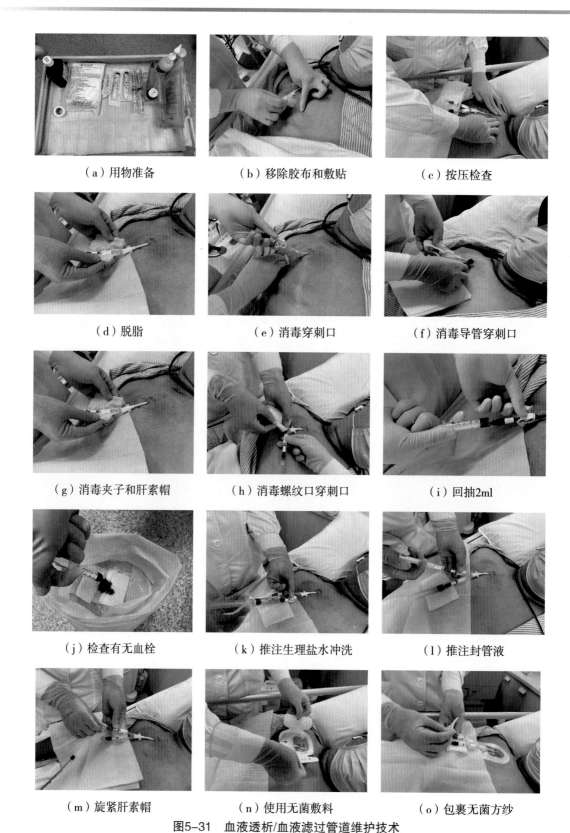

（a）用物准备　　　　　（b）移除胶布和敷贴　　　　（c）按压检查

（d）脱脂　　　　　　（e）消毒穿刺口　　　　（f）消毒导管穿刺口

（g）消毒夹子和肝素帽　　（h）消毒螺纹口穿刺口　　　（i）回抽2ml

（j）检查有无血栓　　（k）推注生理盐水冲洗　　　（l）推注封管液

（m）旋紧肝素帽　　　（n）使用无菌敷料　　　（o）包裹无菌方纱

图5-31　血液透析/血液滤过管道维护技术

5．注意事项

（1）深静脉导管护理全程患者和操作护士必须戴口罩。

（2）导管接头消毒后要马上连接血路管，不能长时间暴露在空气中。

（3）非血液透析时尽量减少使用中心静脉导管，如果有导管感染、不通畅等问题要马上上报。

（4）导管插管处不要沾水，如果敷料潮湿、松脱、渗液多，应及时更换。

（5）监测插管处情况：如果局部有红肿热痛，或患者出现不明原因发热、其他局部或全身感染症状时，应打开敷料做彻底检查。

6．知识链接

（1）皮肤消毒剂的选择：置管和护理时的皮肤消毒应选用适当消毒剂，推荐首选氯己定，也可选用 20g/L 碘酊、100g/L 聚维酮碘或体积分数 70％乙醇进行消毒，但氯己定和碘酊的效果优于聚维酮碘。专家推荐意见：烧伤患者深静脉置管应最大限度建立无菌操作屏障，经深度烧伤创面置管时选用 20g/L 碘酊消毒，而经浅度烧伤创面置管选用氯己定或其他含碘消毒液。

（2）导管消毒方法：消毒时以穿刺点为中心，顺时针－逆时针－顺时针旋转消毒 3 次，消毒范围包括消毒穿刺点、穿刺点周围创面、缝线和缝线周围创面，外露导管，消毒直径大于 10cm，每天消毒 3 次，局部创面渗出多时增加换药次数。

（3）敷料的选择：藻酸银敷料是藻酸钙经硝酸银浸渍制成的吸收性银离子敷料，目前已广泛应用于烧伤创面，具有良好的抑菌与杀菌作用。其在两方面发挥作用：①银含量为 1.5％，银离子具有高活性多位点杀菌作用，对几乎所有常见细菌都有作用，尤其耐甲氧西林表葡菌、耐甲氧西林金葡菌、耐万古霉素肠道球菌。此外，银离子还对白色假丝酵母菌等真菌感染有一定的治疗作用；②藻酸银敷料具有垂直吸收的效应，细菌随着渗液从伤口部位被吸收至敷料内部形成柔软的凝胶，有效贴合伤口基底，通过凝胶化反应锁定渗液，防止局部脓性分泌物聚集，避免渗液污染导管。同时，该敷料能够有效控制银离子的释放、维持创面的银离子浓度，从而可有效减少感染的发生。

（4）无缝线固定方法：此法便于导管局部皮肤消毒、减少局部皮肤的感染、减轻患者的痛苦和不适感、减少导管扭曲成角而致不畅、减轻护士的工作量。烧伤患者创面渗出多，普通贴膜极易潮湿脱落，无法固定，选用银离子抗菌敷料和无菌纱布代替贴膜固定的方法，待穿刺部位护理结束后将皮肤外导管顺势弯成半弧形，用胶布适当固定于包扎腿部的敷料上，留有一定空间，当活动或翻身牵拉后不至于脱出。当医生换药时注意管道有无牵拉。

（5）经烧伤创面血管通路的护理：对于血液净化的患者来说，血管通路可谓是"生命线"，深静脉双腔留置导管具有插管迅速、血流充足、稳定安全的特点。在置管过程中应注意尽量避开烧伤创面，严格执行最大无菌屏障技术，置管后保持管周清洁干燥，每班评估，及时更换敷料；保持管路通畅，治疗开始前用注射器抽出肝素盐水及可能形成的血凝块，以保证有充分的血流量，治疗结束时用 10ml 生理盐水快速冲管，再用 4mg/ml 肝素钠盐水封管，预防血栓形成；管端用纱布包裹固定于皮肤上，观察导管缝线，防止导管脱出。

第五节　其他置管护理技术

一、胃管护理技术

1．目的　保持胃管清洁通畅，并妥善固定防止滑脱。

2．适应证

（1）需肠内营养。

（2）无留置胃管禁忌证。

3．禁忌证

（1）鼻咽部有癌肿或急性炎症。

（2）食管静脉曲张、上消化道出血、心力衰竭。

（3）吞食腐蚀性药物的患者。

（4）有精神症状或严重不配合的患者。

4．用物准备

（1）固定带、止血带（弹性良好，无老化，根据患者情况剪成适宜的长度）、小敷料（有效期内，包装完好）。

（2）剪刀、镊子、一次性药碗、小纱布、油纱布、液体石蜡、冷开水、棉签、弯盘、针筒、听诊器、胃肠营养袋、营养液。

5．操作流程　操作步骤如下流程。

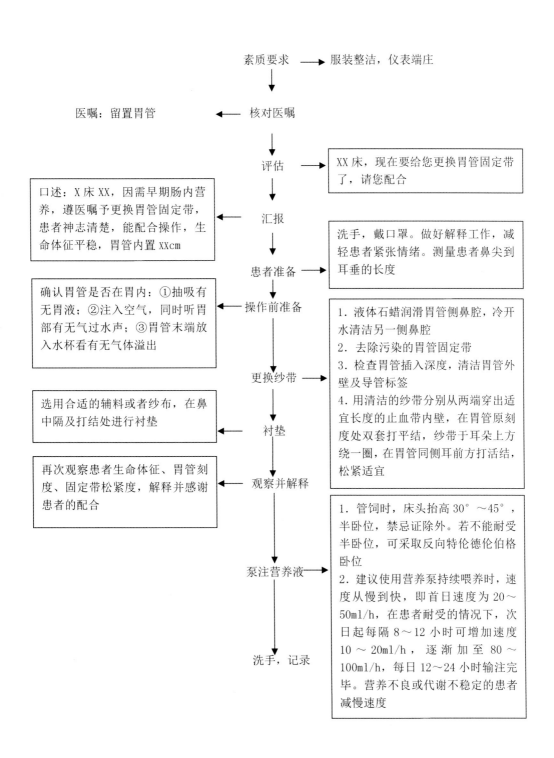

素质要求 ➔ 服装整洁，仪表端庄

医嘱：留置胃管 ◀— 核对医嘱

评估 ➔ XX 床，现在要给您更换胃管固定带了，请您配合

口述：X 床 XX，因需早期肠内营养，遵医嘱予更换胃管固定带，患者神志清楚，能配合操作，生命体征平稳，胃管内置 XXcm ◀— 汇报

患者准备 ➔ 洗手，戴口罩。做好解释工作，减轻患者紧张情绪。测量患者鼻尖到耳垂的长度

确认胃管是否在胃内：①抽吸有无胃液；②注入空气，同时听胃部有无气过水声；③胃管末端放入水杯看有无气体溢出 ◀— 操作前准备

更换纱带 ➔
1. 液体石蜡润滑胃管侧鼻腔，冷开水清洁另一侧鼻腔
2. 去除污染的胃管固定带
3. 检查胃管插入深度，清洁胃管外壁及导管标签
4. 用清洁的纱带分别从两端穿出适宜长度的止血带内壁，在胃管原刻度处双套打平结，纱带于耳朵上方绕一圈，在胃管同侧耳前方打活结，松紧适宜

选用合适的辅料或者纱布，在鼻中隔及打结处进行衬垫 ◀— 衬垫

再次观察患者生命体征、胃管刻度、固定带松紧度，解释并感谢患者的配合 ◀— 观察并解释

泵注营养液 ➔
1. 管饲时，床头抬高 30°～45°，半卧位，禁忌证除外。若不能耐受半卧位，可采取反向特伦德伦伯格卧位
2. 建议使用营养泵持续喂养时，速度从慢到快，即首日速度为 20～50ml/h，在患者耐受的情况下，次日起每隔 8～12 小时可增加速度 10～20ml/h，逐渐加至 80～100ml/h，每日 12～24 小时输注完毕。营养不良或代谢不稳定的患者减慢速度

洗手，记录

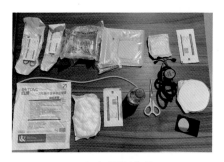

（a）用物准备

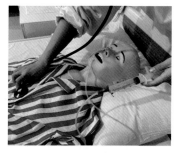

（b）确定鼻胃管位置

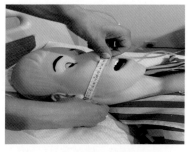

（c）测量胃管长度

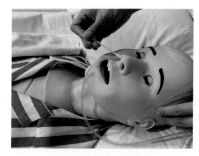

（d）清洁鼻腔

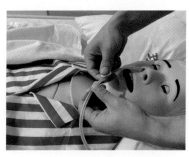

（e）清洁鼻胃管外侧

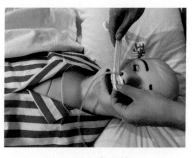

（f）固定鼻胃管

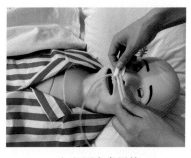

（g）固定鼻胃管

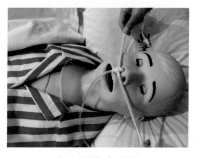

（h）固定鼻中隔

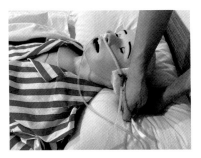
（i）两侧耳郭垫好纱布

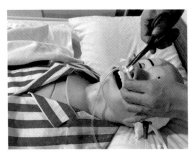
（j）去除脏固定带

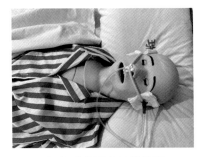
（k）妥善固定好鼻胃管

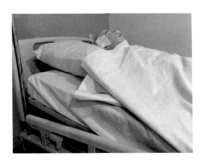
（l）摇高床头

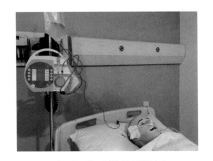
（m）遵医嘱进行鼻饲

图5-32　胃管护理技术

6．注意事项

（1）鼻胃管做好双固定，记录刻度，做好相应的标识，每班交接班，防止滑脱。

（2）鼻胃管固定带及衬垫敷料应每日更换，若有污染应立即更换。每班观察固定带的松紧，避免过紧或过松，过紧可引起患者不适或皮肤破损，过松可导致导管的滑脱。

（3）管饲时，床头抬高30°～45°，半卧位禁忌证除外。若不能耐受半卧位，可采取反向特伦德伦伯格卧位。气管切开的患者在管饲前先吸净气道内的分泌物，防止发生反流。

（4）胃管冲管的时机选在间断喂养前后、检查完胃潴留后、给药前后以及持续喂养每4小时，用20～30ml温水冲洗管道，能够有效预防残渣和纤维素黏管引起的堵管。

（5）胃管冲管用脉冲式冲管可以使冲管液在导管内形成小漩涡，冲击管壁，有利于将导管内残留的营养液和药物冲洗干净，减少了药物和食物在胃管内局部的滞留时间，预防管腔内壁沉淀物的形成。

（6）肠内营养的配置、喂养都应严格执行无菌操作，现用现配，配置好的营养液要冷藏，室温下存放不能超过 4 小时，24 小时内未用完要丢弃；建议喂养时戴一次性手套。

（7）长期留置的胃管须每 4～6 周更换（或按照产品说明书），并换对侧鼻孔。

7. 知识链接

（1）误吸和吸入性肺炎：误吸是指数量不等的液体或小体积固体意外地通过声门进入下呼吸道，导致呛咳、吸入性肺炎、肺部感染甚至窒息的发生，使患者的病情加重甚至危及生命。危重患者由于病情的原因，其吞咽和咳嗽反射功能被破坏，如留置鼻胃管、人工气道建立、使用镇静镇痛药物等，在进行肠内营养治疗期间，容易发生误吸，从而导致吸入性肺炎。

吸入性肺炎是指存在误吸风险的患者，吸入食物、口咽部分泌物、反流的胃内容物等所导致的肺部炎症。严重者可发生呼吸衰竭和急性呼吸窘迫综合征。吸入胃内容物后，胃酸可立即引起气道和肺部化学性灼伤。吸入物刺激支气管引起管壁强烈痉挛，随后产生支气管上皮的急性炎症反应和支气管周围炎性浸润。吸入物也可诱发反射性喉痉挛，引起吸气性呼吸困难并刺激支气管发生喘鸣和剧咳。

（2）体位管理预防误吸：抬高床头 30°～45° 卧位在预防误吸中是一种非常重要的护理措施，近年来也有学者提出反特伦德伦伯格卧位（reverse Trendelenburg position，rTp），其原理是抬高床头，可利用重力的作用，防止胃内容物或口咽分泌物反流而引起误吸。在减少腹部术区出血、控制颅内压、改善通气、减少误吸和缩短术中唤醒时间等方面取得较好的成效。有文献显示餐后 2 小时内给予 60° 反特伦德伦伯格卧位，其余时间为 45° 反特伦德伦伯格卧位可减少吞咽障碍或意识障碍的卧床脑卒中患者误吸和吸入性肺炎的发生。但反特伦德伦伯格卧位抬高床头角度并无定论，可进一步研究，另外还应关注患者压力性损伤的发生。

（3）再喂养综合征：是机体在饥饿或营养不良状态下经口服、肠内或肠外重新摄入营养物质所致的急性代谢障碍，通常发生于喂养后的 72 小时内，表现为以低磷血症为主的电解质紊乱和全身多系统的临床症状。

（4）胃肠道功能的监测

1）临床症状和体征的观察：患者出现腹痛、腹胀、腹泻或便秘、下消化道出血、肛门排便排气停止和（或）减少、出现喂养不耐受等症状，出现消化道体征如肠鸣音减弱或消失等表现。肠鸣音是通过主观听诊来判断，准确性不确定，但无创、方法简单，临床较为常用。

2）胃肠动力测试：胃残余量监测（GRV）是常用的肠内营养耐受能力评估的方法，简单易行。近年来越来越多的使用床边超声测量胃体、胃底、胃窦部的后径、上下径的大小和面积，计算出胃窦、胃体面积减少的速度，从而得出胃排空和半排空时间，间接估算胃残余量，对危重患者的营养监测和治疗起了一定的作用。但也有文献显示采用胃残余量作为危重患者误吸风险标志的有效性不高。其他还有 X 线检查、核素显像、胃肠电图、呼气试验等。其中 X 线检查和核素显像需要到放射科和核医学科进行检查，对于危重患者似乎不切实际。胃肠电图目前主要应用于慢性胃肠功能性疾病的检测。呼气试验是一种比较新颖的床边技术，用呼吸试验来检查胃肠动力功能的方法主要有氢气呼吸试验和 $^{13}CO_2$ 的呼吸试验，但氢气呼吸试验结果受肠道菌群影响，且危重患者吸入 O_2、使用呼吸机辅助呼吸或镇静时，H_2 收集困难，因此目前为止未见用在危重患者胃肠道评估的报道。

3）胃肠道黏膜的通透性检测：主要检测项目有 D- 乳酸、二胺氧化酶（diamineoxidase，DAO）、胃肠激素等。肠道黏膜屏障受损时，血中的 D- 乳酸和二胺氧化酶可升高。胃动素（motilin，MTL）是由内分泌细胞分泌呈周期性释放的一种胃肠道激素，与胃肠道功能密切相关，是影响胃肠道动力的重要因素，但作用机制尚不明确。胃黏膜内 pH 能够敏感地反映 MODS 发生过程中胃肠道黏膜缺氧情况，但受患者病情影响，具体测定方法和实际意义存在差异。

二、鼻肠管护理操作技术

1. 目的　为昏迷、不能张口或者是张口困难的患者提供食物、药物后，对鼻肠管进行封管，防止鼻肠管堵塞。

2. 适应证

（1）经鼻肠管给药后。

（2）经鼻肠管进行胃肠营养治疗结束后。

（3）经鼻肠管为患者提供食物后。

（4）患者鼻管反流出胃内容物后。

3. 禁忌证

（1）食道下段静脉曲张。

（2）食道梗阻。

（3）胃底静脉曲张。

（4）上消化道出血。

4. 用物准备　一次性药碗、温开水、鼻饲针筒、药物（药片需研磨至粉状加水至完全溶解、胶囊药物需打开胶囊加水至完全溶解）、治疗巾、胃肠营养袋、胃肠泵。

5. 操作流程　操作步骤如下流程。

素质要求 ——▶ 服装整洁，仪表端庄

医嘱：XX 床 XX 患者 XX 药物 ◀—— 核对对医嘱
XX 剂量 鼻饲

评估 ——▶ XX 床，现在要给您鼻饲 XX 药物，请您配合我

口述：X 床 XX，遵医嘱予 XX 药物 XX 剂量鼻饲，患者神志清楚，能配合操作，生命体征平稳 ◀—— 汇报

患者准备 ——▶ 洗手，戴口罩。做好解释工作，减轻患者紧张情绪，协助患者合适体位

1. 准备药物：（药片需研磨至粉状加水搅拌至充分溶解、胶囊药物需打开胶囊，将药物加水搅拌至充分溶解后）抽取溶解后的药剂
2. 准备 20ml 温开水冲洗胃肠管，鼻饲温度：30～40℃
3. 准备 20ml 温开水封胃肠管，鼻饲温度：30～40℃
◀—— 操作前准备

鼻饲 ——▶
1. 核对患者姓名、床号、住院号，铺治疗巾，放置一次性药碗
2. 注入 20ml 温开水，脉冲式注入（观察患者有无不适反应、主诉）
3. 注入完全溶解后的药物
4. 建议使用营养泵持续喂养时，速度同鼻胃管

1. 注入 20ml 温开水，脉冲式注入封管，如有药物黏附在管壁上，则轻轻揉搓管壁使药物脱落后，再脉冲式冲封胃肠管，使胃管内壁无药物附着
2. 鼻饲后妥善固定胃肠管，方法正确（双固定），胃肠管无折叠
3. 询问患者有无不适主诉
4. 处理用物
◀—— 封管

观察并解释 ——▶ 再次观察患者生命体征，解释并感谢患者的配合

协助患者取舒适卧位，注意保暖

洗手，记录

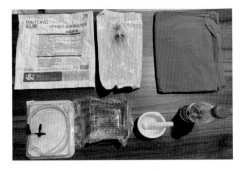

（a）用物准备

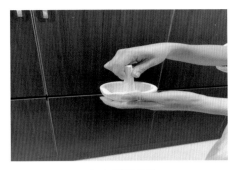

（b）研磨药物

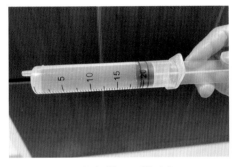

（c）抽20ml温开水

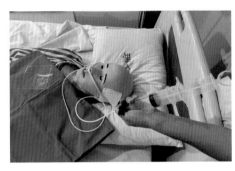

（d）冲鼻胃肠管

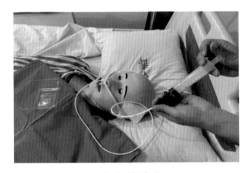

（e）脉冲式

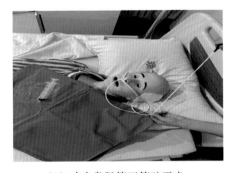

（f）冲净鼻肠管至管壁干净

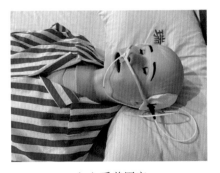

（g）妥善固定

图5-33　鼻肠管护理操作技术

6．注意事项

（1）鼻饲过程中患者出现呛咳、呼吸困难、发绀等，应立即停止鼻饲，通知医生。

（2）每天检查胃肠管插入的深度，并检查患者有无胃潴留，内容物超过 150ml 时应通知医生减量或暂停鼻饲。

（3）鼻饲给药时应先研碎（药片需研磨至粉状加水搅拌至充分溶解，胶囊药物需打开胶囊，将药物加水搅拌至充分溶解后），溶解后注入，鼻饲前后均应用 20ml 水冲洗导管，防止管道堵塞。

（4）建议使用营养泵持续喂养时，速度同鼻胃管。

（5）持续鼻饲时，每 4 小时用 20 ～ 30ml 温水脉冲式冲管 1 次；间歇或分次喂养时，每次喂养前后用 20 ～ 30ml 温水脉冲式冲管。

（6）鼻饲混合流质，应当间接加温，以免蛋白质凝固。

（7）对长期鼻饲患者，应当定期更换胃管。

（8）免疫功能受损或危重患者建议用无菌水冲管。

（9）一旦发现堵管，建议及时用 20ml 注射器抽温开水反复冲吸，有条件时可用胰酶或碳酸氢钠溶液冲管。

7．知识链接

（1）留置鼻肠管患者的感染

1）由于患者长期卧床，抵抗力下降，易引起肠道感染，故操作前应先洗手，注射前后应用温开水冲净胃管，以免食物在胃管内腐败变质。

2）鼻肠管的护理：鼻肠管插入后应妥善固定，鼻肠管末端用无菌纱布包裹固定。患者如有躁动，应适当予以保护性约束，注意松紧适宜，定时放松，并做好解释工作，以免患者自行拔出胃管。

3）由于患者不能经口进食，要特别注意口腔卫生，给予口腔护理 2 次 / 日，并密切观察口腔黏膜和鼻腔黏膜的情况。

（2）鼻肠管患者堵管的原因和预防

1）堵管原因：①结构性因素：鼻肠管末端为盲端，由于其具有细、长的结构特点，所以对鼻腔刺激小，患者易耐受，肠内营养液的滴速易控制，置入空肠内可防止胃反流引起误吸。但是也由于其结构特点，在肠内营养时，黏稠度高的营养液长时间持续输注可导致营养液附壁于管腔内壁，使管腔变窄，增加管腔堵塞的概率；②未及时冲管：在鼻肠管肠内营养结束后，未及时冲管，导致营养液的残渣遗留、附着于管壁上，形成凝固状态，致使堵管发生；③营养液过于黏稠：滴注过程中，由于营养液浓度大，过于黏稠，极易附着于管腔内壁，造成管道堵塞。多数营养液加热后容易发生蛋白质凝固，凝固的蛋白质容易将鼻肠管堵塞，临床观察中发现，长时间加热导致营养液凝固是引起鼻肠管堵塞的重要原因；④营养液输注速度过慢：在肠内营养的过程中，为了减少腹胀、腹泻等胃肠道并发症的发生，操作人员严格控制输注速度，遵循由慢到快的原则，使肠道有一个适应过程。因此在操作过程中，营养液的输注速度较慢，极易发生堵管现象；⑤药物残渣未溶解：药物未充分磨碎或药物磨碎混合后出现配伍禁忌形成块状，容易引起堵管现象的发生，如口服钾容易与营养液反应形成凝块。一般来说，酸性药片与含蛋白的膳食一起输注更易引起凝固；⑥置管时间较长：由于多数鼻肠管肠内营养的患者置管时间长，增加了鼻肠管堵管的概率；⑦管道打折：患者活动、鼻肠管固定不牢固及长期营养液滴注等原因，鼻肠管的位置有所改变，可能误入口腔或扭曲、移位而阻塞；⑧气管套管压迫：鼻肠管受气管切开套管尖端压迫，使得管径较小的鼻肠管内的营养液输注不畅，营养液在管壁内附着，日积月累造成管腔渐进式狭窄，继而堵塞。

2）预防：①选择合适的鼻肠管，根据患者的年龄、病情选择合适型号的鼻肠管，可以防止堵管的发生；②及时冲管：可保持鼻肠管的通畅，减少管腔堵塞情况发生。在鼻饲完毕后，先用 10ml 注射器予 10ml 温开水以脉冲式注入后，向管腔内注入 20ml 并夹管，将冲洗液保留于鼻肠管腔内，下次鼻饲前先回抽出管腔内冲洗液 20ml 弃掉，再以 10ml 注射器予 10ml 温开水以脉冲式注入，常规冲管后再行鼻饲。这种方法可以使管腔内附壁的营养液得到浸润、软化、松动，同时利用脉冲式注入，使管腔内冲洗液形成小旋涡，有利于将管腔内附壁成分冲洗干净；③防止营养液过于黏稠：由于鼻肠管管腔较细，营养液使用前应充分摇匀。制作营养液时要充分搅碎过滤。加入磨碎的多酶片后营养液可变稀薄，易于滴注。在输注过程中，营养液温度应保持在 37℃ 左右；④充分溶解药物：饲入的药物要充分磨碎，分开注入，以免发生配伍禁忌，禁止经鼻肠管直接注入颗粒状、糖衣类药物，尽量调制成液体状。注入的药物应碾碎充分溶解后注入，并在注药后用温开水 20ml 冲洗管腔，以预防药物和营养液在管腔内凝结成块造成的堵塞。不可将不同的药物混合在一起，或与配方饮食混合在一起灌注，以免形成凝块；⑤及时更换鼻肠管：在鼻肠管肠内营养的过程中，注意观察、记录鼻肠管的置管时间，并及时更换鼻肠管。复尔凯螺旋形鼻肠管一般使用时间为 6 周，如果长期不更换鼻肠管，容易增加堵管发生的概率；⑥妥善固定鼻肠管：鼻肠管准确放置并妥善固定是进行营养支持的重要前提。避免鼻肠管牵拉、扭曲、折叠、受压，体外游离端卷曲固定于患者颈部，便于患者活动。嘱患者卧床、翻身时避免挤压鼻肠管。经常判断鼻肠管的位置，如不能判断时可以通过床边 X 线检查。鼻肠管若打折，打折部位常见于鼻腔和胃内，可用导丝将导管伸直，或在透视下将导管拉直。胃内打结需在透视下用导丝试行解开，如不成功则应拔出。

（3）堵管的判断及堵管后的处理

1）判断方法：堵管分为完全堵管和不完全堵管。完全堵管是指营养管完全堵塞，营养液无法滴入，营养泵堵塞报警，无法推注入液体，回抽也无液体；不完全堵管是指营养管部分堵塞，营养液滴入不畅，推注液体回抽液体量少。

2）处理方法：第一，普遍的鼻肠管堵塞问题都可用压力冲洗方式来解决，具体而言，护理人员可以将温度为50℃的水注入注射器中，随后开展对鼻肠管的清洗工作，另外还可以适当在冲洗水中添入碳酸氢钠，以此来实现对鼻肠管中蛋白的有效溶解。第二，如果用添加过碳酸氢钠的水冲洗鼻肠管，还不能够解决堵塞问题，此时则可以在鼻肠管中插入特制的导丝，并轻轻地运动导丝，以此来彻底解决堵塞问题。

三、会阴部烧伤留置导尿护理技术操作规范

1．目的

（1）危重患者抢救，准确记录尿量、比重，为病情变化提供依据。

（2）留取未受污染的尿标本做细菌培养。

（3）测定膀胱容量、压力及残余尿量。

（4）进行尿道或膀胱造影以协助诊断。

（5）探查尿道有无狭窄，了解少尿。

（6）尿道损伤早期或者手术后作为支架引流。

（7）经导尿管对膀胱内进行药物灌注治疗。

2．适应证

（1）成人或儿童大面积烧伤患者、会阴部烧伤患者。

（2）尿失禁、尿潴留患者。

（3）会阴部、腹部手术的围术期患者。

3．禁忌证

（1）急性尿道炎。

（2）急性前列腺炎。

（3）急性附睾炎。

（4）女性月经期。

（5）骨盆骨折，尿道损伤试插导尿管失败者。尿道狭窄，导尿管无法插入的患者。

4．用物准备

（1）一次性无菌导尿包［包内附成人导尿管、一次性治疗巾、无菌手套、弯盘、消毒棉球（聚维酮碘棉球）、液体石蜡球］。

（2）集尿袋或精密集尿器。

（3）固定导管用别针、橡皮筋。

5．操作流程　操作步骤如下流程。

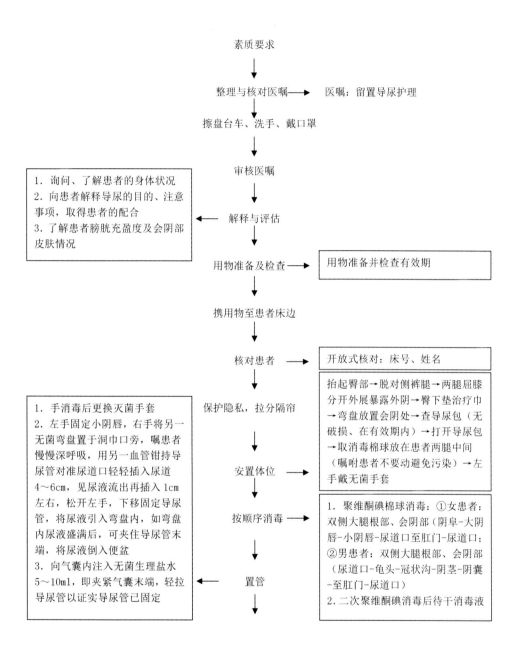

素质要求

↓

整理与核对医嘱 ——→ 医嘱：留置导尿护理

擦盘台车、洗手、戴口罩

↓

审核医嘱

↓

1. 询问、了解患者的身体状况
2. 向患者解释导尿的目的、注意事项，取得患者的配合
3. 了解患者膀胱充盈度及会阴部皮肤情况
←—— 解释与评估

↓

用物准备及检查 ——→ 用物准备并检查有效期

↓

携用物至患者床边

↓

核对患者 ——→ 开放式核对：床号、姓名

↓

保护隐私，拉分隔帘

↓

抬起臀部→脱对侧裤腿→两腿屈膝分开外展暴露外阴→臀下垫治疗巾→弯盘放置会阴处→查导尿包（无破损、在有效期内）→打开导尿包→取消毒棉球放在患者两腿中间（嘱咐患者不要动避免污染）→左手戴无菌手套
←—— 安置体位

1. 手消毒后更换灭菌手套
2. 左手固定小阴唇，右手将另一无菌弯盘置于洞巾口旁，嘱患者慢慢深呼吸，用另一血管钳持导尿管对准尿道口轻轻插入尿道4～6cm，见尿液流出再插入1cm左右，松开左手，下移固定导尿管，将尿液引入弯盘内，如弯盘内尿液盛满后，可夹住导尿管末端，将尿液倒入便盆
3. 向气囊内注入无菌生理盐水5～10ml，即夹紧气囊末端，轻拉导尿管以证实导尿管已固定
←—— 按顺序消毒 ——→

1. 聚维酮碘棉球消毒：①女患者：双侧大腿根部、会阴部（阴阜-大阴唇-小阴唇-尿道口至肛门-尿道口）；②男患者：双侧大腿根部、会阴部（尿道口-龟头-冠状沟-阴茎-阴囊-至肛门-尿道口）
2. 二次聚维酮碘消毒后待干消毒液

↓

置管

↓

整理用物

↓

1. 将导尿管末端与集尿袋相连，留出足以翻身的长度，防止翻身牵拉使导尿管滑脱，预留导尿管活动长度后用别针和橡皮筋妥善固定导管在床旁
2. 集尿袋放置低于膀胱水平，避免接触地面

← 固定导管

↓

安置患者体位、整理环境、告知相关事项

↓

观察尿液液色、质、量

↓

核对患者 → 开放式核对：床号、姓名

↓

用物处理

↓

擦盘台车、洗手、脱口罩

↓

记录

↓

1. 保持导管、外阴及床单元清洁，每日2次会阴部导管维护护理（女性：图片中b至m）（导管维护顺序同导管插管顺序），双侧大腿及会阴部创面渗出污染及时护理
2. 根据临床指征更换导尿管及尿引流装置
3. 保持引流通畅，避免导尿管受压、扭曲、堵塞
4. 做好患者及家属解释留置导尿管的目的及维护方法及重要性

← 运用中护理

1. 膀胱括约肌训练后拔管
2. 用针筒抽出气囊内液体，嘱患者深吸气后拔管
3. 嘱患者多饮水后自行解尿

↓

拔管 →

↓

终末处理 → 用物：根据《消毒技术规范》和《医疗废物管理条例》做相应处理

↓

擦盘台车、洗手、脱口罩

↓

记录

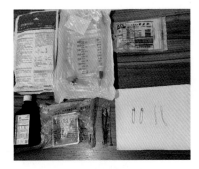

（a）用物准备

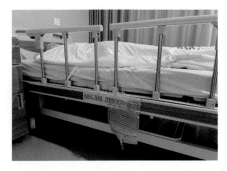

（b）导尿管末端与尿袋相连，固定导管在床旁

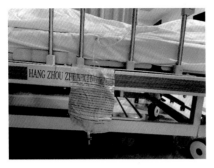

（c）集尿袋放置低于膀胱水平，
避免接触地面

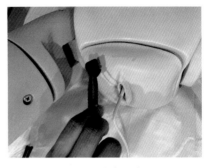

（d）消毒阴阜

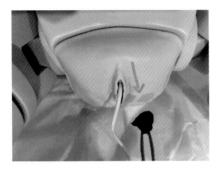

（e）消毒对侧大阴唇

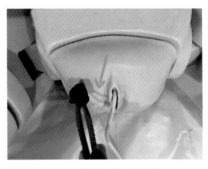

（f）消毒近侧大阴唇

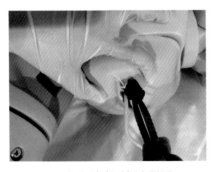

（g）消毒对侧小阴唇

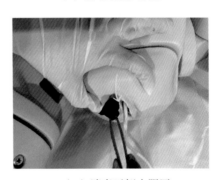

（h）消毒近侧小阴唇

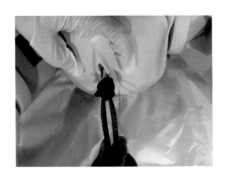

（i）消毒尿道口至肛门

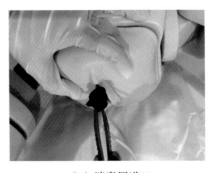

（j）消毒尿道口

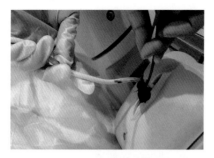
（k）消毒尿道口处导尿管

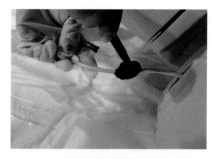
（l）从内到外消毒导尿管

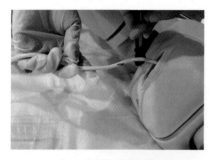
（m）再次消毒尿道口

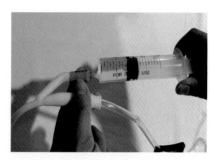
（n）抽出气囊内液体

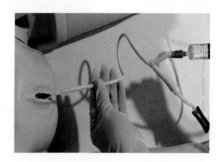
（o）拔除导尿管

图5-34　会阴部烧伤留置导尿护理技术

6．注意事项

（1）留置和维护过程中严格执行无菌技术。

（2）选择合适的导尿管，成人选择 10 ～ 12 号导尿管，小儿选择 8 ～ 10 号导尿管，如导尿管误插入阴道，应更换导尿管重新插入，插管动作温柔宜慢，以免损伤尿道黏膜。

（3）对膀胱高度膨胀且又极度虚弱的患者，第一次放尿量不应超过 1000ml，防止腹腔内压力突然降低，大量血液滞留于腹腔血管内，引起血压突然下降，产生虚脱。此外，膀胱突然减压，可引起膀胱黏膜急剧充血和出血，发生血尿。

（4）为男性患者插导尿管时，遇有阻力，特别是尿管经尿道内口、膜部、尿道外口的狭窄部、耻骨联合下方和前下方的弯曲时，应嘱咐患者缓慢深呼吸，慢慢插入尿管。

（5）对需留置导尿者，定期夹闭尿管，并落实好留置导尿期间的护理。

（6）根据病情定时观察尿液的颜色、性状、记录尿量。

（7）保持引流通畅，避免导尿管受压、扭曲、堵塞，引流袋始终低于膀胱水平，避免接触地面，根据临床指征更换引流装置。

（8）尿管拔除后，应注意观察患者排尿时有否异常症状的出现。

7. 知识链接

（1）导尿管相关尿路感染的定义：导尿管相关尿路感染（catheter-associated urinary tract infection, CAUTI）是指患者留置导尿管后，或者拔除导尿管 48 小时内发生的泌尿道感染，80%～90% 的泌尿系统感染与留置导尿管有关。

（2）CAUTI 的预防

1）做好日常维护，防止滑脱，保持尿道口和会阴部清洁。

2）置入时使用无菌手套、铺巾；用无菌或灭菌溶液清洗尿道口；使用单剂包装的无菌润滑剂。

3）日常维护采取卫生措施；无须用抗菌溶液清洗尿道口区域。

4）使用尽可能小的导尿管，并与引流袋相匹配，从而最大限度减少尿道损伤。

5）缩短留置时间，尽早拔除导尿管，鼓励和协助患者自行解尿。

6）疑似导尿管阻塞应更换导管。

7）留置导尿患者如有尿液外溢、尿液中有絮状物等异常情况时需拔除导尿管，常规送细菌培养。

8）维持整个集尿装置的密闭性，不常规进行膀胱冲洗。

9）悬垂集尿袋不应高于膀胱水平，及时清空袋中尿液（袋中尿液 2/3 时）。

10）置管时间大于 3 天者，宜持续夹闭，定时开放。

11）采集尿标本做微生物检测时，应在导尿管侧面以无菌操作方法针刺抽取尿液，其他目的采集尿标本时应从集尿袋开口采集。

（3）膀胱功能训练及盆底肌锻炼方法

1）膀胱功能训练是根据学习理论和条件反射原理，通过患者的主观意识活动或功能锻炼来改善膀胱的储尿和排尿功能。

训练方法：适用于留置导尿的患者，每次放尿前 5 分钟，患者卧于床上，指导其全身放松，想象自己在一个安静、宽敞的卫生间，听着潺潺的流水声，准备排尿，并试图自己排尿，然后由陪同人员缓缓放尿，强调患者利用全部感觉，开始时可由护士指导，当患者掌握正确方法后，可由患者自己训练，护士每天督促、询问训练情况。

2）盆底肌训练：指患者有意识地反复收缩盆底肌群，增强支持尿道、膀胱、直肠和子宫的盆底肌肉力量，以增强控尿能力。适用于盆底肌尚有收缩功能的尿失禁患者。慎用与心律失常或心功能不全患者、膀胱出血（血尿）、尿路感染急性期和肌张力过高者。

训练方法：①患者在不收缩下肢、腹部、臀部肌肉的情况下自主收缩盆底肌肉（会阴及肛门括约肌），每次收缩 5～10 秒，重复 10～20 次／组，每日 3 组；②在指导患者呼吸训练时，嘱患者吸气时收缩肛门周围肌肉，维持 5～10 秒，呼气时放松；③患者可在桥式运动下做收缩肛门的动作，这时可用一些引导式的话语帮助患者维持收缩肛门的动作（5～10 秒），如让患者想象自己尿急，但还找不到卫生间，要先憋住尿（想象方法）；④患者坐在椅子上，由后向前缓慢地把肛门、阴道、尿道周围等盆底肌收缩上提，感觉想阻止肛门排气，从 1 数到 10，然后缓慢放松；⑤患者可以坐在马桶上，两腿分开，开始排尿，中途有意识地收缩盆底肌肉，使尿流中断，如此反复排尿、止尿、重复多次使盆底肌得到锻炼。

四、经烧伤创面胸腔置管护理技术操作规范

1. 目的

（1）胸腔积液性质不明者，抽取积液检查，协助病因诊断。

（2）排除胸腔积液或积气，解除压迫症状。

（3）脓胸抽脓或恶性胸腔积液，需胸腔内注入药物。

（4）为气胸患者注入粘连药物，以达到治疗目的。

2. 适应证

（1）气胸：中等量气胸或张力性气胸。

（2）外伤性中等量血胸。

（3）对气胸处理后复张缓慢、机械通气患者合并气胸、血胸，或复发性恶性胸腔积液引流后行硬化剂灌注治疗。

（4）持续渗出的胸腔积液，胸腔积液量＞1000ml 者。

（5）脓胸、支气管胸膜瘘或食管瘘。

（6）特重度烧伤患者并发胸腔积液后出现胸闷及呼吸困难等症状，严重引发 ARDS 者。

3. 禁忌证

（1）绝对禁忌证：患者不能配合；无法清晰辨认颈皮穿刺点下一肋骨的上缘；操作者对操作流程缺乏经验；存在无法纠正的凝血功能异常。

（2）相对禁忌证：穿刺进针区域存在已知的肺大疱；正接受呼气末正压通气患者；仅一侧肺有"功能"的患者（另一侧肺已手术切除或因存在已有气体交换功能受损的严重疾病）。

（3）吸入性损伤较严重，无法耐受胸腔闭式引流术治疗者。

（4）伴有严重心肺功能衰竭者。

（5）穿刺部位有严重感染创面者。

（6）烦躁不安、严重缺氧或血流动力学不稳定的患者。

（7）对于创伤早期的胸腔积液特别是 72 小时以内的较多胸腔积液、血胸、较黏稠的渗出液，不宜使用深静脉导管置管术。

4．用物准备

（1）穿刺时用物准备：无菌胸穿包或深静脉导管包（包内含：消毒棉球，无菌手套、穿刺针，无菌针筒、引流导管，导管固定贴膜，缝针缝线）、消毒治疗巾、各种规格针筒、无菌小纱布、引流液送检容器（必要时）、胸腔闭式引流瓶、负压连接管一根（必要时）、胸引管夹管钳×2、酒精棉球（数个）、生理盐水 500ml、导管标识和导管固定用别针和橡皮筋。

（2）穿刺点维护用物准备：聚维酮碘溶液、换药包（无菌棉球、药碗、弯盘、镊子×2）。

（3）更换胸腔闭式引流瓶用物准备：胸腔闭式引流瓶、负压连接管一根（必要时）、胸引管夹管钳×2、酒精棉球（数个）、生理盐水 500ml、导管标识和导管固定用别针和橡皮筋。

（4）拔管时用物准备：聚维酮碘溶液、换药包（无菌棉球、药碗、弯盘、镊子×2）、无菌剪刀（导管培养时）、无菌纱布数块。

5．操作流程 操作步骤如下流程。

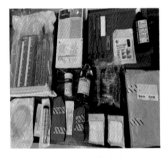
（a）用物准备

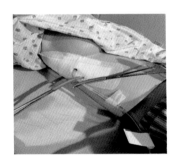
（b）两把夹管钳交叉夹住胸腔引流管近患者端导管

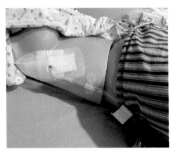
（c）敷贴和小纱布覆盖导管穿刺点皮肤

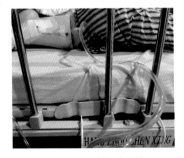
（d）固定引流管

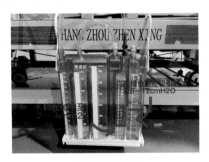
（e）引流瓶位置

图5-35　胸腔置管护理技术

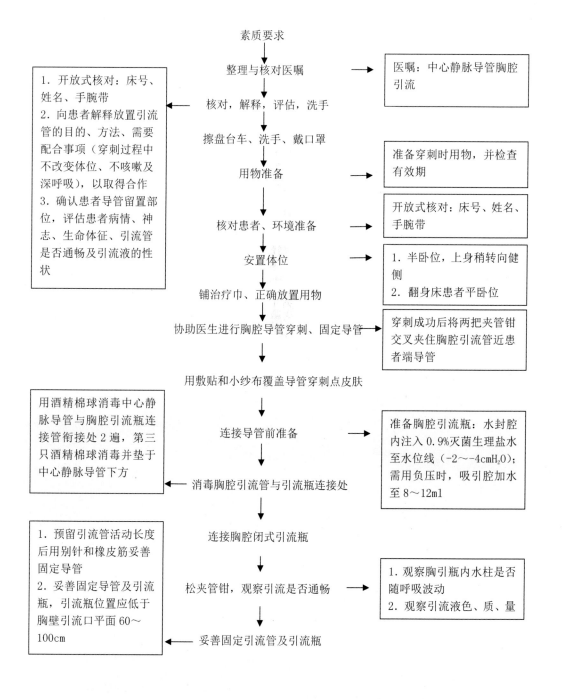

素质要求

整理与核对医嘱 → 医嘱：中心静脉导管胸腔引流

核对，解释，评估，洗手

1. 开放式核对：床号、姓名、手腕带
2. 向患者解释放置引流管的目的、方法、需要配合事项（穿刺过程中不改变体位、不咳嗽及深呼吸），以取得合作
3. 确认患者导管留置部位，评估患者病情、神志、生命体征、引流管是否通畅及引流液的性状

擦盘台车、洗手、戴口罩

用物准备 → 准备穿刺时用物，并检查有效期

核对患者、环境准备 → 开放式核对：床号、姓名、手腕带

安置体位 → 1. 半卧位，上身稍转向健侧　2. 翻身床患者平卧位

铺治疗巾、正确放置用物

协助医生进行胸腔导管穿刺、固定导管 → 穿刺成功后将两把夹管钳交叉夹住胸腔引流管近患者端导管

用敷贴和小纱布覆盖导管穿刺点皮肤

用酒精棉球消毒中心静脉导管与胸腔引流瓶连接管衔接处2遍，第三只酒精棉球消毒并垫于中心静脉导管下方

连接导管前准备 → 准备胸腔引流瓶：水封腔内注入0.9%灭菌生理盐水至水位线（-2～-4cmH₂O）；需用负压时，吸引腔加水至8～12ml

消毒胸腔引流管与引流瓶连接处

1. 预留引流管活动长度后用别针和橡皮筋妥善固定导管
2. 妥善固定导管及引流瓶，引流瓶位置应低于胸壁引流口平面60～100cm

连接胸腔闭式引流瓶

松夹管钳，观察引流是否通畅 → 1. 观察胸引瓶内水柱是否随呼吸波动　2. 观察引流液色、质、量

妥善固定引流管及引流瓶

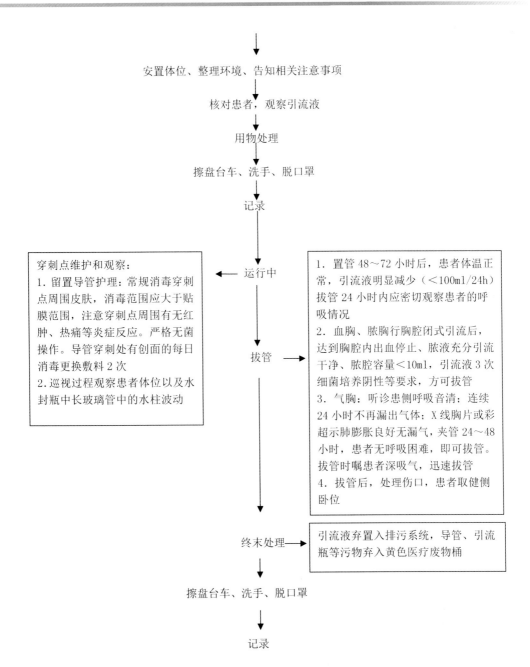

6. 导管注意事项

（1）操作前应向患者说明穿刺目的，消除顾虑；对精神紧张者，可遵医嘱适当用药。

（2）操作过程中密切观察患者反应，如有头晕、面色苍白、出汗、心悸、胸部压迫感或剧痛、昏厥等胸膜反应，或出现持续性咳嗽、气短等现象，立即停止抽液，并皮下注射 0.1% 肾上腺素 0.3～0.5ml，或进行对症处理。

（3）一次抽液不应过多、过快，诊断性抽液，50～100ml 即可；减压抽液，首次不超过 600ml，以后每次不超过 1000ml，以防一次大量迅速抽液后出现复张后肺水肿；如为脓胸，每次尽量抽尽。疑为化脓性感染时，助手用无菌试管留取标本。检查癌细胞，为提高阳性检出率，可反复多次送检，每次至少 100ml，并应立即送检，以免细胞自溶。

（4）严格无菌操作，操作中要防止空气进入胸腔，始终保持胸腔负压。

（5）应避免在第 9 肋间以下穿刺，以免刺破膈肌损伤腹腔脏器。进针部位沿肋骨上缘以免损伤肋间血管。

（6）水封瓶应位于胸部以下，不可倒转，维持引流系统密封，接头牢固固定。

（7）保持引流管长度适宜，翻身活动时防止受压、打折、扭曲、脱出。

（8）保持引流管通畅，注意观察引流液的量、颜色、性状并做好记录。

（9）更换胸引瓶时，应用止血钳夹闭引流管防止空气进入，注意保证引流管与引流瓶连接的牢固紧密，切勿漏气，操作时严格遵守无菌操作。

（10）搬动患者时，应注意保持引流瓶低于胸腔膜。

（11）拔除引流管后 24 小时内密切观察有无胸闷、憋气、呼吸困难、气胸、皮下气肿等，观察局部有无渗血、渗液，如有变化及时通知医生。

7. 知识链接

（1）气压伤：本质是过高的通气压使肺泡过度膨胀甚至破裂。有研究表明，呼吸机相关性肺损伤（VILI）的发生主要不是因为气道本身压力过大，而更多是由于肺泡过度膨胀所致。在机械通气中，肺泡容积超过功能残气量时便会产生跨肺压，跨肺压等于气道平台压与胸膜腔内压之差，当胸膜腔内压不变时，气压伤的决定因素即为气道平台压，压力设置不当被认为是导致 VILI 的主要原因。当更改压力设置使跨肺压降低时，患者可以更好地生存获益。在 ARDS 患者发病 24 小时后进行标准保护性机械通气时，相较于跨肺压，气道平台压被视为更好的住院死亡的预测指标。气压伤的临床和放射学特征包括气胸，纵隔气肿，小叶间气肿，面颈部、胸部甚至阴囊皮下气肿，这些改变可单独出现，也可同时发生。

（2）容量伤：研究显示，过高的潮气量使肺泡过度充盈甚至破裂，气体外溢到肺组织间隙造成肺部损伤，即容量伤。机械通气潮气量过大使肺泡过度扩张，毛细血管静水压升高，气 - 血屏障遭到破坏进一步形成肺水。高潮气量通气时肺泡过度膨胀，从而损伤毛细血管内皮和上皮。此外，高潮气量通气时会加剧肺部的氧化应激，降低其抗氧化活性，加重肺部炎症，从而导致或加剧肺损伤。

（3）传统胸腔硅胶引流管置管和深静脉导管置管比较：传统胸腔硅胶引流管较粗大，且组织相容性差，刺激胸膜导致积液产生相对增多，且对肺组织有刺激与压迫。深静脉导管置管引流后并发症少，导管变形能力好，有利于调整导管角度和位置，对于促进患者积液的引流、肺复张有积极的意义。另外，患者主动咳嗽及叩背时带来的不适感也较传统硅胶引流管轻，因此更适用于烧伤后并发胸腔积液的患者。

烧伤患者特别是翻身床治疗的患者，平卧位时胸引管位置一般不在最低点，会导致引流不够彻底。深静脉导管引流的位置可以根据胸腔积液的具体位置而放置，也可以放置于胸背部，能充分引流，减少积液。

有研究表明，中心静脉导管残端细菌培养阳性率明显低于硅胶管，可能与静脉导管较细且不需要辅助切口有关。但深静脉导管在烧伤患者中的应用也有一定的局限性，对于创伤早期的胸腔积液特别是72小时以内的较多胸腔积液、血胸、较黏稠的渗出液，不宜使用深静脉导管置管术。

五、创面负压装置护理技术操作规范

1．目的

（1）减少创面分泌物，提供湿润环境；减轻水肿，改善局部血运；促进血管化、肉芽形成；加速上皮细胞生长和创面上皮化，防止外界环境中微生物侵袭感染；促进创基血管化，固定皮片；减少换药频率，减轻换药疼痛，控制创面的渗出与异味。

（2）负压治疗可以减轻护理工作，缩短住院时间，预防并发症。

2．适应证

（1）成人或小儿深Ⅱ°烧伤创面。

（2）创伤创面、电烧伤创面。

（3）热压伤创面。

（4）肉芽创面。

（5）真皮替代物移植创面或植皮创面术前准备。

（6）植皮创面术后固定。

（7）慢性创面：糖尿病足溃疡、压疮、静脉溃疡等。

3．禁忌证

（1）伴有坏死焦痂的Ⅲ°烧伤创面是负压治疗的禁忌证。

（2）存在活动性出血、血管及神经裸露未予覆盖、局部恶性肿瘤、存在大量坏死组织、供氧动脉病变、硬脑膜缺损伴脑脊液漏等创面。

（3）严重凝血功能障碍。

（4）低蛋白血症。

（5）裸露内脏器官表面谨慎使用。

（6）合并厌氧菌、真菌感染创面，脓皮病创面以及大面积烧伤休克期不建议使用。

4．用物准备

（1）VSD材料套装、半透膜、连接附件（Y型接口、连接管、负压吸引瓶／罐）。

（2）负压源（中心负压吸引或者小型负压吸引机）、导管标识贴、导管固定用别针

和橡皮筋数个。

5．操作流程　操作步骤如下流程。

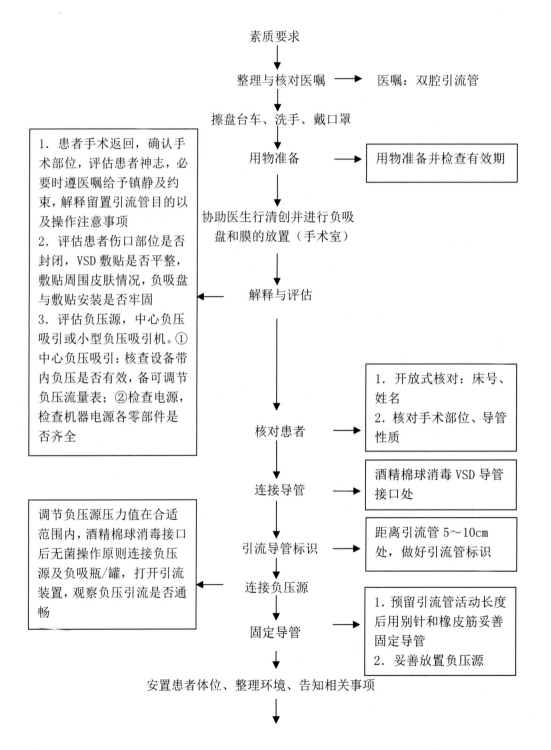

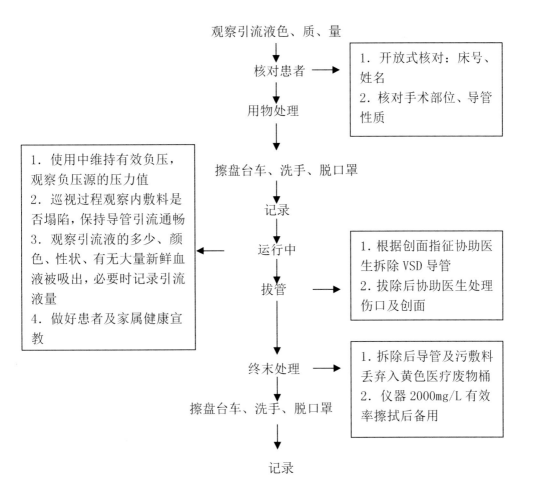

观察引流液色、质、量

核对患者 → 1. 开放式核对：床号、姓名
2. 核对手术部位、导管性质

用物处理

1. 使用中维持有效负压，观察负压源的压力值
2. 巡视过程观察内敷料是否塌陷，保持导管引流通畅
3. 观察引流液的多少、颜色、性状、有无大量新鲜血液被吸出，必要时记录引流液量
4. 做好患者及家属健康宣教

擦盘台车、洗手、脱口罩

记录

运行中

拔管 → 1. 根据创面指征协助医生拆除 VSD 导管
2. 拔除后协助医生处理伤口及创面

终末处理 → 1. 拆除后导管及污敷料丢弃入黄色医疗废物桶
2. 仪器 2000mg/L 有效率擦拭后备用

擦盘台车、洗手、脱口罩

记录

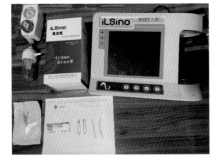

（a）准备用物

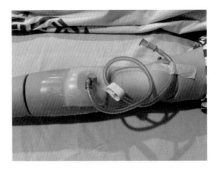

（b）评估创面、敷贴、皮肤情况

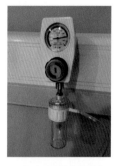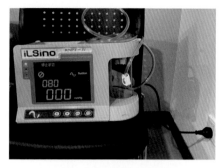

（c）评估负压源　　　　　　　　（d）核查机器工作状态

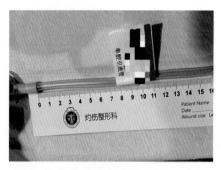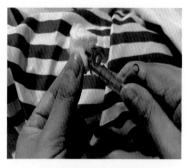

（e）核对手术部位　　　　　　　（f）酒精棉球消毒接口

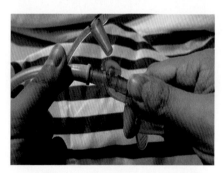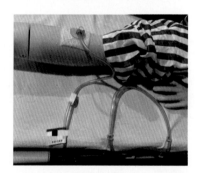

（g）连接　　　　　　　　　　（h）核查引流情况

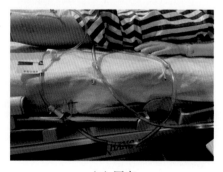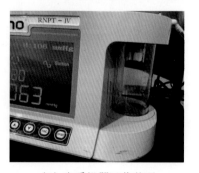

（i）固定　　　　　　　　　　（j）查看机器工作状况

图5-36　创面负压装置护理技术

6. 注意事项

（1）负压源的压力值是否在规定范围内。

（2）观察敷料是否吸引有效，负压吸引泡沫敷料是否塌陷。

（3）引流管是否被压迫，折叠；是否有引流物堵塞引流管。

（4）引流液的多少、颜色、性状、有无大量新鲜血液被吸出。

7. 知识链接

（1）创面覆盖材料的选择及更换时间：负压治疗的创面覆盖材料大体可以分为两大类，即聚乙烯醇（polyvinyl alcohol，PVA）和聚氨酯材料。PVA 材料孔隙致密，孔径为 100～300μm；为亲水性，生物相容性好；弹性好有一定可塑性，抗牵拉能力强，肉芽不易长入网孔，故可用于深部创腔或窦道。但 PVA 材料因孔径小易堵管，且后期材料易变硬，不适用于间歇式吸引模式，一般可使用 5～7 天。聚氨酯材料孔径为 500～650μm，通透性较好，不易堵管，能够及时吸收深层创面的渗出液，因而适用于渗出液较多且含沉淀物较多的感染性创面。聚氨酯材料质地更柔软，能够把负压均匀地传导至创面，刺激肉芽组织生长，可结合间歇负压吸引模式起到脉冲式正向血流调节作用，形成"剪切力"刺激肉芽组织生长，一般建议使用 3～5 天。但聚氨酯材料为疏水性，且孔径大，不建议应用于深部创腔或窦道，以免肉芽组织长入，取出时易损伤组织、造成出血。也有研究者将 PVA 和聚氨酯材料制备在负压覆盖材料正反两面，根据创面情况选择一面贴敷创面，方便临床使用。此外，还有研究者在聚氨酯材料中添加其他成分，如银离子或硅酮，制成含银离子或硅酮的聚氨酯泡沫材料。

（2）创面表面的实际负压是否等同于设定的负压值：负压表现实的"负压值"并不是创面表面真正接收到的负压值，创面实际受压往往低于设定负压值，与选用的材料、负压监测仪不同、引流管长度、管道并联程度有关。目前国内负压装置分为 2 种，一种是可移动式负压调控仪，在创面处设置负压感受器，设定的负压基本接近创面实际受压；另一种是采用墙式中央负压装置，通过连接管道与负压引流管连接，所设定的负压通过连接管道逐渐衰减，至创面后实际受压低于设定的负压值。由此可见，使用病房墙壁中央负压装置时，负压值设定应稍大。

（3）负压治疗的模式选择：负压治疗模式有 3 种，即持续、间歇和循环模式。间歇模式常为持续吸引 5 分钟，暂停 2 分钟。某些血运欠佳创面或必须环形包扎的创面，可应用间歇模式行负压治疗。该负压模式造成泡沫敷料舒张和紧缩变化，有时会引起创面疼痛。循环模式是指负压值在设定的范围 $-16.6～-6.6$ kPa（$-50～-125$ mmHg）规律性循环变动，创面始终处于负压状态，治疗效果与间歇模式类似，但疼痛明显减轻。但目前该模式临床应用较少，操作参数设定有待进一步实践。一般认为，间歇模式的负压效果优于持续模式，可以根据创面类型进行选择或联用。

（4）负压治疗并发症：负压治疗常见的并发症为周围皮肤浸渍、湿疹等。负压材料覆盖创面时间过长，肉芽组织会过度生长，移除材料时易造成创面出血及组织损伤；若泡沫材料遗留在创面组织中，易继发感染。此外，负压值选择不当，可造成创面出血或皮肤缺血坏死。所以使用过程中要注意保持引流管通畅，术中止血彻底防止出血，正确评估患者疼痛，给予适当营养支持。

六、成人体外膜肺氧合护理技术（ECMO技术）

1．目的

（1）ECMO技术用于严重急性呼吸衰竭或心力衰竭的治疗，可保证机体有足够的氧气供应，使心肺功能得到休息和恢复。

（2）ECMO常用有2种模式，即静-动脉（venoarterial，VA）和静-静脉（venovenous，VV）模式。这两种模式均可提供呼吸支持，通过降低呼吸机参数，减少呼吸机相关性肺损伤；可减少心脏药物支持，争取治愈时间；其中VA ECMO能够提供血流动力学支持。

2．适应证

（1）ARDS呈现严重呼吸衰竭；高碳酸血症性呼吸衰竭且动脉血pH小于7.20。

（2）作为过渡到肺移植的通气功能支持。

（3）心脏循环衰竭、难治性心源性休克。

（4）大面积肺栓塞。

（5）心搏骤停。

（6）心脏手术后体外循环脱机失败。

（7）作为心脏或肺移植或者放置心室辅助装置的过渡治疗。

3．禁忌证

（1）绝对禁忌证：患者存在严重的基础疾病，如重度神经系统损伤和终末期恶性肿瘤。

（2）相对禁忌证：包括无法控制的出血和原发性疾病预后极差。

4．用物准备

（1）设备及物品

1）主设备、配件及性能核查：①ECMO主机：正常开机，自检通过。交流电、备用电源良好，备用电为转运前确保电量和使用时长；②空氧混合器和气源供气正常无漏气，计量表调节灵活；③离心泵、手摇泵：离心泵使用时防止不能翻转超过90°，一旦它停止工作，可用手摇泵临时替代，泵的下方有转速显示；④专用电极膏：配合离心泵泵头处使用；⑤温控水箱：水箱有水位线，可提供观测加入水量，一般添加灭菌注射用水，面板设有调节温度和实际温度，可保障患者血温不会过低。一侧小风扇转动提示工作正常；⑥ECMO装载车，轮子移动正常。

2）辅助设备及配件：彩色多普勒（B超）、无菌B超探头套、ACT机器及试剂盒。

3）耗材：PLS 无菌套包、动静脉穿刺导管包、超滑导丝包、3M 抗菌手术固定贴膜、无菌皮管钳包（内含 4 把）、无菌屏障包（手术区域铺巾材料及无菌手术衣）、深静脉穿刺套包、无菌手套、无菌大药碗、无菌纱布包。

4）其余药品物品：预充液 0.9％氯化钠溶液 1000ml、0.9％氯化钠溶液 100ml、灭菌注射用水 500ml、肝素钠稀释液、聚维酮碘消毒液、4％葡萄糖洗必泰消毒液（氯己定）、30ml/50ml 注射器若干、2％利多卡因 5ml、肝素、导管固定带、无菌刀、带针缝线、三通、肝素帽、夹管钳 4 把、剪刀 1 把。

（2）患者：保持患者处于监护状态、呼吸循环支持有效、镇静镇痛有效。

5．操作流程　操作步骤如下流程。

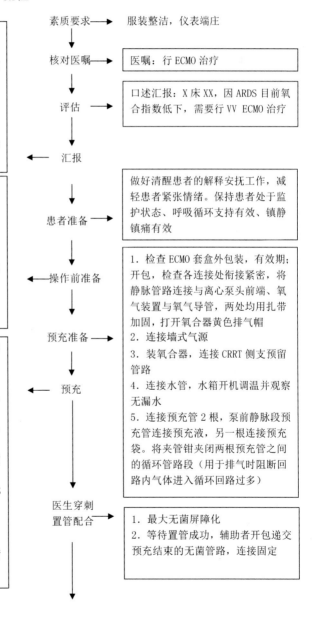

观察护理 → 1. 协助患者取舒适卧位，注意保暖
2. 流量转速观察，防止抖管
3. 观察落实并发症预防及处理

洗手，记录

监测氧合器情况，评估离心泵功能状态，观察流量转速，保障导管安全。记录患者肺灌注情况、出凝血状态，做好转运配合 ← 运行中

拔管 → 评估患者情况：稳定，脱机试验成功

物品准备 → 无菌包，缝针缝线，敷料，止血用物

1. 再次观察患者生命体征，清醒患者解释并感谢患者的配合，向家属告知目的和意义及相关并发症风险，取得配合
2. 压迫止血并观察穿刺点情况
3. 安置舒适体位，落实监测 ← 拔管

终末处置设备用物，
洗手记录

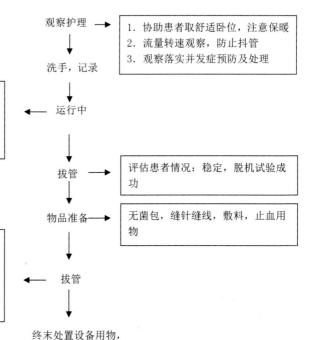

（a）备ECMO机器、水箱、ACT
设备其他辅助物品

（b）备ECMO套包、穿刺套件

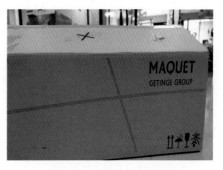

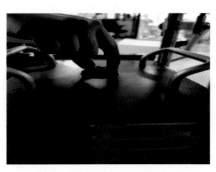

（c）水箱开盖

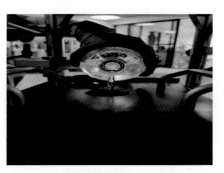

（d）注水

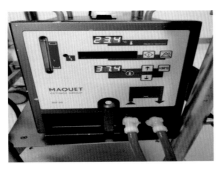

（e）连接电源开水箱检查设置

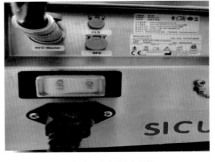

（f）开主机电源

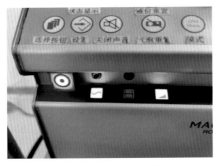

（g）检查主机电源、备用电

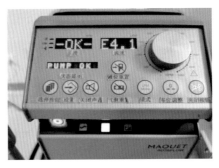

（h）自检参数

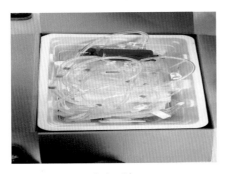

（i）开包

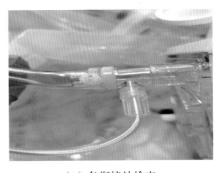

（j）各衔接处检查

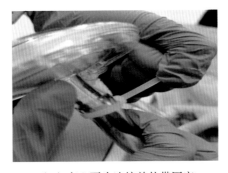

（k）离心泵头连接并扎带固定

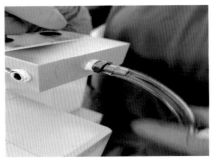

（l）气源固定

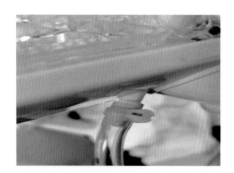

（m）气源加固

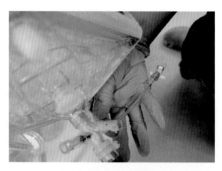

（n）装氧合器侧支

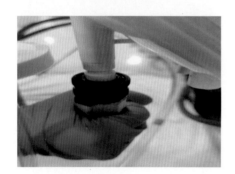

（o）连接水路

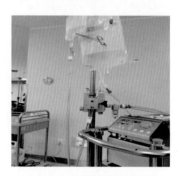

（p）安装两根预充管

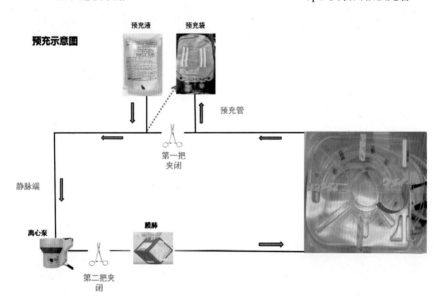

（q）预充示意图

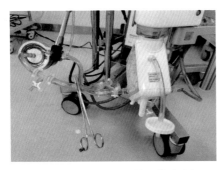

（r）预充管路之间的循环管路夹闭

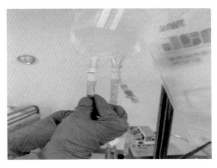

（s）连接预充液和预充袋

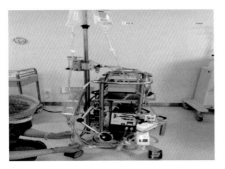

（t）手动重力排离心泵头段气体

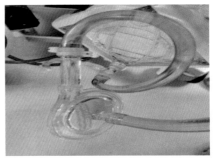

（u）保持泵头出气口向上

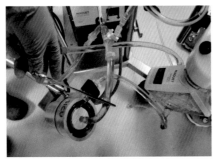

（v）夹闭泵前导管

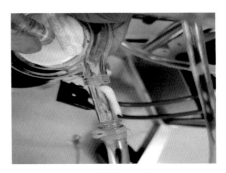

（w）涂抹导电胶

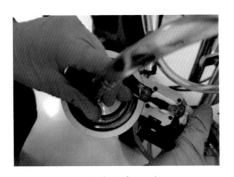

（x）夹入离心泵

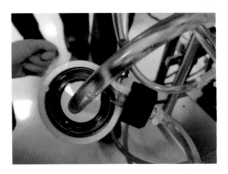

（y）关闭黑色固定扣且务必卡紧

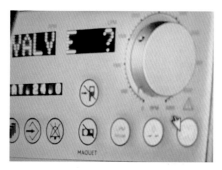

（z）开机运行，可见红色夹闭提示

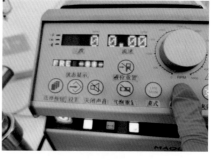

（A）矫零

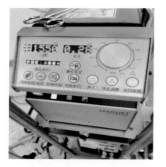

（B）调泵速1500RPM松泵头处钳子

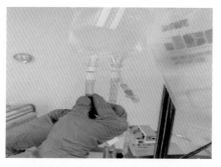

（C）充约400ml两根预充管同时接在预充袋

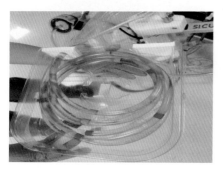

（D）排套盒内管路排气泡

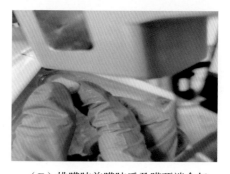

（E）排膜肺前膜肺后及膜顶端余气

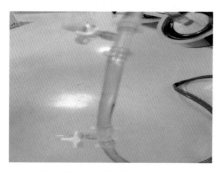

（F）卸除两根预充管，松钳自循环

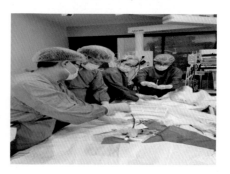

（G）最大无菌屏障化置管

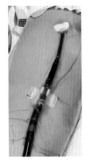 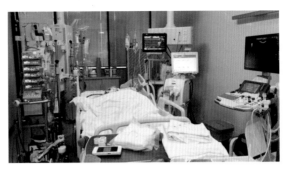

（H）置管后固定导管　　　　　（I）卧位舒适，注意保暖，观察皮肤循环

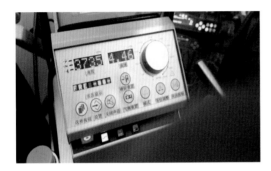 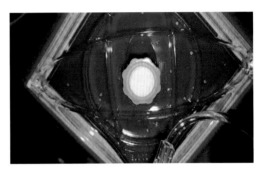

（J）观察泵速流量　　　　　（K）注意观察管路有无血栓、渗漏

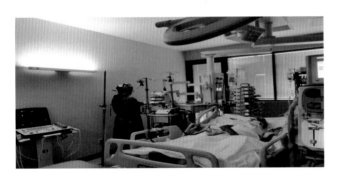 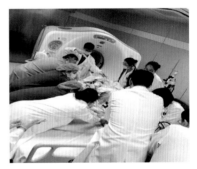

（L）做好病情监测，预防并发症　　　　　（M）转运安全

图5-37　ECMO技术

6．注意事项

（1）护理方面

1）整个操作过程须遵循无菌原则，并给予抗生素预防感染。

2）妥善固定管路，严防管路牵拉、扭曲、受压，若出现流速异常、静脉管路抖动或离心泵发出噪音均及时通知医生。

3）置管部位维护方式同深静脉导管护理，同时管路严禁抽取血标本（除氧合器膜前，膜后血气分析以外），易出现血流感染风险。

4）ECMO管路中，因氧合器前管路为负压，会有气体入血的风险，故需防范与外界接触的情况发生；同时禁止使用脂类药物，如得普利麻（丙泊酚）等，防止膜内出现栓塞。

5）严密观察患者神志、瞳孔、心率、血压、氧饱和度、SVO_2、CVP；四肢皮肤颜色、温度、末梢循环及足背动脉搏动，并监测腿围的变化。若实施镇静镇痛，需落实评估，防止发生导管意外。

6）加强气道管理，落实预防 VAP 发生的各项措施。

7）做好生活护理，预防压力性损伤。

（2）设备方面

1）ECMO 电源需插在 UPS 电源上，保持电源接头及各管路接头衔接紧密，备用手摇泵状态正常。备用电量 27.4V 为满电（供断电使用 1.5 小时）、20V（报警开启且短暂供电）、< 19V（系统自动关闭）。

2）温度管理：ECMO 升温仪器温度设置 35.5 ～ 37℃，维持体温 35 ～ 37℃。

3）密切观察转速与流量的变化，发现异常应立即通知医生。

4）观察氧合器颜色及其进出两端血液变化，如果动脉端颜色加深则提示氧合情况变差，需及时排查。

5）及早发现 ECMO 管路、氧合器内凝血情况，定时检查颜色、管道、离心器、各接头内有无血栓形成。

6）长时间运转的 ECMO 膜式氧合器可出现血浆渗漏、栓塞等情况，应及时更换膜式氧合器。

（3）ECMO 期间抗凝策略与观察：ECMO 期间需全身肝素化，应经常监测 ACT，了解肝素化情况，ECMO 期间 ACT 应维持在 180 ～ 220 秒，ACT 检测应及时迅速。

（4）并发症观察与处理

1）出血：最常见，尤以脑出血最严重，必要时应考虑终止。

2）血栓：需严密观察有无血栓形成。

3）感染：是常见的并发症，除外抗生素应用，应注意各环节严格落实无菌操作。

4）神经系统并发症：与颅内出血、栓塞、慢性肺部疾患有密切关系。

5）辅助系统驱动泵失灵、膜式氧合器气体交换功能障碍。

7. 知识链接

（1）进行 VV ECMO 治疗时，对于置管的部位、管径的选择和管理：用于引出血液的静脉套管通常置于右侧或左侧股总静脉，以及用于回输血液右侧颈内静脉。股静脉套管的尖端应位于下腔静脉与右心房交界处附近，而颈内静脉套管的尖端则应位于上腔静脉与右心房交界处附近。也可使用足以保证 4 ～ 5 升 / 分血流量的双腔套管。这种套管有多种管径可供选择，套管的最大管径为 31F，最适合成年男性患者。引流管口和回输管口的设计旨在最大限度地减少再循环。股动脉置管相对容易，因此是 VA ECMO

的首选。

（2）一旦决定停止 ECMO 治疗，则需拔除套管，由于管径粗，故可通过压迫穿刺部位来止血。而对于接受 VA ECMO 治疗的患者，至少需要压迫动脉穿刺点 30 分钟。

（3）体外膜肺实施过程中的转运管理：相关文献提到我国正在建设 ECMO 转运网络，其要求是作为一项需要多中心配合、多学科协作的系统性工作，目前还需要积累经验：① ECMO 中心数目提升；②转运工具，结合陆地航空等多渠道；③专业人才的培养。都是需要努力的方向。

第六节　创面辅助治疗护理技术

一、烧伤远红外治疗仪操作护理技术

1. 目的

（1）保暖、提高局部温度。

（2）促进创面干燥、减少创面渗出。

2. 适应证

（1）大面积烧伤患者保暖，维持环境温度。

（2）创面保痂期保持创面干燥。

（3）其他患者在治疗期间需要保持温度的保温。

3. 禁忌证

（1）照射面部，须闭上眼睛或戴上眼罩。

（2）重症患者、儿童及皮肤对热敏感性差的患者，应在医护人员或监护人员协助下使用。

4. 用物准备

（1）多源烧伤保温仪。

（2）电源插座。

5. 操作流程　操作步骤如下流程。

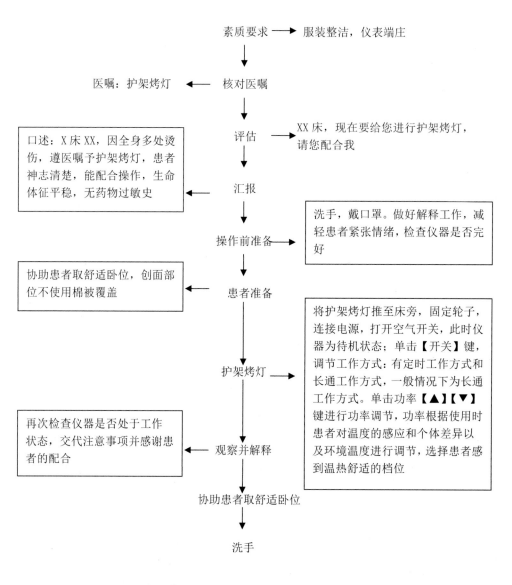

素质要求 ——→ 服装整洁，仪表端庄

医嘱：护架烤灯 ←—— 核对医嘱

评估 ——→ XX床，现在要给您进行护架烤灯，请您配合我

口述：X床XX，因全身多处烫伤，遵医嘱予护架烤灯，患者神志清楚，能配合操作，生命体征平稳，无药物过敏史 ←—— 汇报

操作前准备 ——→ 洗手，戴口罩。做好解释工作，减轻患者紧张情绪，检查仪器是否完好

协助患者取舒适卧位，创面部位不使用棉被覆盖 ←—— 患者准备

护架烤灯 ——→ 将护架烤灯推至床旁，固定轮子，连接电源，打开空气开关，此时仪器为待机状态；单击【开关】键，调节工作方式：有定时工作方式和长通工作方式，一般情况下为长通工作方式。单击功率【▲】【▼】键进行功率调节，功率根据使用时患者对温度的感应和个体差异以及环境温度进行调节，选择患者感到温热舒适的档位

再次检查仪器是否处于工作状态，交代注意事项并感谢患者的配合 ←—— 观察并解释

协助患者取舒适卧位

洗手

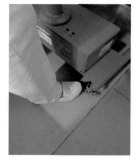

（a）固定轮子

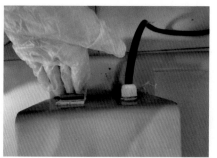

（b）打开空气开关

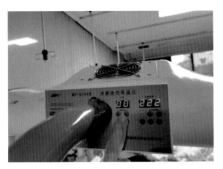
（c）调节工作方式

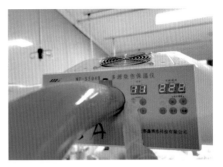
（d）调节功率

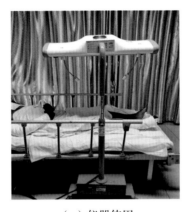
（e）仪器使用

图5-38　远红外治疗仪操作护理技术

6．注意事项

（1）根据患者的情况选择合适的功率及温度，避免灼伤正常皮肤和加深创面。

（2）预热时间为20分钟，使用过程中切勿用手接触仪器的网罩及机壳上的其他金属件，以免烫伤；安全照射距离350mm以上。

（3）切忌将导电体或其他物品插入防护罩及机壳上的任何孔、缝隙内。

（4）切勿在使用时使用棉被或其他衣物覆盖仪器，以免温度过高发生意外。

（5）使用环境：无易燃易爆气体及高度粉尘环境。

（6）仪器受潮后，确保干燥后再通电使用。

（7）仪器工作时切勿清洁、消毒；仪器外部消毒时可用棉布蘸少许酒精涂擦，切勿浸泡或喷淋。

7．知识链接

（1）低温烫伤：也可称为低温烧伤或低热烧伤，一般是指机体长时间接触中等温度（一般指44～50℃）的热源，造成从真皮浅层向真皮深层及皮下各层组织的渐进性损害。烫伤程度与时间有直接关系，接触热源时间越长，烫伤的程度越严重。往往表面看起来只是一个小水疱，体征类似Ⅱ°烧伤，但可能已伤及皮下组织，甚至肌肉、神经、血管。愈合时间较长，且患者不愿意接受手术治疗，治疗比较棘手。

（2）近红外治疗技术：近红外治疗仪是波长为 900 ～ 1600nm，峰值 1300nm 的近红外光谱，具有较深的穿透力，同时对皮肤及软组织损伤小。由于近红外能量可达真皮 1mm 以上，产生的即刻效应和远期效应。即刻效应是通过加热真皮内均匀分布的水，将热量传导至周围胶原纤维，导致胶原纤维最大限度的收缩。远期效应是通过加热真皮组织，启动选择性热损伤修复过程，激活真皮内成纤维细胞产生新生胶原蛋白。近红外治疗技术是一种安全性好、操作简单、非创伤性的治疗方法，对减少皱纹、紧缩肌肤、面部年轻化有很好的疗效。

（3）TDP（特定电磁波治疗器）：人们称其为"神灯"，其核心部件治疗板是由几十种人体必不可少的元素涂层构成。治疗板在电功率作用下，产生包含多种元素信息的综合电磁波，进入人体后，与对应元素发生谐振，从而激发人体内各种酶活性，纠正体内元素失衡，有效抑制自由基的产生，修复和疏通微循环通道，达到提高机体免疫力和预防疾病的效果。TDP 照射具有消肿、减少渗出的作用，促进局部组织血液循环，能增加创面的新陈代谢，增强细胞功能，抑制细菌生长，增加局部含氧量，促进上皮生长，加速创面愈合等治疗效果，有利于组织的再生和修复。

二、光谱治疗仪操作护理技术

1．目的

（1）显著改善细胞有氧呼吸作用：促进细胞新陈代谢、肉芽组织生长，加速创面愈合。

（2）提高白细胞吞噬作用：自体消炎，提高免疫力。

（3）降低伤口部位 5- 羟色胺（5-HT）含量：产生良好的镇痛疗效。

2．适应证

（1）各种急、慢性炎症，慢性溃疡伤口，压力性损伤。

（2）Ⅱ°烧伤、感染及手术后恢复期创面。

（3）肌肉疼痛、肌肉关节痛、关节炎、肌肉痉挛。

3．禁忌证

（1）恶性肿瘤、皮肤结核、活动性出血。

（2）婴幼儿、孕妇。

（3）急性损伤（24 小时内）、急性感染性炎症的早期。

（4）光过敏者（代谢失调例如卟啉症和其他光致皮疹）。

（5）自身免疫性疾病（自身过敏症状），如红斑狼疮、白化病。

4．用物准备

（1）光谱治疗仪。

（2）电源插座。

（3）眼罩。

5．操作流程　操作步骤如下流程。

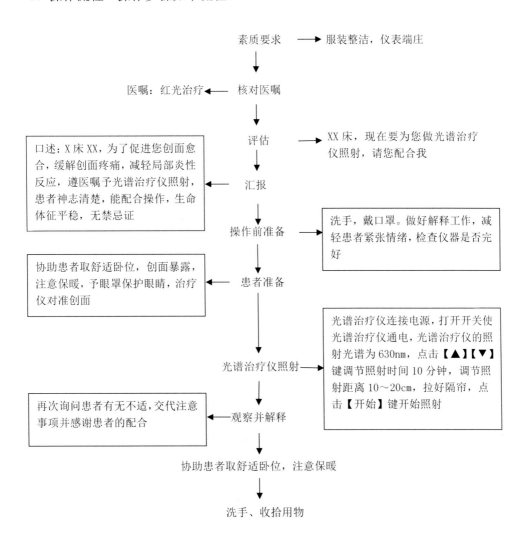

素质要求 ——→ 服装整洁，仪表端庄

医嘱：红光治疗 ←—— 核对医嘱

评估 ——→ XX 床，现在要为您做光谱治疗仪照射，请您配合我

口述：X 床 XX，为了促进您创面愈合，缓解创面疼痛，减轻局部炎性反应，遵医嘱予光谱治疗仪照射，患者神志清楚，能配合操作，生命体征平稳，无禁忌证 ←—— 汇报

操作前准备 ——→ 洗手，戴口罩。做好解释工作，减轻患者紧张情绪，检查仪器是否完好

协助患者取舒适卧位，创面暴露，注意保暖，予眼罩保护眼睛，治疗仪对准创面 ←—— 患者准备

光谱治疗仪照射 ——→ 光谱治疗仪连接电源，打开开关使光谱治疗仪通电，光谱治疗仪的照射光谱为 630nm，点击【▲】【▼】键调节照射时间 10 分钟，调节照射距离 10～20cm，拉好隔帘，点击【开始】键开始照射

再次询问患者有无不适，交代注意事项并感谢患者的配合 ←—— 观察并解释

协助患者取舒适卧位，注意保暖

洗手、收拾用物

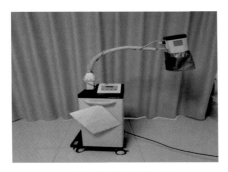

（a）光谱治疗仪通电

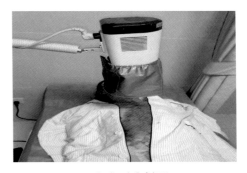

（b）对准创面

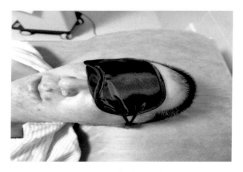
（c）保护眼睛

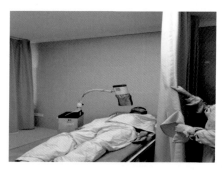
（d）拉好隔帘

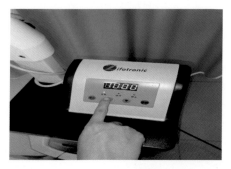
（e）调节时间

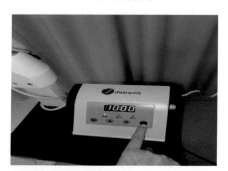
（f）点击【开始】键

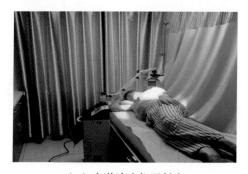
（g）光谱治疗仪照射中

图5-39　光谱治疗仪操作护理技术

6. 注意事项

（1）治疗前仔细询问有无治疗禁忌。

（2）治疗过程中，不要直视光源，不能照射眼睛，必要时须戴眼罩。

（3）光源距离创面10～20cm，光源头对准伤口进行照射。

（4）冬季注意保暖。

（5）不得随意调节时间和开关。

（6）禁止随时携带易燃易爆物品。

（7）参照不同的施治部位，会出现一些暂时的不适应和其他反应，如眼部有异物感、长疙瘩等，属于正常。

7．知识链接

（1）点阵激光：是临床中以局灶性光热作用原理作为理论指导的新型激光治疗模式，其主要是借助光栅分散排列成微小的点状光束矩阵，从而生成多个柱形结构，点阵激光治疗借助其对周围组织的热刺激以及 MTZs 间正常组织存在的修复能力，可以充分保障临床疗效，还可以显著降低患者的治疗风险。高能量激光还能够直接穿透患者的皮肤表皮，利用热休克蛋白的持续表达，使得患者损伤组织进一步得到修复。

（2）伤口激光治疗仪：是近些年发展起来的一种新型激光伤口治疗设备，其治疗机制为半导体激光可以对创面产生生物刺激效应，改善局部液循环，促进细胞再生，因此对于开放性伤口以及创伤组织具有加速修复的功能。通常来说，伤口激光治疗仪的穿透深度较深，可以达到皮下 5～7cm，因此在治疗过程中将伤口激光治疗仪的探头距创面 5cm 左右便可以取得良好的治疗效果。

（3）蓝光在创面治疗中的应用：蓝光具有促进创面愈合的作用及较广泛的杀菌作用，对烧伤后期残余创面有理论上的治疗作用。必须要注意的是在使用中，要用眼罩保护好患者眼睛，避免视网膜损伤，因有研究显示，蓝光直接照射眼睛可造成视网膜色素上皮细胞（RPE）损伤，并发现光照后产生的氧自由基是损伤 RPE 的主要原因。

三、超声清创仪操作护理技术

1．目的／作用

（1）机械破坏作用、组织碎片作用及乳化作用。

（2）降低生物负荷，上调细胞活性。

（3）改善愈合率。

2．适应证

（1）外伤、手术伤、感染伤口／创面：烧伤创面、化脓性伤口、创面、窦道、瘘管等。

（2）难愈合伤口：如糖尿病伤口、压疮、神经营养溃疡、外伤性溃疡等；

（3）软组织创伤、开放性骨折等。

3．禁忌证

（1）眼部冲洗，头部伤口，孕妇腹部伤口。

（2）安有电力驱动装置（如心脏起搏器）的患者伤口／创面。

4．用物准备

（1）人员准备：口罩、帽子、防护服、护目镜、无菌橡胶手套。

（2）用物准备：无菌换药包、无菌大纱布、外用生理盐水、一次性使用输液器、超声探头。

5．操作流程　操作步骤如下流程。

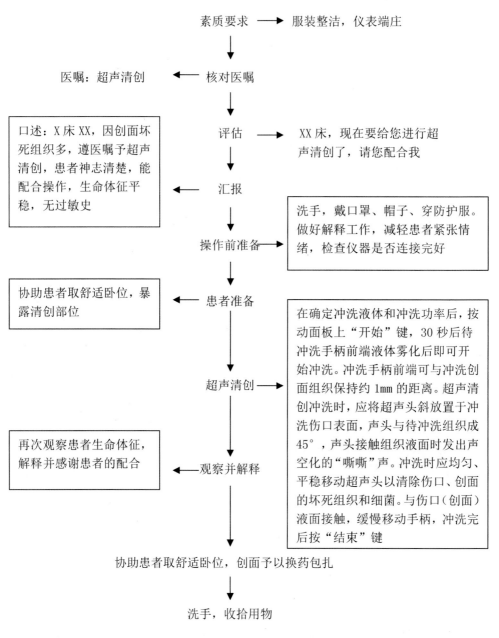

素质要求 ——➤ 服装整洁，仪表端庄

医嘱：超声清创 ◄—— 核对医嘱

口述：X 床 XX，因创面坏死组织多，遵医嘱予超声清创，患者神志清楚，能配合操作，生命体征平稳，无过敏史

评估 ——➤ XX 床，现在要给您进行超声清创了，请您配合我

汇报

操作前准备 ——➤ 洗手，戴口罩、帽子、穿防护服。做好解释工作，减轻患者紧张情绪，检查仪器是否连接完好

协助患者取舒适卧位，暴露清创部位 ◄—— 患者准备

超声清创 ——➤ 在确定冲洗液体和冲洗功率后，按动面板上"开始"键，30 秒后待冲洗手柄前端液体雾化后即可开始冲洗。冲洗手柄前端可与冲洗创面组织保持约 1mm 的距离。超声清创冲洗时，应将超声头斜放置于冲洗伤口表面，声头与待冲洗组织成45°，声头接触组织液面时发出声空化的"嘶嘶"声。冲洗时应均匀、平稳移动超声头以清除伤口、创面的坏死组织和细菌。与伤口（创面）液面接触，缓慢移动手柄，冲洗完后按"结束"键

再次观察患者生命体征，解释并感谢患者的配合 ◄—— 观察并解释

协助患者取舒适卧位，创面予以换药包扎

洗手，收拾用物

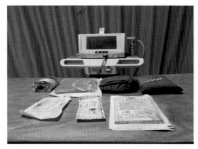

（a）准备用物

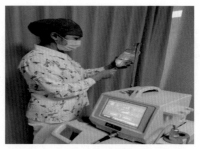

（b）连接仪器

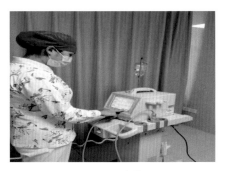
（c）调节参数

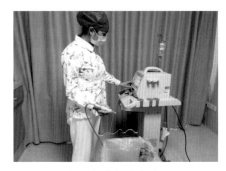
（d）调节探头水流

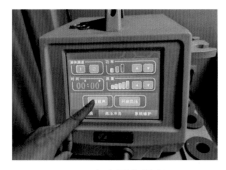
（e）开启超声

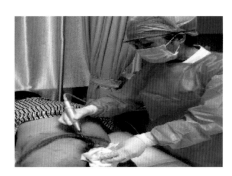
（f）进行清创

图5-40　超声清创仪操作护理技术

6．注意事项

（1）严格按照使用说明操作。

（2）角度45°，来回平行移动，停留伤口时间不超过2秒。

（3）管道注满生理盐水，防烫伤。

7．知识链接

（1）超声清创术：是利用超声波设备的空化、乳化和止血效应作用于复杂的创口，通过微喷射的水流和强大的压力实现杀灭创面表面的细菌、真菌、病毒及清除坏死组织的功能，尤其是对不规则、创口深、感染严重的伤口具有针对性的深入清创效果，可降低清创过程中对健康组织的损伤，缩小创口，保护神经、血管，达到无痛清创。该技术在糖尿病足溃疡治疗方面已取得较好的效果，是目前可代替传统锐性清创术处理复杂性、难治性伤口较为理想的清创方法。另外，超声清创过程中喷射的水流能够扩张创面感染病变部位的血管，使创面血流量增加，在有效清除坏死组织后，改善创面微循环，有效输送细胞生存与修复必须的氧和营养，从而促进溃疡愈合。研究表明，超声清创还可刺激成纤维细胞溶酶体活性和蛋白质的合成，间接引起前炎症细胞因子、生长因子释放，且超声能量在细胞和分子水平产生的机械力可以促进细胞分裂，进而加速创面愈合。

（2）空化效应：超声清创仪是借助超声波并依靠水介质进行能量传输，其能够以低频率超声波在冲洗液中产生空化效应，即超声波空化泡崩塌所迸出的微射流及高压力，可去除破损伤口、坏死组织、创面表面及深层的病毒、细菌、真菌等，还能破坏细菌的生物膜，从而发挥抗菌、促进纤维蛋白改善循环的作用。

（3）超声波：可通过机械振动促进血液循环，增加创面局部组织血流灌注量，改善局部氧含量，减轻炎症反应，进而改善创面愈合的效果；促进淋巴循环，增加渗出物的吸收，从而改善组织的新陈代谢和再生修复能力。

第七节　检验检查护理技术

一、经创面采血技术

1. 目的　为患者采集、留取静脉血标本。

2. 适应证　大面积烧伤无法在完好皮肤处成功采血且未建立中心静脉。

3. 禁忌证　感染性创面。

4. 用物准备　治疗盘、针筒或采血针、碘伏、弯盘、棉签、止血带、检验项目执行单、真空采血管、无菌手套。

5. 操作流程　操作步骤如下流程。

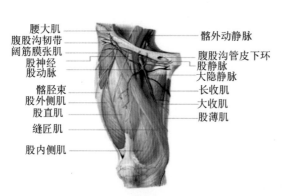
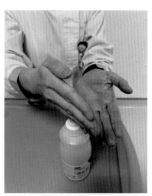

（a）股静脉解剖结构　　　　　　（b）手消毒

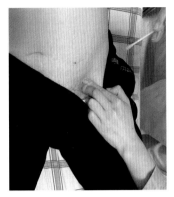

（c）定位股静脉

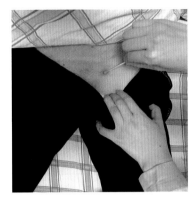

（d）消毒皮肤

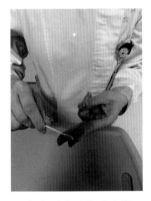

（e）消毒示指及中指

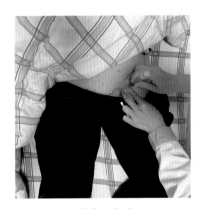

（f）采集血标本

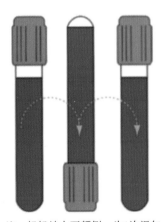

注：轻轻地上下颠倒，为1次混匀

（g）血标本混匀手法

图5-41　经创面采血技术

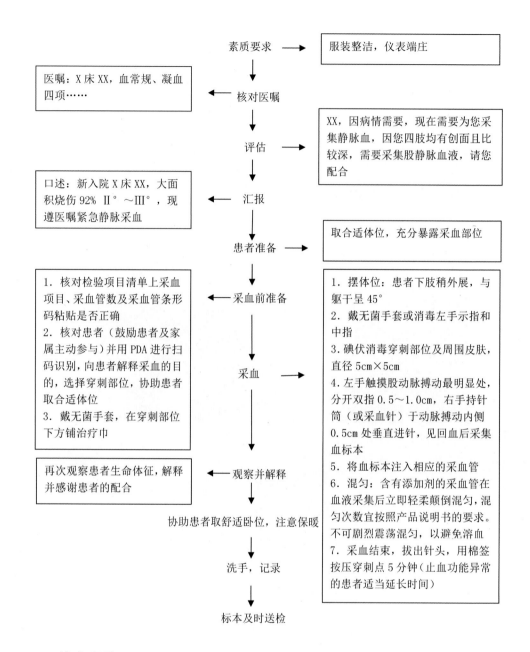

素质要求 → 服装整洁，仪表端庄

医嘱：X 床 XX，血常规、凝血四项…… ← 核对医嘱

评估 → XX，因病情需要，现在需要为您采集静脉血，因您四肢均有创面且比较深，需要采集股静脉血液，请您配合

口述：新入院 X 床 XX，大面积烧伤 92% Ⅱ°～Ⅲ°，现遵医嘱紧急静脉采血 ← 汇报

患者准备 → 取合适体位，充分暴露采血部位

1. 核对检验项目清单上采血项目、采血管数及采血管条形码粘贴是否正确
2. 核对患者（鼓励患者及家属主动参与）并用 PDA 进行扫码识别，向患者解释采血的目的，选择穿刺部位，协助患者取合适体位
3. 戴无菌手套，在穿刺部位下方铺治疗巾 ← 采血前准备

采血 →
1. 摆体位：患者下肢稍外展，与躯干呈 45°
2. 戴无菌手套或消毒左手示指和中指
3. 碘伏消毒穿刺部位及周围皮肤，直径 5cm×5cm
4. 左手触摸股动脉搏动最明显处，分开双指 0.5～1.0cm，右手持针筒（或采血针）于动脉搏动内侧 0.5cm 处垂直进针，见回血后采集血标本
5. 将血标本注入相应的采血管

再次观察患者生命体征，解释并感谢患者的配合 ← 观察并解释

6. 混匀：含有添加剂的采血管在血液采集后立即轻柔颠倒混匀，混匀次数宜按照产品说明书的要求。不可剧烈震荡混匀，以避免溶血
7. 采血结束，拔出针头，用棉签按压穿刺点 5 分钟（止血功能异常的患者适当延长时间）

协助患者取舒适卧位，注意保暖

洗手，记录

标本及时送检

6. 注意事项

（1）全身严重水肿、大面积烧伤等特殊患者无法在肢体找到合适的穿刺静脉时，可选择颈部静脉、股静脉。

（2）在采血过程中，应当预防标本溶血，注意事项如下：

1）消毒后穿刺部位自然干燥。

2）不可穿过血肿部位采血。

3）如使用注射器采血，宜确保针头牢固地安装在注射器上以防出现泡沫。

4）使用注射器时避免过度用力抽拉针栓。

5）轻柔颠倒混匀含有添加剂的标本。

7. 知识链接

经创面采血血管选择及操作方式：

（1）采集股静脉血：患者下肢稍外展，与躯干呈45°，再戴无菌手套或消毒左手示指和中指，触摸股动脉搏动最明显处，分开双指0.5～1.0cm，右手持采血针于动脉搏动内侧0.5cm处垂直进针，见回血后采集相应的血标本。

（2）穿刺部位皮肤消毒：消毒对静脉血标本质量的影响，主要是穿刺部位消毒不彻底引起的血培养污染，通常与消毒剂选择不当或消毒操作不规范有关。临床上血培养标本污染引起的结果假阳性问题较突出。因此，采集血培养标本前，应按照相关规定选择适当的消毒剂，严格执行三步消毒法。建议待75%的乙醇溶液自然干后进行采血，以避免穿刺后乙醇进入血管带来烧灼感。

（3）止血带的使用及采血针规格：静脉穿刺时，止血带的使用有利于定位血管，但长时间绑扎常常导致血液浓缩，影响检验结果。研究显示，即使止血带使用时间<1分钟，总蛋白、白蛋白、钾离子、钙离子的检测结果偏差也超过生物学变异。建议血管条件好的患者，穿刺前可不使用止血带；对于血管条件差的患者，止血带绑扎时间不要超过1分钟，同时避免反复握拳。采血针过粗或过细均可引起溶血，应根据患者血管情况选择适宜大小的采血针，建议成人患者使用21～23G的采血针，儿童及血管条件差的患者使用23～25G的采血针。此外，对于采血针选择，建议门诊患者使用直针；儿童、老人等血管条件差的患者使用蝶翼针，尤其是具有穿刺成功视觉确认的采血针；存在感染风险的患者使用安全型采血针；优先选用具备薄壁大腔针体的采血针（图f）。

（4）采血管质量：对静脉血标本的影响常被忽略，事实上由于各采血管生产企业的产品标准不尽相同，不同品牌的采血管质量差异较大。例如，负压过大的采血管，容易引起标本溶血；普通PET材质的采血管，无法有效阻止液体抗凝剂蒸发，容易引起标本–抗凝剂比例不当；采血管中抗凝剂添加不足或分布不均，容易引起抗凝标本凝集等。为避免采血管质量对静脉血标本质量的影响，建议医疗机构在选购采血管时，应选择高质量的产品，如具有双层管壁设计的血凝管、使用冻干喷雾技术进行添加剂喷涂的血常规管等。

（5）采血顺序：如采血顺序不当可导致抗凝剂交叉污染及发生潜在的化学反应，影响离子、碱性磷酸酶及凝血功能的检测结果。如血常规管在血浆管前采集，血浆管中引入的乙二胺四乙酸（EDTA）可与血液中钙、镁、铁等二价离子直接结合，并释放出钾离子，导致血清中游离的钙、镁、铁等离子的检测结果被低估，相反钾离子浓度会假性增高，可能掩盖真实的低钾血症；含促凝剂的血清管在血凝管前采集，血凝管中引入的促凝剂可干扰标本凝固，影响凝血检测结果。因此，多管采血时应按规定顺序留取标本。此外，应依据条形码上的信息正确选择与检测项目相匹配的真空采血管，避免因采血管选用不当而引起的标本类型错误。

（6）标本混匀：抗凝标本混匀不充分可导致凝集，影响血常规等检测结果的准确性。为保证添加剂与标本充分混匀，标本采集完成后应立即以180°颠倒混匀（混匀次数根据说明书要求），以避免纤维蛋白丝、微小凝块及血凝块的形成，同时应避免混匀力度过大造成的血细胞损伤／溶血、血小板激活或凝血的发生。混匀手法见图（g）。

二、动脉导管内采血技术

1. 目的

（1）快速采集血标本，了解动脉血液中的各项指标，判断呼吸衰竭的类型，为治疗提供依据。

（2）避免反复穿刺引起血管损伤，减轻患者痛苦。

2. 适应证　急、危重症留置动脉导管的患者。

3. 禁忌证　无绝对禁忌证。

4. 用物准备　酒精棉片、一次性使用注射器（10ml）1支、动脉采血注射器1支、无菌手套、无菌治疗巾、无菌纱布、弯盘、锐器盒，必要时准备冰袋或冰桶（如无法在采血后30分钟内完成检测，应在0～4℃低温保存）。

5. 操作流程　操作步骤如下流程。

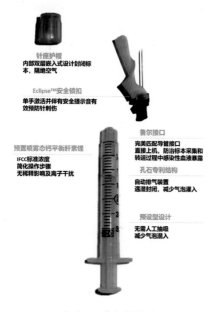

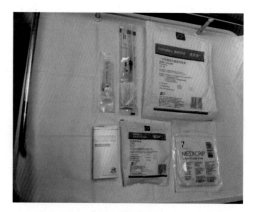

（a）BD血气针构造　　　　　　　　　　（b）用物准备

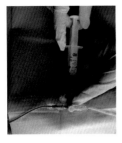
（c）弃去导管血

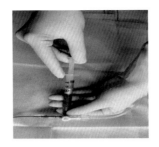
（d）抽吸动脉血

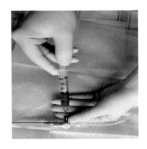
（e）断开血气针

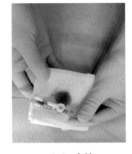
（f）冲管

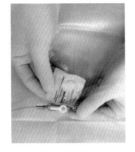
（g）消毒接口

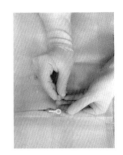
（h）连接肝素帽

图5-42　动脉导管内采血技术

素质要求 → 服装整洁、仪表端庄、戴口罩

评估患者生命体征、吸氧情况 ← 评估
或呼吸机的参数设置

核对 → 核对医嘱，X 床 XX ，血气分析一次，
核对患者

XX 床，现在需要为您采集动脉 ← 解释
血，请您配合我

1. 准备注射器，将无菌巾展开，置于
动脉导管下方，形成一个无菌操作区

2. 去除原有动脉测压管近端肝素帽，
酒精棉片消毒接口

口述：X 床 XX，因病情需要， ← 汇报
现遵医嘱予采集动脉导管内动
脉血用于血气分析

3. 10ml 注射器接已消毒三通，转动三
通开关至肝素盐水方向，抽取 8～10ml
（建议弃去导管容积的 2～3 倍）左右
液体（稀释肝素水及血液）后转动三通
开关至空气端，弃去抽出的血液

采血 → 4. 使用动脉采血针接三通抽取所需动
脉血后转动三通后断开并立即接上未
撤除保护帽的针头

校零

5. 使用肝素生理盐水冲洗动脉管路直
至管道干净无血液，转动三通，三通下
方垫无菌纱布，使用肝素液将三通出口
冲洗干净

协助患者取舒适卧位

6. 再次消毒螺旋口，拆取新的肝素帽
连接，立即将所采取的动脉血进行检测

洗手，记录

6．注意事项

（1）使用一次性注射器采集动脉血时，需抽取一定量的肝素钠注射液湿润注射器管壁。采集完毕后，需将注射器上下摇动 5 次，双手搓动注射器外壁 5 秒，使血液与肝素钠充分混匀。一次采集血量不宜过多，1 ～ 2ml 为宜，过多会使肝素抗凝不足，影响检验结果。

（2）操作过程中注意无菌操作，管理好动脉通道，经常用肝素稀释液冲洗动脉（或用肝素稀释液加压至 300mmHg 持续冲洗），发现血凝块应抽出，不可注入。

（3）测量取血时应避免空气进入连接管路和血样；若有少许空气进入，要立即排尽。

（4）注意观察，及时发现血管痉挛、血栓、巨大血肿等并发症，一旦发现血栓形成和远端肢体缺血时，必须立即拔除测压导管，必要时可手术探查取出血凝块，挽救肢体。

7．知识链接

（1）动脉置管部位选择：桡动脉是最常用的动脉穿刺部位，通常选用左侧桡动脉。腕部桡动脉在桡侧屈腕肌腱和桡骨下端之间纵沟中，桡骨茎突上下均可摸到桡动脉搏动。由于此动脉位置浅表、相对固定，因此穿刺置管比较容易。此外，腋、肱、尺、股、足背及颞浅动脉均可采用。桡动脉穿刺置管前需常规进行改良 Allen 试验，以了解桡动脉阻断后来自尺动脉掌浅弓的侧支分流是否足够。

（2）动脉传感器的校零如图 5-43。

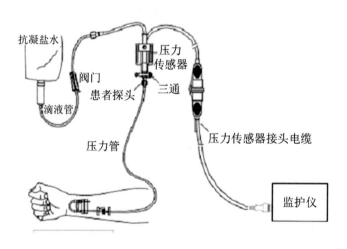

图5-43　动脉传感器校零

1）仰卧位：置于腋中线与胸腔中间相平的位置或胸骨后 5cm。

2）侧卧位：只要压力传感器与心脏水平平齐，无论在哪侧上肢进行动脉压监测都没有区别。

3）坐位：可置于耳后，以反映大脑部位血压。

4）导管内气泡：监测系统中加入 0.1ml 的小气泡会引起动脉血压增加，0.5ml 的大气泡会产生低血压假象。

5）传感器的位置：有创动脉血压监测时，压力传感器应平齐第四肋间腋中线水平，即相当于心脏水平，低或高均可造成压力误差。有研究表明，当压力传感器低于心脏时，收缩压、舒张压均升高；当心脏跳动频率一定时，血压的升高与高度差呈正比；当压力传感器高于心脏时，收缩压、舒张压均下降。

（3）血气分析正常值及意义

1）动脉血氧分压（PaO_2）：85 ～ 100mmHg。

2）动脉血氧饱和度（SaO_2）：95% ～ 100%。

3）动脉血二氧化碳分压（$PaCO_2$）：反映呼吸系统情况，被称为呼吸参数，指溶解在血液中的二氧化碳产生的张力，35 ～ 45mmHg。

4）pH：即氢离子浓度反映的是有关酸碱平衡的情况，它与患者血液中酸碱的量有关，7.35 ～ 7.45。

5）剩余碱（BE）：反映血液中的碱含量，从而反映出机体代谢情况及肾脏功能，被称为代谢参数，±3mmoL/L。

6）缓冲碱（BB）：45mmoL/L ～ 55mmoL/L。

7）标准碳酸氢钠：（25±3）mmoL/L。

8）实际碳酸氢钠：（24±2）mmoL/L。

9）混合静脉血氧分压：35 ～ 40mmHg。

10）混合静脉血氧饱和度：75%。

（4）血气分析四步法

1）检查 PaO_2 和 SaO_2 来判断氧合状态：两者值降低，提示患者有低氧血症；PaO_2 值正常或有轻微升高，提示患者氧和情况良好。

2）根据 pH、$PaCO_2$ 和 HCO_3^- 值评估酸碱情况，pH ＜ 7.35 提示存在酸中毒，pH ＞ 7.45 提示存在碱中毒。$PaCO_2$ 低于 35mmHg 提示呼吸性碱中毒，$PaCO_2$ 高于 45mmHg 提示呼吸性酸中毒。HCO_3^- 低于 22mmol/L 提示代谢性酸中毒，HCO_3^- 高于 28mmol/L 提示代谢性碱中毒。

3）$PaCO_2$ 和 HCO_3^- 值都异常，确定主要的酸碱失衡。通常情况下，两种酸碱失衡时，其中一种是主要的，另一种为代偿反应。判断主要的酸碱失衡时，主要根据 pH，pH ＜ 7.4 时主要为酸中毒，pH ＞ 7.4 时主要为碱中毒。

4）$PaCO_2$ 和 HCO_3^- 值都异常，分析机体的代偿反应：pH 不在正常范围内为失代偿。

5）血气分析结果解释（表 5-5）

表5-5　血气分析结果解释

HCO$_3^-$	PaCO$_2$		
	< 35mmHg	35～45mmHg	> 45mmHg
< 22mmol/L	吸性碱中毒＋代谢性酸中毒	代谢性酸中毒	呼吸性酸中毒＋代谢性酸中毒
22～28mmol/L	呼吸性碱中毒	正常	呼吸性酸中毒
> 28mmol/L	呼吸性碱中毒＋代谢性碱中毒	代谢性碱中毒	呼吸性酸中毒＋代谢性碱中毒

三、经纤维支气管镜气道灌洗护理技术

1. 目的　解除呼吸道阻塞，改善患者呼吸道通气、换气功能；留取痰液标本做细菌和真菌培养，协助临床诊断和治疗。

2. 适应证

（1）间质性肺部疾病的诊断和治疗。

（2）肺部感染性疾病的诊断和治疗。

（3）周围性细胞癌的细胞学诊断。

（4）尘肺、肺泡蛋白沉积症的治疗。

3. 禁忌证

（1）严重高血压及心律失常。

（2）严重心、肺功能障碍。

（3）新近发生的心肌梗死或有不稳定心绞痛发作史。

（4）不能纠正的出血倾向。

（5）严重上腔静脉阻塞综合征。

（6）疑有主动脉瘤、多发性肺大疱。

（7）全身情况极度衰竭。

（8）麻醉药物过敏，不能用其他药物代替的患者。

（9）急性上呼吸道感染者，活动性大咯血者暂缓检查。

4. 用物准备　纤维支气管镜、面屏或护目镜、注射器、利多卡因、负压吸引装置、生理盐水、无菌纱布、无菌手套、抢救车、口咽通气管、液体石蜡、集痰器。

5. 操作流程　操作步骤如下流程。

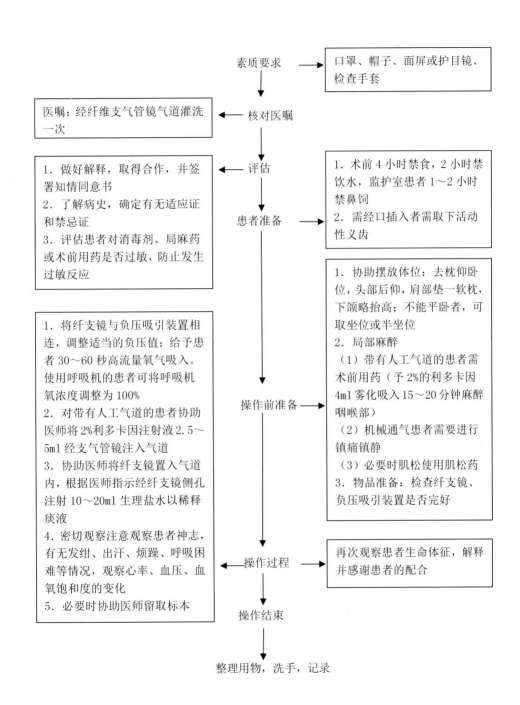

素质要求 → 口罩、帽子、面屏或护目镜、检查手套

医嘱：经纤维支气管镜气道灌洗一次 ← 核对医嘱

评估
1．做好解释，取得合作，并签署知情同意书
2．了解病史，确定有无适应证和禁忌证
3．评估患者对消毒剂、局麻药或术前用药是否过敏，防止发生过敏反应

患者准备
1．术前4小时禁食，2小时禁饮水，监护室患者1～2小时禁鼻饲
2．需经口插入者需取下活动性义齿

操作前准备
1．协助摆放体位：去枕仰卧位，头部后仰，肩部垫一软枕，下颌略抬高；不能平卧者，可取坐位或半坐位
2．局部麻醉
（1）带有人工气道的患者需术前用药（予2%的利多卡因4ml雾化吸入15～20分钟麻醉咽喉部）
（2）机械通气患者需要进行镇痛镇静
（3）必要时肌松使用肌松药
3．物品准备：检查纤支镜、负压吸引装置是否完好

操作过程
1．将纤支镜与负压吸引装置相连，调整适当的负压值；给予患者30～60秒高流量氧气吸入。使用呼吸机的患者可将呼吸机氧浓度调整为100%
2．对带有人工气道的患者协助医师将2%利多卡因注射液2.5～5ml经支气管镜注入气道
3．协助医师将纤支镜置入气道内，根据医师指示经纤支镜侧孔注射10～20ml生理盐水以稀释痰液
4．密切观察注意观察患者神志，有无发绀、出汗、烦躁、呼吸困难等情况，观察心率、血压、血氧饱和度的变化
5．必要时协助医师留取标本

再次观察患者生命体征，解释并感谢患者的配合

操作结束 → 整理用物，洗手，记录

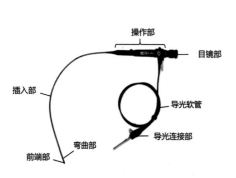

操作部

目镜部

插入部

导光软管

导光连接部

弯曲部

前端部

（a）普通纤维支气管镜基本结构

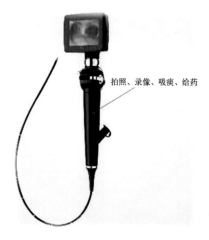

拍照、录像、吸痰、给药

（b）可视软性喉镜

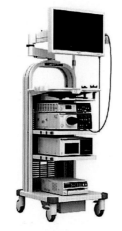

（c）电子纤维支气管镜可视系统

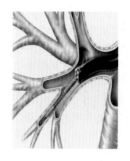

（d）保护性毛刷

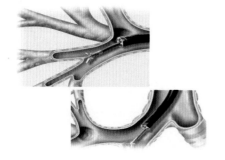

（e）活检钳

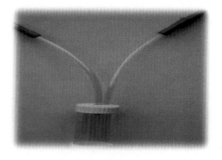

（f）专用集痰器

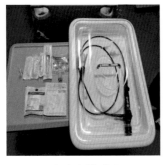
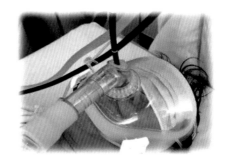

（g）用物准备　　　　　　　　（h）纤维支气管镜置入气道

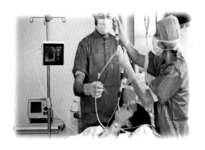
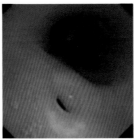
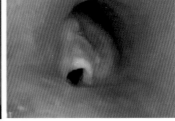

（i）机械通气患者使用纤维支气管镜　　　　　（j）气管食管瘘

图5-44　经纤维支气管镜气道灌洗护理技术

6．注意事项

（1）镜身拉直，不要有小弯曲。

（2）无论自然气道还是气管插管，经口入纤维支气管镜时一定要使用牙垫，避免镜子损伤。

（3）操作轻柔，有阻力不要强硬进入。

（4）活检钳插入或取出时钳舌必须处于闭合状态。

（5）检查开始前、所有检查完成后及两位受检者之间，都应对支气管镜进行清洗和消毒。

（6）消毒前一定使用酶液彻底清洗。消毒剂：2％戊二醛、过氧乙酸等；浸泡时间不得少于 20 分钟。

（7）行纤维支气管镜活检术后出现少量咯血属正常现象，表现为痰中带血或少量血痰，属于操作时的支气管黏膜损伤，1 ～ 3 天可自愈，一般不必特殊处理。若咯血量较多者则应立即采取有效的护理措施。

1）去枕平卧，头偏向一侧，或头低脚高位，消除口、鼻腔的积血，保持呼吸道通畅。

2）必要时给予小剂量镇静药，避免用力咳嗽，吸氧 3 ～ 4 升／分。

3）遵医嘱给予止血药，必要时输血。

4）严密观察生命体征，观察有无休克状态，备好抢救物品。

7．知识链接

（1）吸入性损伤的临床诊断：有密闭空间内发生的烧伤；面颈和前胸部烧伤尤其口鼻周围深度烧伤者；鼻毛烧焦、口唇肿胀、口腔或口咽部红肿有水疱或黏膜发白者；刺激性咳嗽、口腔有炭末者；声音嘶哑、吞咽困难或疼痛者；呼吸困难和（或）伴哮鸣音者，以上情况无论有无影像学资料、纤维支气管镜检（fiberopticbronchoscopy，FOB）结果，均应临床诊断为吸入性损伤，并开始预防和治疗，尤其是对老年患者、小儿患者和烟雾暴露时间较长的患者。FOB 是临床诊断吸入性损伤最可靠的方法，镜下气道的充血、水肿、炭末以及黏膜脱落等现象是诊断吸入性损伤的有力依据。对中度吸入性损伤的患者定期行纤维支气管镜灌洗技术是十分必要的。

（2）纤维支气管镜检查定义：纤维支气管镜检查是将纤维支气管镜经鼻、口腔咽喉部插入气管、支气管直接观察其中病变或为呼吸系统疾病的诊断和治疗所提供的一项支持手段。

（3）适当把握纤维支气管镜肺泡灌洗的量：将支气管镜嵌顿在适当的支气管树分支后，经支气管镜灌入室温生理盐水 100～300ml，均分为 3～5 次序贯灌入。每次灌入一份生理盐水后，以低于 100mmHg（1mmHg = 0.133kPa）的负压吸引获取 BALF（在回吸收过程中的负压以调整到在吸引时支气管腔不塌陷为宜）。每次回吸收量应不低于灌入量的 5％（回收率以 ≥ 30％ 为宜）。若每次的回收率均小于 5％，则需停止灌洗，以免液体大量潴留于肺内。

（4）麻醉药的选择及使用方式

1）口服：对于未建立人工气道的患者，可在术前指导患者含服局麻药胶浆如盐酸达克罗宁胶浆、盐酸利多卡因胶浆等，以减轻患者插管过程中的不适感。但部分患者在含服胶浆时会产生恶心、呕吐以致因时间不够导致局麻不够充分，最终导致无法顺利实施纤维支气管镜操作，故临床上使用口服局麻较少见。

2）超声雾化吸入：目前利多卡因以起效快、弥散广、穿透性强而作为纤维支气管镜检查中最常使用的麻醉药物。2％利多卡因超声雾化吸入作为纤维支气管镜检查术前麻醉，毒性小、安全性高、刺激性小，过敏反应发生率低，一般不需做皮试。因此，有学者提出，2％～ 4％利多卡因麻醉应作为支气管镜检查术前麻醉的第一选择。有研究表明，2％利多卡因凝胶的效果优于利多卡因喷雾。

3）经支气管镜注入：选用利多卡因时，应尽量减少其用量。成人利多卡因的总用量应限制在 8.2ml/kg（按体重 70kg 的患者计算，2％的利多卡因用量不超过 29ml）。对于老年患者、肝功能或心功能损害的患者，使用时可适当减量。

4）全身麻醉：芬太尼是强效镇痛药，而咪达唑仑具有良好的镇静遗忘作用。因此，咪达唑仑结合芬太尼实施全身麻醉以后，可以减少患者因为紧张及焦虑的心理引起交感神经的兴奋性增高，从而促使血压增高、心率变快，确保纤维支气管镜检查的安全顺利进行。具体用法：①60岁以下患者的初始剂量为2.5mg，在操作开始前5～10分钟给药，药物约在注射后的2分钟起效；②给药宜采用滴注的方法，静脉注射咪唑安定应缓慢，约为1mg/30s；③如果操作时间长，必要时可追加1mg，但总量不宜超过5mg；④年龄超过60岁的患者、衰弱及慢性病患者药量应酌减。对这些患者初始剂量应减为1～1.5mg，也可在操作前5～10分钟给药；根据需要可追加0.5～1mg，但总量不宜超过3.5mg。

（5）支气管镜在诊断气管食管瘘中的应用：高龄、营养状况较差、长期气管插管的患者偶有发现鼻饲时呛咳，或者气道内吸出胃内容物，如鼻饲液等情况，需要排除气管食管瘘。怀疑气管插管球囊压力过大或者长期压迫气道壁导致气管食管瘘时，一般影像学检查往往无法诊断，可在支气管镜直视下观察，较小的气管食管瘘可以通过亚甲蓝实验来证实是否存在：将1：（50～100）亚甲蓝溶液口服后，支气管镜下观察气管后壁膜部，如有蓝色色素出现即为阳性，从而为进一步治疗提供诊断依据。

四、痰液标本采集技术

1．目的

（1）检查痰内细胞、细菌、寄生虫等，观察其性质、颜色、气味、量，以协助诊断或确诊呼吸系统疾病。

（2）观察疾病的疗效和预后判断等。

2．适应证

（1）肺部感染。

（2）支气管扩张、支气管哮喘。

（3）肺结核、肺癌、肺吸虫病。

（4）不明原因的发热等。

3．禁忌证　无绝对禁忌证。

4．用物准备

（1）无人工气道者：痰培养瓶、检验项目执行单。

（2）带有人工气道者：集痰器、吸痰管、负压吸引装置、生理盐水、无菌手套、检验项目执行单、面屏或护目镜。

5．操作流程　操作步骤如下流程。

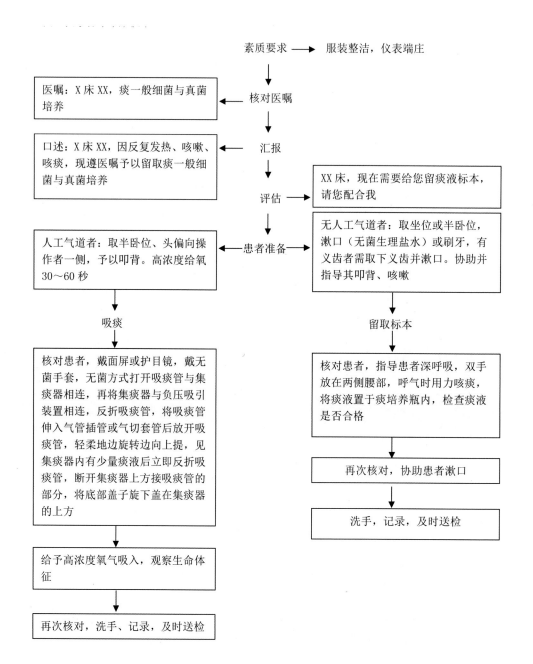

素质要求 ——→ 服装整洁，仪表端庄

医嘱：X 床 XX，痰一般细菌与真菌培养 ←—— 核对医嘱

口述：X 床 XX，因反复发热、咳嗽、咳痰，现遵医嘱予以留取痰一般细菌与真菌培养 ←—— 汇报

评估 ——→ XX 床，现在需要给您留痰液标本，请您配合我

人工气道者：取半卧位、头偏向操作者一侧，予以叩背。高浓度给氧 30～60 秒 ←—— 患者准备 ——→ 无人工气道者：取坐位或半卧位，漱口（无菌生理盐水）或刷牙，有义齿者需取下义齿并漱口。协助并指导其叩背、咳嗽

吸痰

核对患者，戴面屏或护目镜，戴无菌手套，无菌方式打开吸痰管与集痰器相连，再将集痰器与负压吸引装置相连，反折吸痰管，将吸痰管伸入气管插管或气切套管后放开吸痰管，轻柔地边旋转边向上提，见集痰器内有少量痰液后立即反折吸痰管，断开集痰器上方接吸痰管的部分，将底部盖子旋下盖在集痰器的上方

留取标本

核对患者，指导患者深呼吸，双手放在两侧腰部，呼气时用力咳痰，将痰液置于痰培养瓶内，检查痰液是否合格

再次核对，协助患者漱口

洗手，记录，及时送检

给予高浓度氧气吸入，观察生命体征

再次核对，洗手、记录，及时送检

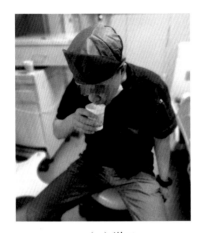

（a）漱口

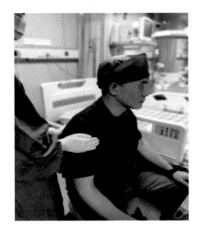

（b）叩背

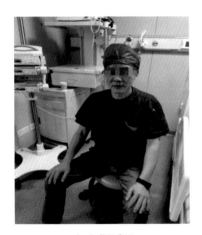

（c）深呼吸

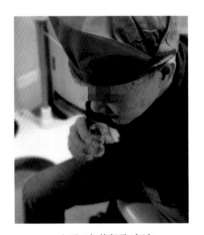

（d）咳嗽留取痰液

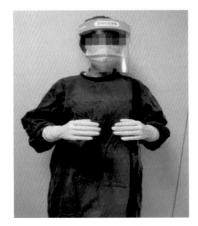

（e）护士准备

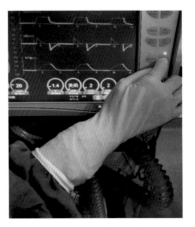

（f）调高氧浓度

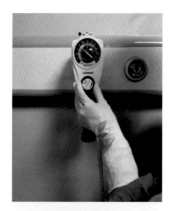
（g）调节负压吸引

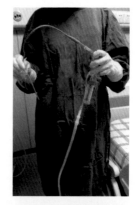
（h）集痰器与负压吸引相连

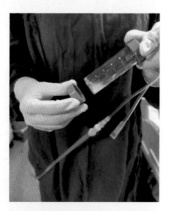
（i）旋下集痰器下盖

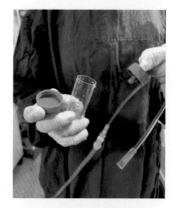
（j）旋下集痰器上盖

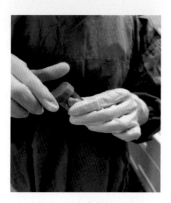
（k）下盖旋紧在上部

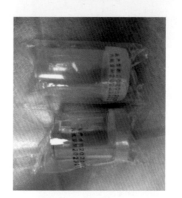
（l）痰培养杯

图5-45　痰液标本采集技术

6. 注意事项

（1）采集标本的最佳时机应是使用抗菌药物之前。

（2）宜在清晨留取痰标本，且第一口痰液为佳。

（3）对普通细菌性肺炎，痰液标本宜每天一次，连续 2 ~ 3 天，不建议 24 小时内多次采样，除非痰液性状出现改变。

（4）怀疑分枝杆菌感染者，宜连续收集3天，清晨痰液送检为佳。

（5）痰液采集过程注意无菌操作原则，防止标本污染。

（6）标本需及时送检，最好在0.5小时内，不超过2小时；如无法送检者，需将标本放置在0～4℃冰箱内保存，但不超过24小时；留取24小时标本时要注明时间。

（7）保证足够的标本量，并使用正确的培养杯。

（8）自主咳痰者务必做好口腔护理，并咳出深部的痰液为佳，避免标本中混入唾液、鼻涕、漱口液等。

7．知识链接

（1）痰标本采集的容器：标本采集容器需为灭菌、有盖的一次性容器；为标本采集方便，容器最好是广口。灭菌容器保证了痰标本后续的细菌／真菌培养的准确性，有盖的要求主要是考虑到痰标本是有潜在致病性标本，采集后应密封运送至实验室。现在国内临床最常用的痰采集盒为灭菌螺旋帽一次性塑料瓶。

（2）痰标本运送：用无菌防漏容器收集标本，贴好标本信息（条码）后，应在2小时内（室温）送至微生物实验室。若延迟送检，将导致非苛养的口咽部定植菌过度生长，有临床意义的病原菌数量相对减少。为防止口咽部正常菌群的过度生长，可将标本放置2～8℃环境（2～24小时），但培养分离到肺炎链球菌等苛养菌的机会和数量会减少。故若标本延迟送检应在报告中予以说明并指出可能对培养结果造成的影响。

（3）痰标本的药物敏感试验

1）检测周转时间：在已经获得分纯菌落的基础上，进行药敏实验约2～3天。

2）检测目的：帮助医生正确选择抗生素、监测细菌耐药性变化、调整抗生素经验治疗方案。

药敏实验结果有"S""R""I"3种情况。"S"表示敏感，指由被测细菌引起的感染，可用该抗菌药常用推荐剂量达到治疗目的；"R"表示耐药，指被测细菌不能被该抗生素的常用剂量抑制；"I"表示中间，指药物需提高剂量或在生理性浓集的地方才能发挥临床效力。依据药敏结果的基本用药原则为，采用结果为"S"的抗生素及同类更高级别的抗生素，而避开结果为"R"的抗生素。药敏结果需要注意两点：①药敏试验的药物代表一类药，非一种药，如葡萄球菌对青霉素敏感表示对青霉素类、头孢菌素类均敏感，不需另做试验；②药敏试验中选择的某些抗生素临床已不再使用或很少使用，如四环素、氯霉素等，属于C组抗生素，但因为其可以作为备选药物、对于某些罕见细菌（如军团菌等）效果较好、可联合用药用于某些耐药菌的治疗等原因，依然选择使用。

3）药敏结果根据不同菌种、不同试验抗生素，结果解读方式各异。具体如下：①葡萄球菌：药敏结果为青霉素"S"的，可用青霉素作为首选抗生素；药敏结果青霉素"R"、苯唑西林"S"的，可用耐酶青霉素（如苯唑西林、氯唑西林）、酶抑制剂组成的复方制剂（氨苄西林＋舒巴坦），也可用第1代、2代头孢菌素；②耐甲氧西林的金黄色葡萄球（MRSA）：对青霉素、头孢菌素类及 β-内酰胺酶抑制剂均耐药，目前敏感的抗生素是糖肽类如万古霉素；③铜绿假单孢菌：该菌耐药率高，治疗过程也易耐药，一般选择联合用药如第3代、4代头孢菌素＋氨基糖苷类（以头孢他啶最好）或亚胺培能＋氨基糖苷类等；④不动杆菌：属条件致病菌，易多重耐药，目前敏感性较高的药物是亚胺培南、头孢哌酮／舒巴坦和喹诺酮类。

五、创面分泌物采集技术

1．目的　分析、检查分泌物内所含的细菌及耐药性，为疾病的诊断和治疗提供依据。

2．适应证　创面感染、需指导用药时。

3．禁忌证　无绝对禁忌证。

4．用物准备　治疗盘、弯盘、检验项目执行单、无菌培养试管、无菌手套、隔离衣。

5．操作流程　操作步骤如下流程。

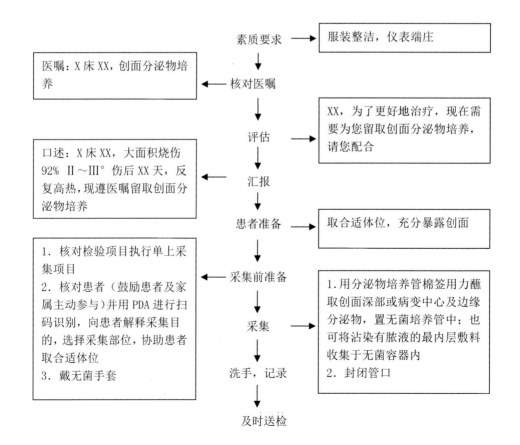

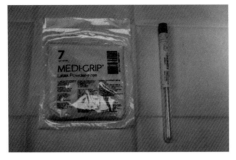
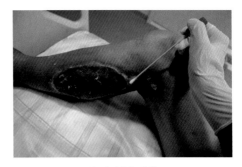

（a）用物准备　　　　　　　　　　（b）标本采集

图5-46　创面分泌物采集技术

6．注意事项

（1）创面敷有药物的应在清创后进行。

（2）标本应在患者使用抗菌药物前采集。

（3）严格执行无菌操作。

7．知识链接

（1）烧伤创面感染的危险因素：除了烧伤面积、烧伤深度和残余创面情况等创面感染危险因素，对于大面积烧伤患者，目前认为是否发生感染还取决于以下因素：

1）休克期未得到有效的抗休克治疗。抗休克治疗的效果直接影响机体各系统生理功能的恢复，包括免疫系统，对于抑制创面感染至关重要。

2）未尽早实施经肠道营养。早期进行肠道喂养可以防止休克期发生肠道菌群移位，肠道菌群失调必然从整体上影响机体的免疫功能，从而使创面更容易出现感染。

3）无早期保护性通气。

4）创面未采取合适的覆盖方式。

5）未针对药敏试验结果选取病原菌敏感的抗菌药物。

6）无预防管道感染的护理管理。

（2）创面修复：皮片移植、皮瓣转移是目前最常用的创面修复手段，但自体组织来源受限、供皮区缺乏或损伤、植皮区瘢痕挛缩等问题仍难以解决。随着现代生物科学的不断发展，天然真皮基质已广泛应用于临床。

天然真皮基质在创面修复中具有良好的生物相容性和"生物模板"功能。根据材料的来源，天然真皮基质可分为脱细胞真皮基质（ADM）、变性真皮基质和瘢痕真皮基质。ADM是一种通过去除皮肤内的细胞成分，保留真皮细胞外基质制备的生物材料，富含天然生物信息，免疫原性低、再生力强，作为真皮替代物极大地推动了创面修复专科的发展。变性真皮基质是指深度烧伤创面通过浅削痂或磨痂保留的一层真皮组织，保留的变性真皮表面移植自体皮片后，能够逐渐复苏，且其结构、形态及生物力学均接近正常皮肤真皮。瘢痕真皮基质是以自体断层瘢痕组织为原材料制备的真皮支架，具有成活率高、质地良好、瘢痕反应轻等特点，在修复瘢痕挛缩畸形的同时，可有效减轻供皮区的二次损伤。

第八节　突发不良事件应急处置护理技术

一、翻身床翻身时患者突发侧滑应急处置护理技术

1. 目的　翻身床翻身时患者突发侧滑，护理人员能及时、准确处置突发事件，避免或减轻对患者的伤害。

2. 适应证

（1）过度肥胖或过度消瘦的患者。

（2）意识不清、躁动不安的患者。

（3）遵医行为差的患者。

3. 禁忌证　无明显禁忌证。

4. 用物准备　头部固定带、加宽固定带、翻身固定绳、肢体约束带、无菌棉垫数块。

5. 操作流程　操作步骤如下流程。

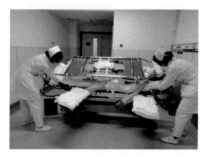

（a）翻身床翻身时患者突发侧滑

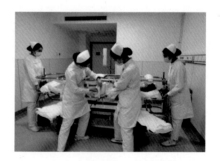

（b）支撑床体，托扶肢体

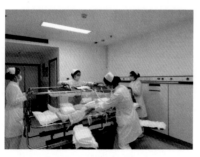

（c）移除床片，保持平卧

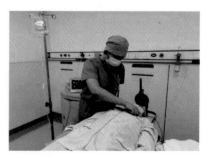

（d）全身检查

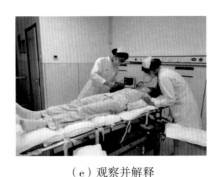

（e）观察并解释

图5-47　实发侧滑应急处置护理技术

素质要求 → 着装整齐、仪表端庄

1. 两名人员分别固定翻身床的床头和床尾，至少两名人员站于患者侧滑方向，给予支撑，托扶肢体，避免患者进一步侧滑
2. 将翻身床调整至水平位，解开固定带、翻身绳，撤除翻身床片，妥善固定，保障患者安全
3. 若翻身床故障无法调整至水平位，应在保证患者安全的前提下，快速解开固定带、翻身绳、翻身床片等，并将患者抬至安全床铺或地面

评估、汇报 →
1. 翻身床翻身时，患者突发侧滑
2. 口述：X床XX，患者突发侧滑，请值班医生和其他人员速来协助

恢复平卧

配合医生处理 → 配合医生对患者进行全身查体，必要时行相关检查或实施急救措施

检查各管道在位情况，妥善固定，如有管道滑脱应立即重新连接或更换，保持通畅

检查导管在位情况

观察并解释 → 安慰患者，解除患者紧张恐惧心理，做好解释工作，询问患者有无不适

密切监测患者生命体征、神志、病情变化，保持呼吸道通畅，必要时予患者心电监护

严密监测

检查翻身床、分析侧滑原因 → 检查翻身床性能，如有损坏，立即通知维修人员进行修理。分析患者发生侧滑原因，避免再次发生

洗手、记录

6.注意事项

（1）翻身前应加强评估，如：患者四肢包扎过厚无法固定于床片内，翻身时易碰及翻身床下层，增加患者受伤风险；患者意识不清、躁动时，四肢容易挣脱固定带；另外，俯卧位时重力增加，易造成固定带滑脱。故，出现以上情况者，翻身前后均应

妥善固定四肢。肥胖患者俯卧位时重力增加易造成固定带脱出；消瘦患者俯卧位时身体不能与床片充分紧贴，留有空隙。针对以上情况，翻身前均应检查患者两侧是否紧贴身体，可根据情况使用宽固定带，完全包裹外露部分，充分固定，使患者身体与床体接触紧密。

（2）操作者应掌握翻身床的结构性能、使用方法和操作流程，相互间配合默契。

（3）翻身前向患者做好解释与宣教，翻身过程中加强与患者的沟通，询问有无不适主诉。

（4）翻身后首先固定安全装置，确保床体稳定，保障患者安全。

（5）再次检查患者生命体征、导管在位情况，重点评估眼部、气道情况，加强巡视。

7. 知识链接

（1）翻身床：是一种治疗床，在大面积烧伤患者治疗过程中已得到广泛应用。它可以防止创面长时间受压，保持创面干燥，便于肺部护理及大小便处理，利于观察创面及清创换药，保证植皮术后皮片的存活。

（2）翻身床俯卧位侧滑原因

1）目前临床上使用的翻身床较窄。

2）患者躁动、意识不清、不配合。

3）安全弹簧未固定好。

4）肥胖患者，翻身床俯卧位时重力增加易造成固定带脱出。

5）消瘦患者，翻身床俯卧位时身体不能与床片充分紧贴，留有空隙。

6）翻身床故障，无法翻动，受重力作用导致患者发生侧滑。

（3）约束带：是保护躁动患者，限制肢体活动，防止患者伤害自己或他人，达到维护患者安全及保证治疗效果的用物。

二、卧翻身床予俯卧位患者突发心搏骤停应急处置护理技术

1. 目的　卧翻身床予俯卧位患者突发心搏骤停时，护理人员能及时发现、判断病情并采取准确、有效的处置，挽救患者生命，减少并发症，降低患者死亡率。

2. 适应证　卧翻身床俯卧位时突发心搏骤停的患者。

3. 禁忌证　无明显禁忌证。

4. 用物准备　口咽通气管、简易呼吸器、气管切开包、心电监护仪、除颤仪、供氧装置、急救车、呼吸机。

5. 操作流程　操作步骤如下流程。

素质要求 → 保持镇静、技术精湛

护士巡视病房，发现患者意识丧失，无自主呼吸，触摸颈动脉搏动消失，血压测不出，判断患者发生呼吸心搏骤停 ← 评估

呼叫值班医生到场抢救：X 床 XX，患者呼吸心搏骤停，请医生速来抢救。请其他人员呼叫值班二线、护士长、科室主任，携抢救物品至床旁

报告医生 →

至少四名人员予患者徒手翻身：一名护士托住患者头颈部，防止磕碰，保持呼吸道通畅，翻身过程中严密观察患者神志、面色、有无缺氧症状；另三名人员站于患者同侧，左手在下、右手在上环抱，分别托住患者肩颈部、臀部、膝部，保持头、颈、躯干呈同一直线；保护头部的护士发出翻身口号，向操作者一侧翻动患者呈仰卧位，并将其抬至翻身床中间，立即行胸外按压 ← 徒手翻身

开放气道，清除气道内分泌物，有舌后坠时使用口咽通气管，用简易呼吸器加压给氧 2 次，评估患者呼吸、心率。必要时配合医生进行气管插管，使用呼吸机辅助呼吸

开放气道 →

1. 放置胸外按压板并持续行胸外按压：两乳头连线中点（胸骨中下 1/3 处），左手掌跟紧贴患者胸部，两手重叠，左手五指翘起，双臂伸直，按压 30 次，心脏按压与通气之比为 30：2，按压频率在 100～120 次/分，按压深度大于 5cm。发生室颤时使用电除颤
2. 抢救过程中配合静脉用药并记录

胸外按压 ←

复苏成功后继续给予高级生命支持，密切观察患者生命体征

生命体征监测 →

清醒患者给予安抚，减轻患者心理压力。必要时遵医嘱改卧普通床或悬浮床

解释、换床 →

洗手、完善抢救记录

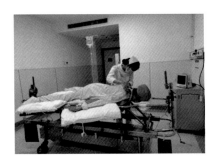

（a）判断患者

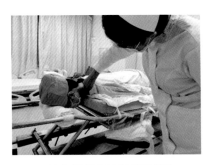

（b）触摸大动脉搏动消失

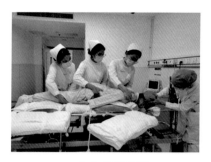 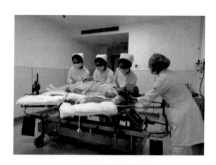

（c）徒手翻身　　　　　　　　　　　（d）翻身至平卧

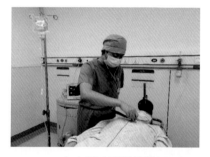 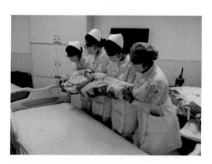

（e）医生到场抢救　　　　　（f）必要时遵医嘱改卧普通床或悬浮床

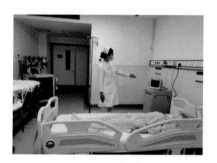

（g）继续观察生命体征

图5-48　突发心搏骤停应急处置技术

6. 注意事项

（1）卧翻身床予俯卧位患者突发心搏骤停时，护士应及时报告医生，抢救人员分工明确，切忌慌乱。

（2）掌握徒手翻身的方法，速度快而稳，具备良好的受伤观念，避免对患者造成二次伤害。

（3）行胸外按压时，脚下垫按压凳，防止因翻身床床体过高引起操作者用力不均而造成按压无效；注意按压方式、力度及频率正确，尽量避免患者出现肋骨骨折、气胸、心包积液等。

（4）全程观察患者瞳孔、脉搏、皮肤、口唇颜色。

7. 知识链接

（1）心肺复苏：是应对心搏骤停，能形成暂时的人工循环与人工呼吸，以求达到心脏自主循环恢复、自主呼吸和自主意识的挽救生命技术。

（2）胸外按压机制

1）心泵机制：有节律地按压胸骨可使胸骨与脊柱间的心脏被挤压，关闭房室瓣使心室内压增高，推动血流向前；按压解除时，心室恢复舒张状态产生吸引作用，使血流充盈心脏，反复按压推动血液流动而建立人工循环，称心泵机制。

2）胸泵机制：胸外按压增加胸内动静脉以及胸腔外动脉的压力，但胸腔外静脉的压力依然是低的，从而形成周围动静脉压力梯度，使血流从动脉向前流动，放松后胸腔内压力下降至零，形成胸外和胸内静脉压，静脉壁不受压，管腔开放驱动血流返回右心和肺，动脉血也从胸腔外动脉反向流向主动脉。

（3）除颤（defibrillation）：即利用医疗器械或特定药品终止心室纤维性颤动（ventricular fibrillation，VF）的过程。当患者发生严重快速心律失常时，如心房扑动、心房纤颤、室上性或室性心动过速等，往往造成不同程度的血液动力障碍，尤其当患者出现心室颤动时，由于心室无整体收缩能力，心脏射血和血液循环终止，如不及时抢救，常造成患者因脑部缺氧时间过长而死亡。除颤时电极板放置位置为：左侧第五肋间与腋中线交界处和胸骨右缘第二肋间。

三、翻身床俯卧位突发窒息应急处置护理技术

1. 目的　翻身床俯卧位患者突发窒息时，护理人员能及时发现、判断病情并采取准确、有效的处置，挽救患者生命，减少并发症发生。

2. 适应证　卧翻身床俯卧位突发窒息的患者。

3. 禁忌证　无明显禁忌证。

4. 用物准备　气管切开包、简易呼吸器、供氧装置、吸痰装置、呼吸兴奋剂、呼吸机、急救车。

5. 操作流程　操作步骤如下流程。

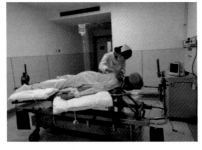

（a）判断患者出现俯卧位窒息

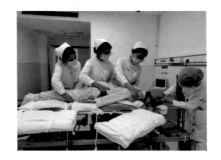

（b）徒手翻身

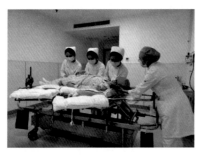（c）翻身仰卧位　　　　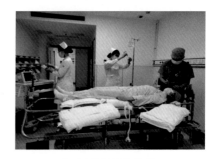（d）配合医生抢救

图5-49　突发窒息应急处置护理技术

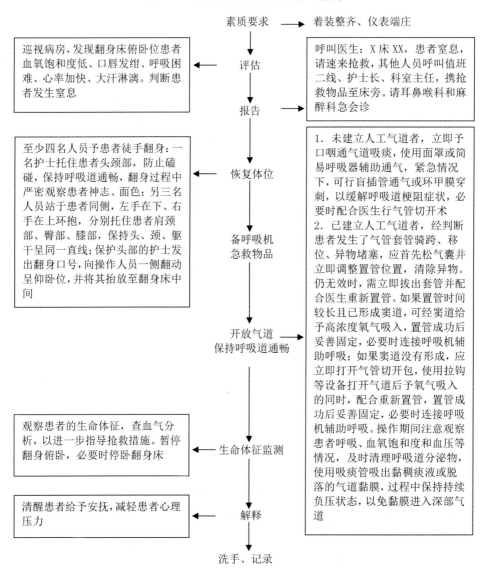

素质要求　→　着装整齐、仪表端庄

评估

巡视病房，发现翻身床俯卧位患者血氧饱和度低、口唇发绀、呼吸困难、心率加快、大汗淋漓。判断患者发生窒息

报告

呼叫医生：X床XX，患者窒息，请速来抢救，其他人员呼叫值班二线、护士长、科室主任，携抢救物品至床旁。请耳鼻喉科和麻醉科急会诊

恢复体位

至少四名人员予患者徒手翻身：一名护士托住患者头颈部，防止磕碰，保持呼吸道通畅，翻身过程中严密观察患者神志、面色；另三名人员站于患者同侧，左手在下、右手在上环抱，分别托住患者肩颈部、臀部、膝部，保持头、颈、躯干呈同一直线；保护头部的护士发出翻身口令，向操作人员一侧翻动呈仰卧位，并将其抬放至翻身床中间

备呼吸机急救物品

开放气道保持呼吸道通畅

1. 未建立人工气道者，立即予口咽通气道吸痰，使用面罩或简易呼吸器辅助通气，紧急情况下，可行盲插管通气或环甲膜穿刺，以缓解呼吸道梗阻症状，必要时配合医生行气管切开术

2. 已建立人工气道者，经判断患者发生了气管套管骑跨、移位、异物堵塞，应首先松开气囊并立即调整置管位置，清除异物。仍无效时，需立即拔出套管并配合医生重新置管。如果置管时间较长且已形成窦道，可经窦道给予高浓度氧气吸入，置管成功后妥善固定，必要时连接呼吸机辅助呼吸；如果窦道没有形成，应立即打开气管切开包，使用拉钩等设备打开气道后予氧气吸入的同时，配合重新置管，置管成功后妥善固定，必要时连接呼吸机辅助呼吸。操作期间注意观察患者呼吸、血氧饱和度和血压等情况，及时清理呼吸道分泌物，使用吸痰管吸出黏稠痰液或脱落的气道黏膜，过程中保持持续负压状态，以免黏膜进入深部气道

生命体征监测

观察患者的生命体征，查血气分析，以进一步指导抢救措施。暂停翻身俯卧，必要时停卧翻身床

解释

清醒患者给予安抚，减轻患者心理压力

洗手、记录

6. 注意事项

（1）中、重度呼吸道烧伤或评估有可能发生窒息的患者可进行预防性气管切开。

（2）有气管切开的患者，俯卧位前应检查套管在位、套管绳松紧度等情况，经气管套管彻底吸痰，必要时吸入 3 分钟的纯氧，保证气道通畅。

（3）无菌棉垫与气管套管距离＞5cm，翻身前再次确认患者气管套管与翻身床片的位置是否合适，避免棉垫、床片覆盖堵塞气道，造成窒息。

（4）卧翻身床患者，首次翻身需在医生的指导下完成，俯卧时间小于 30 分钟。

（5）吸入性损伤患者，气道黏膜伤后 2～3 天开始脱落，一般持续 3 周左右，此期间需严密观察患者痰液的性质，及时吸出或刺激患者将脱落的气道黏膜咳出，预防窒息。

（6）翻身过程中加强与患者沟通，询问有无不适感。俯卧期间护士应密切观察患者的生命体征，尤其是呼吸、血氧饱和度情况。

（7）意识不清、遵医行为差的患者，俯卧位期间除重点关注呼吸、血氧饱和度外，还需随时查看患者气管套管位置有无偏移，必要时使用翻身床栏、约束带等适当约束以确保患者安全。

7. 知识链接

（1）烧伤患者发生窒息原因

1）由于烧伤后患者血管通透性增高，大量淡黄色血浆样渗液外渗至组织间隙，导致水肿形成，压迫呼吸道，引起窒息。

2）胸廓深度烧伤形成的焦痂、翻身过程中两床片的压力均可限制呼吸导致呼吸困难。

3）面颈部烧伤患者，即使已行气管切开，翻身俯卧后，仍可因血浆蛋白急剧下降导致咽喉部坠积性水肿，引起窒息。

4）呼吸道黏膜水肿、坏死可致气道阻力增加。大面积合并面颈部烧伤患者早期主要因咽喉及气管充血、水肿致窒息，后期可因坏死组织脱落堵塞气道引起窒息。

5）烧伤后可引起肺泡表面活性物质异常，从而导致肺泡表面张力降低，发生肺萎缩，加重面颈部烧伤患者的呼吸困难症状。

6）烧伤吸入性损伤可引起肺灌流不足，导致肺换气障碍。

（2）气管插管：是将一种特制的气管内导管通过口腔或鼻腔，经声门置入气管或支气管内的方法，为呼吸道通畅、通气供氧、呼吸道吸引等提供最佳条件，是抢救呼吸功能障碍患者的重要措施。

（3）环甲膜穿刺：是临床上对于有呼吸道梗阻、严重呼吸困难的患者采用的急救方法之一，简便快速、成功率高，可使缺氧显著改善，为气管切开术赢得时间。

四、人工气道意外脱管应急处置护理技术

1. 目的　人工气道意外脱管时，护理人员能及时、准确处置突发事件，以确保患者呼吸通畅，避免窒息的发生。

2．适应证

（1）气管插管意外脱管患者。

（2）气管切开套管意外脱管患者。

3．禁忌证　无明显禁忌证。

4．用物准备　气管切开包、无菌手套、护目镜、喉镜、符合患者的气管套管（气管插管）、负压吸引装置、利多卡因、10ml 注射器、约束带、抢救药品、吸氧装置、简易呼吸器，必要时准备呼吸机。

5．操作流程　操作步骤如下流程。

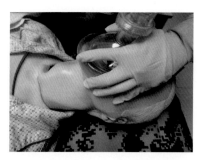

（a）气管插管脱出，简易呼吸器给氧

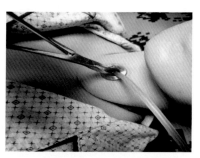

（b）气管套管脱出且窦道形成，无菌止血钳撑开

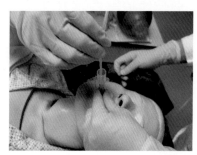

（c）重新气管插管后一人固定，一人立即吸痰

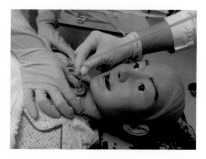

（d）重新置入气管套管后一人固定套管，一人立即切口予吸氧

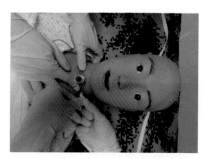

（e）一人固定套管，一人系固定带吸痰

图5-50　人工气道意外脱管应急处置技术

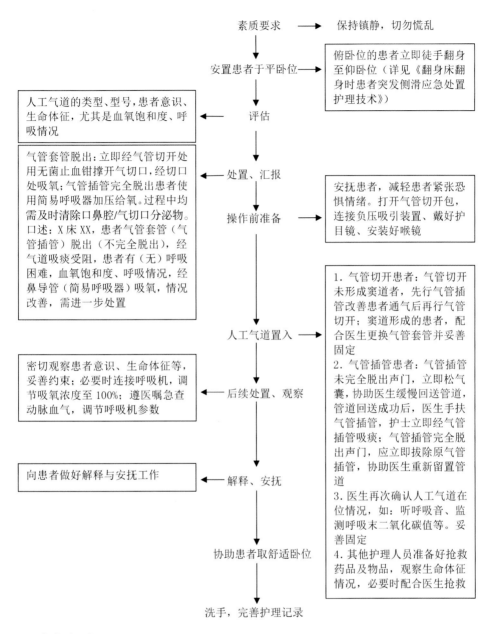

素质要求 → 保持镇静，切勿慌乱

安置患者于平卧位 → 俯卧位的患者立即徒手翻身至仰卧位（详见《翻身床翻身时患者突发侧滑应急处置护理技术》）

人工气道的类型、型号，患者意识、生命体征，尤其是血氧饱和度、呼吸情况 ← 评估

气管套管脱出：立即经气管切开处用无菌止血钳撑开气切口，经切口处吸氧；气管插管完全脱出患者使用简易呼吸器加压给氧。过程中均需及时清除口鼻腔/气切口分泌物。口述：X床XX，患者气管套管（气管插管）脱出（不完全脱出），经气道吸痰受阻，患者有（无）呼吸困难，血氧饱和度、呼吸情况，经鼻导管（简易呼吸器）吸氧，情况改善，需进一步处置 ← 处置、汇报

操作前准备 → 安抚患者，减轻患者紧张恐惧情绪。打开气管切开包，连接负压吸引装置、戴好护目镜、安装好喉镜

人工气道置入 → 1. 气管切开患者：气管切开未形成窦道者，先行气管插管改善患者通气后再行气管切开；窦道形成的患者，配合医生更换气管套管并妥善固定
2. 气管插管患者：气管插管未完全脱出声门，立即松气囊，协助医生缓慢回送管道，管道回送成功后，医生手扶气管插管，护士立即经气管插管吸痰；气管插管完全脱出声门，应立即拔除原气管插管，协助医生重新留置管道
3. 医生再次确认人工气道在位情况，如：听呼吸音、监测呼吸末二氧化碳值等。妥善固定
4. 其他护理人员准备好抢救药品及物品，观察生命体征情况，必要时配合医生抢救

密切观察患者意识、生命体征等，妥善约束；必要时连接呼吸机，调节吸氧浓度至100%；遵医嘱急查动脉血气，调节呼吸机参数 ← 后续处置、观察

向患者做好解释与安抚工作 ← 解释、安抚

协助患者取舒适卧位

洗手，完善护理记录

6．注意事项

（1）遇到人工气道意外脱出时，护士需保持镇静，切忌慌乱。

（2）留置人工气道的患者，必要时床旁备气管插管箱，箱内配备不同型号的气管套管、插管、喉镜、胶布或固定装置、插管导丝、气管切开包等。

（3）注意保持环境安静，医护人员配合默契。

（4）患者意外脱管重在预防，护士应注意以下情况。

1）对于颈部短粗的患者，尽量选择加长型气管套管并妥善固定。

2）对于烦躁不安的患者，与家属签订知情同意书后给予必要的肢体约束，或遵医

嘱予以镇静治疗。

3）在进行各项治疗操作时，应专人固定气管套管，在病情允许的情况下，尽量分离呼吸机管道再进行操作，防止气管套管因呼吸机管道牵拉致脱管。

4）更换固定带时，应由两人操作，一人固定气管套管，一人更换。

5）颈部烧伤患者密切观察固定带松紧度，预防因固定带过紧导致的窒息或过松出现的脱管。

6）密切观察患者的病情变化，患者主诉呼吸困难、血氧饱和度下降、操作者吸痰时吸痰管进出不顺畅等，及时报告医生查看气管套管位置有无异常。

7）每日评估患者留置气管套管的必要性，非必要应尽早拔管。

7. 知识链接

（1）气管切开术时机：经评估，有气道梗阻可能的患者应尽早进行预防性气管切开，并在组织水肿高峰期前实施，避免颈部严重水肿；已行气管插管3～4天，但仍需继续留置人工气道者，可更换为气管切开置管。紧急情况下应立即实施气管切开术。

（2）脱管特点：①气管套管脱出或移位原因：置入气管内的气管套管长度固定，不能完全适应颈部软系带（棉制材料，无弹性）或组织水肿变化。颈部水肿是导致气管套管脱出或移位的主要原因，固定带需要根据颈部水肿情况动态调节；②脱出或移位出现的时机和人群特点：时机为伤后24～72小时、气囊松弛、系带不牢靠、体位改变、剧烈咳嗽等。人群特点为体型偏胖、颈部短粗；③气管套管脱出或移位类型：气管套管部分移位、完全移位（脱出）。气管套管部分移位：气管套管内侧端口一部分朝向气管壁切口处另一部分朝向皮下组织，患者会出现呼吸受阻、呼吸急促、有憋气感，吸痰管伸入不畅、甚至无法伸入，口鼻部及气管套管外露管口处均有气流通过，颈、胸、腹部出现皮下气肿。

（3）脱管处置：气管切开术后意外脱管是烧伤患者早期死亡的重要因素，当发生在气管切开后1周内，抢救成功率低。意外脱管主要系颈部肿胀、气管套管长度相对较短所致。套管脱落：包括置管时及置管后的脱落，置管成功后需安排专人固定套管，固定带松紧度以"一指"为宜，在肿胀消退或水肿加剧时均需及时调整固定带。套管一旦脱出，应立即将患者置于气管切开体位，将套管重新置入。注意切不可沿原切口盲目插入，因为当颈部肿胀而窦道未形成前，套管一旦脱出，盲目沿原切口置入套管的成功率较小。

（4）观察方法：卧翻身床俯卧位时，由于呼吸机牵拉及套管受重心引力等因素，脱管发生可能性大且处置困难。翻身前，责任护士检查气管系带松紧度，吸净痰液，做好患者宣教，教会患者非语言沟通方法。翻身时，责任组长站在患者头端，专人保护气道。俯卧位期间，护士在床旁密切关注患者血氧饱和度、心率、血压变化，蹲位或使用镜子观察患者面部表情和气切管道。

（5）拔管时机：预防烧伤后气道水肿行气管切开置管者，在水肿消退后，患者病情平稳、痰液不多时即可考虑拔管；吸入性损伤患者行气管切开置管后，若暂时无须支气管镜检查且无须机械通气者，在受损的气道黏膜基本愈合后可以考虑拔管。如拔管指征不明确，可经拔管训练。

五、烧伤创面突然出血应急处置护理技术

1. 目的　烧伤创面突发出血时，护理人员能快速识别并准确处置，以实现快速止血，防止出血过多甚至休克的发生。

2. 适应证　广泛适用于与烧伤有关的创面出血。

3. 禁忌证　无明显禁忌证。

4. 用物准备　治疗车、缝合包、碘伏溶液、无菌手套、敷料、无菌中单、止血带、电凝、各类止血药物等。

5. 操作流程　操作步骤如下流程。

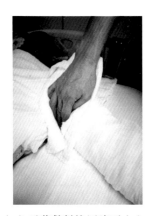
（a）无菌敷料按压腋下止血

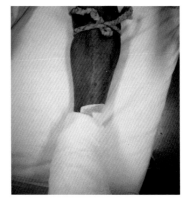
（b）止血带结扎肢体近心端止血

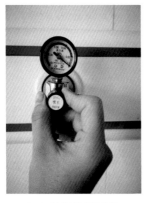
（c）关闭负压开关

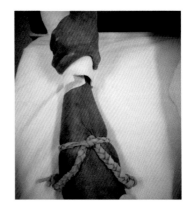
（d）止血带结扎肢体近心端、局部压迫止血

图5-51　烧伤创面出血应急处置护理技术

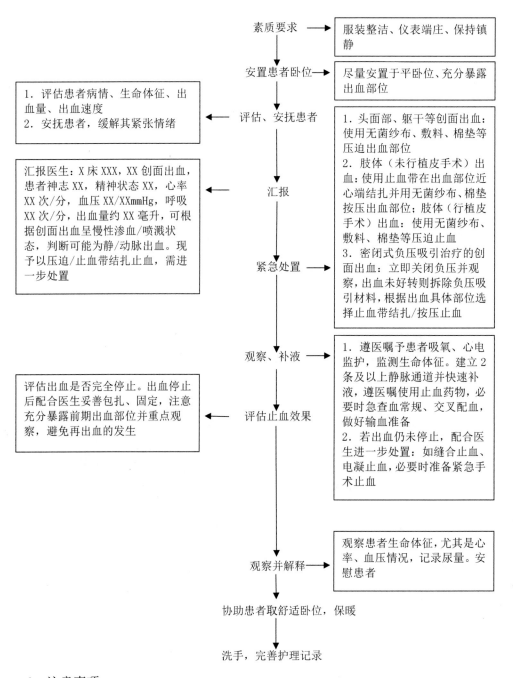

素质要求 → 服装整洁、仪表端庄、保持镇静

安置患者卧位 → 尽量安置于平卧位、充分暴露出血部位

1. 评估患者病情、生命体征、出血量、出血速度
2. 安抚患者，缓解其紧张情绪 ← 评估、安抚患者

1. 头面部、躯干等创面出血：使用无菌纱布、敷料、棉垫等压迫出血部位
2. 肢体（未行植皮手术）出血：使用止血带在出血部位近心端结扎并用无菌纱布、棉垫按压出血部位；肢体（行植皮手术）出血：使用无菌纱布、敷料、棉垫等压迫止血
3. 密闭式负压吸引治疗的创面出血：立即关闭负压并观察，出血未好转则拆除负压吸引材料，根据出血具体部位选择止血带结扎/按压止血

汇报医生：X床XXX，XX创面出血，患者神志XX，精神状态XX，心率XX次/分，血压XX/XXmmHg，呼吸XX次/分，出血量约XX毫升，可根据创面出血呈慢性渗血/喷溅状态，判断可能为静/动脉出血。现予以压迫/止血带结扎止血，需进一步处置 ← 汇报

紧急处置 →

观察、补液 →
1. 遵医嘱予患者吸氧、心电监护，监测生命体征。建立2条及以上静脉通道并快速补液，遵医嘱使用止血药物，必要时急查血常规、交叉配血，做好输血准备
2. 若出血仍未停止，配合医生进一步处置：如缝合止血、电凝止血，必要时准备紧急手术止血

评估出血是否完全停止。出血停止后配合医生妥善包扎、固定，注意充分暴露前期出血部位并重点观察，避免再出血的发生 ← 评估止血效果

观察并解释 → 观察患者生命体征，尤其是心率、血压情况，记录尿量。安慰患者

协助患者取舒适卧位，保暖

洗手，完善护理记录

6. 注意事项

（1）评估患者出血风险，避免剧烈活动、情绪激动。

（2）根据患者可能出血的部位，床旁备止血用物。预防肢体出血，床旁备粗止血带，头面部、躯干创面出血床旁备无菌纱布、敷料或棉垫，必要时备电凝、缝合包等。

（3）一旦发现患者创面出血，护理人员应保持镇静，切忌慌乱。

（4）根据出血面积、出血速度、出血量等快速判断出血性质（动、静脉出血），紧急采取相应止血措施的同时，请辅助班护士立刻汇报医生，并予患者吸氧、心电监护等。

（5）建立 2 条及以上静脉通道并快速补液，必要时留置深静脉置管，遵医嘱使用止血药物。

（6）评估出血量，遵医嘱急查血常规、动脉血气等，必要时行交叉配血，做好输血准备。

（7）暂时性止血后，配合医生进一步检查出血情况，必要时应安排急诊手术处置。

（8）观察患者生命体征，尤其是心率、血压情况，必要时观察并记录尿量。

（9）出血完全停止后仍需密切观察，注意充分暴露前期出血部位，防止再出血的发生。

（10）全程做好患者心理安抚，减轻患者紧张恐惧心理。

7．知识链接

（1）烧伤创面出血特点及止血方式：烧伤创面出血重在预防，术前充分评估有无出血倾向，必要时对于深度烧伤早期可以使用维生素 K_1 及止血敏（酚磺乙胺）等止血药；对于不适用止血带的出血部位，可以考虑使用局部止血材料以尽可能地减少失血；采用削痂方式的术区及供皮区创面具有创面开放、面积大、广泛渗血、难以止血等特点，且受术中大量输液影响，致使患者血液稀释，血小板及凝血因子浓度下降，进一步增加了出血的风险。另外，由于某些部位无法加压包扎，术区渗血易形成皮下血肿或供皮区积血。生物流体止血膜是一种新型止血材料，具有促进红细胞聚集和血小板黏附等作用，可通过促进血液凝固而实现止血，启动外源性凝血机制，从而起到保护伤口、促进愈合的作用。

（2）出血处置：发生在四肢—躯干交界部位（颈、肩、腋窝、会阴、臀部、臀区和腹股沟区等）及躯干（胸腔、腹腔和骨盆部）的致命性大出血一般无法压迫止血。救治策略包括院前和医疗机构控制出血的外科手段，以及以血液制品输注止血复苏为主的损害控制性复苏。采取适当的技术控制出血源头是救治的基础，越早则失血量越少，救治效果越好。近年来虽然尚无高级别的循证依据，但肢体创伤中使用止血带控制出血的比例迅速增加。在四肢出血部位附近应用止血带可以挽救生命，且不会有截肢或四肢功能障碍的风险。

第六章　特殊烧伤护理技术

第一节　特殊部位烧伤创面护理技术

一、头皮及颅骨烧伤——头部备皮区护理技术

1. 目的

（1）保持头部皮肤的清洁、干净，提高患者的舒适度。

（2）对于有头皮烧伤和颅骨缺损的患者，便于有效地清创及换药，预防创面感染及颅内感染。

（3）头部供皮区术前备皮：在不损伤皮肤完整性的前提下减少头皮细菌数量，尽可能降低手术后的创面感染率。

2. 适应证

（1）头皮及颅骨烧伤未涉及的正常头皮组织。

（2）头部供皮区。

3. 禁忌证

（1）头皮及颅骨烧伤创面。

（2）头部创面大出血。

（3）患者紧急抢救时。

4. 用物准备

（1）治疗盘（弯盘、治疗碗、一次性备皮刀、棉签、纱布、肥皂水、松节油）。

（2）一次性中单、手电筒、毛巾、面盆、热水、75%酒精、无菌巾、绷带。

（3）必要时准备纱布（可含纳米银纱布）。

5. 操作流程　操作步骤如下流程。

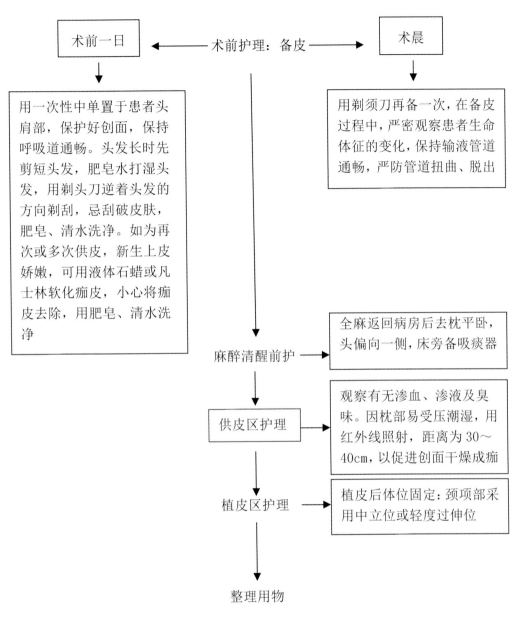

术前护理：备皮

术前一日 ← 术前护理：备皮 → 术晨

术前一日

用一次性中单置于患者头肩部，保护好创面，保持呼吸道通畅。头发长时先剪短头发，肥皂水打湿头发，用剃头刀逆着头发的方向剃刮，忌刮破皮肤，肥皂、清水洗净。如为再次或多次供皮，新生上皮娇嫩，可用液体石蜡或凡士林软化痂皮，小心将痂皮去除，用肥皂、清水洗净

术晨

用剃须刀再备一次，在备皮过程中，严密观察患者生命体征的变化，保持输液管道通畅，严防管道扭曲、脱出

麻醉清醒前护

全麻返回病房后去枕平卧，头偏向一侧，床旁备吸痰器

供皮区护理

观察有无渗血、渗液及臭味。因枕部易受压潮湿，用红外线照射，距离为30～40cm，以促进创面干燥成痂

植皮区护理

植皮后体位固定：颈项部采用中立位或轻度过伸位

整理用物

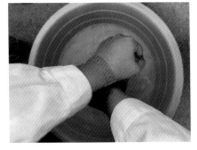
（a）肥皂水

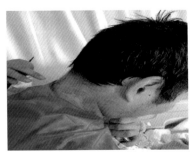
（b）肥皂水打湿头发

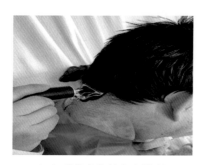 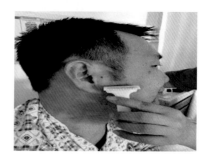

（c）逆着头发的方向剃刮　　　　（d）必要时用剃须刀再备一次

图6-1　头部备皮区护理技术

6．注意事项

（1）颅骨全层烧伤坏死患者，早期尽可能保留颅骨组织，使其保持防御和维持支架保护的作用，预防发生分离和感染。

（2）注意避免划伤正常皮肤，尽量保持皮肤完整性。

（3）尽量靠近手术时间进行备皮，建议术前2小时以内进行。

（4）美国围术期注册护士协会（Association of periOperative Registered Nurses，AORN）、美国疾病控制和预防中心（Centers for disease control and prevention，CDC）对于备皮操作建议：剃刀 vs 备皮器，备皮器备皮是预防SSI（外科伤口感染）的更好的方法（IA）。

7．知识链接

（1）全头皮撕脱伤护理：头皮撕脱伤由于部位特殊，往往伤情重、出血多、病情急。采用显微技术吻合血管进行头皮再植，是促使头发生长的重要前提。

1）离体头皮的护理：将头皮罩于反扣的小盆上，剃除头发，用1∶1000新洁尔灭（苯扎溴铵）反复冲洗后，浸泡于庆大霉素生理盐水内备用。其目的是减少污染，有利于术中行血管的探查和吻合。

2）手术后严密观察局部皮瓣血运：皮瓣血液循环的观察要点包括皮瓣颜色、温度、肿胀程度、毛细血管充盈时间。其中，皮瓣的颜色是判断血液循环是否正常的重要标志。皮瓣温度可以用皮温计持续监测；肿胀程度可以通过与供皮区皮肤对比判断，毛细血管充盈时间可以用指腹或棉签均衡按压测试。

皮瓣颜色变化的观察：首先要判断是动脉危象还是静脉危象。可用皮肤血液循环观察尺。

静脉危象的观察，分为四期。

Ⅰ期：淡红色。肉眼观察皮瓣色泽略红，可见毛细血管充盈速度明显加快。

Ⅱ期：淡紫或瘀斑，紫红。皮瓣中心及周围零星出现暗红色斑点，是静脉血栓形成的先兆。

Ⅲ期：瘀紫或深紫。随着斑点逐渐扩大，颜色也由暗红色变为黑色，此时皮瓣的肿胀也越来越明显，皮温逐渐降低。

Ⅳ期：紫黑。静脉回流受阻，侧支循环障碍增大，形成动脉血栓，进而导致皮瓣发干坏死。

皮瓣坏死：淤黑、干黑。

若毛细血管充盈时间＞2秒，皮肤颜色苍白、蜡黄、皱褶，皮温低于健侧2℃以上，表示动脉供血不足，可提高室温，用烤灯照射，选用抗凝药物及解痉药物治疗。

注意血压的变化。

3）取半坐卧位：在全麻术后6～8小时后取半坐卧位。避免植皮区牵拉或受压；预防头部压力性损伤的形成；减轻眼睑肿胀，促进静脉回流，提高皮片成活率。

4）饮食：术后1～3天逐步从流质过渡到半流质饮食，防咀嚼时伤口牵拉。

（2）颅骨缺损护理

1）评估颅骨缺损区的情况，如脑组织膨出时的大小、硬度等。

2）加强生命体征监测，尤其是血压的变化，以警惕颅内高压的发生。观察神志、意识有无进行性障碍及神经系统阳性体征。

3）外出时需有人陪伴，佩戴防护帽，防止骨窗部发生膨隆或塌陷。

4）休息时以健侧卧位为宜，活动强度不宜过大，避免劳累。

5）严密观察患者的精神状态，评估其自理能力、心理状况等。

6）日常生活中注意劳逸结合，避免用脑过度，保证充分的睡眠、休息。活动过程中保护头部避免头部碰撞。多饮水和进食蔬菜水果等粗纤维食物，防止便秘。

（3）癫痫发作的护理

1）保持呼吸道通畅：置患者于头低侧卧位或平卧位头偏向一侧；松开领带和衣扣，解开腰带；取下活动义齿，及时清除口腔和鼻腔分泌物；立即放置压舌板，必要时用舌钳将舌拖出，防止舌后坠阻塞呼吸道；癫痫持续状态者给予留置胃管，防止误吸；必要时备好床旁吸引器和气管切开包。

2）病情观察：密切观察生命体征及意识、瞳孔变化，注意发作过程中有无心率增快、血压升高、呼吸减慢或暂停、瞳孔散大、牙关紧闭、大小便失禁等；观察并记录发作的类型、发作频率与发作持续时间；观察发作停止后患者意识完全恢复的时间，有无头痛、疲乏及行为异常。

3）安全护理：①发作期安全护理：告知患者有前驱症状时立即平卧；活动状态发作，陪伴者应立即将患者缓慢置于平卧位，防止外伤，切勿用力按压患者抽搐肢体，以防骨折或脱臼；将压舌板或筷子、手绢等置于患者口腔一侧上下白齿之间，防舌、口唇和颊部咬伤；用棉垫或软垫对跌倒时易擦伤的关节加以保护；癫痫持续状态、极度躁动或发作停止后意识恢复过程中有短时躁动的患者，应由专人守护，加保护性床档，必要时使用约束带适当约束。遵医嘱立即缓慢静脉推注地西泮，视具体病情快速静脉滴注甘露醇，注意观察用药后效果和有无呼吸抑制、肾脏损害等不良反应；②发作间隙期安全护理：给患者创造安全、安静的休养环境，保持室内光线柔和、无刺激；床两侧均安装带床档套的床档；床旁桌上不放置热水瓶、玻璃杯等危险物品。在室内显著位置放置"谨防跌倒、小心舌咬伤"的警示牌，随时提醒患者、家属及医护人员做好防止发生意外事件的准备。

（4）危重患者镇静深度评分（Ramsay 镇静评分）适用于接受静脉持续镇静患者，具体如表 6-1。

表6-1　危重患者镇静深度评分（Ramsay镇静评分）

临床状态 Clinical　Status	Score
焦虑、激动或不安	1
合作，服从及安静	2
入睡，仅对命令反映	3
入睡，对轻度摇晃或大的声音刺激反应	4
入睡，对伤害性刺激如用力压迫甲床反应	5
入睡，对上述刺激无反应	6

（5）备皮器具

1）常用的有电动剃毛器、剃须刀、刮刀、轧刀及推剪等。倪翠萍研究证明，使用公用备皮刀具可能出现乙型肝炎、艾滋病等交叉感染。因此大力推荐一次性备皮刀具。

2）Cruse 及 Kjonniksen 分别在 23 649 例各类手术患者及 82 例冠状动脉旁路移植患者的 RCT 试验中证实：电动剃毛器备皮组较剃须刀组的感染率低 0.6%～6.8%。因此，推荐使用不剃毛的备皮器具，而非剃须刀。

（6）术前皮肤准备方案

1）勿将去除毛发作为预防手术切口感染的常规措施，仅当毛发影响手术操作时才去除毛发。

2）必须去除毛发者在手术间外使用电剪推，若毛发生长部位不规则，使用脱毛膏。

3）使用电剪推后用 75% 酒精擦拭消毒。

4）术前使用清洁剂沐浴。

5）勿在手术切口部位涂抹抗菌药物。

6）首选含有酒精的消毒剂进行皮肤消毒。

二、面部烧伤——防小口畸形护理技术

1. 目的

（1）预防小口畸形，改善口周瘢痕挛缩与畸形。

（2）恢复进食功能和语言功能。

2. 适应证　面部深度烧伤创面愈合后。

3. 禁忌证　口周瘢痕破溃感染。

4. 用物准备

（1）手套、软木塞、张口器、润唇膏或液体石蜡。

（2）口香糖。

5. 操作流程

（1）张口练习：常规于创面愈合后开始，选用细端直径3.2cm，粗端直径3.8cm的普通软木塞。评估患者做最大张口动作时上下门齿之间的距离，较窄者将软木塞的细端放于门齿之间，对于上下门齿距离较宽的患者可选择粗端。如患者门齿间距小于软木塞细端直径，根据患者门齿间距的大小，将软木塞做适当的切削，使其直径接近患者门齿间距。以后根据患者锻炼后门齿间距的增大或缩小的情况随时更换软木塞，每日4～5次，每次10～15分钟，坚持1～2年。

（2）如果张口练习后出现两侧颞颌关节酸胀、疼痛，增加练习的次数至8～10次，缩短每次练习的时间至5～10分钟，并逐渐过渡到常规方法。

（3）可将软木塞削割，打磨光滑，使其大小接近患者门齿间距，使用时应用纱布或绷带缠紧，防止长期使用磨损患者口周薄嫩的皮肤。

（4）最初患者可能无法耐受，可将软木塞从小到大，时间从短到长使用。使患者有个适应的过程，使用时间最短不少于1个月，以渡过创面挛缩期，治疗效果显著以创面挛缩停止为准。如无口角发紧、张口困难等。饮食、语言等口周活动正常，软木塞与弹性面罩合用效果最佳。

（5）长时间持续锻炼，与患者共同制定生活作息，保证睡眠质量。指导患者除去必要的饮食、休息等时间，需长期坚持将软木塞长时间放于上下门齿之间，有利于张口困难的预防及改善。将软木塞从小到大，时间从短到长使用，使患者有个适应的过程，使用时间最短不少于3个月，以渡过颌面部创面挛缩期。

（6）每日采用口含软木塞10～15分钟后，口中放入口香糖咀嚼1小时左右，每日1次。口香糖分为含糖口香糖和无糖口香糖，根据患者是否血糖偏高选择。患者白天时通过咀嚼口香糖来锻炼口腔功能，抑制口周瘢痕增生，持续半年或更长时间。

（7）随访：评估患者功能锻炼规范性及依从性，每日锻炼的时间、次数和强度。根据随访评估结果给予针对性的指导，并且耐心解答患者提出的问题。

操作步骤如下流程：

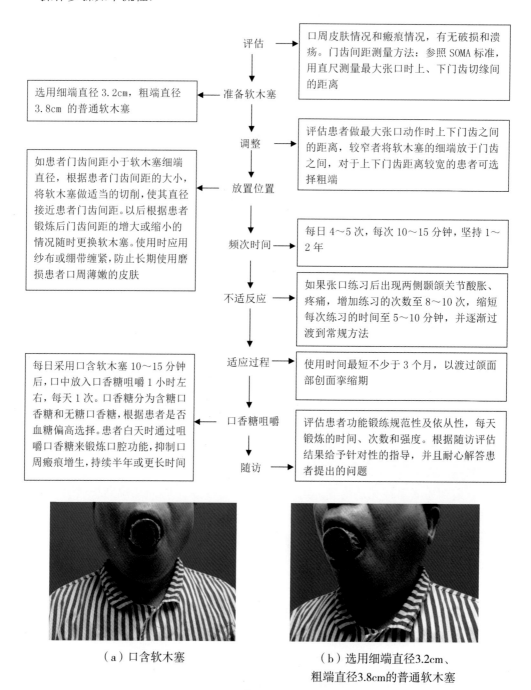

评估	→	口周皮肤情况和瘢痕情况，有无破损和溃疡。门齿间距测量方法：参照 SOMA 标准，用直尺测量最大张口时上、下门齿切缘间的距离
选用细端直径 3.2cm，粗端直径 3.8cm 的普通软木塞 ← 准备软木塞		
调整	→	评估患者做最大张口动作时上下门齿之间的距离，较窄者将软木塞的细端放于门齿之间，对于上下门齿距离较宽的患者可选择粗端
如患者门齿间距小于软木塞细端直径，根据患者门齿间距的大小，将软木塞做适当的切削，使其直径接近患者门齿间距。以后根据患者锻炼后门齿间距的增大或缩小的情况随时更换软木塞。使用时应用纱布或绷带缠紧，防止长期使用磨损患者口周薄嫩的皮肤 ← 放置位置		
频次时间	→	每日 4～5 次，每次 10～15 分钟，坚持 1～2 年
不适反应	→	如果张口练习后出现两侧颞颌关节酸胀、疼痛，增加练习的次数至 8～10 次，缩短每次练习的时间至 5～10 分钟，并逐渐过渡到常规方法
每日采用口含软木塞 10～15 分钟后，口中放入口香糖咀嚼 1 小时左右，每天 1 次。口香糖分为含糖口香糖和无糖口香糖，根据患者是否血糖偏高选择。患者白天时通过咀嚼口香糖来锻炼口腔功能，抑制口周瘢痕增生，持续半年或更长时间 ← 适应过程		
口香糖咀嚼	→	使用时间最短不少于 3 个月，以渡过颌面部创面挛缩期
随访	→	评估患者功能锻炼规范性及依从性，每天锻炼的时间、次数和强度。根据随访评估结果给予针对性的指导，并且耐心解答患者提出的问题

（a）口含软木塞　　　　　　　（b）选用细端直径3.2cm、
　　　　　　　　　　　　　　　粗端直径3.8cm的普通软木塞

图6-2　防小口畸形护理技术

6. 注意事项

（1）针对性的健康宣教，防止患者因张口锻炼时因疼痛产生过度恐惧的后遗症。

（2）督促患者坚持出院后的长期锻炼，保证最佳效果。

7．知识链接

（1）正常成人自然开口度为 37 ～ 45mm。

（2）张口困难程度参照 SOMA 标准：Ⅰ级，张口受限，门齿间距 0 ～ 3cm；Ⅱ级，进干食困难，1.1 ～ 2cm；Ⅲ级，进软食困难，0.5 ～ 1.0cm；Ⅳ级，门齿距＜ 0.5cm，需鼻饲。

（3）口测量方法采用直尺测量门齿间距，评价标准：张口最大门齿距在 3cm 以上为正常（门齿间距测量方法：用直尺测量最大张口时上、下门齿切缘间的距离）。

（4）深度烧伤创面愈合后形成的瘢痕组织易出现瘢痕挛缩：若发生在颌面部可造成小口畸形，表现为口角发紧，张口困难，不仅影响患者的面容美观，而且影响患者的进食和心理健康，降低患者的生活质量。而张口困难发生后，往往进行性加重，临床无特殊治疗措施，重在预防。

三、颈部烧伤护理技术与颈部过伸位防瘢痕护理技术

1．目的　预防颈部的瘢痕增生，防止粘连。

2．适应证　颈部烧伤的患者。

3．禁忌证　呼吸困难、喉头水肿者禁用。

4．用物准备　海绵垫、软枕。

5．操作流程　操作步骤如下流程。

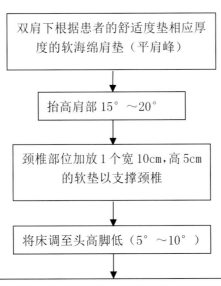

双肩下根据患者的舒适度垫相应厚度的软海绵肩垫（平肩峰）

↓

抬高肩部 15°～20°

↓

颈椎部位加放 1 个宽 10cm，高 5cm 的软垫以支撑颈椎

↓

将床调至头高脚低（5°～10°）

↓

每日训练 3 次，于三餐后的 2 小时进行，循序渐进，开始 15 天如无不适，要求患者摆放体位时间每次持续 1 小时，练习过程中如出现剧烈眩晕、呕吐症状应暂停训练

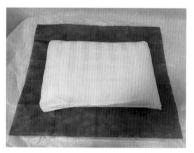

（a）双肩下根据患者的舒适度垫相应
厚度的软海绵肩垫（平肩峰）

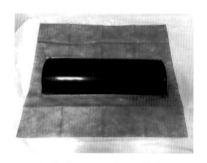

（b）宽10cm、高5cm软垫

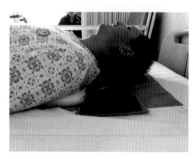

（c）颈椎部位加放1个宽10cm，
高5cm的软垫以支撑颈椎

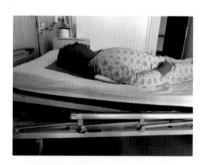

（d）将床调至头高脚低（5°～10°）

图6-3 颈部烧伤护理

6．注意事项

（1）颈过伸位训练有助于对抗颈部瘢痕所致的畸形及运动功能障碍。但患者常因头后仰时间过长而出现躁动不合作，影响治疗及安全。从患者入院开始，护士便积极主动与之沟通，列举成功病例，增强患者治疗信心；讲解颈过伸训练的重要性，取得患者配合；在训练过程中及时询问患者感受。

（2）只有体位的舒适，才能让患者全身放松地呼吸，而压力性的紧张，则会缺氧，透不过气，甚至产生窒息感。

（3）颈部后伸的正常活动范围为35°～45°。当颈部过度后伸时，椎管变窄和短缩，可使椎动脉受压，大脑缺血而出现头晕头痛症状。如脊神经受压，部分患者还可出现颈肩痛。其中重要的环节是体位的放置：选择承托力好的枕头，在体位放置时要注意枕头的高度，枕头过高，患者头部后仰过度导致脑充血引起头痛，过低则达不到训练效果，因此应根据患者体重、颈长选择合适的高度。以能够充分暴露颈部为宜。后颈部屈曲位再放置一个小弹力软垫，对颈椎起支撑作用，缓解颈部压力，患者感觉更加舒适，容易耐受训练。

7．知识链接

（1）颈部烧伤康复期按摩：植皮区全部缝线拆除后3天开始，协助患者平卧，肩下垫枕，清洁局部皮肤，将瘢痕霜均匀涂抹于整个植皮区域，然后进行打圈按摩，力度由轻至重；避开喉头以免引起患者呛咳、呕吐，持续 10 分钟，待患者适应后，左手托起并固定其后颈，右手扶住下颌，使头部逐渐向后伸展，持续 1 分钟后放平，程度以患者不能耐受为度，然后转动头部，使颈部向左侧做最大限度的伸展，持续 1 分钟，再转动头部，使颈部向右侧做最大限度的伸展，仍然持续 1 分钟，操作 20 分钟后清洁局部皮肤，结束治疗，2 次／日。

（2）佩戴颈托或弹力颌套：术后外层包布拆开后即开始佩戴为患者定制的弹力颈套，使植皮区持续接受压力的作用；佩戴时内衬海绵、棉垫或纱布，特别对凹陷部位要注意，以免造成磨损或压力不均匀；松紧适宜，24 小时连续压迫，持续到瘢痕变平、变软、颜色正常后 1～2 个月。

（3）患者颈、肩部的肌肉酸痛情况按照 WHO 疼痛程度评分法进行评定

1）0 度：不痛。

2）Ⅰ度：轻度痛，为间歇痛，可不用药。

3）Ⅱ度：中度痛，为持续痛，影响休息，需用止痛药。

4）Ⅲ度：重度痛，为持续痛，不用药不能缓解疼痛。

5）Ⅳ度：严重痛，为持续剧痛伴血压、脉搏等变化。

Ⅰ度～Ⅳ度：为阳性，对阳性发生率进行记录。

（4）头痛程度的判断标准

1）轻度：疼痛可以忍受，睡眠不受干扰。

2）重度：疼痛剧烈，不能忍受，需要服用镇痛药，睡眠严重干扰，可伴自主神经功能紊乱。

四、眼部烧伤护理技术（特指意识不清合并眼部烧伤又需要给予俯卧位的患者）

（一）气悬床俯卧位护理技术

1. 目的

（1）可促进塌陷肺泡复张，增加胸肺顺应性，减少肺内分流，改善通气／血流比例，增加氧合。

（2）改善通气的同时可预防继发性肺损伤。

2. 适应证

（1）需卧气悬床。

（2）急性呼吸窘迫综合征（ARDS）。

3. 禁忌证

（1）休克期患者。

（2）病情危重患者。

（3）存在血流动力学不稳的患者。

（4）特别躁动患者。

4．用物准备　气悬床、两张床单、海绵垫、无菌棉垫、硅胶垫若干。

5．操作流程　操作步骤如下流程。

厚棉垫支持患者身体的几个主要部位：额部、双肩部、双侧髂部及小腿部分，确保腹部的最佳效果悬空；定时检查患者的腹部是否触及床垫

↑ ← 俯卧位通气

评估 →

1．气管插管或气管切开的位置、系带是否牢固、气管口是否被堵

2．管道的固定、衔接、引流情况，特别是翻身过程中要注意保护，防止脱落

3．约束带固定位置皮肤及肢端血运情况

4．避免翻身过程中四肢垂落导致受压

呼吸道护理 →

在行俯卧位通气前，仔细检查气管导管的固定情况，建议用绳带固定，避免俯卧位时导管脱落。实施俯卧位前要充分吸除气管内分泌物

1．护士五指并拢，掌心空虚，由下至上顺序叩击，每次15分钟，每日2～3次，叩击时背部垫一无菌棉垫，一是保护创面，二是减轻叩击时给患者带来的痛苦

2．鼓励患者有意识地咳嗽、咯痰，促使气体分布均匀，加强气体交换，使肺及支气管内积存的分泌物流入大气管而排出体外

← 拍背排痰

体位及皮肤护理 →

1．在俯卧位时把床尾抬高5°

2．予锁骨、髂前上棘等骨隆突出处，垫厚棉垫，予以减压积极保护

3．保持肢体功能位，预防足下垂。可放置被褥、衣物、硬板或垫子夹在足底与床栏杆之间，使足部保持背屈位

必要时给予肢体约束，注意管道固定情况防止脱落。翻转后根据患者的耐受情况，及时遵医嘱调整镇静药物剂量，严密观察患者病情变化，防止意外发生

← 镇静护理

肢体康复护理

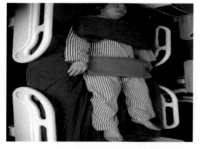

（a）厚棉垫支持患者身体的几个主要部位：双肩部，双侧髂部

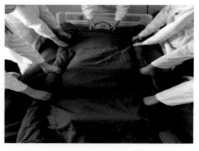

（b）上下两层床单对齐，同时向患者卷起

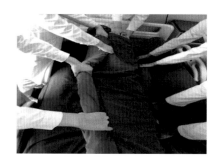
（c）将患者平移至要翻转的对侧

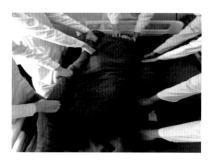
（d）5名护士同时将患者翻转90°

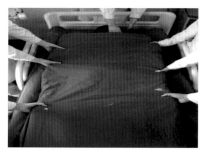
（e）5名护士同时将患者翻转180°
翻身至俯卧位

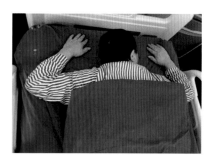
（f）整理安置管道，肢体摆放功能位

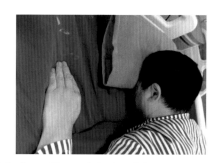
（g）俯卧位时，用棉垫垫起额头和肩部，预防双眼和管道受压

图6-4　眼部烧伤护理

6．注意事项

（1）俯卧位时护理人员应进行全面的评估，并根据患者的实际耐受程度进行适合角度的头低脚高位。

（2）俯卧位时，患者的头部应衬垫海绵垫，头偏向一侧，定时更换头部摆放的位置，防止眼眶、耳郭受压。

（3）患者两侧的髋部、肩部、小腿部等位置各垫一个海绵垫。

（4）患者实施俯卧位期间可给予雾化治疗或机械振动排痰，以促进痰液引流，预防肺部感染。

（5）患者使用丙泊酚、咪达唑仑、右美托咪定等镇静剂药物时，注意观察生命体征。

7. 知识链接

（1）急性成人呼吸窘迫综合征（acute respiratory distress syndrome，ARDS）与俯卧位通气：ARDS 是由于肺毛细血管内皮细胞和肺泡上皮细胞损伤引起弥散性肺间质及肺泡水肿，以进行性低氧血症、呼吸窘迫为特征的一组临床综合征。俯卧位通气是急性成人呼吸窘迫综合征（ARDS）患者的一项重要治疗策略，目前已广泛应用于临床改善患者的氧合状态。当使用呼气末正压通气（PEEP）治疗任何原因导致的肺水肿均需吸入高浓度的氧气，而俯卧位通气由于能改善患者氧合因而可降低吸入氧浓度。

临床上俯卧位通气改善氧合的原理是：仰卧位时，心脏压迫部分肺组织导致肺不张，同时由于重力因素背侧低垂的肺组织较易产生肺水肿，严重影响了肺的通气／血流比值，此时患者主要靠肺尖区通气；而俯卧时心脏重量作用于胸骨，加上背侧膈肌向尾侧移位，使得仰卧时被压迫的肺组织重新复张，从而改善肺通气／血流比值；同时由于重力因素俯卧时背部肺组织水肿减轻，从而改善了背侧肺的通气。通过仰卧位和俯卧位交替，可使各部分肺组织都参与气体交换，避免因长期肺不张、肺水肿而引起肺部感染，加剧通气障碍。另外，由于改变重力的原因，背侧的痰液更容易引流向主支气管，结合护士物理手法拍痰，痰液通过振动得到了充分的引流更容易被吸出。

（2）利多卡因氯霉素复合液持续结膜囊冲洗：烧伤合并眼烧伤者，采用利多卡因氯霉素复合液通过静脉一次性输液管持续冲洗结膜囊治疗，临床效果满意。

方法：入院后常规治疗皮肤烧伤，同时立刻采用利多卡因氯霉素复合液（氯霉素 1g ＋利多卡因 0.4g ＋生理盐水 500ml），通过静脉一次性输液管固定于结膜囊持续冲洗治疗眼烧伤，3 ～ 5 滴／分，持续 1 ～ 4 周，最长 8 周。此治疗方法简单易行，可较好地减轻结膜充血，恢复角膜透明，对改善视力、保持视物清晰起到了良好的促进作用。

（二）眼部烧伤后滴眼液护理技术

1. 目的　用于眼表面及眼睑给药，防治眼部疾病、散瞳或缩瞳、表面麻醉等。

2. 适应证

（1）眼部烧伤患者。

（2）面部烧伤需要保护眼睛的患者。

3. 禁忌证　无特殊禁忌证。

4. 用物准备　药物观察有无变色和沉淀；滴眼药液、滴管（滴瓶）、消毒棉签。

5. 操作流程　患者取坐位或仰卧位，头稍向后仰并向患侧倾斜，用左手示指或棉签拉开患者下睑，右手持滴管或眼药水瓶，距眼 1 ～ 2cm 将药液点入下穹窿的结膜囊内。用手指将上睑轻轻提起，使药液在结膜囊内弥散。用棉签擦去流出的药液，嘱患者闭眼 1 ～ 2 分钟。操作步骤如下流程。

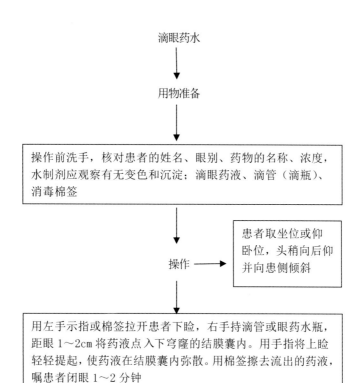

（三）眼部烧伤涂眼药膏护理技术

1．目的　使药物在结膜囊内停留时间较长，药物作用较持久。一般用于手术后、绷带加压包扎前需保护角膜者、睑闭合不全等。

2．适应证

（1）眼烧伤患者。

（2）面部烧伤需要保护眼睛的患者。

（3）全麻手术需保护眼睛的患者。

3．禁忌证　无特殊禁忌证。

4．用物准备　眼药膏、消毒圆头玻璃棒、消毒棉球。

5．操作流程　患者体位同滴眼药法。操作者右手将眼药膏先挤去一小段，将眼膏挤入下穹窿，或用玻璃棒蘸眼膏少许，将玻璃棒连同眼膏平放于穹窿部，嘱患者闭眼，同时转动玻璃棒，依水平方向抽出，按摩眼睑使眼膏均匀分布于结膜囊内。操作步骤如下流程。

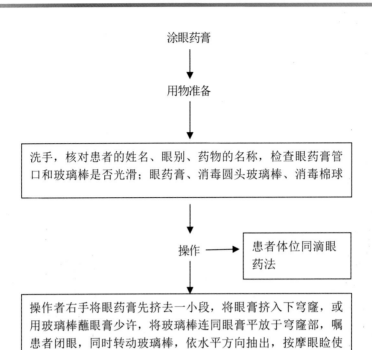

涂眼药膏

↓

用物准备

↓

洗手，核对患者的姓名、眼别、药物的名称，检查眼药膏管口和玻璃棒是否光滑；眼药膏、消毒圆头玻璃棒、消毒棉球

↓

操作 → 患者体位同滴眼药法

↓

操作者右手将眼药膏先挤去一小段，将眼膏挤入下穹窿，或用玻璃棒蘸眼膏少许，将玻璃棒连同眼膏平放于穹窿部，嘱患者闭眼，同时转动玻璃棒，依水平方向抽出，按摩眼睑使眼膏均匀分布于结膜囊内

五、耳部烧伤护理技术

1. 目的

（1）用于耳部烧伤患者，可减轻外耳水肿，预防外耳道感染。

（2）控制外耳道感染，预防听力障碍。

（3）便于保持耳郭功能位，预防外耳畸形及瘢痕挛缩。

2. 适应证

（1）颜面部烧伤伴耳部烧伤者。

（2）耳部水肿明显需减压治疗。

3. 禁忌证

（1）烧伤休克期生命体征不稳。

（2）外耳道化脓性感染。

（3）外耳畸形、瘢痕增生明显者。

（4）特别躁动的特殊人群。

4. 用物准备　无菌棉签1包，无菌棉垫2块，无菌棉球数个，无菌纱块数块。

5. 操作流程　操作步骤如下流程。

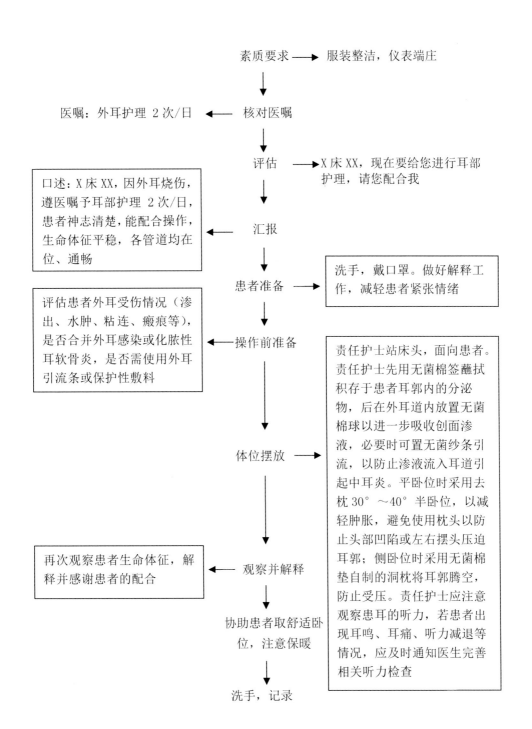

素质要求 ⟶ 服装整洁，仪表端庄

医嘱：外耳护理 2 次/日 ⟵ 核对医嘱

评估 ⟶ X 床 XX，现在要给您进行耳部护理，请您配合我

口述：X 床 XX，因外耳烧伤，遵医嘱予耳部护理 2 次/日，患者神志清楚，能配合操作，生命体征平稳，各管道均在位、通畅 ⟵ 汇报

患者准备 ⟶ 洗手，戴口罩。做好解释工作，减轻患者紧张情绪

评估患者外耳受伤情况（渗出、水肿、粘连、瘢痕等），是否合并外耳感染或化脓性耳软骨炎，是否需使用外耳引流条或保护性敷料 ⟵ 操作前准备

体位摆放 ⟶ 责任护士站床头，面向患者。责任护士先用无菌棉签蘸拭积存于患者耳郭内的分泌物，后在外耳道内放置无菌棉球以进一步吸收创面渗液，必要时可置无菌纱条引流，以防止渗液流入耳道引起中耳炎。平卧位时采用去枕 30°～40° 半卧位，以减轻肿胀，避免使用枕头以防止头部凹陷或左右摆头压迫耳郭；侧卧位时采用无菌棉垫自制的洞枕将耳郭腾空，防止受压。责任护士应注意观察患耳的听力，若患者出现耳鸣、耳痛、听力减退等情况，应及时通知医生完善相关听力检查

再次观察患者生命体征，解释并感谢患者的配合 ⟵ 观察并解释

协助患者取舒适卧位，注意保暖

洗手，记录

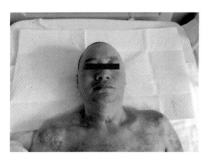

（a）去枕平卧

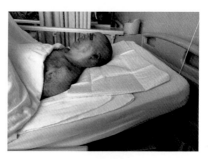

（b）抬高床头

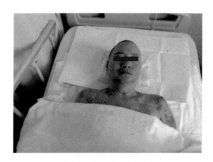

（c）头下垫小枕头

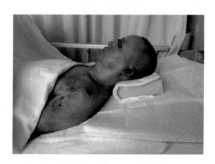

（d）腾空耳郭，观察听力

图6-5 耳部烧伤护理技术

6．注意事项

（1）外耳道放置棉球时应注意：棉球要及时更换，保持干燥；棉球大小适宜，切忌过多过大，防止由内往外对耳道造成压迫；每次在外耳道口处只放一个棉球，不可塞入深处以防棉球遗漏在外耳道内。

（2）大面积烧伤合并双耳烧伤患者因早期注重抗休克及全身治疗的护理，易忽略耳部护理；护理人员应提高警惕，预防化脓性耳软骨炎的形成。

（3）烧伤后患者多将注意力集中于其他创面产生的疼痛，容易忽略耳部烧伤；护理人员应提前告知患者及家属耳部烧伤护理不当引发的问题，如：化脓性耳软骨炎带来的治疗困难、痛苦及遗留的难以修复的外耳畸形等问题，取得其理解及配合，并进一步告知耳部创面护理的要点和卧位注意事项。

（4）注意观察局部反应，耐心倾听患者主诉。化脓性耳软骨炎发病急，红肿明显，患者有剧烈疼痛、寝食不安等表现。护理人员应高度重视并及时报告医生，争取治疗的最佳时机。

7．知识链接

（1）化脓性耳软骨炎：多继发于外耳深度烧伤感染后。一般于伤后3～5周发生，好发于耳轮、对耳轮等缺乏皮下组织的区域。一般为局限性，但也可蔓延扩散，甚至酿成全耳软骨炎。外耳持续性剧烈疼痛是最先出现且最常见的症状，患者坐卧不安，不能入睡，甚至注射吗啡亦难止痛；外耳肿胀、发红、压痛明显，相邻的头皮有时也显著水肿，致耳郭向前突出。化脓性耳软骨炎一旦发生，不但治疗困难，增加患者痛苦，而且遗留难以修复的外耳畸形，故应预防其发生。

（2）中耳炎：是累及中耳全部或部分结构的炎性病变，以慢性化脓性中耳炎较为常见，其病情易反复，是导致听力障碍的关键因素；可伴随全身症状和局部症状，如发热、腹泻、耳流脓、听力减退等；临床可通过耳镜、咽鼓管、听力学、CT等检查确诊。

（3）耳鸣（tinnitus）：是没有外部声音来源的耳部内或头部内声音的感觉，耳鸣患者可伴有听力下降、睡眠障碍、焦虑、抑郁、自信心下降等不良反应，国内外学者多用耳鸣残疾评估量表（tinnitus handicap inventory，THI）评估患者的耳鸣严重程度。

六、手部烧伤护理技术

1. 目的

（1）用于手环形或手背部烧伤患者，可减轻手部水肿，预防由于手部制动所导致的关节僵硬出现。

（2）便于预防因长时间包扎所导致的软组织粘连和关节挛缩僵硬。

（3）利于预防手烧伤后瘢痕增生、挛缩以及畸形出现。

2．适应证

（1）手环形或手背部烧伤。

（2）手烧伤后水肿明显需减压治疗。

（3）手烧伤后局部软组织粘连。

3．禁忌证

（1）烧伤休克期生命体征不稳。

（2）有心肺疾患无法耐受。

（3）手部严重畸形。

（4）上肢骨折并行外固定治疗。

（5）手部电击伤患者。

4．用物准备

（1）支具：抗挛缩位或保护位支具，试用数次，确保其处于功能备用状态。

（2）自黏性弹力绷带1～2卷、弹力绷带1卷、泡沫敷料或水胶体敷料1～2块、纱布卷数个、无菌棉垫数块。

5．操作流程　操作步骤如下流程。

素质要求 ——→ 服装整洁，仪表端庄

医嘱：手部烧伤护理 2 次/日 ←—— 核对医嘱

口述：X 床 XX，因手部烧伤，水肿，遵医嘱予手部烧伤护理 2 次/日，患者神志清楚，能配合操作，生命体征平稳 ←—— 汇报

评估 ——→ X床XX，现在要给您摆放手部体位，请您配合我

患者准备 ——→ 洗手，戴口罩。做好解释工作，减轻患者紧张情绪

评估患者手部受伤情况，指关节及掌指关节间活动度（渗出、水肿、黏连、瘢痕及骨隆突处）等情况，是否需要使用抗挛缩位或保护位支具，是否需使用保护性敷料或衬垫 ←—— 操作前准备

体位摆放 ——→ 责任护士站患侧，面向床头，辅助护士站患侧，面向床尾；辅助护士双手抬高患手，充分暴露患者手部受伤创面；责任护士评估患者手部情况后，选择性使用保护性敷料局部保护创面及骨隆突处，使用自黏性弹力绷带对患侧手部进行包扎；辅助护士将患者的手部抬高，并使用抗挛缩位或保护性支具协助责任护士对患侧手部进行妥善固定，再将其固定在抗挛缩位或功能位。仰卧位：腕部伸展 20°～30°，掌指关节屈曲 60°～70°，指间关节位于中立伸展位，拇指位于掌中位及桡侧外展位
手部避免完全紧握，掌心放置纱布卷将手掌悬空以保持其功能位

再次观察患者生命体征，解释并感谢患者的配合 ←—— 观察并解释

协助患者取舒适卧位，注意保暖

洗手，记录

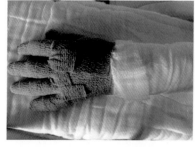

（a）使用自黏性弹力绷带包扎创面

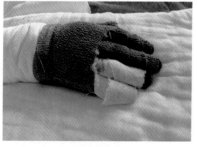

（b）抬高患手

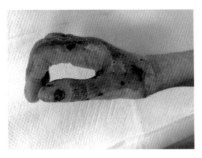

（c）腕部伸展20°～30°

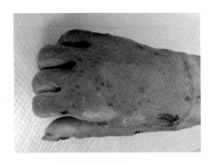

（d）掌指关节屈曲60°～70°

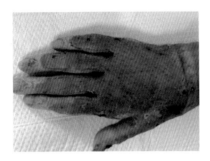

（e）指间关节位于中立伸展位

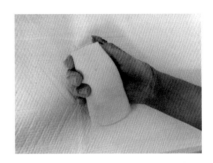

（f）俯卧位时掌心放置纱布卷将手掌悬空

图6-6　手部烧伤护理技术

6．注意事项

（1）手部烧伤护理前需要与患者充分沟通，做好解释工作，取得患者的理解和配合。

（2）手部烧伤早期应抬高患手以减轻水肿，水肿的控制重点是体位摆放，抬高患手常用的方法包括：用枕头垫高患侧手臂，使用肩部悬吊带或将上肢悬吊在输液架上等方法。

（3）手部包扎时应注意：使用自黏性弹力绷带，由手指的远端向近端缠绕，直至手腕部，切忌掩盖手指甲与指尖，以便观察手部血液循环，缠绕第二圈绷带时应将其压在第一圈1/2的位置，即为"8字带"的缠绕方法，避免两圈绷带完全重叠，以防压力过大，影响手部血液循环。

（4）若手部使用抗挛缩位支具，则每日应至少取下支具两次，对烧伤手部进行主动的关节活动，夜间需持续使用保护位支具。如果患者的整个上肢均被烧伤，则手臂应完全抬高，肩关节摆放为90°外展位，肘关节完全伸直，手部应置于对抗爪形挛缩位。

（5）指关节、掌指关节及腕关节等骨隆突处注意减压，避免发生压力性损伤。

（6）手部各指间放置纱布卷防止指蹼粘连，必要时可采用矫形器固定。

（7）创面处棉垫容易滋生细菌，需定时更换。

7．知识链接

（1）手烧伤：是一种常见的手部烧伤疾病，由于手部特殊的解剖结构和生理功能，导致手烧伤后瘢痕、挛缩以及畸形等后遗症出现频率较高，影响患者后续恢复情况和生活质量。

（2）指蹼粘连：手部烧伤患者受伤后因手被包扎于功能位，加之患者对病痛的恐惧，常将手保持在"舒适"的体位（爪形手姿势），长时间后会引起成纤维细胞增生、瘢痕形成并进行性挛缩而遗留不同程度指蹼挛缩粘连畸形。

（3）压力分布：人体体表与床表面之间的压力是压力性损伤发生的主要因素，该压力值与患者体重指数（body mass index，BMI）密切相关。人体压力分布不均，其中骨隆突处与床面接触面小，即压力值大，则压力性损伤发生的风险偏高，需给予针对性的预防措施。手部烧伤患者，仰卧位时，患者掌指关节、指间关节处，俯卧位时腕关节、掌指关节处需预防性应用泡沫敷料或水胶体敷料减压。

七、足部烧伤护理技术

足部是烧伤的常见部位之一，足背皮肤薄，皮下组织疏松，烧伤后容易出现瘢痕增生挛缩畸形。长期卧床的烧伤患者，由于下肢不能正常活动，或长期处于非功能体位，足部也容易出现足下垂或马蹄足畸形，严重者影响行走及患者康复后的生活质量。

1．目的

（1）减轻肢体水肿。

（2）维持肢体关节活动范围。

（3）预防肢体关节功能障碍。

（4）最大限度保持或恢复足部功能。

（5）防止足部深度烧伤后瘢痕挛缩导致的足下垂畸形。

（6）维持下肢肌肉力量，防止踝关节长期处于非功能位置，导致足下垂、马蹄足发生。

（7）防止足部畸形影响患者心理健康，延长康复进程，增加医疗费用支出。

2．适应证

（1）足部烧伤患者。

（2）大面积烧伤患者。

（3）下肢烧伤后长期卧床患者。

3．禁忌证　骨折错位严重，愈合后会出现功能障碍或者愈合的可能性不大的患者，有必要积极地进行切开复位内固定手术治疗再行足部支具外固定。

4．用物准备　足部支具、足挡板、弹力套或弹力绷带、按摩油、手套。

5．操作流程　操作步骤如下流程。

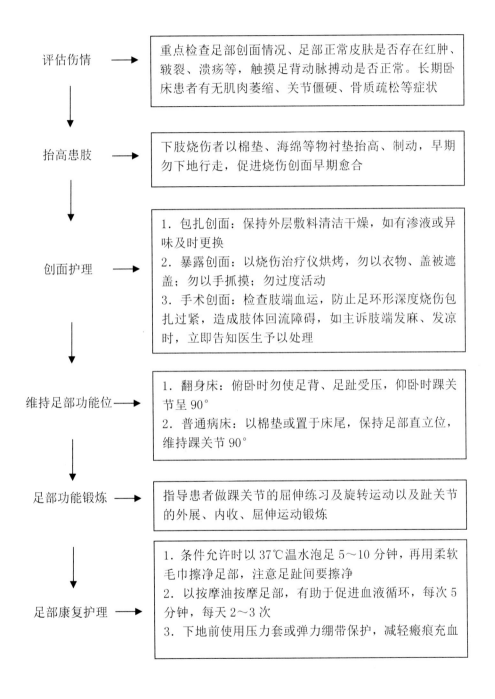

评估伤情 →	重点检查足部创面情况、足部正常皮肤是否存在红肿、皲裂、溃疡等，触摸足背动脉搏动是否正常。长期卧床患者有无肌肉萎缩、关节僵硬、骨质疏松等症状
抬高患肢 →	下肢烧伤者以棉垫、海绵等物衬垫抬高、制动，早期勿下地行走，促进烧伤创面早期愈合
创面护理 →	1. 包扎创面：保持外层敷料清洁干燥，如有渗液或异味及时更换 2. 暴露创面：以烧伤治疗仪烘烤，勿以衣物、盖被遮盖；勿以手抓摸；勿过度活动 3. 手术创面：检查肢端血运，防止足环形深度烧伤包扎过紧，造成肢体回流障碍，如主诉肢端发麻、发凉时，立即告知医生予以处理
维持足部功能位 →	1. 翻身床：俯卧时勿使足背、足趾受压，仰卧时踝关节呈 90° 2. 普通病床：以棉垫或置于床尾，保持足部直立位，维持踝关节 90°
足部功能锻炼 →	指导患者做踝关节的屈伸练习及旋转运动以及趾关节的外展、内收、屈伸运动锻炼
足部康复护理 →	1. 条件允许时以 37℃ 温水泡足 5～10 分钟，再用柔软毛巾擦净足部，注意足趾间要擦净 2. 以按摩油按摩足部，有助于促进血液循环，每次 5 分钟，每天 2～3 次 3. 下地前使用压力套或弹力绷带保护，减轻瘢痕充血

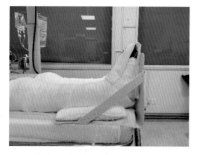
（a）翻身床仰卧时足挡板保持踝关节90°

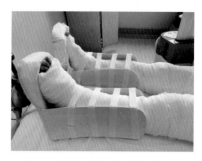
（b）热塑夹板制作的足部支具

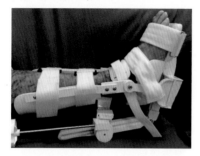
（c）足部静态支具预防足下垂

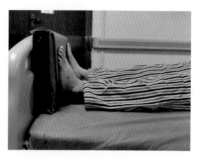
（d）卧普通病床时保持足部功能
位踝关节90°

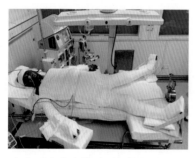
（e）卧翻身床仰卧时保持踝关节90°

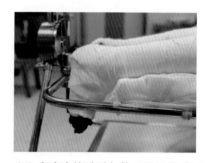
（f）翻身床俯卧时勿使足趾足背受压

图6-7　足部烧伤护理技术

6. 注意事项

（1）加强心理护理，做好健康教育。向患者宣讲保持功能位和进行功能锻炼是恢复足部功能的重要措施，取得其配合。

（2）密切观察下肢及足背的运动、感觉，观察足背部能否跖屈，有无麻木、疼痛等不适症状。

（3）长期卧床的大面积烧伤患者应加强营养支持。维持肢体良肢位，勤翻身，进行被动或主动功能锻炼。

（4）既往有糖尿病者注意采取积极措施控制血糖。

（5）功能锻炼过程中新生皮肤出现水泡、破溃等现象，及时对症处理，新生皮肤可涂消毒液体石蜡或维生素 E 霜，防止皮肤干裂，但不要停止锻炼，若出现水泡则适当减少活动量，尽量避免水泡破溃。

7. 知识链接

（1）足下垂概念：也叫尖足，是指由于胫骨前肌群肌力低，小腿三头肌痉挛、足跟腱挛缩等原因而使踝关节不能背屈的症状。主要表现为不能背屈足部、行走时拖拉病足、落地时总是足尖触地面。

（2）足部创面修复：对于足部深度烧伤创面，当组织缺损较多，烧伤部位又影响功能时，应及时依据其烧损情况、感染程度以及功能重要性和有无恢复可能等具体情况全面综合考虑。可以早期切除坏死组织后，立即以带血管蒂或游离皮瓣移植，增加局部血供，提高抗感染能力，尽可能恢复功能而不是简单地封闭创面。

（3）足部功能训练：对于长期卧床者指导患者做踝关节的屈伸练习及旋转运动以及趾关节的外展、内收、屈伸运动锻炼，帮助其运动，避免关节僵直。卧床患者以被动锻炼开始，从足踝到趾尖关节做屈曲和伸展活动，手法要轻柔，引起疼痛会加重痉挛。当肌力达到 2+ 以上时，可在被动活动后进行主动足部屈伸活动，弹力绷带抗阻训练，循序渐进。当患者肌力 3+ 能够站立时，经平衡评定与训练仪器参数对比后，先从平台开始，直到能用双足踏实地面，不发生倾斜时，才能练习走路，期间可以坐轮椅练习抗阻力自行车。

八、会阴部烧伤护理技术

会阴部烧伤常集中于会阴－外生殖器－肛门区，创面容易被大小便污染。同时，会阴部皮肤因毛发、皱褶多，容易引起创面感染，并因此而扩散至其他部位烧伤创面。同时，由于烧伤部位的敏感性，患者及家属的心理问题也需引起高度重视。

1. 目的

（1）保持会阴部创面清洁、干燥，避免感染。

（2）防止大小便污染会阴部创面。

（3）促进创面愈合，减轻会阴部瘢痕挛缩、粘连。

（4）减轻患者及家属心理障碍。

2. 适应证

（1）会阴部烧伤患者。

（2）会阴部烧伤瘢痕者。

3. 用物准备　生理盐水、柔软小毛巾或纱布、阴囊托袋。

4. 操作流程　操作步骤如下流程。

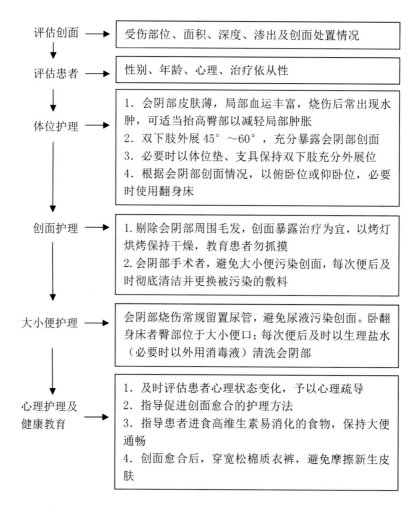

评估创面 → 受伤部位、面积、深度、渗出及创面处置情况

评估患者 → 性别、年龄、心理、治疗依从性

体位护理 →
1. 会阴部皮肤薄，局部血运丰富，烧伤后常出现水肿，可适当抬高臀部以减轻局部肿胀
2. 双下肢外展45°～60°，充分暴露会阴部创面
3. 必要时以体位垫、支具保持双下肢充分外展位
4. 根据会阴部创面情况，以俯卧位或仰卧位，必要时使用翻身床

创面护理 →
1. 剔除会阴部周围毛发，创面暴露治疗为宜，以烤灯烘烤保持干燥，教育患者勿抓摸
2. 会阴部手术者，避免大小便污染创面，每次便后及时彻底清洁并更换被污染的敷料

大小便护理 →
会阴部烧伤常规留置尿管，避免尿液污染创面。卧翻身床者臀部位于大小便口；每次便后及时以生理盐水（必要时以外用消毒液）清洗会阴部

心理护理及健康教育 →
1. 及时评估患者心理状态变化，予以心理疏导
2. 指导促进创面愈合的护理方法
3. 指导患者进食高维生素易消化的食物，保持大便通畅
4. 创面愈合后，穿宽松棉质衣裤，避免摩擦新生皮肤

5．注意事项

（1）两下肢分开呈45°～60°，创面暴露或半暴露，保持干燥，勿以盖被或衣物直接接触创面，以弓形架支撑盖被。

（2）注意保护患者隐私。

（3）男性患者密切观察阴囊及阴茎有无肿胀，俯卧向下时以阴囊托袋兜托阴囊，防止重力原因导致的肿胀加剧。

（4）女性患者加强外阴清洗，尤其经期。女性外生殖器烧伤后，应注意分开阴唇，防止粘连以及愈合后的阴道闭锁。

（5）肛门区植皮者，术前2天进无渣流质饮食，术前晚及术日晨清洁灌肠，肛门口植皮者，术后无渣流质饮食4～5天。

（6）重视患者心理状态，减轻其焦虑程度，尤其关注会阴部烧伤患儿家长的心理动态，及时予以疏导。

6．知识链接

（1）会阴部烧伤的心理问题：会阴部是人体最为敏感的部位之一，会阴部烧伤患者，尤其是儿童会阴部烧伤的家长，常常因担心烧伤导致的局部瘢痕对性生活的影响，或对儿童性器官生长发育的影响，出现较为严重的负性心理，如焦虑、抑郁、悲观等。护理人员应高度重视患者及家长的心理动态，及时予以正确疏导，教授创面的正确护理方法，促进创面尽快愈合，减轻瘢痕增生。

（2）会阴部烧伤后手术护理：会阴部植皮手术后注意保持外层敷料清洁干燥，勿被大小便污染。术后双下肢外展，严格制动，避免敷料松动、创面出血、皮片挪位等影响皮片成活。可用烤灯照射烘烤术区，照射距离30～40cm。行负压引流手术者，应密切观察引流情况，如引流是否通畅，引流液色泽、量。

（3）阴囊水肿：男性阴囊部位皮肤及皮下软组织疏松，血液循环丰富，烧伤后渗出液多，所以阴囊水肿极易发生。及时正确地处理阴囊水肿、促进水肿尽快消退，可减轻局部压力，防止阴囊皮肤破溃，缓解阴囊胀痛及下坠感等不适，降低创面感染机会，促进创面愈合，预防不良后果发生。大面积烧伤或会阴部烧伤患者，阴囊水肿比较多见，体位是导致阴囊水肿的主要因素之一。由于阴囊位置低垂，可因重力影响及体位改变而加重水肿。因此，患者使用翻身床取俯卧位时，最好采用阴囊托带，托起水肿下垂的阴囊，以防体位性水肿。患者取平卧位时，以柔软的纱垫抬高水肿的阴囊，既有利于水肿的回吸收、减轻阴囊水肿，又可缓解阴囊胀痛及下坠感等不适。在托垫水肿阴囊的基础上，采用烧伤治疗仪局部照射，利用红外辐射及电磁波产生的热效应和生物学效应，促进局部血液循环，缓解局部疼痛不适，促进创面愈合，并有利于阴囊水肿的吸收，使局部干燥，减少创面感染机会。

第二节　特殊原因烧伤护理关键点技术

一、电烧伤护理关键点技术（心电观察、出血）

1．目的

（1）减轻因电流通过人体造成的机体损伤和功能障碍。

（2）及时发现和处理电击伤后心律失常及继发性出血。

2．适应证

（1）电流造成机体各部位的烧伤。

（2）电弧烧伤。

3．用物准备

（1）静脉穿刺用物、心电监护仪、止血带、无菌棉垫、无菌敷料、清创缝合包、电极片数块、除颤仪、简易呼吸气囊、手套。

（2）遵医嘱准备药物：生理盐水、利尿剂（如甘露醇）、5％碳酸氢钠注射液等。

4．操作流程　操作步骤如下流程。

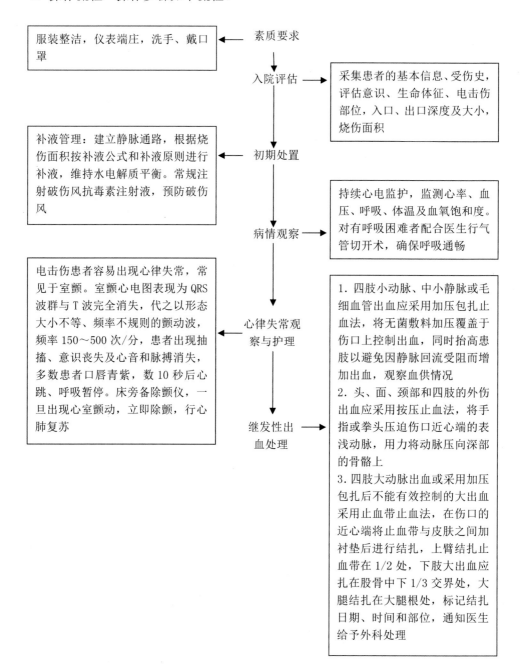

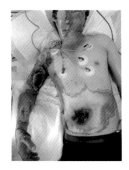

（a）评估出口、入口
位置

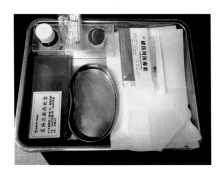

（b）伤后24小时内皮试后
肌内注射破伤风抗毒素注射液

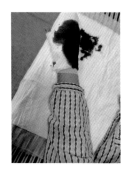

（c）左侧肢体出血

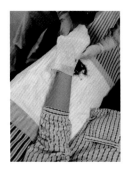

（d）绷带加压止血

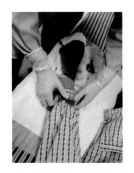

（e）绷带止血无效时，
止血带止血

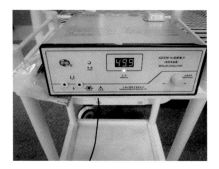

（f）清创，电凝止血

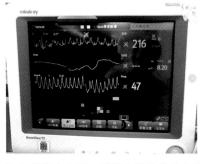

（g）观察心电图，警惕心律失常的发生

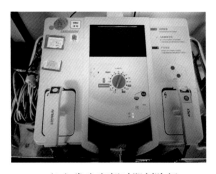

（h）发生室颤时即刻除颤

图6-8　电烧伤护理技术

5．注意事项

（1）现场救护：立即切断电源或用绝缘物，使患者脱离电源至安全处；判断患者呼吸、心跳，观察患者胸部是否有起伏，触摸颈动脉是否有搏动；若呼吸、心跳停止，则行心肺复苏。同时迅速了解受伤史，如高处坠落史、着地部位、昏迷史、电流电压性质等。

（2）血管壁坏死常发生于伤后1～3周，易在患者翻身或熟睡时导致突然大出血，出血后难以自然止血，并且出血时无疼痛、无先兆，容易疏忽。因此，应经常巡视病房，严密观察伤肢血供情况，并告知患者活动勿过猛、过多。

（3）遵医嘱应用利尿剂（如甘露醇），预防脑水肿、肺水肿；给予镇痛镇静药物，避免头部过度活动；在积极补液的同时，维持尿量在 $50 \sim 75ml/h$；为避免急性肾衰竭，碱化体内由红细胞破坏和肌肉损伤释放的血红蛋白和肌红蛋白，可静脉滴注 5% 碳酸氢钠注射液，积极保护肾功能。对已发生急性肾衰竭者，根据医嘱进行血液透析。

（4）由于电击伤会产生较深的伤口，破伤风梭菌最容易在深部伤口形成的无氧环境中生长繁殖。因此，在电击伤后，应常规给患者注射破伤风抗毒素注射液，以预防破伤风的发生。

6. 知识链接

（1）电击伤继发性出血：高压电流在通过血管时，极易导致血管壁受损、栓塞甚至血管闭塞，且电烧伤后易并发动脉炎导致假性动脉瘤、暴露的血管未及时被健康组织覆盖，导致血管壁干性坏死、组织感染累及周围血管感染均是电烧伤继发性出血的原因，及时准确判断受伤肢体的血管受损及组织坏死情况，是能否合理清创的关键，也极大地决定了患者的预后。

在清创过程中，应注意对已有损坏的血管结扎。清创后，仍应在伤员床旁放置止血带。患者的肢体不予覆盖，一旦发生出血可及时发现。医护人员应提高警惕，经常巡视检查。

（2）电击伤后心律失常：心律失常（arrhythmia）是指由于心脏激动的起源或传导异常所致的心律或心率改变，是临床最常见的心血管表现之一。电击伤所致心律失常的发生机制可能为：电击后冠状动脉痉挛使心肌出现缺血、损伤和坏死的变化；电流直接损伤心肌使其出现点状出血和凝固性坏死等病理改变，以致心肌细胞生化代谢和超微结构改变；电流干扰心脏传导系统。该类心律失常常在绝对卧床休息、吸氧和极化液、能量合剂等应用下，促进钾离子进入细胞内，恢复细胞的极化状态，提高细胞膜的稳定性，治愈率非常高。

（3）电击伤损伤程度：电流在通过人体时，可以造成全身电击伤和局部电烧伤。电流流经人体时，电能在体内转化为热能，造成机体组织的坏死。损伤多深达神经、血管、肌肉、肌腱和骨骼等组织。损伤程度主要决定于电流强度和通电时间，其次是触点部位的电阻大小。一般而言，电压越高，通电时间越长，损伤越严重；如果电压相同，则交流电要比直流电的危害更大。越厚的皮肤，如手掌、足掌电阻越大，局部烧伤程度越浅；越薄的皮肤，特别是表面潮湿时，如腹股沟、腋窝等，电阻越小，烧伤程度越深。

二、硫酸、硝酸、盐酸烧伤护理关键点技术

1. 目的

（1）减轻因酸烧伤造成的机体局部和全身损伤。

（2）降低因残余酸造成的二次烧伤风险。

2．适应证　各种酸性物质（如酸烧伤，如盐酸、硫酸、硝酸等）造成的烧伤。

3．用物准备

（1）静脉穿刺用物、无菌敷料、清创包、无菌纱布、治疗巾、无菌棉垫、棉签、注射器、无菌手套、心电监护仪、给氧装置。

（2）遵医嘱准备药物：生理盐水、滴眼液。

4．操作流程　操作步骤如下流程。

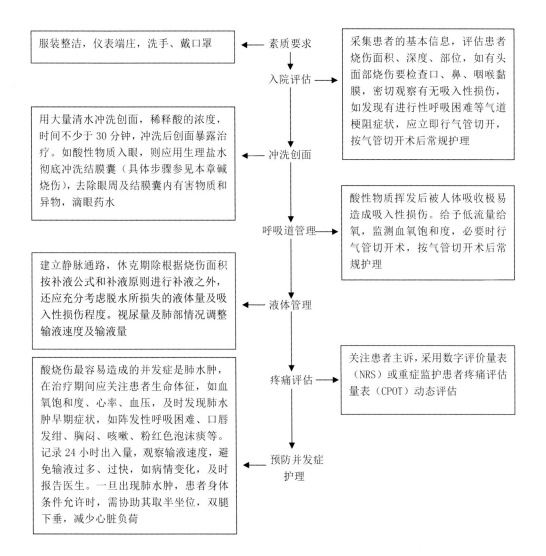

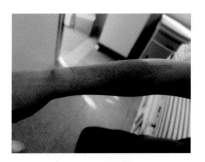
（a）酸烧伤

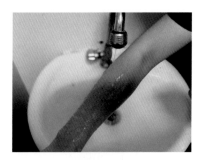
（b）流动水冲洗

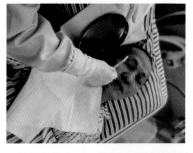
（c）眼部烧伤时：擦拭眼部周围物质

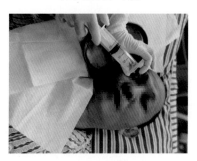
（d）冲洗结膜囊

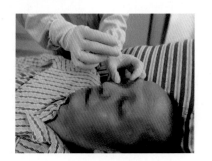
（e）点眼药水

图6-9　化学品烧伤护理技术

5. 注意事项

（1）酸烧伤后会形成一层痂皮以保护神经，避免更深入的损伤。如果疼痛继续加深，则表示酸性物质未彻底冲洗，腐蚀进一步严重，对此应提高警惕，关注患者疼痛主诉。

（2）烧伤深度浅时，形成的痂皮较软；烧伤深度较深时，形成的痂皮越韧，呈斑纹样或皮革样。可通过痂皮的质地初步进行烧伤深度的判断。

（3）误服强酸者，可口服牛奶、蛋清等，严禁催吐、洗胃或口服碳酸氢钠中和剂，催吐和洗胃将造成胃肠道黏膜再次损伤，服用碳酸氢钠可发生化学反应生成过量二氧化碳而造成消化道穿孔，而牛奶和蛋清对胃肠道黏膜有保护作用。

6. 知识链接

(1) 强酸烧伤的特点：强酸与人体接触时，会导致细胞脱水及蛋白质变性。这类烧伤一般无水疱，渗液极少，会迅速成痂。烧伤处皮肤根据酸性物质的不同呈现不同颜色。浓硫酸烧伤时，伤口处为深棕色；浓硝酸烧伤时，伤口处先为黄色后变成黄褐色；盐酸烧伤时，伤口处为黄蓝色。此外，浓盐酸极具挥发性，当贮存浓盐酸的器具因某种原因出现破损时，会挥发出具有强烈刺激性气味的氯化氢气体，其与空气中的水蒸气结合形成白雾，当人体大量吸入时即可引起呼吸道损伤。浓硝酸在与空气接触后产生刺激性的二氧化氮气体，经人体吸入后在气道内或肺泡内与水接触形成硝酸及亚硝酸，在造成呼吸道损伤的同时会对肺泡组织产生剧烈刺激和腐蚀，对气血屏障造成破坏，导致腐蚀性急性肺水肿，甚至死亡。

(2) 酸烧伤造成吸入性损伤的进展过程：患者入院时，需要初步判定有无合并吸入性损伤及损伤程度，有急性喉头水肿、急性腐蚀性肺水肿或呼吸困难进行性加重者应立即行气管切开术，以保证气道通畅。同时患者入院后每天进行呼吸道损伤情况评估。吸入性损伤患者气道黏膜早期表现为充血、水肿甚至黏膜坏死。伤后 2 周左右，大部分坏死痂皮开始松动、脱落，呈块状或片状，此时最易出现气管黏膜脱落物或黏膜出血堵塞气管导致患者窒息，因此这一时期应加强气道管理，提高警惕。

(3) 糖皮质激素用于酸烧伤致吸入性损伤的作用：糖皮质激素可缓解支气管痉挛，并有保护细胞内溶酶体及改善微循环的作用，同时能够促进水肿液吸收和肺泡表面活性物质的生成，预防肺泡壁透明膜的形成，并可抑制病程后期肺组织纤维化，减少后遗症。

(4) 酸性物质对眼的腐蚀作用：酸性物质对眼球的损伤程度主要取决于其性质、浓度、穿透力及与眼部接触的时间。一般认为结膜、角膜的上皮细胞及角膜内皮细胞具有亲脂性，脂溶性物质易穿透进入前房。而酸是水溶性的，易被角膜上皮屏障抑制，穿透角膜和结膜比较困难，且与组织接触后可在短时间内将组织固定形成痂膜，阻止其向深层穿透。但对于强酸，在接触眼表泪膜后释放热量，可使其渗透能力增强而损伤角膜及结膜上皮层。若未及时彻底清除，水溶性的酸性溶液可进入亲水的角膜基质层和巩膜，并进一步渗透至前房及脉络膜下，严重者可造成永久性的失明。

三、氢氟酸烧伤护理关键点技术

1. 目的　通过动脉注入 10% 葡萄糖酸钙溶液，借助血流把药物输送至烧伤区域，以中和氢氟酸中氟离子对机体的进一步损害。

2. 适应证　肢体远端部位氢氟酸烧伤。

3. 用物准备

(1) 治疗车上层：治疗盘、注射器（规格视药量而定）、6～9 号针头、免洗手消毒液、无菌纱布、无菌手套、执行单及 10％葡萄糖酸钙注射液（按医嘱准备）。

（2）治疗车下层：生活垃圾桶、医用垃圾桶及利器盒。

4. 操作流程　操作步骤如下流程。

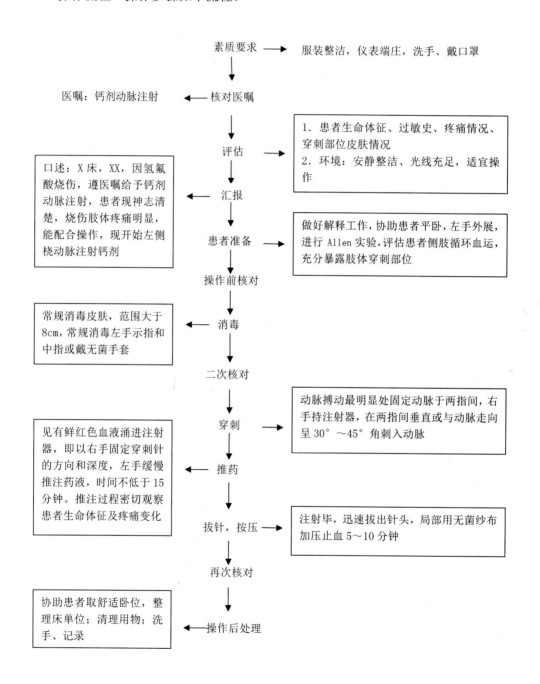

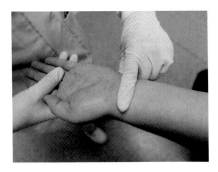

（a）Allen实验：触摸桡动脉

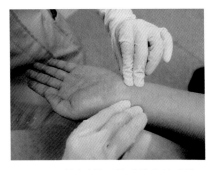

（b）双手同时按压桡动脉和尺动脉

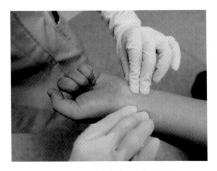

（c）嘱患者用力握拳

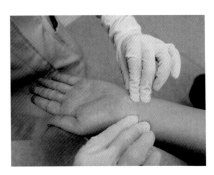

（d）患者松拳

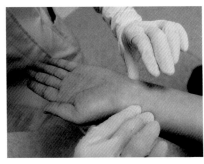

（e）操作者松开对尺动脉的压迫

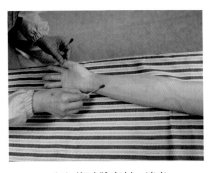

（f）桡动脉穿刺：消毒

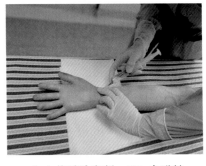

（g）桡动脉穿刺：30°角进针

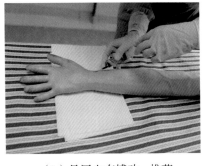

（h）见回血有搏动，推药

图6-10 氢氟酸烧伤护理技术

5．注意事项

（1）桡动脉穿刺点为前臂掌侧腕关节上 2cm、动脉搏动明显处，足背动脉穿刺点为足背第一足趾与第二足趾之间，第一跖骨近心端，拇长伸肌外侧，即体表系鞋带处。

（2）艾伦（Allen）试验方法：嘱患者握拳，同时按压患者尺动脉及桡动脉，阻断手部血供。数秒后，嘱患者伸开手指，此时手掌因缺血变苍白。压迫尺动脉的手指抬起，观察手掌颜色恢复的时间。若手掌颜色在 5～15 秒恢复，提示尺动脉供血良好，该侧桡动脉可用于动脉穿刺。若手掌颜色不能在 5～15 秒恢复，提示该侧手掌侧支循环不良，该侧桡动脉不适宜穿刺。

（3）葡萄糖酸钙溶液为酸性的高渗溶液，对血管的刺激性大，易造成外渗，推注过程中要不断抽回血，确保针尖在动脉内。

（4）疼痛解除是治疗有效的标志，钙剂注射时禁用局麻药。

6．知识链接

（1）氢氟酸理化性质：氢氟酸是一种反应活性高的无机酸，对组织有强烈的腐蚀作用，有"化骨水"之称。因其具有良好的亲脂性，皮肤黏膜、呼吸道、消化道接触氢氟酸后，可快速吸收氟离子并引起进行性组织坏死，局部组织剧烈疼痛，以及低钙、低镁血症等继发性损害，氟离子还可进入血液循环，导致全身中毒，少量氢氟酸接触就可引起致死性的电解质紊乱，1％总体表面积（total body surface area，TBSA）被无水氢氟酸烧伤即可致命。

（2）氢氟酸烧伤早期处理：皮肤接触氢氟酸后立即脱去被氢氟酸污染的衣物、饰品等，去除创面毛发、水疱皮、拔除受累指（趾）甲并用大量的清水冲洗创面至少 30分钟，直至创面无残留氢氟酸。除用清水冲洗之外也可用生理盐水、肥皂水、葡萄糖酸钙溶液、氯化苯扎溴铵、聚乙二醇、氧化镁等中和。但用水冲洗是去除皮肤沾染腐蚀性化学品的最经济有效的方法。

（3）钙剂灌注：早期快速大剂量补钙是抢救氟中毒的关键，但动静脉推注葡萄糖酸钙速度过快或浓度过高会使体内血钙浓度短时间内骤升引起不良反应。推注的过程中严格控制速度及浓度，一般用微量泵缓慢推注 10％葡萄糖酸钙 10ml ＋ 10％葡萄糖液 20ml，15 分钟内完成注射；灌注时注意观察，动脉注射时钙剂到达部位会有明显的灼热感，如穿刺针误入静脉或皮下，则钙剂不能有效到达烧伤区域，患者无以上反应。

（4）影响钙剂疗效因素：穿刺误入静脉，钙剂不能有效到达烧伤区域；手部为双重动脉供血，损伤部位在尺侧手指的患者，经桡动脉灌注，葡萄糖酸钙难以到达损伤部位，灌注时在腕部压迫阻断尺动脉，使肢端由桡动脉单一供血，可有效避免以上不足；灌注速度过快，钙离子不能与组织内的氟离子有效结合；创面水疱形成，可因局部张力增大感觉疼痛，水疱中的氢氟酸可对组织造成进一步的损伤，因此应及时剪除水疱引流。

四、碱烧伤护理关键点技术

1. 目的

（1）减轻因碱烧伤造成的机体局部和全身损伤。

（2）降低因残余碱造成的二次烧伤风险。

2. 适应证　各类碱性物质（如氢氧化钠、生石灰、氨水等）造成的烧伤。

3. 用物准备

（1）静脉穿刺用物、清创包、无菌纱布、治疗巾、无菌棉垫、棉签、注射器、无菌手套，给氧装置。

（2）遵医嘱准备药物：生理盐水、维生素C注射液、滴眼液、红霉素眼膏。

4. 操作流程　操作步骤如下流程。

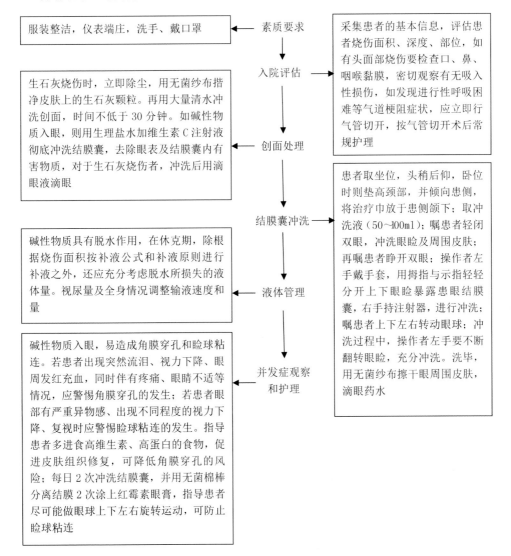

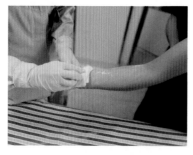

（a）除尘

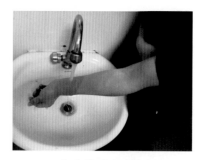

（b）流动水冲洗

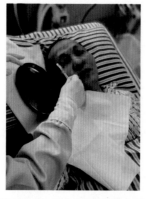

（c）眼部烧伤时：擦拭眼部周围物质

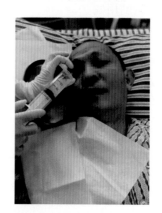

（d）冲洗结膜囊

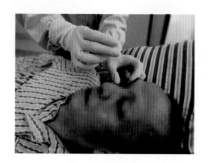

（e）点眼药水

图6-11　碱烧伤护理技术

5．注意事项

（1）生石灰即氧化钙，可作为干燥剂，该碱性物质遇水生成氢氧化钙并放出大量反应热，因而可造成皮肤、口腔等接触部位的烧伤，尤其要注意小儿误食干燥剂。

（2）若不慎摄入碱性物质，切勿进行催吐和洗胃，因早期洗胃、催吐可致食道反复灼伤，加重腐蚀损伤程度，有食道、胃穿孔的危险。牛奶有保护胃黏膜的作用，若误服氢氧化钠，可饮用牛奶200ml以保护胃黏膜。

（3）碱性物质接触眼部造成烧伤的患者，轻者用大量清水冲洗结膜囊，冲洗时注意翻转眼睑，暴露上下穹窿，清除残留碱性物质和坏死组织分泌物。严重者需行结膜切开冲洗和前房穿刺冲洗。

（4）由于碱具有脱水的作用，会使机体丧失大量体液，患者因此感到口干舌燥，可少量多次饮用含盐饮料，切勿大量饮用白开水、糖水，白开水摄入后会稀释血液中的电解质，大量饮用可能导致水中毒。

6．知识链接

（1）碱烧伤致伤机制：碱烧伤以生石灰、氨水、氢氧化钠等碱性物质造成的烧伤为主，由于碱性物质与皮肤接触时，可与组织的脂肪成分起皂化作用，与组织的蛋白质结合形成可溶性蛋白化合物，其最终产物均为水溶性，因此碱性物质极易渗入深部组织，使局部水肿、渗出、微循环障碍、局部组织缺氧。同时，碱性物质有脱水作用，会吸收组织水分，使细胞脱水坏死。眼部碱烧伤时，除引起组织蛋白迅速凝结和细胞坏死外，还能使蛋白很快溶解。碱性物质腐蚀结膜、角膜，并向前房和玻璃体不断渗透、扩散，破坏力强而持久。

（2）维生素C在治疗碱烧伤中的作用：维生素C能中和组织内碱性物质，改善局部毛细血管通透性，还对碱性物质在组织内所产生的毒性有解毒作用。因此在碱烧伤后，维生素C宜全身或局部用药。尤其是眼部碱烧伤后，使用维生素C，使房水中维生素C达到较高水平，利于新的胶原蛋白产生，从而防止角膜穿孔。

（3）中和剂的使用：酸和碱中和可以生成中性物质，减少对创面的刺激，从理论上来说成立，但在实践中并不可取。由于酸碱中和是放热反应，中和过程中放出大量的热将对创面再次造成烧伤刺激，因此现在一般不使用中和剂，而是主张以大量清水对创面进行冲洗。需特别注意的是，生石灰造成的碱烧伤在伤后不可立即冲洗。因生石灰遇水会产生大量热，生成熟石灰，加重创面的损伤程度，所以必须先将创面的生石灰完全清除干净，再用大量清水冲洗创面。

五、磷烧伤护理关键点技术

1．目的

（1）减轻因磷烧伤造成的机体局部和全身的损伤。

（2）降低因残余磷颗粒造成的二次烧伤风险。

2．适应证　磷引起的全身各部位的烧伤。

3．用物准备

（1）静脉穿刺用物、无菌敷料、清创包、心电监护仪。

（2）遵医嘱准备药物：1%硫酸铜溶液或2%硝酸银溶液、5%碳酸氢钠溶液、生理盐水、利尿剂、10%葡萄糖酸钙注射液。

4．操作流程　操作步骤如下流程。

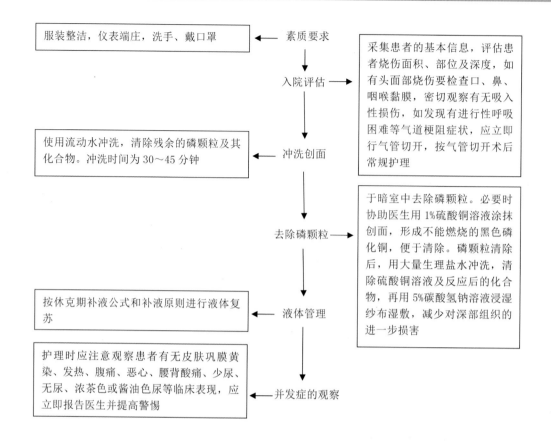

服装整洁，仪表端庄，洗手、戴口罩 ← 素质要求

入院评估 → 采集患者的基本信息，评估患者烧伤面积、部位及深度，如有头面部烧伤要检查口、鼻、咽喉黏膜，密切观察有无吸入性损伤，如发现有进行性呼吸困难等气道梗阻症状，应立即行气管切开，按气管切开术后常规护理

使用流动水冲洗，清除残余的磷颗粒及其化合物。冲洗时间为30～45分钟 ← 冲洗创面

去除磷颗粒 → 于暗室中去除磷颗粒。必要时协助医生用1%硫酸铜溶液涂抹创面，形成不能燃烧的黑色磷化铜，便于清除。磷颗粒清除后，用大量生理盐水冲洗，清除硫酸铜溶液及反应后的化合物，再用5%碳酸氢钠溶液浸湿纱布湿敷，减少对深部组织的进一步损害

按休克期补液公式和补液原则进行液体复苏 ← 液体管理

护理时应注意观察患者有无皮肤巩膜黄染、发热、腹痛、恶心、腰背酸痛、少尿、无尿、浓茶色或酱油色尿等临床表现，应立即报告医生并提高警惕 ← 并发症的观察

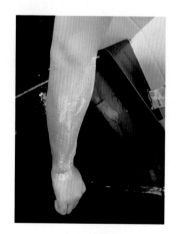

（a）磷烧伤

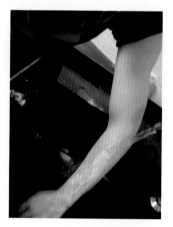

（b）大量冷水冲洗磷粉

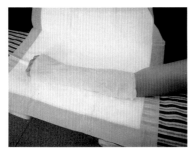

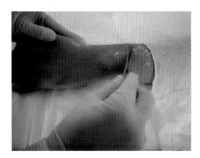

（c）湿纱布浸湿创面隔绝空气　　　　　　（d）暗室去除磷颗粒

图6-12　磷烧伤护理技术

5．注意事项

（1）在冲洗时，切勿使用温水，由于黄磷熔点低，温水液化皮肤表面的残余磷，反而增加人体对磷的吸收。而冷水不仅可使磷保持固态性状，便于后期清除，还能减慢血液循环，减轻疼痛、减少吸收。同时大量用水冲洗可稀释形成的磷酸和次磷酸，减轻化学腐蚀程度。

（2）由于硫酸铜同样可从创面吸收引发铜中毒而致急性溶血反应，因此现多用硫酸铜混悬液或2%硝酸银溶液替代。若不慎发生硫酸铜溶液中毒，则立即给予甲强龙及二巯丙磺钠驱铜，同时给予护肝护胃药物。

（3）密切监测电解质，尤其是血清钙和磷。磷烧伤后，大量磷酸根离子进入胞内与钙离子结合，形成磷酸钙，使细胞内游离钙减少；同时磷酸根离子在胞内通过钙阻滞作用，降低胞内游离钙水平而导致血小板聚集功能降低，造成出血的风险。因此，需静脉注射10%葡萄糖酸钙溶液20～40ml，每日2～3次。

（4）用水浸泡创面，如创面过大，则以湿纱布或湿毛巾覆盖创面以隔绝空气，防止磷颗粒自燃。禁用油质敷料包扎，因磷溶于脂肪。

（5）磷在暗室内显示蓝绿色的荧光，可在暗室内用镊子去除发光的磷颗粒，放入冷水中，以防复燃。

6．知识链接

（1）磷的理化性质：无机磷熔点低，44.9℃，沸点280℃，不溶于水，溶于油脂，有大蒜臭味，在空气中34℃即自燃，磷氧化生成五氧化二磷，后者遇水生成磷酸，在化学反应过程中产生大量热。因此，磷烧伤是化学烧伤和热烧伤的混合损伤。此外，磷颗粒能嵌入皮肤内不停地燃烧，故磷烧伤一般较深。

（2）磷烧伤致伤机制：磷燃烧后生成的氧化物对皮肤和黏膜有脱水夺氧作用，遇水形成磷酸和次磷酸，放热同时可引起化学腐蚀；磷酸和次磷酸在空气中易形成酸雾，引起吸入性损伤；黄（白）磷具有黏附性，使创面进行性加深；黄（白）磷是强烈的胞质毒，人体吸收后，将抑制细胞氧化，破坏细胞内多种酶的功能，同时造成血浆游离钙和细胞内游离钙降低，引起肝肾等脏器损害及中毒。

（3）血浆置换（plasma exchange，PE）：是一种用于清除循环中致病性蛋白分子或蛋白结合物质的血液净化手段，已广泛用于临床一些疾病，如自身免疫性疾病的救治中。血浆置换基本形式就是将患者的血浆采用膜过滤或离心方式分离丢弃，以达到清除血浆中存在的蛋白或蛋白结合性致病物质的目的，同时补充外源性血浆或蛋白。硫酸铜中毒后，在体内形成大分子铜蓝蛋白，不能通过尿液排出，也不能通过血液透析清除，血浆置换是清除该蛋白的最有效措施。

（4）并发症形成原因：磷进入血循环，可破坏红细胞内的酶系，发生血管内溶血，引起溶血性黄疸、血红蛋白尿，进而引起肾功能障碍；其次，由于磷被吸收引起磷中毒，可引起广泛性的脏器损害，尤其是肝脏、肾脏；中和剂硫酸铜过量时，铜离子进入体内后，抑制还原型谷胱甘肽和降低 6-磷葡萄糖酸脱氢酶的活性，使红细胞脆性增大而引起急性溶血，严重者可引起急性肾小管坏死。

第三节　特殊人群烧伤护理关键点技术

一、小儿烧伤高热护理技术——酒精擦浴

1. 目的　全身用冷，为高热患儿降温。

2. 适应证　无畏寒出汗的高热患儿。

3. 禁忌证

（1）大血管处覆盖皮肤均被烧伤者。

（2）血液病患者、新生儿。

（3）高热已出汗患儿。

（4）酒精过敏患儿。

（5）全身皮肤有慢性炎症、化脓性病灶者。

4. 用物准备

（1）治疗车上层：治疗盘，水温计、体温计、小毛巾 2 块，浴巾 1 条，衣裤 1 套，脸盆（内盛 2/3 浓度为 25%～35%，温度为 28～32℃的酒精溶液）1 个，热水袋及布套各一个，冰袋及布套各一个。

（2）治疗车下层：生活垃圾桶、医疗垃圾桶。

5. 操作流程　操作步骤如下流程。

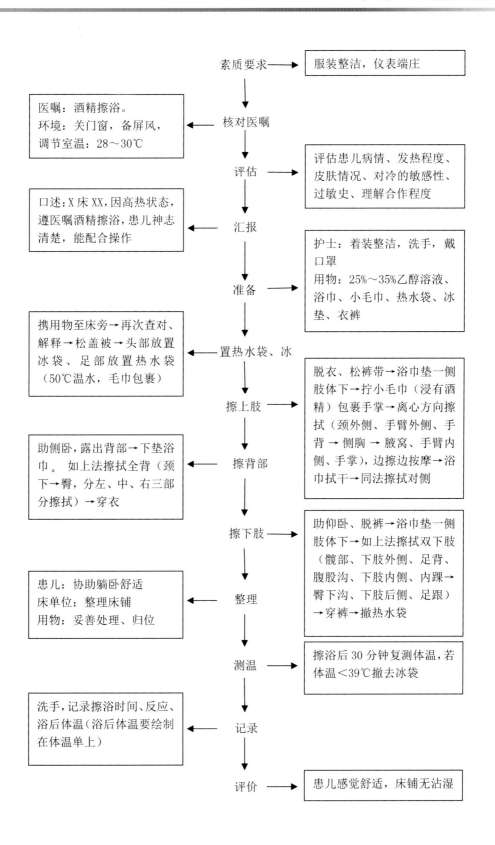

素质要求 → 服装整洁，仪表端庄

医嘱：酒精擦浴。
环境：关门窗，备屏风，调节室温：28～30℃
← 核对医嘱

评估 → 评估患儿病情、发热程度、皮肤情况、对冷的敏感性、过敏史、理解合作程度

口述：X床XX，因高热状态，遵医嘱酒精擦浴，患儿神志清楚，能配合操作
← 汇报

准备 → 护士：着装整洁，洗手，戴口罩
用物：25%～35%乙醇溶液、浴巾、小毛巾、热水袋、冰垫、衣裤

携用物至床旁→再次查对、解释→松盖被→头部放置冰袋、足部放置热水袋（50℃温水，毛巾包裹）
← 置热水袋、冰

擦上肢 → 脱衣、松裤带→浴巾垫一侧肢体下→拧小毛巾（浸有酒精）包裹手掌→离心方向擦拭（颈外侧、手臂外侧、手背→侧胸→腋窝、手臂内侧、手掌），边擦边按摩→浴巾拭干→同法擦拭对侧

助侧卧，露出背部→下垫浴巾。如上法擦拭全背（颈下→臀，分左、中、右三部分擦拭）→穿衣
← 擦背部

擦下肢 → 助仰卧、脱裤→浴巾垫一侧肢体下→如上法擦拭双下肢（髋部、下肢外侧、足背、腹股沟、下肢内侧、内踝→臀下沟、下肢后侧、足跟）→穿裤→撤热水袋

患儿：协助躺卧舒适
床单位：整理床铺
用物：妥善处理、归位
← 整理

测温 → 擦浴后30分钟复测体温，若体温＜39℃撤去冰袋

洗手，记录擦浴时间、反应、浴后体温（浴后体温要绘制在体温单上）
← 记录

评价 → 患儿感觉舒适，床铺无沾湿

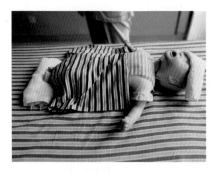
（a）头部置冰袋，足部放热水袋

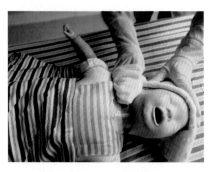
（b）擦拭颈外侧

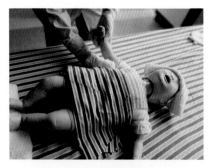
（c）擦拭腋下

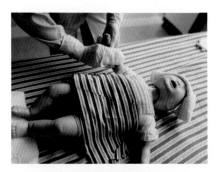
（d）擦拭肘窝

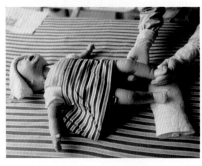
（e）擦拭腘窝

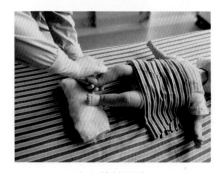
（f）擦拭下肢

图6-13　酒精擦浴

6. 注意事项

（1）酒精擦浴只适用于高热无寒战又无汗的患儿，当患儿处于畏冷、寒战时，表层肌肉收缩，此时给予冷刺激，会加重患儿肌肉收缩，产热增加，体温上升，因此要先给予患儿保暖。如果患儿已经出汗，表示热量已经外散，且不适合酒精擦浴。

（2）擦浴过程中做好保暖，尽量避免或减少暴露。

（3）全身擦浴时间不宜超过 20 分钟。

（4）昏迷、感觉异常、体弱者慎用。

（5）选择未被烧伤有大动脉通过处的体表边擦拭边按摩，使体表大血管扩张，达到散热目的。

（6）禁擦胸前区、腹部及足底，心前区用冷易引起反射性心率减慢、心律不齐；腹部用冷易引起腹痛腹泻；足底用冷可引起反射性的冠状动脉收缩。

（7）严密观察患儿病情变化，由于全身用冷，血管的收缩和扩张反应较强烈，容易发生病情变化；一旦患儿出现病情变化、面色苍白、脉搏和呼吸异常等情况，应立即停止擦浴。

（8）新生儿皮肤很嫩，酒精对皮肤有刺激性，皮肤血管扩张，酒精过度吸收易引起中毒，故新生儿不能进行酒精擦浴。

7．知识链接

（1）头部放冰袋，有助降温并防止头部充血而致头痛；足底放热水袋，可使患者感觉舒适，促进下肢血管扩张，利于散热。

（2）小儿烧伤发热原因：小儿烧伤后高热的主要原因包括感染、吸收热、换药热、水电解质紊乱、肺部感染及环境因素等原因。烧伤后表皮破损，大量液体外渗，这些坏死物质成为细菌繁殖的良好培养基，表现为创面渗液多、积脓、伴恶臭味；感染为引起发热的主要原因，烧伤后48小时毛细血管张力和通透性逐渐恢复，渗出组织间的液体开始回吸收，同时部分毒素也开始回吸收，从而发生吸收热；换药热多为一过性发热，一般持续4天左右。

（3）高热惊厥的防治：惊厥是小儿烧伤早期（休克期和回吸收期）常见的并发症，多见于3岁以下的婴幼儿，年龄越小越多见。如惊厥频繁发作或持续时间较长，会使脑组织缺氧，造成脑损伤，遗留严重后遗症，也可引起窒息，直接危及生命。小儿高热后，大脑对内外环境的各种刺激的阈值降低，神经元代谢率增高，氧耗增加，葡萄糖含量下降，致使神经元功能紊乱而出现惊厥，且小儿大脑皮层神经元细胞体分化发育不完全，抑制功能差，兴奋过程容易扩散，弱的刺激就可使大脑神经元异常化引起惊厥。

惊厥发生后，需立即抢救以免延误时机。即刻给予去枕平卧，头偏向一侧，用开口器将患儿牙关撬开，放上牙垫，以免舌咬伤，保持气道通畅，吸氧、保暖，遵医嘱使用抗惊厥药物，高热者给予物理降温，必要时药物降温，呼吸暂停给予人工呼吸。

二、妊娠合并烧伤护理技术

1．目的　避免或减少妊娠患者因烧伤造成的并发症和机体损伤。

2．适应证　妊娠时期各种原因引起的烧伤。

3．用物准备

（1）静脉穿刺用物、心电监护仪、吸氧装置、胎心监护仪、B超机、导尿包。

（2）遵医嘱酌情备好气管切开包、呼吸机、电凝机。

4．操作流程　操作步骤如下流程。

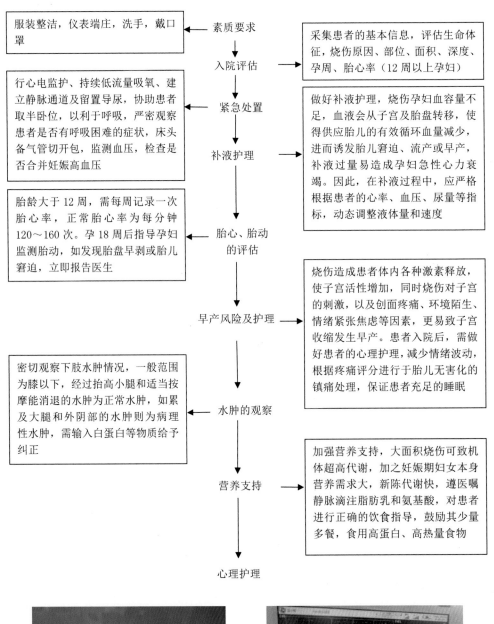

服装整洁，仪表端庄，洗手，戴口罩 ← **素质要求**

入院评估 → 采集患者的基本信息，评估生命体征，烧伤原因、部位、面积、深度、孕周、胎心率（12周以上孕妇）

行心电监护、持续低流量吸氧、建立静脉通道及留置导尿，协助患者取半卧位，以利于呼吸，严密观察患者是否有呼吸困难的症状，床头备气管切开包，监测血压，检查是否合并妊娠高血压 ← **紧急处置**

补液护理 → 做好补液护理，烧伤孕妇血容量不足，血液会从子宫及胎盘转移，使得供应胎儿的有效循环血量减少，进而诱发胎儿窘迫、流产或早产，补液过量易造成孕妇急性心力衰竭。因此，在补液过程中，应严格根据患者的心率、血压、尿量等指标，动态调整液体量和速度

胎龄大于12周，需每周记录一次胎心率，正常胎心率为每分钟120～160次。孕18周后指导孕妇监测胎动，如发现胎盘早剥或胎儿窘迫，立即报告医生 ← **胎心、胎动的评估**

早产风险及护理 → 烧伤造成患者体内各种激素释放，使子宫活性增加，同时烧伤对子宫的刺激，以及创面疼痛、环境陌生、情绪紧张焦虑等因素，更易致子宫收缩发生早产。患者入院后，需做好患者的心理护理，减少情绪波动，根据疼痛评分进行于胎儿无害化的镇痛处理，保证患者充足的睡眠

密切观察下肢水肿情况，一般范围为膝以下，经过抬高小腿和适当按摩能消退的水肿为正常水肿，如累及大腿和外阴部的水肿则为病理性水肿，需输入白蛋白等物质给予纠正 ← **水肿的观察**

营养支持 → 加强营养支持，大面积烧伤可致机体超高代谢，加之妊娠期妇女本身营养需求大，新陈代谢快，遵医嘱静脉滴注脂肪乳和氨基酸，对患者进行正确的饮食指导，鼓励其少量多餐，食用高蛋白、高热量食物

心理护理

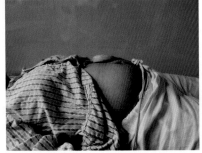
（a）调节室温，保暖，暴露腹部

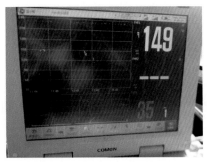
（b）胎心监测

图6-14　妊娠烧伤护理

5．注意事项

（1）正常情况下妊娠期妇女的肾脏略增大，长度可增加 1～2cm，重量增加，骨盆以上输尿管扩张、迂曲，泌尿系统容积增加，扩张的集合系统潴留尿可达 200ml，故易发生尿路感染。

（2）妊娠期妇女循环血量大幅度增加，特别是多胎妊娠孕妇的循环血量可增加 50%～60%，若此时大量补液，极易增加患者的心脏负担。

（3）妊娠期妇女烧伤抗生素的选择应是对孕妇、胎儿无害或毒性较小的药物，但大面积烧伤在治疗孕妇烧伤时，使用的抗生素、银离子制剂等会穿过胎盘屏障影响胎儿的生长发育。为提高胎儿的存活率，应在使用糖皮质激素等促胎肺成熟的药物后适时终止妊娠，保障胎儿安全。

（4）妊娠 12 周后可用超声多普勒胎心听诊仪闻及胎心音，妊娠 20 周后，可用木质听筒或头听筒在孕妇腹部闻及胎心，听到胎心音即可确诊妊娠且为活胎。胎心音呈双音，似钟表"滴答"声，速度较快。胎心听诊时注意与腹主动脉搏动、子宫血流杂音和脐带杂音相鉴别。

（5）初产妇于妊娠 18～20 周自觉胎动，经产妇 16～18 周自觉胎动。正常胎动每小时 3～5 次。

6．知识链接

（1）妊娠患者补液：成人妊娠期患者其血容量及血液分布与非妊娠期患者存在差异，其心输出量与循环血量在妊娠 32～34 周达到高峰，升高 30%～45%（平均 1500ml），分娩 2 周后回落至基础水平。该类患者是否适合常规成人液体复苏公式进行烧伤休克期液体复苏，其电解质胶体比例及液体量是否需要做相应的调整，目前尚无参考建议。

（2）孕妇烧伤情况与胎儿病死率的关系：研究证明，烧伤面积、烧伤深度与孕妇烧伤程度以及胎儿的死亡风险呈正相关。一般烧伤面积小于 20% 总体表面积且孕妇无严重并发症时，妊娠早期和中期流产概率较低；烧伤面积在 20%～30% TBSA 时可能会发生流产或早产；当烧伤面积大于 50% TBSA 时，在烧伤后 1 周内绝大多数发生流产、早产或胎死宫内。

（3）早产的诊断及预测

1）早产的诊断：①早产：妊娠满 37 周前分娩称为早产；②早产临产：妊娠晚期（＜37 周）出现规律宫缩（每 20 分钟 4 次或 60 分钟 8 次），同时伴有宫颈的进行性改变（宫颈容受性≥80%，伴宫口扩张 2.0cm 以上）。

2）早产的预测：当妊娠不足 37 周，孕妇出现宫缩可以应用以下两种方法进行早产临产的预测：①超声检测宫颈长度及宫颈内口有无开大：利用宫颈长度预测早产应首选经阴道测量，但在可疑前置胎盘和胎膜早破及生殖道感染时，应选择经会阴测量或经腹测量；②阴道后穹窿分泌物中胎儿纤维连接蛋白（fFN）的测定：fFN为糖蛋白，由羊膜蜕膜和绒毛膜合成分泌，对胎膜起到黏附作用。正常妊娠20周前阴道后穹隆分泌物中可以呈阳性改变，但妊娠22～35周时阴道后穹隆分泌物中应为阴性，孕36周后可以为阳性。孕24～35周有先兆早产症状者如果fFN阳性，预测早产的敏感度为50%左右，特异度为80%～90%。1周内分娩的敏感度为71%，特异度为89%。孕24～35周有先兆早产症状，但fFN阴性，1周内不分娩的阴性预测值为98%，2周内不分娩为95%。其重要意义在于它的阴性预测值和近期预测的意义。

（4）妊娠期紧急剖宫产的时机：①孕24周以上胎儿窘迫需挽救胎儿；②孕20周以上出现心搏骤停，且心肺复苏4分钟抢救无效者，立即行濒死型剖宫产；③开腹手术期间，为提供充分的手术暴露以处理产妇损伤，或当错位的骨盆骨折影响阴道分娩时；④晚孕妇女全身烧伤面积大于50%。

三、老年烧伤误吸护理技术

1．目的　迅速解除呼吸道梗阻，保证各器官氧气供给。

2．适应证　发生误吸需要解除气道梗阻的老年烧伤患者。

3．用物准备

（1）治疗车上层：治疗盘、喉镜、口咽通气道、气管插管导管7号和7.5号各一个。弯盘、纱布、手电筒、免洗手消毒剂、记录卡、笔、表。

（2）下层：医用垃圾桶、生活垃圾桶。

（3）负压吸引器一套。

4．操作步骤　操作步骤如下流程。

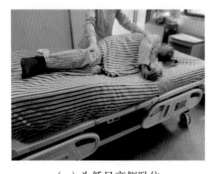 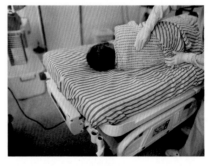

（a）头低足高侧卧位　　　　　　（b）叩拍

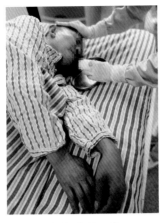
（c）清理口腔

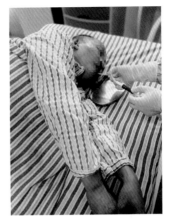
（d）必要时负压吸引

图6-15 老年烧伤误吸护理技术

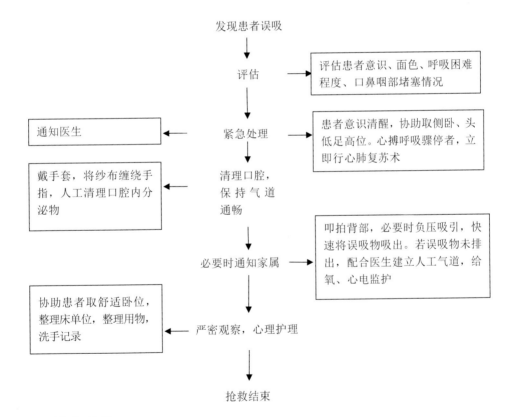

5．注意事项

（1）熟练掌握患者病情，对老年高风险误吸患者（如昏迷、长期卧床、吞咽障碍、有义齿、气管切开、留置胃管等）做好误吸的预防工作，积极备好抢救用物。

（2）气管切开或者气管插管的老年患者，气囊放气之前必须尽可能地吸尽气道内痰液，进食前监测气囊压力，保证在 $25 \sim 30cmH_2O$。

（3）进食后半小时减少吸痰、改变体位等易引起误吸的操作并保持床头抬高 30°～45°。

（4）对于进食困难的患者可遵医嘱置入鼻饲管，鼻饲前检查胃管是否在胃内，注入食物不可过快，以免引起恶心，造成食物反流引起误吸。肠内营养患者每 4 小时监测胃残留量，胃残留量大于 200ml 时暂停肠内营养，拔胃管时应反折胃管末端。

6. 知识链接

（1）误吸：是指进食或非进食时，在吞咽过程中有数量不等的液体或固体的食物、分泌物、血液等进入声门以下的呼吸道过程。误吸根据症状分显性误吸和隐性误吸。显性误吸是指误吸后患者即刻出现刺激性呛咳、气促甚至发绀、窒息等表现；而不伴咳嗽的误吸则称隐性误吸，又叫沉默性误吸，一般直到出现吸入性肺炎才被察觉，不易引起家属和医护人员的注意。

（2）老年患者误吸高风险生理因素：老年人各器官功能减退、肌肉松弛，特别是食管平滑肌松弛后，食管的 3 个狭窄部消失，胃肠道功能减退，致使食物排空时间延长。当老年人体位改变或腹内压增高时即可发生食物反流。其次，由于肌张力降低，呼吸道纤毛活动减少，降低了呼吸道的自净作用，患者口腔黏膜萎缩变薄、唾液分泌减少、进食时易使食物黏滞在黏膜上，导致口腔内食物残留，继而发生误吸。此外，随着老年人吞咽机制减弱，会厌顺应性降低，鼻饲管通过干扰会厌软骨运动，延迟会厌倾斜，使会厌部和梨状窝残留物增多，从而加大误吸发生的风险。

（3）洼田饮水试验：由洼田俊夫在 1982 年设计，适用人群为意识清楚并能够按照指令完成检查的患者。患者取端坐位，喝下 30ml 温开水，观察所需时间和呛咳情况，评估结果分为 5 个等级。1 级指能顺利 1 次将水咽下；2 级指分 2 次以上，能不呛咳地咽下；3 级指能 1 次咽下，但有呛咳；4 级指分 2 次以上咽下，但有呛咳；5 级指频繁呛咳，不能全部咽下。通过此项试验可以筛查患者有无吞咽障碍，并可反映其严重程度，安全快捷。

（4）Mendelson 综合征：又称为"化学性肺炎"或"胃酸吸入性肺炎"，最早是 Mendelson 医生在产科全身麻醉中观察到的一种并发症。是指患者误吸高酸性（pH ＜ 2.5）液体胃内容物进入下呼吸道，在 2 ～ 4 小时后所出现的一种"哮喘样综合征"，呈发绀、呼吸困难等表现，严重时也可出现肺水肿和心力衰竭症状。

第四节　供皮区护理技术——红光治疗技术

一、目的

通过对烧伤患者供皮区进行红光照射，改善患者血液微循环，加速渗液的吸收及损伤毛细血管的修复，促进上皮细胞再生，减轻患者疼痛。

二、适应证

各类取皮术后的供皮区护理。

三、禁忌证

1. 对红光过敏、妊娠期及哺乳期的烧伤患者。
2. 皮肤感觉障碍者。
3. 合并恶性肿瘤、心脑血管疾病、血液系统疾病的患者。

四、用物治疗

红光治疗仪、无菌棉垫（遮眼用）、接线板。

五、操作流程

操作步骤如下流程：

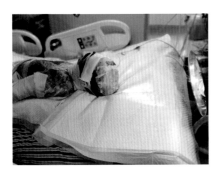

（a）保护双眼

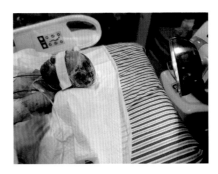

（b）灯距30cm左右

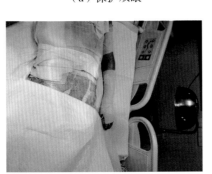

（c）腹部取皮区治疗

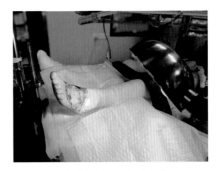

（d）足背取皮区治疗

图6-16 供皮区护理

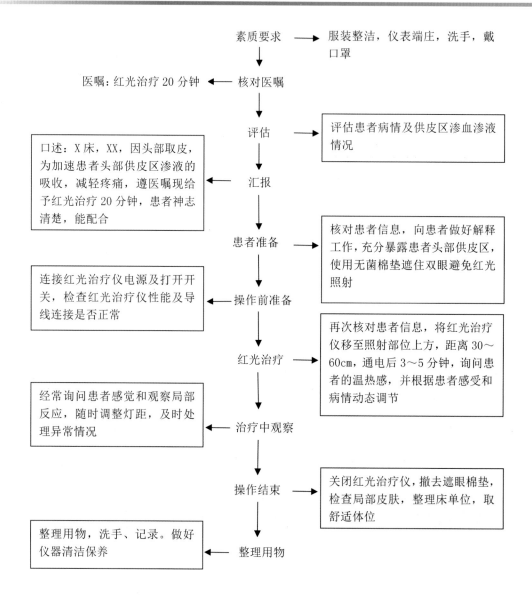

六、注意事项

1．头部取皮区患者行红光治疗前需佩戴专用防护眼罩或双层无菌棉垫遮蔽双眼，同时调整光杯口与照射创面的距离约30cm，以患者感到温热为宜。

2．红光治疗过程中，确保供皮区创面充分暴露。

3．治疗期间，严密观察患者反应，一旦出现感觉过热、头晕、心慌等异常时，需立即处理。

4．红光治疗期间，注意患者隐私保护。

七、知识链接

1．红光治疗的作用　红光治疗仪的光源可产生高能窄谱光，发射的波长光纯度高且热量低，红光波长为640nm，波长带宽10nm，光功率≥10 000mW，单位面积治疗时光功率≥70mW/cm²，且无明显热量，具有改善血液微循环、消炎、止痛、消肿，促进肉芽组织细胞再生及渗液吸收，促进上皮细胞、成纤维细胞的再生与损伤毛细血管的修复、加速切口愈合，减轻愈合过程中疼痛等作用。

2. 供皮区处理方法　供皮区为供给切取移植皮片的部位，易出现疼痛、皮肤瘙痒、耐磨度降低、瘢痕等并发症。目前常采用的处理方法包括半暴露疗法、湿性愈合处理、皮片移植处理及烤灯照射、红光照射、光子治疗等物理治疗方法。半暴露疗法操作简单、经济，患者易于接受，但延迟愈合、感染发生率较高。湿性愈合可缩短供皮区的愈合时间，但需要根据创面特点及时动态评估选取合适的敷料。皮片移植处理供皮区创面时，瘢痕、出血等并发症较少，但因再次"取皮植皮"，在临床上开展具有局限性。理疗作为辅助处理方法，可以减少供皮区并发症的产生，加速伤口愈合，减轻患者疼痛。

3. 头部供皮区　人体头部具有供皮面积大、血运充足、生长代谢旺盛及可以多次取用等优点，被称为"自体皮库"，成为大面积烧伤患者进行植皮治疗供区的首要选择。头部供皮区含有大量神经末梢，常会导致患者疼痛难忍，多数患者可有烧灼样疼痛感产生，影响饮食及睡眠，渗液减少时，创面干燥，患者还会出现"干痛"感。

4. 腹部供皮区的护理　在腹部取皮时多取全厚皮，易留下明显的创口，血管损伤的风险较大。对薄皮片和中厚片进行取皮后，可有大量渗血情况出现，需对供皮区进行长达48小时的加压包扎处理；腹部供皮区者，应使用沙袋加压包扎24小时，告知患者卧床休息，避免用力排便，以免结缝线脱落或血管破裂，增加出血风险。供皮区伤口常使用厚层纱布加压包扎，出血较隐匿，在观察伤口纱布渗血渗液的基础上，还需重视生命体征、引流液量及性状的观察。

第七章 体位护理技术

第一节 各类治疗床护理技术

一、翻身床护理操作技术

1. 目的

（1）用于躯干环形烧伤及躯干后侧或臀部烧伤须经常翻身的患者，以减轻翻身所致的疼痛。

（2）便于躯干前后侧创面交替暴露，避免创面长期受压加重感染，防止发生压力性损伤。

（3）翻身床可作为手术床和推车，减少搬运患者带来的痛苦，也可进行体位引流；在患者大小便时也可不移动患者。

2. 适应证

（1）大面积烧伤。

（2）需行体位引流。

（3）身体后侧需减压治疗。

3. 禁忌证

（1）烧伤休克期生命体征不稳定。

（2）血流动力学不稳定。

（3）有心肺疾患无法耐受。

（4）肢体严重畸形。

（5）特别躁动的特殊人群。

4. 用物准备

（1）翻身床：床架、搁手架、搁脚架、撑脚装置、转盘装置、床片等。试翻身数次，确保其处于功能备用状态。

（2）头部固定带、翻身固定绳、海绵垫2块、无菌棉垫数块。

5. 操作流程 操作步骤如下流程。

素质要求 ——→ 服装整洁，仪表端庄

医嘱：翻身床翻身 6 次/日 ←—— 核对医嘱

评估 ——→ XX 床，现在要给您翻身了，请您配合

口述：X 床 XX，因大面积烧伤卧翻身床治疗，遵医嘱予翻身 6 次/日，患者神志清楚，能配合操作，生命体征平稳，各管道均在位通畅 ——→ 汇报

患者准备

洗手，戴口罩。做好解释工作，减轻患者紧张情绪。有气管切开者检查气管套管绳松紧度

1. 撤离床旁仪器，梳理管道
2. 检查：翻身床性能（螺丝、撑脚、弹簧）
3. 摆体位：将患者四肢并拢，铺棉垫（暴露头面颈部、会阴或臀部）
4. 放海绵垫、翻身床片（暴露头面颈部、会阴或臀部）
5. 拧螺丝（保证身下床片至少有一个螺丝固定）
6. 系绳子（系于肘、膝关节处）

操作前准备

责任护士站于床头，辅助护士站于床尾：床尾护士松撑脚、弹簧并固定身下床片；床头护士松弹簧并固定身下床片；感受肢体重量（重→轻）；床头护士下达翻身口令，与床尾护士同时，向同一方向翻身（使用呼吸机者翻身前一刻由床头护士断开呼吸回路）；翻身后立刻关闭弹簧，床尾护士上撑脚（床头护士立即连接呼吸回路）；松螺丝、解绳子、撤除身上床片及海绵垫；观察患者气道、眼部、生命体征；摆体位："大字"卧位，俯卧位：头低脚高；仰卧位：头高脚低；梳理各导管

翻身

再次观察患者生命体征，解释并感谢患者的配合 ——→ 观察并解释

协助患者取舒适卧位，注意保暖

洗手，记录

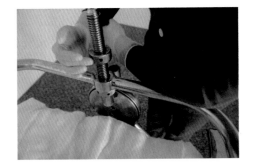

（a）拧螺丝

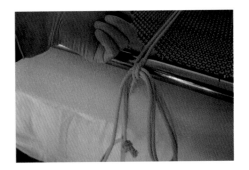

（b）系绳子

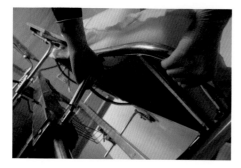
（c）松撑脚

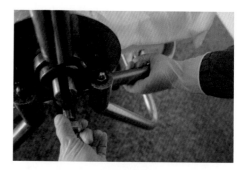
（d）松弹簧

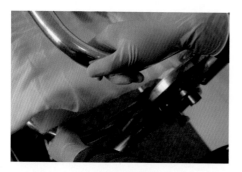
（e）翻身手法

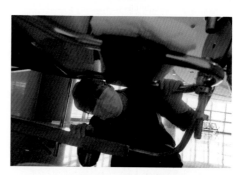
（f）观察患者气道、眼部等情况

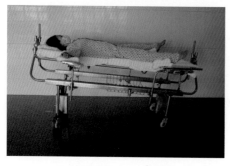
（g）仰卧位—头高脚低

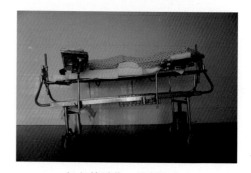
（h）俯卧位—头低脚高

图7-1　翻身床护理操作技术

6．注意事项

（1）翻身前需要与患者充分沟通，做好解释工作，取得患者的理解和配合。

（2）初次俯卧时间不宜过长，严重烧伤患者、面颈部有烧伤伴严重水肿、有吸入性损伤且无人工气道者，第一次翻身俯卧一般以30分钟为限，经观察2～3次，逐渐适应或病情趋于稳定后酌情增加俯卧时间。俯卧过程中医护人员需守在旁边，严密观察病情。

（3）俯卧时患者头部一般由头带依托，头带位置必须适当，避免头部滑脱或压迫眼部。

（4）翻身床较窄，有精神症状或不合作的患者应注意固定、约束四肢，加用床栏，防止坠床。

（5）翻身前后妥善整理并固定导管，避免牵拉、打折、滑脱。

（6）骨隆突处注意减压，避免发生压力性损伤。

（7）海绵床垫容易滋生细菌，需定时更换。

7. 知识链接

（1）卧翻身床患者的导管护理：翻身前梳理各管道，留有一定长度，防止牵拉、打折、滑脱。仔细检查各导管固定、通畅、在位情况，有刻度的导管，如动、静脉导管、鼻胃管、鼻空肠管等，翻身前仔细核查导管刻度并做好标识。头面部烧伤伴渗血渗液留置导管者，需选择适合的固定方式，减少固定绳对创面的再次损伤。留置导尿管、各类引流管时，翻身前需将尿液、引流液等倾倒完毕，防止因重力牵拉导管，并采用"U"形或"S"形固定，遇创面无法固定时可采用无菌绷带固定。翻身后立即检查各导管在位、通畅情况，妥善固定。

（2）体位引流（postural drainage）：是指采用将病变部位处于高处的体位，通过重力引流并配合使用胸部体疗措施，如叩背、振动排痰等，促使痰液向主支气管流动并排出体外。卧翻身床时，一般仰卧位给予头高脚低位，俯卧位予头低脚高位。

（3）压力分布：人体体表与床表面之间的压力是压力性损伤发生的主要因素之一，该压力值与患者体重指数（body mass index，BMI）密切相关。人体压力分布不均，其中骨隆突处与床面接触面积小，压力值大，压力性损伤发生的风险偏高，需给予针对性的预防措施。卧翻身床者，仰卧位时，患者枕后、肩胛骨、肘部、腰部、足跟处，俯卧位时额部、肩部、髂前上棘、膝盖处需预防性应用棉垫、水枕减压。

（4）烧伤患者休克期血流动力学监测：大面积烧伤患者休克期血流动力学极其不稳定，早期主要表现为"低排高阻"，晚期则表现为"高排低阻"，是呈动态变化的过程。患者血流动力学变化受个体因素，包括性别、年龄、身体基础条件等，烧伤面积、深度，有无复合伤，治疗方式等影响。烧伤患者治疗过程中，血流动力学指标正常并不能作为烧伤患者休克复苏成功的最终标准，患者每小时尿量仍是重要指标。

目前血流动力学监测的方式主要包括：有创动脉压监测、中心静脉压（CVP）监测、肺动脉导管（PAC）相关监测、连续心输出量监测（PICCO）、侵入性脉搏波形分析（如FloTraclM、Vigileo）、基于胸部生物电阻抗原理的无创血流动力学监测（NICOM）等。

二、悬浮床护理操作技术

1. 目的

（1）用于大面积烧伤，尤其是后侧躯干部位烧伤的患者，避免创面受压。

（2）保持创面干燥，促进创面快速成痂，预防感染的发生。

（3）减轻翻身引起的疼痛刺激。

（4）防止压力性损伤。

2．适应证

（1）大面积烧伤。

（2）后侧躯干、骶尾部严重烧伤或存在较为严重的创面、压力性损伤等。

（3）因病情或治疗需要严格制动，无法床上翻身。

（4）严重瘫痪。

3．禁忌证

（1）严重水电解质紊乱。

（2）严重肺部感染。

（3）脊柱瘫痪。

4．用物准备

（1）烧伤悬浮床、专用电源（能承受大功率电器）、滤单一条，必要时准备专用接线板，使用前至少预热2小时，确保其处于功能备用状态。

（2）床单1～2条、无菌棉垫数块、翻身垫1～2块。

5．操作流程　操作步骤如下流程。

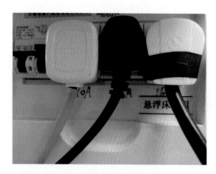

（a）配置专用电源

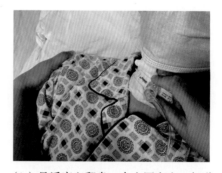

（b）悬浮床上翻身，专人固定人工气道

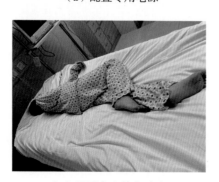

（c）悬浮床上体位改变

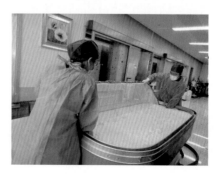

（d）终末消毒

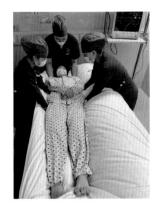

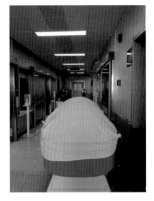

（e）多人配合协助患者更换体位　　　　　（f）悬浮床预热、终末消毒

图7-2　悬浮床护理操作技术

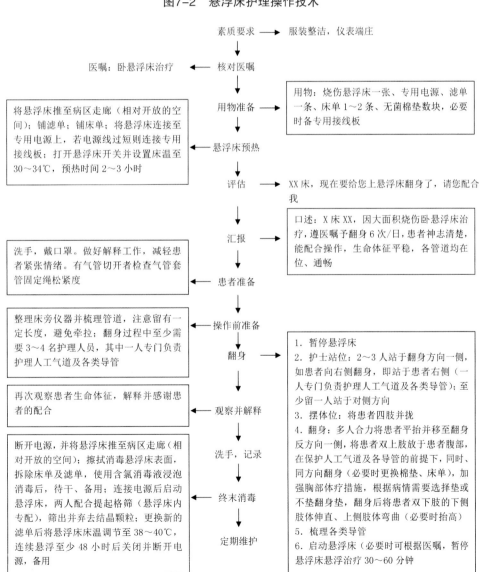

6. 注意事项

（1）采用可承受大功率电器使用的专用电源，并放置于相对开放的空间进行悬浮床的预热与终末消毒，避免引发电源短路。

（2）加强胸部体疗、气道湿化，预防肺部感染：由于悬浮状态下难以产生足够的反作用力，患者可能不能做有效的咳嗽运动，因此必须加强悬浮床上的翻身、叩背、振动排痰等胸部体疗；鼓励患者多饮水、按时行雾化治疗，根据痰液性状动态调整湿化方式或湿化量，按需吸痰，严格无菌操作。

（3）预防误吸的发生：给患者喂水、喂食时，用透气性良好的棉垫适当抬高患者头部，发生呕吐时头偏向一侧。临床选择以高容量低压力气囊为主，患者进食期间需充盈气囊，条件允许时尽量选择带有声门下吸引作用的气管切开套管。气囊压力选择以 25 ~ 30cmH$_2$O 为宜。

（4）准确记录出入量：卧悬浮床者水分丢失极大，应准确记录出入量，根据尿量变化动态调整入量。加强血清生化检验指标观察，尤其是血钠值的变化，警惕高钠血症。

（5）严密观察创面渗液情况，防止大出血：卧悬浮床期间，各项护理操作注意动作轻柔，重点观察易受湿、受压或发生创面溶痂部位的出血情况，如：耳郭、枕部、肩胛部、腋窝、肘部、双肋部、臀部等部位。往往发生出血时患者毫无察觉，同时易被干热气流吹干或渗透至滤单、微粒球中，难以估计出血量。

（6）做好心理支持：尽量减少对患者的不良刺激，做好心理安慰，必要时使用镇静剂。

（7）定期更换滤单，按要求做好终末消毒，预防交叉感染。

（8）转移患者过程中悬浮床不能处于悬浮状态。

7. 知识链接

（1）悬浮床的工作原理：悬浮床是烧伤患者最常使用的治疗床铺之一，床内含大量的硅瓷粉颗粒，是由硅和陶合成的复合颗粒，其直径只有 50 ~ 150μm。悬浮床启动后产生恒定的气流流动，促使硅瓷粉颗粒被吹起而产生悬浮力，减少了患者与床单位接触所产生的压力，从而有利于减轻床铺对创面的压力。硅瓷粉颗粒呈碱性，且悬浮床可以根据患者体温、创面局部情况调节合适的温度，有利于保持创面干燥、避免感染。

（2）非显性失水：是指人体在正常生理条件下，经皮肤和呼吸蒸发的水分，每日约 850ml。异常情况下，失水量会进一步增加，如气管切开患者呼吸道失水量是正常时的 2 ~ 3 倍，大面积烧伤和肉芽创面的患者失水量更大。当患者卧悬浮床时，1% 的烧伤面积就可导致失水量平均增加 31.6ml。

（3）高钠血症：血清钠的正常值为 135 ~ 145mmol/L，高于 145mmol/L 即可诊断为高钠血症。重度烧伤患者受伤早期容易发生高钠血症的相关因素包括：体液急性渗出、补液（水分）不足、气管切开、延迟复苏、悬浮床的应用、烤灯照射、并发感染等。患者发生高钠血症的临床表现主要包括主诉口渴、舌干，尿量明显减少、尿色加深；严重时可发生意识改变，如谵妄或淡漠等，部分患者也可出现肌肉无力。患者发生高钠血症后需充分重视，遵医嘱做好输液速度、输液种类的调整，如经胃管和（或）静脉补充 5% 葡萄糖溶液。加强病情观察并积极控制感染。动态关注血清钠指标，有异常及时汇报医生处理，当血清钠指标持续高于 160mmol/L 时，考虑 CRRT 治疗。

三、烧伤病床移位护理技术

1．目的

（1）便于医生换药，体位引流。

（2）保持创面干燥，防止感染。

（3）预防肺部感染，减轻患者疼痛，加快创面愈合。

（4）预防压力性损伤发生。

2．适应证

（1）大面积烧伤。

（2）体位引流。

（3）肺部感染。

（4）重度压力性损伤。

3．禁忌证

（1）烧伤休克期生命体征不稳定。

（2）血流动力学不稳定。

（3）骨折尚未固定患者。

（4）病情或治疗需要严格制动患者。

（5）特别躁动的特殊人群。

4．用物准备

（1）翻身床：床架、搁手架、搁脚架、撑脚装置、转盘装置、床片等，试翻身数次，确保其处于功能备用状态。

（2）头部固定带、翻身固定绳、海绵垫 2 块、烧伤护理棉垫数块。

（3）悬浮床：床单、烧伤护理垫等，床温预热、查看床温，确保其处于功能备用状态。

（4）气垫床：床单、烧伤护理棉垫数块。

5．操作流程　操作步骤如下流程。

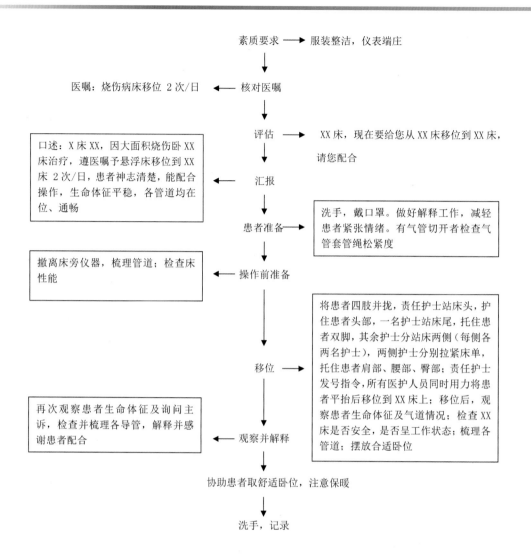

素质要求 ⟶ 服装整洁，仪表端庄

医嘱：烧伤病床移位 2 次/日 ⟵ 核对医嘱

评估 ⟶ XX 床，现在要给您从 XX 床移位到 XX 床，请您配合

口述：X 床 XX，因大面积烧伤卧 XX 床治疗，遵医嘱予悬浮床移位到 XX 床 2 次/日，患者神志清楚，能配合操作，生命体征平稳，各管道均在位、通畅 ⟵ 汇报

患者准备 ⟶ 洗手，戴口罩。做好解释工作，减轻患者紧张情绪。有气管切开者检查气管套管绳松紧度

撤离床旁仪器，梳理管道；检查床性能 ⟵ 操作前准备

移位 ⟶ 将患者四肢并拢，责任护士站床头，护住患者头部，一名护士站床尾，托住患者双脚，其余护士分站床两侧（每侧各两名护士），两侧护士分别拉紧床单，托住患者肩部、腰部、臀部；责任护士发号指令，所有医护人员同时用力将患者平抬后移位到 XX 床上；移位后，观察患者生命体征及气道情况；检查 XX 床是否安全，是否呈工作状态；梳理各管道；摆放合适卧位

再次观察患者生命体征及询问主诉，检查并梳理各导管，解释并感谢患者配合 ⟵ 观察并解释

协助患者取舒适卧位，注意保暖

洗手，记录

以悬浮床移位到气垫床为例：

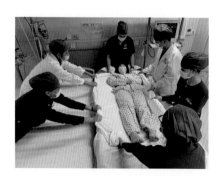
（a）拉紧床单

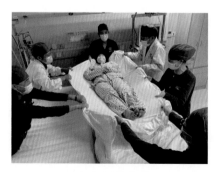
（b）平抬患者

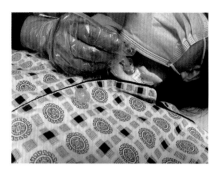

（c）吸痰

图7-3　病床移位护理技术

6．注意事项

（1）病床移位前需要与患者充分沟通，做好解释工作，取得患者的理解和配合。

（2）病床移位前后妥善整理并固定导管，避免牵拉、打折、滑脱。

（3）有人工气道患者，病床移位前后均需给予患者吸痰，确保气道通畅。

（4）改卧悬浮床前应先将床单位预热，设定温度为30～32℃，到达设定温度后，方可使用。

（5）悬浮床移位到翻身床前，应先将悬浮床电源关闭，保证悬浮床处于非工作状态。

（6）改卧翻身床前应检查翻身床性能是否完好，试翻一个来回（仰-俯，俯-仰），确保患者安全。

（7）改卧气垫床后合理摆放患者体位，病情允许给予半卧位。

（8）使用悬浮床的患者，因不显性失水增加，要合理补液，保证出入量平衡，监测电解质指标。

7．知识链接

（1）悬浮床工作原理：医用沙式悬浮床是空气流化治疗技术在医学领域的具体应用，它由床体框架、控制系统、动力系统和监测系统组成。利用气体流动悬浮原理，其容器内含有矽沙，经过空气压缩器过滤空气，可促使矽沙流动转变成流体，进而产生浮力，此浮力能够减少患者体表面积与烧伤创面承担的压力，能够降低重度烧伤患者感染率，加快创面愈合，减轻患者痛苦，提高治愈率。

（2）压力性损伤治疗：悬浮床一方面能使患者躺卧时获得更大的受力面积，减少创面承受压力，更有利于创面局部血供，提高表皮成活率；同时，悬浮床提供的持续干热环境，能加速全身血液循环，有利于创面干燥结痂，有效抑制细菌生长，减轻创面感染的发生；另一方面，悬浮床热压缩空气能托起、按摩患者背部，使其背骶部不受压。

（3）悬浮床患者补液治疗：卧悬浮床患者因干热空气环境及床内持续的干热气流，使机体不显性失水量明显增多，据估算可比正常增加2倍以上。大面积烧伤患者本身有效循环血容量不足，外加卧悬浮床，水分补充不足，会引起患者脱水。若患者神志清楚，可经口进食，可向患者解释原因，嘱患者多饮水；若患者昏迷或无法有效沟通，可给予鼻饲，必要时加大补液量。准确记录出入量，监测电解质指标，若有异常，遵医嘱给予相应措施。

第二节　体位护理技术

一、仰卧位时大字形体位摆放技术

1. 目的

（1）充分暴露腋窝、腹股沟等隐匿部位，避免创面受湿而诱发感染。

（2）保持肢体处于功能位，避免腋窝、腹股沟创面愈合过程中瘢痕粘连畸形。

2. 适应证

（1）大面积烧伤。

（2）四肢烧伤。

（3）腋窝、会阴部等隐匿部位烧伤。

3. 禁忌证

（1）肢体骨折且尚未固定者。

（2）肢体严重畸形者。

4. 用物准备　棉垫数块、软枕数块、足下垂预防器具一套或长形软枕一块，必要时准备宽纱布绷带。

5. 操作流程　操作步骤如下流程。

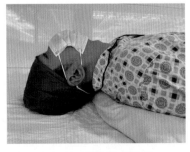
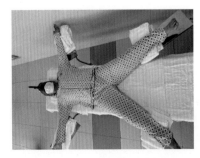

（a）颈过伸位体位摆放　　　　　（b）"大"字卧位体位摆放

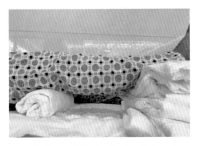
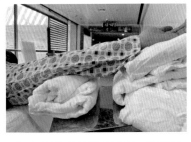

（c）腘窝处软垫减压、腾空下肢　　　（d）肘关节处软垫减压，防压疮

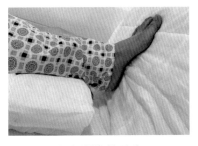
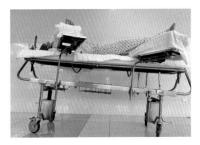

（e）预防足下垂　　　（f）头低足高位摆放

图7-4　大字形体位摆放技术

素质要求 ⟶ 服装整洁、仪表端庄

医嘱：仰卧位大字形体位摆放 ⟵ 核对医嘱

1. 头面部烧伤和（或）吸入性损伤留置人工气道者：无其他禁忌证时给予半卧位，床头抬高30°～45°

2. 颈部存在严重烧伤创面者：予颈过伸位，早期充分暴露颈部创面、促进愈合，中后期预防瘢痕增生、牵拉局部皮肤

3. 双上肢：尽可能外展至90°，充分暴露腋窝，必要时给予烤灯照射；掌面向上；适当抬高双上肢，当肢体严重肿胀时，需抬高至心脏水平以上。肘关节、腕关节处注意用棉垫或软垫减压，预防压疮

4. 双下肢：充分外展（尽可能保持外展中立位），使用棉垫、软垫等垫于患者腘窝及双小腿处，尽可能暴露腹股沟、会阴部及大腿后侧方，必要时给予烤灯照射，预防创面受湿、污染等而引起感染

5. 双足：应用防足下垂器具或长型软垫调整双足角度，预防足下垂的发生

用物准备 ⟶ 用物：棉垫数块、软枕数块、足下垂预防器具一套或长形软枕一块，必要时准备宽纱布绷带

评估与解释 ⟶ 洗手，戴口罩。做好解释工作，减轻患者紧张情绪。体位摆放前需评估患者头面部肿胀情况、颈部创面以及腋窝、腹股沟等隐匿部位创面的严重程度

操作前准备 ⟶ 整理床旁仪器并梳理管道，注意留有一定长度，避免牵拉；根据需要将棉垫折成不同的厚度备用

体位摆放

观察并解释 ⟶ 整理床旁仪器并梳理管道。再次观察患者生命体征并做好体位摆放必要性的解释工作，询问患者有无不适主诉等。感谢患者的配合

注意保暖（保护患者隐私）

洗手、记录 ⟶ 将患者的体位详细记录于巡视单及护理文书中

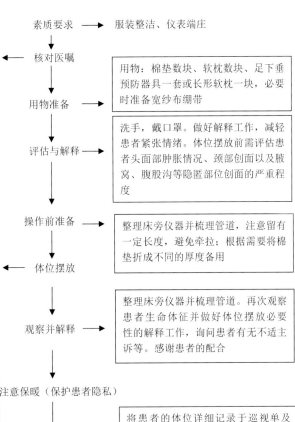

6．注意事项

（1）体位摆放前应向患者做好解释工作，充分告知患者体位摆放的重要性和必要性以取得患者的理解和配合。

（2）根据患者病情合理摆放体位，如头面部烧伤和（或）吸入性损伤留置人工气道者，无其他禁忌证时给予半卧位并床头抬高30°～45°，卧翻身床时应给予头高足低位；颈部存在严重烧伤创面者：予颈过伸位，充分暴露颈部创面、促进愈合，同时也有利于预防瘢痕增生、牵拉局部皮肤。

（3）体位摆放需到位，如腋窝有烧伤创面时需将上肢充分外展至90°，以暴露腋窝，预防创面持续受湿而滋生细菌，影响创面愈合。

（4）注意保护容易受压部位，如枕后、肘关节、腕关节、足踝、足跟部位皮肤，可以使用硅胶垫、棉垫或水枕等减压材料，并协助患者经常更换局部受压位置，预防压力性损伤的发生。

（5）肢体严重水肿时，需要充分抬高，一般以高于心脏水平为标准，促进消肿的同时也可以减少回心血量。

（6）局部渗血渗液多或易湿的部位需彻底腾空，必要时使用烤灯持续照射（注意烤灯安全），保持干燥，预防感染的发生。

（7）对于意识不清且无法配合体位摆放的患者，必要时可以使用宽纱布绷带予以适当地约束，加用床栏，保证患者安全。

7．知识链接

（1）颈过伸位体位摆放：该体位要求使用软枕或敷料平患者肩背部垫高，促使患者头部尽可能后仰呈过伸位，使者的下颌、气管、胸骨接近一条直线的状态。颈过伸位的体位摆放可以充分暴露颈部，目前在甲状腺手术治疗中较为常用。重度烧伤，尤其是颈部存在严重烧伤创面时，颈过伸位可以充分暴露创面，在避免滋生细菌、防止感染、促进创面愈合的基础上，一定程度上也可以预防瘢痕增生。但需要注意的是，由于颈过伸位影响了颈动脉正常解剖构型，双侧颈动脉血管受到压迫，一定程度上影响动脉血流，从而容易导致患者出现头痛、头晕、呕吐等症状，以上症状的严重程度与颈过伸位体位的摆放时间呈正比。因此，临床上需要把控时间，主动关心患者的主诉。

（2）不同烧伤部位体位摆放：总体要求：将肢体放置于可能发生瘢痕挛缩的对抗位置。具体如下：

1）头面部烧伤：①睑外翻：保持闭眼；②小口畸形：张口。

2）颈部：①前颈部：颈过伸位；②后颈部：颈部中立位；③侧颈部：伤侧伸展位，即伤侧位于上方的侧卧位。

3）腋窝部：肩关节外展90°～100°或外旋位。

4）躯干：①前躯干：躯干伸展，脊柱下垫适量棉垫；②后躯干：平卧、俯卧交替；③侧躯干：保持躯干中立位。健侧卧位时可在躯干下方垫软枕、棉垫等，以保持患侧充分伸展。

5）臀部：髋中立位。

6）会阴部：髋外展 20°～30°。

（3）功能位体位摆放：功能位是指能使肢体发挥最大功能的位置，它是依据各部位功能的需要而综合考虑得出的一种位置。人体各大关节的主要功能位（中立位为 0°）一般为：肩关节：外展 45°，前屈 30°，外旋 15°；肘关节：屈曲 90° 左右；腕关节：背屈 20°～30°；髋关节：外展 10°～20°，前屈 15°～20°，外旋 5°～10°；膝关节：屈曲 5°～10°，儿童可用伸直位；踝关节：功能位即它的中立位，不背伸或跖屈，不外翻或内翻，足底平面不向任何方向偏斜。

（4）足下垂：是指患者双下肢呈自然放松状态，双足表现为足跖屈位，且完全不能主动背屈及内、外翻。烧伤患者容易发生足下垂的原因主要是足跟和小腿后方的严重烧伤所致的瘢痕粘连、挛缩，长期制动引起的小腿三头肌和跟腱挛缩，以及踝关节疼痛、胫骨前肌无力等。

二、俯卧位摆放技术

1. 目的

（1）充分暴露后侧躯干部位的烧伤创面，便于医生换药、烤灯照射，促进创面愈合。

（2）重度烧伤和（或）吸入性损伤留置人工气道者，便于实施胸部体疗措施、预防肺部感染。

（3）有利于体位引流，促进痰液排出。

2. 适应证

（1）大面积烧伤。

（2）后侧躯干、臀部烧伤。

（3）骶尾部压力性损伤。

（4）肺部感染，需行体位引流。

3. 禁忌证

（1）烧伤休克期生命体征不稳。

（2）血流动力学不稳定。

（3）有心肺疾患无法耐受。

（4）肢体严重畸形。

（5）骨折并行外固定架治疗。

（6）特别躁动的特殊人群。

4．用物准备　棉垫数块、软枕数块，必要时准备烧伤翻身床（具体用物详见第七章，第一节）以及宽纱布绷带。

5．操作流程　操作步骤如下流程。

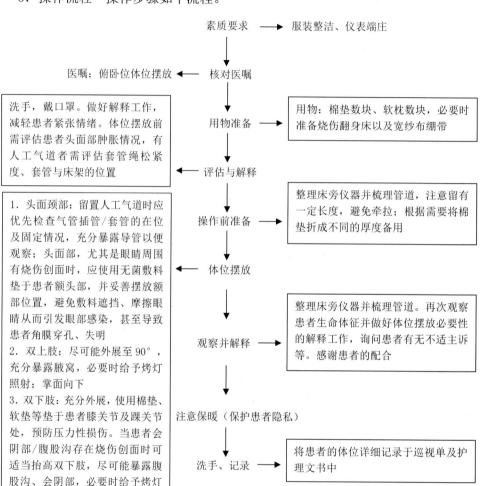

医嘱：俯卧位体位摆放 ← 核对医嘱

素质要求 → 服装整洁、仪表端庄

洗手，戴口罩。做好解释工作，减轻患者紧张情绪。体位摆放前需评估患者头面部肿胀情况，有人工气道者需评估套管绳松紧度、套管与床架的位置

用物准备 → 用物：棉垫数块、软枕数块，必要时准备烧伤翻身床以及宽纱布绷带

评估与解释

1．头面颈部：留置人工气道时应优先检查气管插管/套管的在位及固定情况，充分暴露导管以便观察；头面部，尤其是眼睛周围有烧伤创面时，应使用无菌敷料垫于患者额头部，并妥善摆放额部位置，避免敷料遮挡、摩擦眼睛从而引发眼部感染，甚至导致患者角膜穿孔、失明

2．双上肢：尽可能外展至90°，充分暴露腋窝，必要时给予烤灯照射；掌面向下

3．双下肢：充分外展，使用棉垫、软垫等垫于患者膝关节及踝关节处，预防压力性损伤。当患者会阴部/腹股沟存在烧伤创面时可适当抬高双下肢，尽可能暴露腹股沟、会阴部，必要时给予烤灯照射

操作前准备 → 整理床旁仪器并梳理管道，注意留有一定长度，避免牵拉；根据需要将棉垫折成不同的厚度备用

体位摆放

观察并解释 → 整理床旁仪器并梳理管道。再次观察患者生命体征并做好体位摆放必要性的解释工作，询问患者有无不适主诉等。感谢患者的配合

注意保暖（保护患者隐私）

洗手、记录 → 将患者的体位详细记录于巡视单及护理文书中

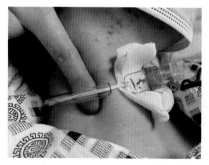

（a）评估套管绳松紧度

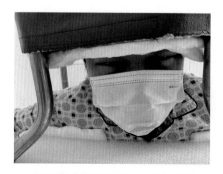

（b）俯卧位眼睛保护，避免受压

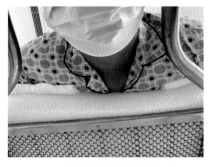
（c）俯卧位充分暴露气道

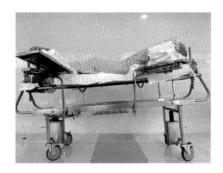
（d）俯卧位体位摆放——头低足高位

图7-5　俯卧位摆放技术

6．注意事项

（1）体位摆放前应向患者做好解释工作，充分告知患者体位摆放的重要性和必要性以取得患者的理解和配合。

（2）有人工气道者，在改变体位前需妥善固定气管插管或气管切开套管，俯卧位期间需检查导管情况至少30分钟一次，保证导管在位并维持通畅性，确保患者安全。

（3）眼周有烧伤创面时，需使用无菌敷料垫于患者额部，污染时及时更换。敷料应垫于额部合适的位置，对于意识不清、躁动、不配合的患者应加强观察，及时纠正敷料的摆放位置，避免遮挡、摩擦患者眼睛，防止发生角膜穿孔、甚至失明。

（4）体位摆放需到位，如腋窝有烧伤创面时需将上肢充分外展至90°，以暴露腋窝，预防创面持续受湿而滋生细菌，影响创面愈合。

（5）注意保护容易受压部位，如：额部、肩部、双侧髂前上棘、膝关节、踝关节等部位皮肤，可以使用硅胶垫、棉垫或水枕等减压材料，并经常协助患者更换局部受压位置，预防压力性损伤的发生。

（6）俯卧位期间应遵医嘱适当加强胸部体疗措施，卧翻身床时在条件允许的情况下应给予头低足高位，促进体位引流。

（7）局部渗血渗液多或易受湿的部位需彻底腾空，必要时使用烤灯持续照射（注意烤灯安全），保持干燥，预防感染的发生。

（8）对于意识不清且无法配合体位摆放的患者，必要时可以使用宽纱布绷带予以适当地约束，加用床栏，保证患者安全。

7．知识链接

（1）俯卧位通气（prone position ventilation，PPV）：是指通过改变体位来增加肺容积，一定程度上改善了肺通气。同时，肺部背侧的血流受体重改变后的重力影响，逐渐移向腹侧，促使通气血流比提高，有利于改善氧合。氧合得到有效改善的同时，一定程度上也缓解了低氧对肺血管的收缩作用，同时减轻了肺过度充气，有效缓解了对肺毛细血管网的压力，以上两者产生协同作用，促使肺泡血管阻力降低，从而降低肺动脉压力，减轻右心室后负荷，改善右室收缩功能。另外，俯卧通气时，腹部受压促进血液转移到腹侧血管，促进了静脉回流，使心脏指数升高，可以有效改善左心室收缩功能，从而促使血流动力学趋于稳定。

PPV 可以促进肺部痰液有效排出体外，从而有效降低肺部感染等并发症的发生。俯卧位时受重力作用影响，痰液、分泌物可以自肺内小支气管向主支气管、气管方向移动，配合胸部体疗措施，如：叩背、振动排痰等，效果更好。另外，俯卧位受呼吸力学改变的影响，更有利于呼吸道纤毛运动，促使痰液、分泌物等引流更彻底、充分。

（2）眼烧伤护理：头面部烧伤在烧伤患者中较为常见，而且绝大部分头面部烧伤患者均可能发生不同程度的眼部烧伤，轻者表现为眉毛、睫毛烧伤，中重度者表现为眼角膜、眼结膜，甚至眼球烧伤，严重时可导致失明。

发生眼部烧伤时，应立即采用无菌水、生理盐水或眼药水进行眼部冲洗，强酸、碱性液体烧伤时需将眼部浸入水中至少 10 ～ 15 分钟，并尽快送医。眼部护理时需动作轻柔，注意严格无菌操作，当眼部分泌物较多时，可以使用无菌水、生理盐水或眼药水浸湿的棉签清理分泌物，注意左右眼不可以混用同一根棉签，以防交叉感染，必要时使用生理盐水或眼药水冲洗眼部。休克期头面部严重水肿，眼睛无法睁开时，应双人配合，使用棉签轻轻掰开眼睑进行护理，遵医嘱使用眼药水、眼药膏。当眼睑无法自行闭合时，需使用眼药水＋眼药膏覆盖双眼后，采用凡士林油纱或眼罩覆盖眼部，保持眼部湿润。卧翻身床或体位改变时需注意保护，防止导管、敷料等摩擦眼周，避免引发眼部感染、角膜穿孔，甚至失明。

三、完全侧卧位摆放技术

1．目的

（1）充分暴露后躯干创面，保持创面干燥，防止感染。

（2）局部减压，预防压力性损伤的发生。

（3）便于观察创面情况。

（4）配合诊疗、护理需要。

2．适应证

（1）大面积烧伤。

（2）腰背部烧伤。

（3）吸入性损伤。

（4）骶尾部压力性损伤。

3．禁忌证

（1）腹腔脏器严重受损。

（2）骨折且尚未固定的患者。

（3）因病情或治疗需严格制动。

（4）特别躁动的特殊人群。

（5）怀疑或确诊双下肢血栓患者。

（6）侧躯干严重烧伤患者。

4．用物准备　搁手垫1个，软枕1个。

5．操作流程　操作步骤如下流程。

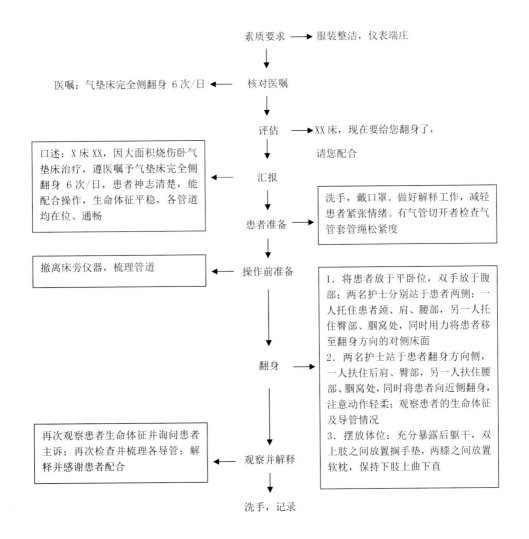

两名护士平移患者存在困难，应根据患者体重合理安排人力。

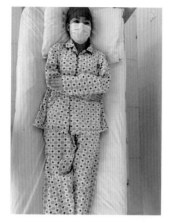

（a）四肢并拢

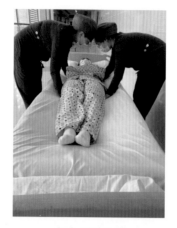

（b）平移患者

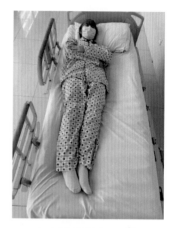

（c）移至翻身面对侧

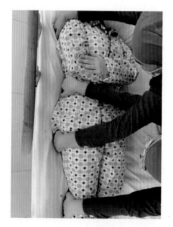

（d）翻身

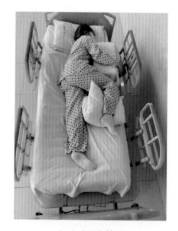

（e）摆放体位

图7-6　侧卧位摆放技术

6. 注意事项

（1）改变体位前需要与患者充分沟通，做好解释工作，取得患者的理解和配合。

（2）患者身上管道较多时，翻身前应注意妥善安置各管道，翻身后检查各管道是否受压、打折，保证管道通畅。

（3）护士翻身时，应注意节力原则，尽量让患者靠近护士，降低重心。

（4）移动患者时动作轻柔，不可拖拉，以免损伤患者皮肤。

（5）翻身过程中需要注意保暖，同时正确使用床栏，防止跌倒坠床的发生。

（6）根据病情及皮肤受压情况，确认翻身间隔时间。

四、不完全侧卧位摆放技术

1. 目的

（1）暴露局部创面，保持创面干燥，防止感染。

（2）局部减压，预防压力性损伤的发生。

（3）改变患者体位，提高舒适度。

（4）配合诊疗、护理需要。

2. 适应证

（1）烧伤。

（2）吸入性损伤。

（3）肺部感染。

（4）无法自主改变体位。

（5）压力性损伤。

3. 禁忌证

（1）腹腔脏器严重受损。

（2）骨折且尚未固定的患者。

（3）因病情或治疗需严格制动。

（4）特别躁动的特殊人群。

（5）怀疑或确诊双下肢血栓患者。

4. 用物准备　翻身垫1个，软枕1个。

5. 操作流程　操作步骤如下流程。

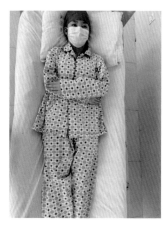 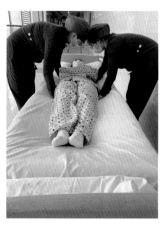 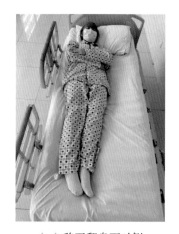

（a）四肢并拢　　　　　　　（b）平移患者　　　　　　　（c）移至翻身面对侧

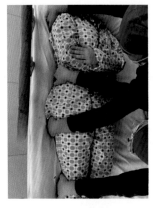 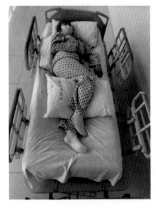

（d）翻身 （e）摆放体位

图7-7 不完全侧卧位摆放技术

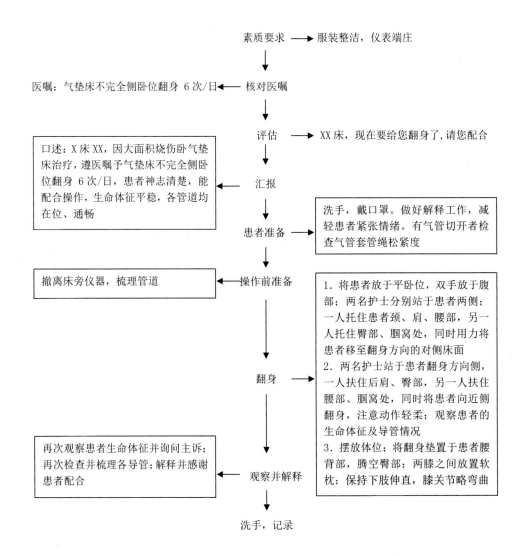

素质要求 ⟶ 服装整洁，仪表端庄

医嘱：气垫床不完全侧卧位翻身 6 次/日 ⟵ 核对医嘱

评估 ⟶ XX床，现在要给您翻身了，请您配合

口述：X 床 XX，因大面积烧伤卧气垫床治疗，遵医嘱予气垫床不完全侧卧位翻身 6 次/日，患者神志清楚，能配合操作，生命体征平稳，各管道均在位、通畅 ⟵ 汇报

患者准备 ⟵ 洗手，戴口罩。做好解释工作，减轻患者紧张情绪。有气管切开者检查气管套管绳松紧度

撤离床旁仪器，梳理管道 ⟵ 操作前准备 ⟵ 1. 将患者放于平卧位，双手放于腹部；两名护士分别站于患者两侧；一人托住患者颈、肩、腰部，另一人托住臀部、腘窝处，同时用力将患者移至翻身方向的对侧床面

翻身 ⟶ 2. 两名护士站于患者翻身方向侧，一人扶住后肩、臀部，另一人扶住腰部、腘窝处，同时将患者向近侧翻身，注意动作轻柔；观察患者的生命体征及导管情况

再次观察患者生命体征并询问主诉；再次检查并梳理各导管；解释并感谢患者配合 ⟵ 观察并解释 ⟵ 3. 摆放体位：将翻身垫置于患者腰背部，腾空臀部；两膝之间放置软枕；保持下肢伸直，膝关节略弯曲

洗手，记录

328

6．注意事项

（1）改变体位前需要与患者充分沟通，做好解释工作，取得患者的理解和配合。

（2）患者身上管道较多时，翻身前应注意妥善安置各管道，翻身后检查各管道是否受压、打折，保证管道通畅。

（3）护士翻身时，应注意节力原则，尽量让患者靠近护士，降低重心。

（4）移动患者时动作轻柔，不可拖拉，以免损伤患者皮肤。

（5）翻身过程中需要注意保暖，同时正确使用床栏，防止跌倒坠床的发生。

（6）根据病情及皮肤受压情况，确认翻身间隔时间。

（7）躁动者给予双上肢约束。

7．知识链接

（1）体位改变：临床上根据诊疗和护理的需要，护士需要定时协助或帮助患者更换体位，对促进患者全身血液循环、早期预防压力性损伤、尿路感染、坠积性肺炎、肌肉萎缩、关节变形等并发症的发生有一定作用。但对于侧卧的角度尚无统一客观标准，在临床工作中，护理人员常根据个人习惯及患者主诉随意变换侧卧位角度，具有一定的盲目性。有研究表明，不同侧卧位角度，部位所受到的压力是不同的，侧位30°对患者生命体征影响较小且可有效预防压力性损伤。

（2）侧卧位与中心静脉压的关系：中心静脉压（CVP）作为现代血流动力学监测的一项重要技术，尤其在危重患者的监测中已得到广泛应用，它对于判断血容量及右心功能从而指导临床治疗起着非常重要的作用。大面积烧伤患者休克期血流动力学是持续变化的，动态观察血流动力学指标的变化，可以辅助临床治疗，防止过度复苏，而临床常用的监测血流动力学的技术为中心静脉压的测量。危重患者常采取平卧位及左右侧卧交替卧位，且根据患者病情危重程度，侧卧位角度有所不同。有报道指出，患者左右侧卧位时，由于重力原因，右侧卧位时，角度越大测得CVP越大，相反，左侧卧位时，角度越大测得CVP越小，建议在临床中使用平卧位测量。

五、小儿大字架卧位摆放技术

1．目的

（1）充分暴露后躯干创面，保持创面干燥，防止感染。

（2）便于观察创面情况。

（3）便于管理大小便。

（4）配合诊疗、护理需要。

2．适应证

（1）0～10岁小儿烧伤。

（2）大面积烧伤。

（3）腰背部烧伤。

3．禁忌证

（1）腹腔脏器严重受损。

（2）骨折尚未固定的患儿。

（3）因病情或治疗需严格制动。

（4）骨折并行外固定架治疗。

（5）特别躁动的患儿。

4．用物准备　大字架 1 个，烧伤护理棉垫数块。

5．操作流程　操作步骤如下流程。

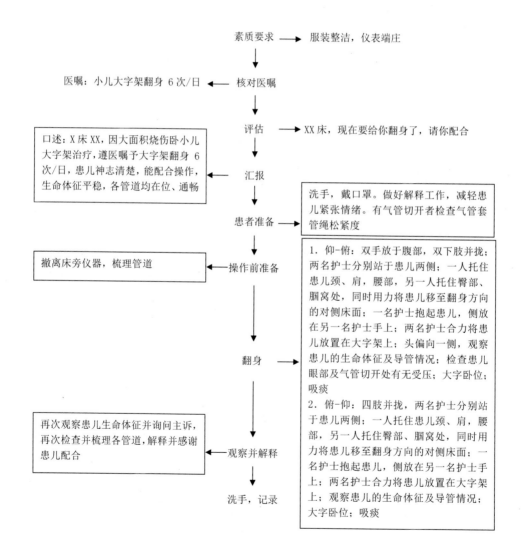

以仰卧位翻至俯卧位为例：

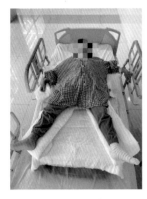（a）仰卧位   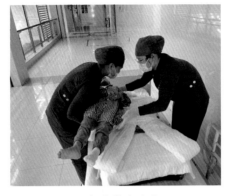（b）抱起患儿   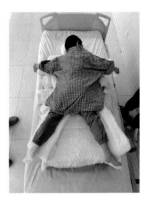（c）俯卧位

图7-8 小儿大字架卧位摆放技术

6．注意事项

（1）改变体位前需要与患儿及家属充分沟通，做好解释工作，取得患儿及家属的理解和配合。

（2）翻身前应注意妥善安置各管道，翻身后检查各管道是否受压、打折，保证管道通畅。

（3）护士翻身时，应注意节力原则，尽量让患儿靠近护士，降低重心。

（4）翻身过程中需要注意保暖。

（5）患儿年龄较小，翻身时两名护士应衔接紧密，防止跌倒坠床的发生。

（6）根据病情及皮肤受压情况，确认翻身间隔时间。

7．知识链接

（1）小儿烧伤流行病学特征：有研究表明，全球每年约18万人死于烧伤。而儿童生性好动，避险反应差，皮肤娇嫩，是烧伤易袭群体。2020年数据显示烧伤是导致儿童意外伤害的第二位致伤因素。全球范围内5岁以下儿童烧伤占比最高，其中尤以1～3岁为高发年龄，占比高达70%。室内为主要致伤地点。春季和冬季是小儿烧伤发生率最高的季节。

（2）小儿烧伤特点

1）小儿年龄较小，遇避险反应差，自救能力差，且小儿皮肤薄，在同样热力作用下，较成人烧伤程度高，致残率高。

2）小儿，尤其是婴幼儿，肾脏功能发育不完善，肾小球滤过浓缩能力差，以及小儿细胞外液量较成人大，隐性失水量较大，合理补液是关键。

3）小儿烧伤后循环血量的代偿能力差，较成人更易发生低血量性休克。

4）小儿神经系统发育不完善，烧伤后易出现惊厥、抽搐，易引起高热。

5）小儿免疫系统发育不完善，烧伤感染发生率高，感染的临床表现多异。

6）小儿年龄较小，无法正确表达自己所需，严密监测患儿临床症状和体征，及时发现异常情况，尽早处理。

7）烧伤不仅给儿童身体造成疼痛，导致皮肤瘢痕挛缩和功能障碍，还会影响后期生活质量和心理健康，甚至给家庭带来严重经济负担。

第八章　康复护理技术

第一节　瘢痕防治护理技术

一、四肢烧伤瘢痕创面绷带加压包扎护理技术

1. 目的

（1）控制肢体水肿，促进静脉及淋巴回流。

（2）保护新生瘢痕皮肤。

（3）预防及控制瘢痕增生。

2. 适应证

（1）肢体肿胀。

（2）不能耐受较大压力的新生瘢痕皮肤。

（3）早期因存在部分创面而不宜使用压力衣者。

（4）截肢后塑形。

3. 禁忌证

（1）肢体有感染性创面。

（2）脉管炎急性发作。

（3）深静脉血栓。

4. 用物准备

（1）弹力绷带、自黏性弹力绷带。

（2）剪刀、纱布、敷料、瘢痕贴。

（3）创面用药。

5. 操作流程　操作步骤如下流程。

素质要求 ——→ 服装整洁，仪表端庄

医嘱：四肢行压力治疗 ←—— 核对医嘱

评估 ——→ XX 床，现在要给您用绷带加压包扎了，请您配合我

口述：X 床 XX，因四肢烧伤后肢体肿胀、新生皮肤脆弱及预防瘢痕增生需缠弹力绷带。患者神志清楚，能配合操作，生命体征平稳 ←—— 汇报

洗手，戴口罩，做好解释工作。准备自黏性弹力绷带 1 个，需根据手指和手掌的长短和大小裁剪成不同宽度和长度；弹力绷带 6 个，包括双上肢 2 个，双下肢 4 个

操作前准备 ——→

患者最好处于仰卧位，暴露四肢，有创面先行换药，用纱布或敷料覆盖，瘢痕增生处贴瘢痕贴 ←—— 患者准备

1. 双手缠自黏性弹力绷带：先从各指指尖向指根缠绕，然后再依次缠手掌部及腕部，最后缠指蹼，注意中间不留裸露区以免造成局部肿胀，指尖部需露出以便观察指端血液循环，缠时避免拉扯绷带，轻缠绕即可

绷带加压包扎 ——→

2. 四肢缠弹力绷带：包扎肢体时，均按照由远心端向近心端缠绕的原则，采用螺旋型或 8 字形包扎的方法，每一圈绷带重叠 1/3～1/2，压力以绷带下刚能横放下两指较为合适，远端压力应大于近端压力

再次观察患者生命体征和肢端血运，解释并感谢患者的配合 ←—— 观察并解释

洗手，记录

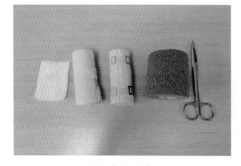

（a）物品准备

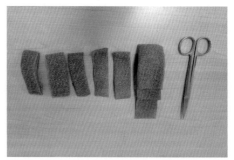

（b）裁剪自黏性弹力绷带

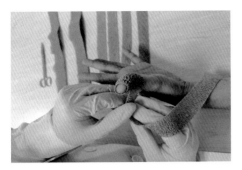

（c）指尖开始缠绕

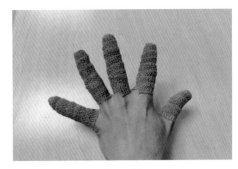

（d）先缠手指

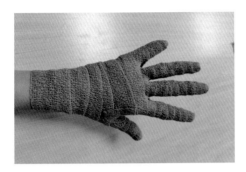

（e）再缠手掌

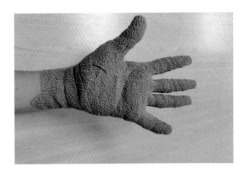

（f）掌面

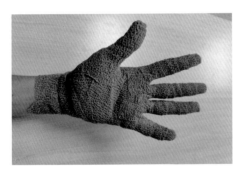

（g）缠指蹼

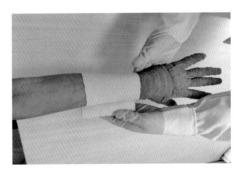

（h）缠上肢绷带

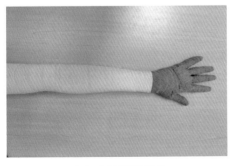

（i）上肢绷带完成

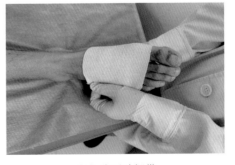

（j）缠下肢绷带

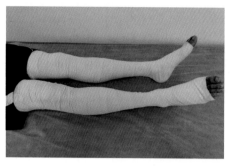
（k）下肢绷带完成

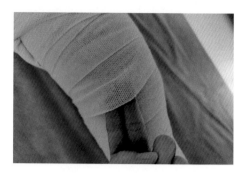
（l）绷带松紧以能放进两指为度

图8-1　绷带加压包扎护理技术

6．注意事项

（1）创面愈合1～2周或伤后1个月有残余创面也可开始实施，内层可垫1～2层纱布，以减轻对皮肤的损伤。

（2）绷带缠绕应松紧适度，从肢体远端向近端缠绕，远端压力不应高于近端。

（3）一般每次缠绕时间为4～6小时，及时更换及清洗绷带以保证有效压力。

（4）注意观察肢端血运情况。

（5）皮肤脆弱时先用弹力绷带（肢体）、自黏性弹力绷带（手）逐渐加压，增加持续时间，皮肤稍成熟老化可逐渐过渡到压力衣。

7．知识链接

（1）烧伤后水肿（postburn edema）：烧伤后在氧自由基、组胺、前列腺素、激肽和缓激肽等炎性介质的作用下，血管的通透性增加，血管内的溶液、溶质渗出到组织间液，导致血浆－组织间隙压力梯度变化。浅度烧伤这种变化轻微且短暂，深度烧伤此种变化明显而持久。一般在手部烧伤中，组织水肿72小时达到高峰，严重的组织水肿会使组织间隔内压力明显升高，导致动、静脉和淋巴回流的障碍，而加重组织损伤。因此，烧伤后水肿不仅是烧伤早期继续损伤的原因，也是烧伤早期畸形的始动原因。

（2）弹力绷带在下肢深静脉血栓的作用：在下肢深静脉血栓形成的溶栓治疗中加用弹力绷带蛇形缠绕患肢（稍用力），主要是压迫下肢浅静脉，人为造成浅静脉回流受阻，使液体从深静脉回流，尿激酶就可以充分作用于深静脉血栓，溶栓效果明显。缠绕弹力绷带的力度属人为掌握，无法用工具测量，在具体实施中我们以一次性弹力绷带不丧失弹性为限度，其中存在人为误差。

（3）自黏性弹力绷带在静脉留置针的应用：静脉留置针穿刺成功后，用一条3M医用透气胶带固定针柄后，用透明敷料做封闭式固定，再用另一条医用透气胶带在针柄处做交叉固定；必要时需加强穿刺部位的固定（如小儿出汗多时）再用透气胶带以穿刺点为起点环形固定一周（注意暴露穿刺点上方），最后用全棉弹性自黏性弹力绷带固定，抽出左手将弹性绷带两端要求重叠 5～10cm。按压住绷带将留置针延长管盘曲使静脉帽位于针眼上方粘贴与绷带重叠处（预防坚硬的静脉帽将患儿娇嫩的皮肤压破），头部根据头围大小取长短（40cm 左右）、手部、肘部、踝部取 15～20cm，一端剪一长5～7cm 的开口，固定时可暴露大拇指、足跟、肘关节，减少关节活动时影响固定效果。松紧以两指宽为宜。将 3M 透明敷料上的纸质胶带撕下固定在两个黄色 Y 型管处上，写上穿刺的日期及时间。

二、烧伤瘢痕创面压力服疗法护理技术

1．目的

（1）预防及控制瘢痕增生。

（2）缓解瘢痕伴随症状（疼痛、瘙痒等）。

（3）促进瘢痕成熟软化。

2．适应证

（1）水肿。

（2）增生性瘢痕。

（3）截肢塑形。

3．禁忌证

（1）肢体有感染性创面。

（2）脉管炎急性发作。

（3）深静脉血栓。

4．用物准备

（1）压力头套、压力颈套、压力上衣、压力手套、压力臂套、压力裤、压力腿套、压力袜。

（2）辅助用品：纱布、敷料、压力垫、瘢痕贴、塑料袋。

5．操作流程　操作步骤如下流程。

素质要求 ⟶ 服装整洁，仪表端庄

↓

医嘱：压力制品穿戴 ⟵ 核对医嘱

↓

评估 ⟶ XX床，现在要帮您穿戴压力制品了，请您配合我

↓

口述：X床XX，因控制瘢痕增生遵医嘱给予压力制品的穿戴，患者神志清楚，能配合操作，生命体征平稳 ⟵ 汇报

↓

操作前准备 ⟶ 洗手，戴口罩。做好解释工作，减轻患者紧张情绪

↓

根据治疗部位让患者取不同卧位，戴压力头套和颈套时取坐位，穿四肢压力服时取仰卧位；暴露穿戴部位，有创面先行换药，用纱布或敷料覆盖，瘢痕增生处贴瘢痕贴，凹陷处垫压力垫 ⟵ 患者准备

↓

穿戴压力制品 ⟶

1. 穿戴压力头套：一只手固定头套于头顶，先戴头后侧，然后牵拉至面部，五官位置对齐后拉紧拉链，再调整合适位置
2. 穿戴压力颈套：从颈前向颈后侧缠绕，选择合适压力锁扣，询问患者感受，是否影响呼吸、吞咽和说话
3. 穿戴四肢套：按照由远侧向近侧穿戴原则，可先在肢体上套一塑料袋，再穿戴四肢套比较容易
4. 穿戴压力上衣和压力裤：注意动作轻柔，避免过度拉扯

↓

再次观察患者生命体征和肢端血运，解释并感谢患者的配合 ⟵ 观察并解释

↓

洗手，记录

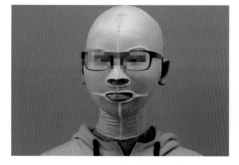

（a）压力头套

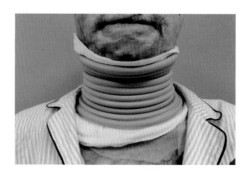

（b）压力颈套

338

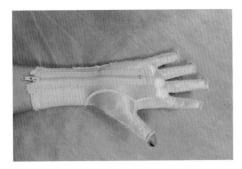
（c）压力手套

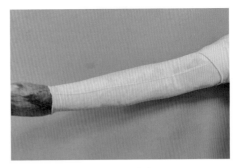
（d）压力臂套

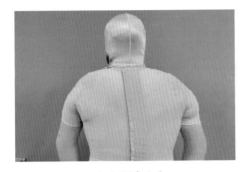
（e）压力上衣

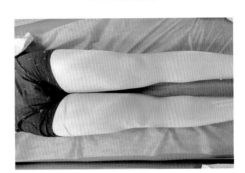
（f）压力裤

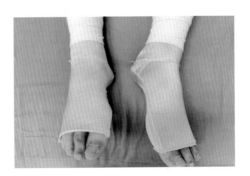
（g）压力足套

图8-2 压力服疗法护理技术

6. 注意事项

（1）压力衣应由专人量身定制，每部位压力制品至少配备2套，每日替换和清洗；清洗时应轻柔用清水或加适量洗涤剂，自然阴干。

（2）有未愈合伤口应在穿戴前用敷料覆盖，每日除清洗搽润肤品或抗瘢痕药物外尽量长时间穿戴，直至1～2年或瘢痕平软。

（3）压力制品穿戴2～3个月就应更换或调整。

（4）形状不规则或身体凹陷部如面中部、胸口等部位，可给予透明面具、压力垫、瘢痕贴等压力制品配合使用。

（5）压力衣穿戴过程中应注意观察有无皮肤破损、过敏、肢端水肿、儿童发育异常等。

7．知识链接

（1）烧伤后瘢痕增生：烧伤引起的瘢痕增生是直接或间接损伤因素导致炎性反应介导的纤维组织异常增生，常受患者年龄、种族和遗传因素、感染、治疗方式、损伤部位和局部张力等因素的影响。瘢痕形成的机制是损伤部位胶原代谢失平衡、成纤维细胞增殖和收缩、基质中蛋白多糖成分的比例改变。炎性反应是瘢痕形成的启动因素，任何原因引起的炎性反应增强都会加重瘢痕的增生。而炎性反应的载体是多种细胞释放的细胞因子和生长因子，如转化生长因子 B(TGF-β)、血小板衍化生长因子（PDGF）、成纤维细胞生长因子（FGF）、TNFa、表皮细胞生长因子（EGF）、IFN-Y L-1 等。

（2）压力疗法的作用机制：压力疗法用于治疗瘢痕的机制尚不清楚，目前普遍认为压力疗法对瘢痕治疗作用的关键在于通过持续加压使局部的毛细血管受压萎缩、数量减少、内皮细胞破碎等，从而造成瘢痕组织局部的缺血、缺氧，而缺血、缺氧又可导致产生胶原纤维的能力大大降低，使胶原生成减少，使螺旋状胶原变为平行排列，利于胶原酶的出现，从而破坏胶原纤维，此外，加压减少了黏多糖的沉积与合成，也可抑制瘢痕的增生。

（3）压力垫：压力手套因其局限性的解剖特点难以维持全手的压力，尤其是当手运动时指蹼位置压力明显下降，压力垫材料易塑形的特性对指蹼的重新塑形起到了关键性的作用。联合使用定制压力手套和特殊压力垫除改变了手的曲率半径外，对组织缺失、成品手套大小不适、指蹼难以加压等问题进行改善。

三、瘢痕针注射护理技术

1．目的

（1）减轻瘢痕瘙痒疼痛症状。

（2）减轻瘢痕充血状态。

（3）平软瘢痕，淡化颜色。

2．适应证

（1）局部的增生性瘢痕。

（2）瘢痕疙瘩。

3．禁忌证

（1）糖皮质激素过敏者。

（2）孕妇及备孕期。

4．用物准备

（1）注射用具：注射器、1ml 针头、棉签、碘酒、无菌纱布。

（2）注射药品：曲安奈德注射液 40mg/ml。

5．操作流程　操作步骤如下流程。

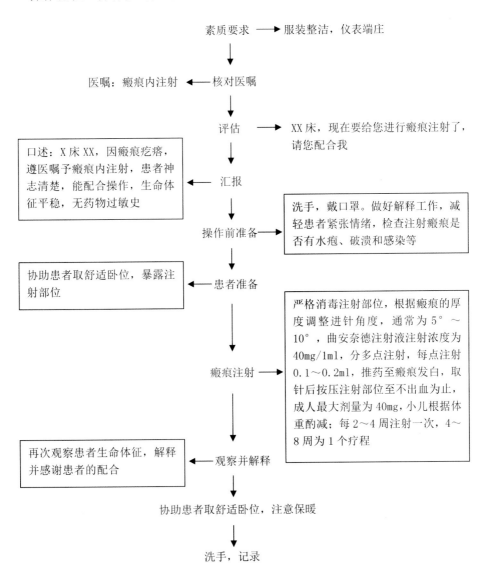

素质要求 ⟶ 服装整洁，仪表端庄

医嘱：瘢痕内注射 ⟵ 核对医嘱

评估 ⟶ XX 床，现在要给您进行瘢痕注射了，请您配合我

口述：X 床 XX，因瘢痕疙瘩，遵医嘱予瘢痕内注射，患者神志清楚，能配合操作，生命体征平稳，无药物过敏史 ⟵ 汇报

操作前准备 ⟶ 洗手，戴口罩。做好解释工作，减轻患者紧张情绪，检查注射瘢痕是否有水疱、破溃和感染等

协助患者取舒适卧位，暴露注射部位 ⟵ 患者准备

瘢痕注射 ⟶ 严格消毒注射部位，根据瘢痕的厚度调整进针角度，通常为 5°～10°，曲安奈德注射液注射浓度为 40mg/1ml，分多点注射，每点注射 0.1～0.2ml，推药至瘢痕发白，取针后按压注射部位至不出血为止，成人最大剂量为 40mg，小儿根据体重酌减；每 2～4 周注射一次，4～8 周为 1 个疗程

再次观察患者生命体征，解释并感谢患者的配合 ⟵ 观察并解释

协助患者取舒适卧位，注意保暖

洗手，记录

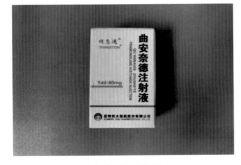

（a）准备药品

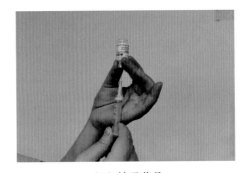

（b）抽吸药品

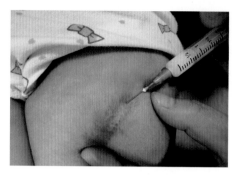
（c）消毒后注射

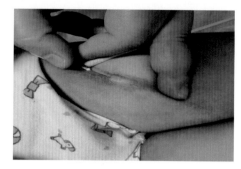
（d）多点注射

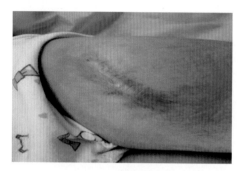
（e）注射完毕

图8-3　瘢痕针注射护理技术

6．注意事项

（1）治疗前询问有无药物过敏史。

（2）进行瘢痕内注射治疗前请患者详细阅读知情同意书并签字，并明确如下几点：

1）瘢痕疙瘩具有遗传性，患者往往具有瘢痕体质，该病是国际医学界的难题，目前尚无快速高效的治疗方法，各种治疗复发率较高。虽然瘢痕体质尚无法改变，但身体局部的瘢痕经过坚持治疗还是能够治愈。

2）治疗时间较长，以单纯药物治疗为例：一般开始两周左右治疗一次，待瘢痕萎缩后逐渐延长为每3、4、6、8周注射一次，并降低药物的剂量直至逐渐停药。治疗期需要1～3年，瘢痕未愈合时不能擅自停药，否则极易复发。

3）由于怀孕期间用药可能影响胎儿发育，故建议治疗期间不生育、不哺乳。推荐停药半年后再怀孕。需要短期内生育的患者建议生育后再行系统治疗（包括男性患者）。

4）用药量较大时可能出现不良反应。如女性患者可能引起月经失调，其他如痤疮、骨质疏松、抵抗力降低、血压升高、向心性肥胖等。各种不良反应可在减药或停药后消失。

5）幼儿、老年体弱者、高血压、骨质疏松、糖尿病、急慢性感染、消化性溃疡、肝肾功不全、青光眼患者大剂量长期治疗需谨慎，对糖皮质激素过敏者禁用。

6）生活中需要注意：戒烟戒酒、避免辛辣刺激食物，避免桑拿等过热洗浴，瘢痕部位避免搔抓。

（3）严格无菌操作，掌握注射深度（过浅易起水泡且达不到治疗效果，过深易导致皮肤塌陷），注射完需观察 30 分钟；嘱患者按时复诊。

7. 知识链接

（1）A 型肉毒毒素：病理性瘢痕是以成纤维细胞增殖胶原异常沉积、血管及炎症因子增多为主要表现的真皮纤维性疾病。其形成原因有多种，主要有遗传因素、局部机械应力因素和系统性因素。系统性因素主要包括炎症、免疫、纤维化、血管等因素。它们的失衡容易造成病理性瘢痕的形成病理性瘢痕，尤其是瘢痕疙瘩，在病理中更倾向于肿瘤，生长向周围浸润，且目前缺乏适当的实验模型。多种药物对其治疗效果较差。类固醇和氟尿嘧啶是防治病理瘢痕的一线药物，而类固醇可引起皮肤萎缩、坏死、毛细血管的扩张、疼痛等不良反应，氟尿嘧啶可引起皮肤红斑、疼痛和溃疡等不良反应，且两种药物都有一定的复发率。A 型肉毒毒素作为一种新的方法可被用于防治病理性瘢痕，其可降低瘢痕周围张力与炎症因子、调节成纤维细胞的增殖、促进胶原纤维的降解来改善病理性瘢痕的痛痒等症状，但其作用具体的机制尚未明确。与其他方法相比，A 型肉毒毒素对减少瘢痕张力和缓解疼痛有着独特的优势，且不良反应较少。

（2）低压无针注射：与普通注射方式的区别在于它不需要针头，而是使用一个可以产生高压的动力源（高压气体），使药液以极高的速度从一个微孔中喷射出来，通过注射转换接头，以低压的形式逐步释放出来，药液在组织内弥散效果更好，药液吸收效果更好。我们使用的低压无针注射器系高压 CO_2 气体动力，根据瘢痕厚度和质地适当地调整注射压力和单次注射量，能够提高给药效果，此外，低压无针注射方式能够大大减轻注射疼痛，利于提高患者的依从性，值得在临床推广应用。

（3）瘢痕注射深度：曲安奈德可使皮肤组织萎缩和局部血管扩张，因此要注意正确的注射层次和部位：曲安奈德要注射在瘢痕组织的中间层，太浅易产生血管扩张增生（相当于在瘢痕浅层过量注射）；太深易产生皮下组织萎缩（相当于在深层过量注射）。不可注入周围正常皮肤，以免出现相关的正常组织损害。

四、面部色沉改善护理技术

1. 目的
（1）减轻烧伤后面部色素沉着或脱失。
（2）预防瘢痕增生。
（3）增强患者自信心。

2. 适应证
（1）面部烧伤后色素沉着或脱失。

（2）面部植皮区色素沉着。

3．禁忌证

（1）面部有感染性创面。

（2）面部湿疹。

4．用物准备

（1）一般用物：清水、软毛巾、滋润霜、自制中药面膜粉、冰块。

（2）仪器：冷热喷雾仪、光子治疗仪。

5．操作流程　操作步骤如下流程。

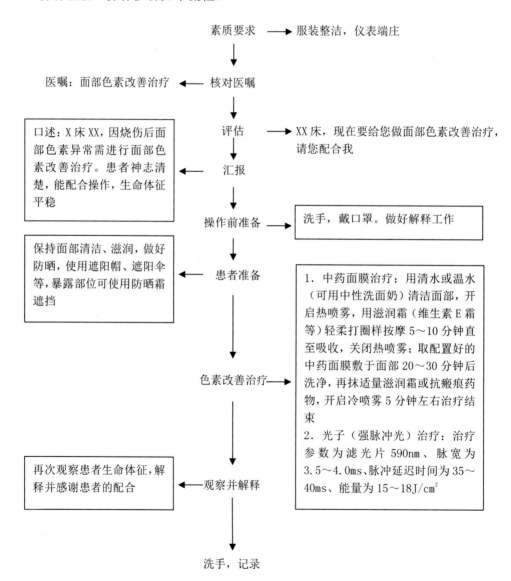

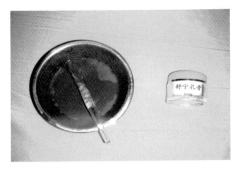

（a）物品准备

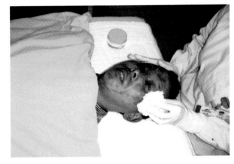

（b）清洁面部

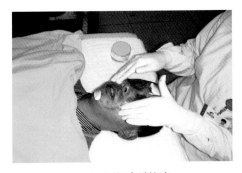

（c）润肤霜按摩

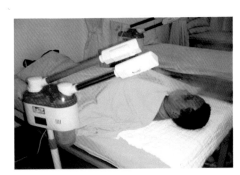

（d）冷热喷雾

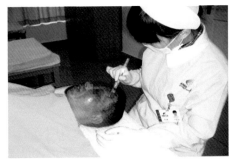

（e）涂抹面膜粉

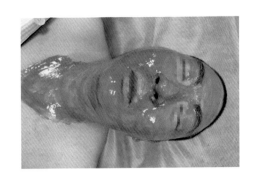

（f）敷膜完成

图8-4　面部色沉改善护理技术

6．注意事项

（1）面部皮肤愈合后即可开始治疗。

（2）中药面膜治疗每日或隔日一次，10次为1个疗程，一般浅Ⅱ°烧伤需2～3个疗程，深Ⅱ°烧伤或植皮区需3～5个疗程，甚至更长。

（3）光子治疗需根据患者皮肤情况调整治疗参数，防止导致新的损伤，每次治疗后需冷敷半个小时以上，1次／月，3～5次为1个疗程。

（4）自体细胞体外再生技术（Recell技术）适用于烧伤或植皮后的局部色素脱失。

（5）嘱患者1年内避免阳光直晒，防止色沉加重。

7. 知识链接

（1）防晒：分为物理防晒和化学防晒：物理防晒包括患者尽可能减少外出次数，尤其是紫外线最强烈阶段，应用防晒衣、太阳帽、太阳镜以及遮阳帽等进行防晒，选择宽帽檐的遮阳帽，从而将耳朵、眼睛、鼻子进行有效遮盖，并佩戴质量较好的太阳镜，在遇到路面、雪面、水面以及沙漠反射形成紫外线时做好预防，不可食用有光敏的药物与食物；在皮损恢复期间，不仅要实施物理防晒，还应选择安全性较高、适宜性较强、刺激性较低的防晒剂，从而达到防晒效果。防晒指数的选择，尽量选择防晒系数较高的，而且防晒剂的全部应用吸收时间为30分钟，产生 2～4 小时作用。所以，当外出前30分钟涂抹防晒剂，间隔 2～4 小时后再次进行涂抹。若出现色素沉着情况，可服用维生素 C 与维生素 E，对色素进行消除。实施光子治疗后，患者的皮肤敏感性较高，若受到光刺激，极易形成黑色素，产生色素沉着，进而导致新皮肤出现老化情况。

（2）维生素 C 与维生素 E：维生素 C 是一种带有水溶性质的维生素，可以参与患者皮肤细胞间质与胶原蛋白之间的进一步合成，也能提高患者的个人机体免疫功能，参与患者机体及皮肤组织内的氧化还原反应。患者服用维生素 C 之后，皮肤会生成大量的抗体，对于患者皮肤内部的色素进行明显的抑制，减少皮肤中的黑色素，也能对患者皮肤部位的酪氨酸酶进行明显抑制，进而达到祛斑和增白的治疗功效。维生素 E 是临床中常见的脂溶性质维生素，自身具有极强的抗氧化功效。色素斑患者在服用维生素 E 之后，维生素 E 自身的苯环羟基会失去相应的电子，可以有效清除患者皮肤部位的氧自由基与过氧化物等，患者皮肤部位存在的脂氧酶也会被有效清除，进而减少氧自由基的大量生成。这样一来，患者皮肤中丙二醛的生成也会被及时中断，患者的 PUFA 可以得到较好的保护，不会被严重破坏，皮肤的生物膜可以维持正常的结构。此外，患者在服用维生素 E 之后，皮肤部位的线粒体呼吸情况可以得到显著改善，皮肤线粒体内的细胞色素含量也会趋向合理，进而提高患者皮肤部位的免疫功能，达到延缓衰老的治疗目的。患者联合服用维生素 C 与维生素 E 之后，可以发挥两种药物的协同功效，患者的临床治疗效果更能得到有效保证。

（3）自体细胞体外再生技术（Recell 技术）：由澳大利亚 Fiona Melanie Wood 教授首创的自体细胞体外再生技术。采集表皮真皮交界处的皮肤，制备成细胞悬液然后再通过喷雾系统移植到经过处理的创面表面。通过该技术，可以将 2cm 左右的刃厚皮片扩增覆盖 320cm 的创面；创面较小时可不需要实验室培养。细胞悬液中包含角质细胞、成纤维细胞、朗格汉斯细胞以及黑色素细胞，通过 Recell 技术可以合理调节黑色素细胞增殖和分化，细胞移植后不仅促进创面愈合，还可以明显改善色素改变和不均。Recell 技术适用于痤疮引起的瘢痕、外伤或植皮后的色素改变（色素沉着过度或减少）、白癜风等原因造成的局部色素脱失等。

（4）强脉冲光（光子）治疗：优化脉冲强光采用的是选择性光热解原理，光子能量被色素团选择性地优先吸收，在不破坏正常皮肤的前提下，通过光热作用将色素团破坏，达到治疗色素沉着的目的。强脉冲光能够在组织热弛豫时间上与各种直径的血管和病变区域相匹配，更加直接有效地对瘢痕组织中异常增生的毛细血管发挥作用，使血管萎缩或闭塞，阻断瘢痕的血供，从而达到防止或抑制瘢痕增生的目的。同时强脉冲光作用于皮肤组织产生生物刺激作用，使深部瘢痕组织排列紊乱的胶原纤维和弹力纤维重新排列，恢复皮肤弹性，促进整体表皮外观的平整化。

第二节　功能部位作业康复疗法护理技术（OT）

一、手部烧伤康复护理技术

1．目的

（1）预防和控制手部瘢痕挛缩。

（2）减轻手关节畸形。

（3）改善手关节活动度，恢复肌力、耐力。

（4）最大限度恢复手功能，实现生活自理。

2．适应证

（1）手部深度烧伤。

（2）手部瘢痕增生。

（3）手部植皮术后。

3．禁忌证

（1）手部皮肤有活动性出血。

（2）手部骨折。

（3）手部植皮术后 5～7 天。

（4）手关节、肌腱暴露。

（5）拒绝配合治疗的患者。

4．用物准备

（1）手套、滋润霜、抗瘢痕药物。

（2）手关节支具、腕关节 CPM。

5．操作流程　操作步骤如下流程。

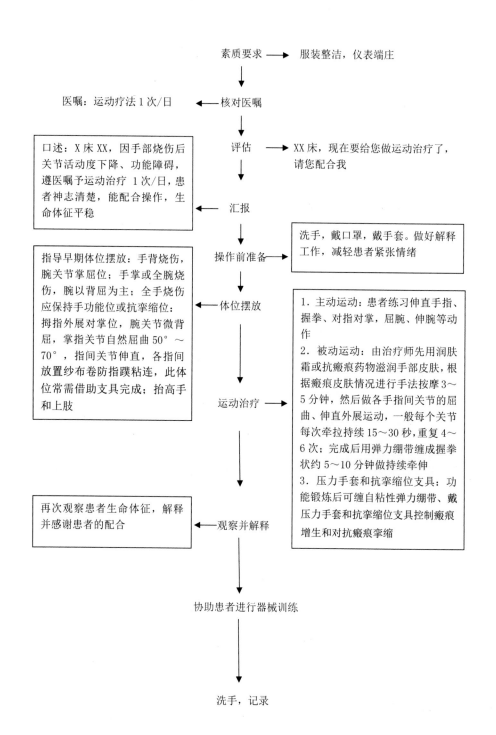

素质要求 ——→ 服装整洁，仪表端庄

↓

医嘱：运动疗法 1 次/日 ←—— 核对医嘱

↓

口述：X 床 XX，因手部烧伤后关节活动度下降、功能障碍，遵医嘱予运动治疗 1 次/日，患者神志清楚，能配合操作，生命体征平稳 ←—— 评估 ——→ XX 床，现在要给您做运动治疗了，请您配合我

↓

汇报

↓

操作前准备 ——→ 洗手，戴口罩，戴手套。做好解释工作，减轻患者紧张情绪

↓

指导早期体位摆放：手背烧伤，腕关节掌屈位；手掌或全腕烧伤，腕以背屈为主；全手烧伤应保持手功能位或抗挛缩位：拇指外展对掌位，腕关节微背屈，掌指关节自然屈曲50°～70°，指间关节伸直，各指间放置纱布卷防指蹼粘连，此体位常需借助支具完成；抬高手和上肢 ←—— 体位摆放

↓

运动治疗 ——→ 1．主动运动：患者练习伸直手指、握拳、对指对掌，屈腕、伸腕等动作
2．被动运动：由治疗师先用润肤霜或抗瘢痕药物滋润手部皮肤，根据瘢痕皮肤情况进行手法按摩3～5分钟，然后做各手指间关节的屈曲、伸直外展运动，一般每个关节每次牵拉持续15～30秒，重复4～6次；完成后用弹力绷带缠成握拳状约5～10分钟做持续牵伸
3．压力手套和抗挛缩位支具：功能锻炼后可缠自粘性弹力绷带、戴压力手套和抗挛缩位支具控制瘢痕增生和对抗瘢痕挛缩

↓

再次观察患者生命体征，解释并感谢患者的配合 ←—— 观察并解释

↓

协助患者进行器械训练

↓

洗手，记录

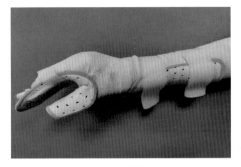

（a）手功能位支具

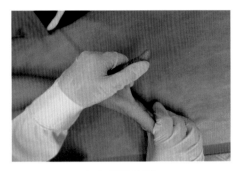

（b）拇指外展

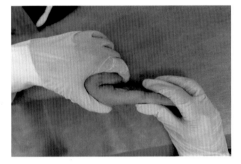

（c）拇指内收

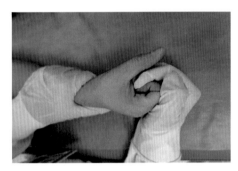

（d）手指屈曲

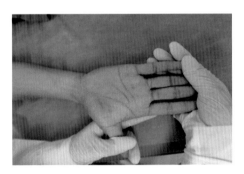

（e）手指伸直

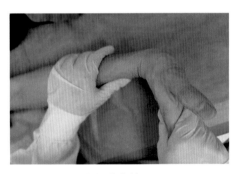

（f）腕背伸

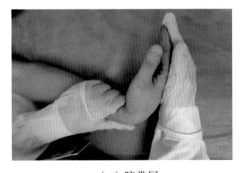

（g）腕掌屈

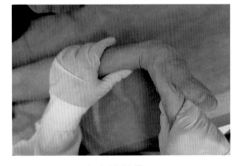

（h）腕尺偏

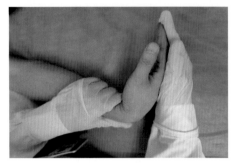

（i）腕桡偏

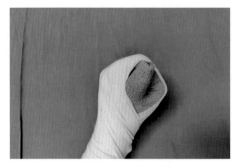

（j）缠拳头（屈指）

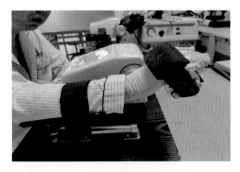

（k）腕CPM

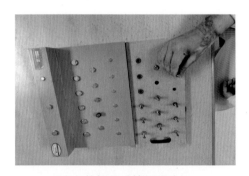

（l）拧螺丝（精细活动）

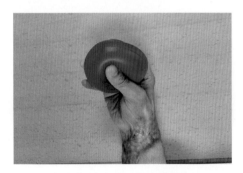

（m）握橡皮球（握力训练）

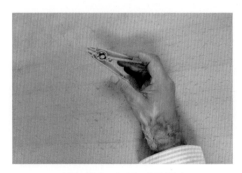

（n）捏夹子（捏力训练）

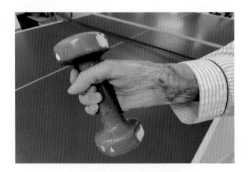

（o）举哑铃（肌力训练）

图8-5　手部烧伤康复护理技术

6．注意事项

（1）手是机体最易受伤的部位，其结构精细、功能复杂，功能占整个机体功能的57%，因此手部功能恢复效果是决定患者重新生活和融入社会的重要因素。

（2）应充分了解手部的功能解剖和损伤的病理生理变化，最大限度地恢复烧伤手的功能。

（3）在运动治疗过程中可能会出现疼痛、创面开裂、渗血、水疱等情况，如不严重一般无需过分担心，将随运动的继续及同时进行的创面治疗而逐步改善。

（4）反对家属及陪护对患者的一切事物包办，应鼓励患者进行力所能及的日常活动，包括用伤手进食、刷牙、持物等，这对于帮助患者手功能的恢复有极大的帮助。

7．知识链接

（1）烧伤清创植皮术：根据患者烧伤情况、切削痂清创后创面情况、创面部位等而选择不同的皮肤移植方式。在供皮区的选择上，非功能部位创面皮肤移植供皮区首选头皮。中厚皮选择顺序为大腿、腹部、背部、胸部、其他部位。微粒皮移植时首选头皮，其次为其他不易取大张中厚皮的部位，如足背、肩部等。须有整体观念，及时封闭创面，把挽救患者生命放在第一位。再则，须留存完整可用于取整张中厚皮的部位，用于创面愈合后期功能部位的整形。关于皮肤移植方式的选择，一般深度烧伤总面积在15%以下，可应用大张皮、大张皮拉网、邮票状皮、MEEK植皮或微粒皮移植封闭创面；深度烧伤面积大于20%时，可行微粒皮移植＋异体（种）皮覆盖、邮票状皮、MEEK植皮等；关节等功能部位尽可能采用大张中厚皮移植。随着微粒皮移植、MEEK植皮等技术的发展，异体皮开洞自体邮票皮嵌入移植等以前较常应用的手术方式已较少应用于临床。

（2）制动：本身具有负面效应，在保护受损组织的同时，可导致周围健康组织的失用，而对病损组织临近关节的附加固定还可导致该关节功能障碍，而且即使是相对短期的固定，也会对骨与关节周围的软组织产生不利影响，引起肌肉生理、生物学及生物力学等的改变，导致其功能下降、肌肉失用性萎缩、肌力下降、肌肉代谢障碍。制动对骨骼肌产生影响的其他因素：①年龄：制动对老年人肌肉的影响较年轻人严重；②制动时间：制动时间越长，肌肉受损越严重，在制动最初的5～7天，肌肉的绝对重量或蛋白丢失最严重；③制动体位：牵伸位制动会延缓肌肉萎缩，而其拮抗肌将会产生较为明显的萎缩；④肌肉种类：由于功能和纤维组成等的差异，制动对不同种类肌肉的影响并不相同，一般认为Ⅰ型纤维受到的影响最严重。

（3）旋腕和握拳运动：对PICC术后患者神经末梢的刺激，患者主动运动时肌肉缩放的力量所产生的肌肉泵作用，从而加快了肱二头肌静脉血回流的速度。因此，实施旋腕运动能减少PICC静脉血栓的发生。旋腕运动具体操作方法：患者PICC术后取平卧或坐位休息，手臂伸直，手中立位，在无痛感或轻微疼痛的情况下，腕关节向远端最大限度伸直0°～45°保持3～5秒，手回中立位：腕关节向近端最大限度上勾0°～20°，保持3～5秒。手回中立位；以腕关节为中心360°绕环转（1组顺时针＋1组逆时针为1次），5分钟重复1次，每天5～8次（患者尽量主动完成，尽力保持动作幅度最大），2组动作交替进行。

二、肘部烧伤康复护理技术

1. 目的

（1）预防和控制肘部瘢痕挛缩。

（2）维持和改善肘关节活动度。

（3）预防和减轻肘关节畸形与挛缩的发生。

（4）恢复肘关节功能。

2. 适应证

（1）肘部深度烧伤。

（2）肘部瘢痕增生。

（3）肘关节植皮术后。

3. 禁忌证

（1）肘部皮肤有活动性出血。

（2）肘关节骨折。

（3）肘部植皮术后5～7天。

（4）肘关节暴露。

（5）骨筋膜室综合征。

（6）拒绝配合治疗的患者。

4. 用物准备

（1）手套、滋润霜、抗瘢痕药物。

（2）肘关节支具、肘关节CPM。

5. 操作流程　操作步骤如下流程。

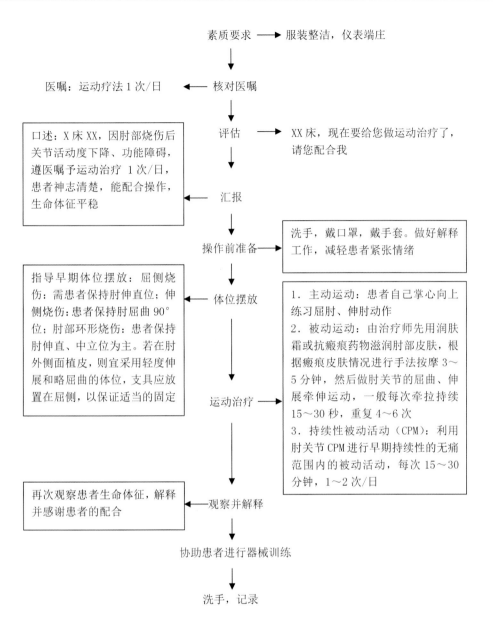

素质要求 ⟶ 服装整洁，仪表端庄

医嘱：运动疗法 1 次/日 ⟵ 核对医嘱

口述：X 床 XX，因肘部烧伤后关节活动度下降、功能障碍，遵医嘱予运动治疗 1 次/日，患者神志清楚，能配合操作，生命体征平稳 ⟵ 评估 ⟶ XX 床，现在要给您做运动治疗了，请您配合我

汇报

操作前准备 ⟶ 洗手，戴口罩，戴手套。做好解释工作，减轻患者紧张情绪

指导早期体位摆放：屈侧烧伤：需患者保持肘伸直位；伸侧烧伤：患者保持肘屈曲 90°位；肘部环形烧伤：患者保持肘伸直、中立位为主。若在肘外侧面植皮，则宜采用轻度伸展和略屈曲的体位，支具应放置在屈侧，以保证适当的固定 ⟵ 体位摆放

运动治疗 ⟶ 1. 主动运动：患者自己掌心向上练习屈肘、伸肘动作
2. 被动运动：由治疗师先用润肤霜或抗瘢痕药物滋润肘部皮肤，根据瘢痕皮肤情况进行手法按摩 3～5 分钟，然后做肘关节的屈曲、伸展牵伸运动，一般每次牵拉持续 15～30 秒，重复 4～6 次
3. 持续性被动活动（CPM）：利用肘关节 CPM 进行早期持续性的无痛范围内的被动活动，每次 15～30 分钟，1～2 次/日

再次观察患者生命体征，解释并感谢患者的配合 ⟵ 观察并解释

协助患者进行器械训练

洗手，记录

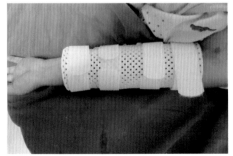

（a）肘伸直位支具

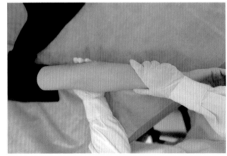

（b）肘伸展

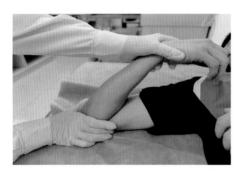
（c）肘屈曲

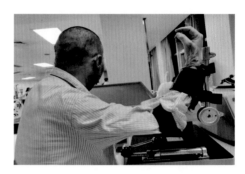
（d）肘关节CPM

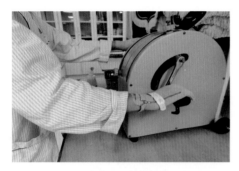
（e）上肢功率车

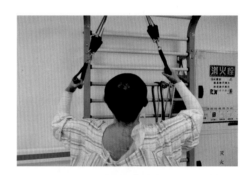
（f）屈肘训练

图8-6　肘部烧伤康复护理技术

6. 注意事项

（1）锻炼前应充分滋润、按摩肘关节周围瘢痕皮肤，防止拉裂。

（2）重视矫形器的佩戴：维持体位多使用静态矫治器，肘部伸侧瘢痕挛缩用屈肘矫形器固定于肘关节屈曲90°位；肘部屈侧瘢痕挛缩则用伸肘矫形器维持肘部伸直位。

（3）在运动治疗过程中可能会出现疼痛、短期肢体肿胀、创面开裂、渗血、水疱等情况，如不严重一般无需过分担心，将随运动的继续及同时进行的创面治疗而逐步改善。

7. 知识链接

（1）网球肘：患网球肘时，伸腕肌（桡侧腕伸肌）最常受到影响，这块肌肉将变紧，必须固定肘关节同时屈曲腕关节以进行牵拉。如果允许肘部弯曲，哪怕是轻微的弯曲，牵拉作用将失去。一种简单的训练方法为：面对墙壁站立，伸直肘部并用另一手的压力将其固定住，手背与墙接触并向墙斜向以便将腕关节压迫呈屈曲状态，操作正确的话可感到这种牵拉力量是沿整条手臂向肘部传递的。

（2）肘关节恐怖三联征：1996年Hotchkiss将肘关节后脱位同时伴有桡骨头和尺骨冠状突骨折，称为"肘关节恐怖三联征（terribletriadoftheelbow）"。肘关节恐怖三联征是复杂的肘部骨折脱位，属于严重创伤，好发于青年人。常见致病原因是车祸、高空坠落。常同时伴发肘内外侧副韧带撕裂，但不伴有尺骨鹰嘴骨折。肘关节恐怖三联征如果治疗护理不当，易发生肘关节骨化性肌炎、肘关节僵硬疼痛及关节不稳等，严重影响患者的生活质量。

（3）按摩疗法：按摩是被动活动的最主要措施。烧伤后增生性瘢痕硬而韧，缺乏弹性，严重制约关节活动。通过局部按摩，可明显改善瘢痕柔软度，增加血液循环，松解粘连，为增大关节活动度创造外部条件。按摩疗法应在深度创面愈合或修复后尽早开始，但此时由于新愈合的创面表皮与深部组织联系不很紧密，自身也比较娇嫩，按摩时容易碰破及起水疱。所以，刚开始实施按摩时，手法应轻柔，动作不宜过大，局部按摩时间不宜过久，要勤更换按摩部位，循序渐进，逐渐加压，逐步增加治疗时间。

三、肩部烧伤康复护理技术

1．目的

（1）预防和控制肩部瘢痕挛缩。

（2）维持和改善肩关节活动度。

（3）预防和减轻肩关节畸形与挛缩的发生。

（4）恢复肩关节功能。

2．适应证

（1）肩部深度烧伤。

（2）肩部瘢痕增生。

（3）肩关节植皮术后。

3．禁忌证

（1）肩部皮肤有活动性出血。

（2）肩关节骨折。

（3）肩部植皮术后 5～7 天。

（4）肩关节暴露。

（5）骨筋膜室综合征。

（6）拒绝配合治疗的患者。

4．用物准备

（1）手套、滋润霜、抗瘢痕药物。

（2）肩关节支具、肩关节 CPM。

5．操作流程　操作步骤如下流程。

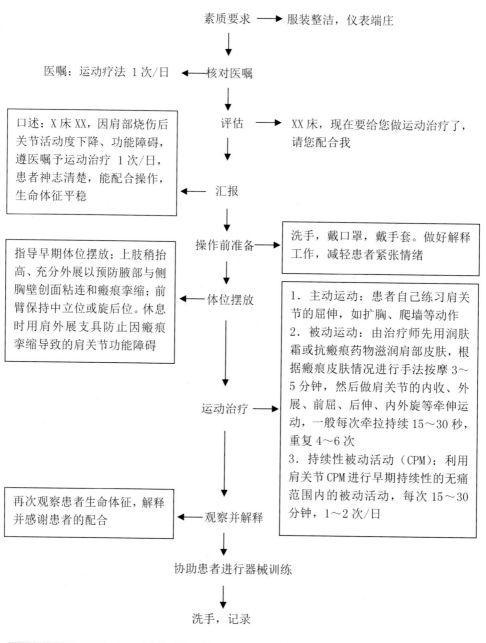

素质要求 → 服装整洁，仪表端庄

↓

医嘱：运动疗法 1 次/日 ← 核对医嘱

↓

口述：X 床 XX，因肩部烧伤后关节活动度下降、功能障碍，遵医嘱予运动治疗 1 次/日，患者神志清楚，能配合操作，生命体征平稳 ← 汇报

评估 → XX 床，现在要给您做运动治疗了，请您配合我

↓

操作前准备 → 洗手，戴口罩，戴手套。做好解释工作，减轻患者紧张情绪

指导早期体位摆放：上肢稍抬高、充分外展以预防腋部与侧胸壁创面粘连和瘢痕挛缩；前臂保持中立位或旋后位。休息时用肩外展支具防止因瘢痕挛缩导致的肩关节功能障碍 ← 体位摆放

运动治疗 →

1. 主动运动：患者自己练习肩关节的屈伸，如扩胸、爬墙等动作
2. 被动运动：由治疗师先用润肤霜或抗瘢痕药物滋润肩部皮肤，根据瘢痕皮肤情况进行手法按摩 3～5 分钟，然后做肩关节的内收、外展、前屈、后伸、内外旋等牵伸运动，一般每次牵拉持续 15～30 秒，重复 4～6 次
3. 持续性被动活动（CPM）：利用肩关节 CPM 进行早期持续性的无痛范围内的被动活动，每次 15～30 分钟，1～2 次/日

再次观察患者生命体征，解释并感谢患者的配合 ← 观察并解释

↓

协助患者进行器械训练

↓

洗手，记录

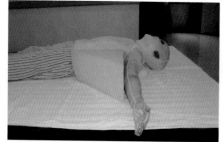

（a）体位摆放（肩外展）

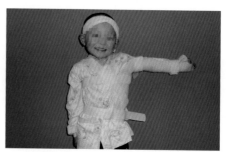

（b）肩外展支具

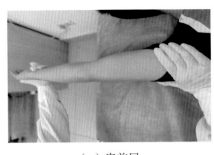
（c）肩前屈

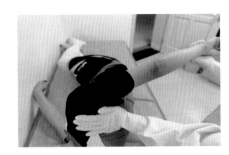
（d）肩后伸

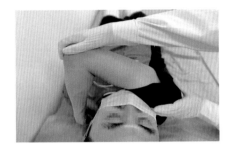
（e）肩水平内收

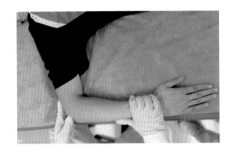
（f）肩内旋

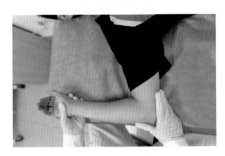
（g）肩外旋

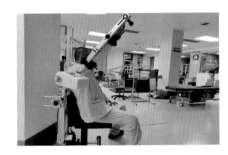
（h）肩CPM

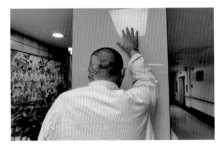
（i）爬墙

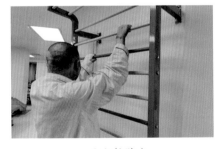
（j）拉肋木

图8-7　肩部烧伤康复护理技术

6. 注意事项

（1）运动治疗应从受伤第一天开始，如体位摆放、主动运动等。

（2）因腋部烧伤创面较为隐蔽，容易放松治疗而引起烧伤创面愈合后腋窝及周围瘢痕增生、粘连和挛缩，导致肩关节活动受限。

（3）重视早期功能位摆放：上肢充分外展位，预防上臂与腋部及侧胸壁创面粘连和瘢痕挛缩。

7. 知识链接

（1）PICC置管患者的手臂被动运动：手臂被动运动干预：①肩部活动：握住手臂肘部和手腕，将肘部弯曲，直至手臂悬空与肩部平齐，再把手移动到腹部再移开；②肘部活动：护士按住患者手臂肘部和手腕，使肘屈向肩部方向，然后伸直；护士按住患者手臂肘部和手腕，使手臂竖直和掌心面向患者，再旋转前臂，使手背面向患者；③腕部活动：将患者手臂伸直，托住患者手腕，将腕关节向远端最大限度背伸，保持5～10秒，再将腕关节向近端最大限度背屈，停留5～10秒；握住手腕以腕关节为中心360°绕环旋腕，尽力保持动作幅度最大。以上三组动作作为一组，每日三次，每次运动5～10分钟。

（2）儿童患者的手术时机：对于尚在生长发育中的儿童患者，肩关节功能一旦受限则应尽早手术。由于儿童生长发育快，随着年龄增长，腋部瘢痕挛缩畸形必然影响胸肩部的发育，严重者影响肩关节甚至颈、肘关节发育。增加腋部瘢痕挛缩松解的难度，后期瘢痕整复术也难以完全恢复关节活动度；一旦腋部相关部位发育受影响，即使手术也往往难以纠正发育问题。

（3）冻结肩：关节囊的形态使肩关节的运动比其他关节更容易受损，肩部受损时将发生肿胀，关节囊内充满液体，从而导致关节囊变紧，最终限制整个关节的运动。肩部受损意味着外旋（把手放在颈后）比内旋（把手放在背后）更为疼痛。试着将手指在背后相接触可使旋转运动得到改善。除此之外，抓住物体向前倾斜将肩沿长轴拉扯并牵引可促使关节活动恢复。另一种替代方法为侧身坐在餐椅上，手臂悬在椅背后，把厚毛巾垫在手臂和椅背接触部位。手上抓住物体以提供牵引力，另一手将僵硬手臂向下拉以施加超常压力。

四、足部烧伤康复护理技术

1. 目的

（1）预防和控制足部瘢痕挛缩。

（2）维持和改善踝关节活动度。

（3）预防和减轻踝关节畸形与挛缩的发生。

（4）恢复踝关节功能。

2. 适应证

（1）足部深度烧伤。

（2）足部瘢痕增生。

（3）足部植皮术后。

3．禁忌证

（1）足部皮肤有活动性出血。

（2）踝关节骨折。

（3）足部植皮术后 5～7 天。

（4）踝关节暴露。

（5）骨筋膜室综合征。

（6）拒绝配合治疗的患者。

4．用物准备

（1）手套、滋润霜、抗瘢痕药物

（2）踝关节支具、踝关节 CPM。

5．操作流程　操作步骤如下流程。

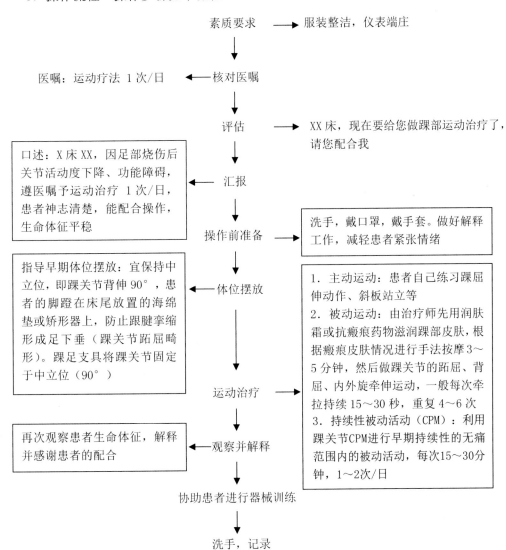

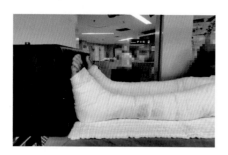

（a）踝关节体位摆放

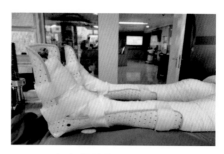

（b）踝关节中立位支具

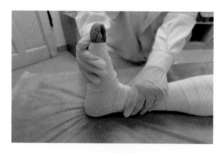

（c）踝背屈

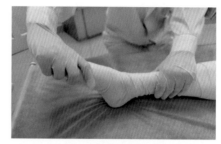

（d）踝跖屈

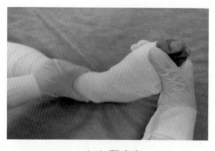

（e）踝内翻

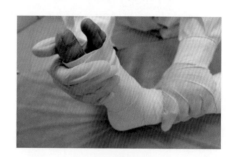

（f）踝外翻

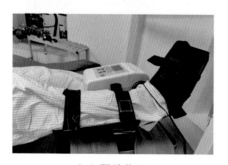

（g）踝关节CPM

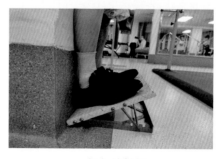

（h）站斜板

图8-8 足部烧伤康复护理技术

6．注意事项

（1）足部烧伤后应尽量卧床休息，抬高双下肢以促进回流减少水肿。

（2）足部受伤后要始终保持足部中立位和背屈 90°位，防止足下垂。

（3）足部创面愈合后根据患者情况可尽早缠弹力绷带下地活动。

（4）踝部深度烧伤引起的足部畸形，可导致患者站立、步行困难，长期坐轮椅，患者很难回归家庭和社会，因此，踝足烧伤后的康复尤为重要。

7．知识链接

（1）踝关节跖屈畸形（足下垂）：是由于足跟和跟腱部位严重烧伤后，敷料包扎、疼痛以及创面形成坚硬的痂皮，使得早期踝关节未得到及时的功能位固定和适当的功能锻炼。恢复期植皮后皮片挛缩或跟腱瘢痕挛缩等原因限制了踝关节的活动，足不能背屈，在行走时患者往往是足尖或前脚掌着地。医生普遍更关注患者的创面愈合，也会关注功能，但往往是创面愈合后才考虑，而此时往往已经出现了瘢痕牵拉、踝关节僵硬、肌腱挛缩等，错失了早期康复的机会。因此，在烧伤早期即开始体位摆放及被动运动能明显改善踝关节功能。

（2）功能部位整形术：患者创面愈合半年左右，其瘢痕尚处于生长期之内，未出现十分严重的关节脱位、僵硬现象，但对关节功能的影响已经较为明显，通过在真皮组织上植入脱细胞异体真皮或自体中厚皮，并辅以外界支具，能够有效固定患者关节及烧伤部位，使其在特定时间内保持抗挛缩状态，联合术后常规功能锻炼能有效恢复关节功能；另外功能部位整形手术能加速患者血液循环，使患者创面细胞保持持久活力，并能增加细胞释放生长因子，刺激其增殖、生长而促进患者创面愈合，进而加速关节功能恢复。

（3）骨筋膜室综合征（OCS）：是临床常见的急症，包括急性骨筋膜室综合征（ACS）和慢性劳累性骨筋膜室综合征（CECS）。当局部循环灌注减少，筋膜室内组织缺血、代谢产物淤积，造成不可逆的肌肉和神经损伤因素引起筋膜室内压力（ICP）升高，导致小血管或微循伤，严重者可导致截肢甚至死亡。

五、膝部烧伤康复护理技术

1．目的

（1）预防和控制膝部瘢痕挛缩。

（2）维持和改善膝关节活动度。

（3）预防和减轻膝关节畸形与挛缩的发生。

（4）恢复膝关节功能。

2．适应证

（1）膝部深度烧伤。

（2）膝部瘢痕增生。

（3）膝关节植皮术后。

3．禁忌证

（1）膝部皮肤有活动性出血。

（2）膝关节骨折。

（3）膝部植皮术后5～7天。

（4）膝关节暴露。

（5）骨筋膜室综合征。

（6）拒绝配合治疗的患者。

4．用物准备

（1）手套、滋润霜、抗瘢痕药物。

（2）膝关节支具、下肢CPM。

5．操作流程　操作步骤如下流程。

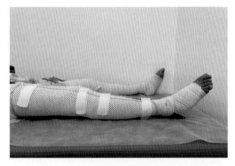

（a）膝伸直位支具

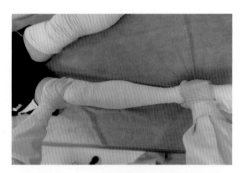

（b）伸膝

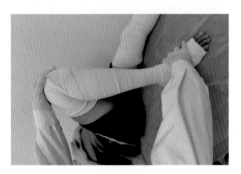

（c）屈膝

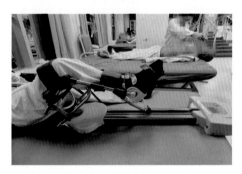

（d）下肢CPM

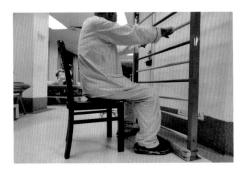
（e）坐凳子

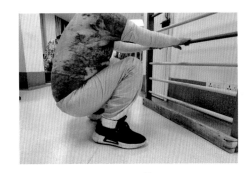
（f）下蹲

图8-9　膝部烧伤康复护理技术

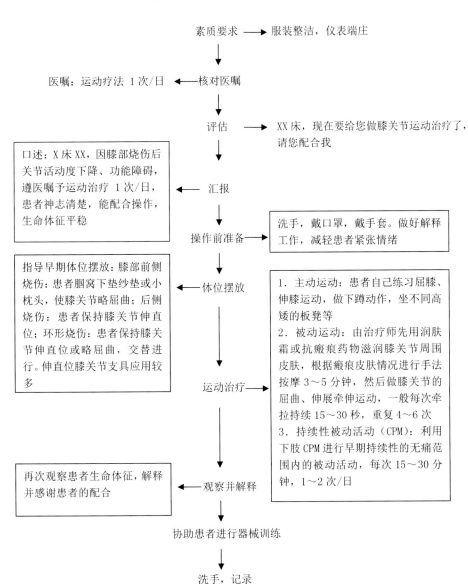

素质要求 ⟶ 服装整洁，仪表端庄

医嘱：运动疗法 1次/日 ⟵ 核对医嘱

评估 ⟶ XX床，现在要给您做膝关节运动治疗了，请您配合我

口述：X床XX，因膝部烧伤后关节活动度下降、功能障碍，遵医嘱予运动治疗 1次/日，患者神志清楚，能配合操作，生命体征平稳 ⟶ 汇报

操作前准备 ⟶ 洗手，戴口罩，戴手套。做好解释工作，减轻患者紧张情绪

指导早期体位摆放：膝部前侧烧伤：患者腘窝下垫纱垫或小枕头，使膝关节略屈曲；后侧烧伤：患者保持膝关节伸直位；环形烧伤：患者保持膝关节伸直位或略屈曲，交替进行。伸直位膝关节支具应用较多 ⟶ 体位摆放

运动治疗 ⟶ 1.主动运动：患者自己练习屈膝、伸膝运动，做下蹲动作，坐不同高矮的板凳等
2.被动运动：由治疗师先用润肤霜或抗瘢痕药物滋润膝关节周围皮肤，根据瘢痕皮肤情况进行手法按摩 3～5分钟，然后做膝关节的屈曲、伸展牵伸运动，一般每次牵拉持续 15～30秒，重复 4～6次
3.持续性被动活动（CPM）：利用下肢CPM进行早期持续性的无痛范围内的被动活动，每次 15～30分钟，1～2次/日

再次观察患者生命体征，解释并感谢患者的配合 ⟶ 观察并解释

协助患者进行器械训练

洗手，记录

6．注意事项

（1）膝部是下肢主要的负重和活动部位，因此需尽早治疗和康复，以求最大可能地恢复患者下肢功能。

（2）在生命体征平稳、病情允许的情况下，要鼓励患者膝部或下肢早活动，预防膝关节僵硬。

（3）给患者做牵伸时应以患者能忍受的疼痛为度，若出现持久性疼痛则有可能运动过量，需减轻运动量。

7．知识链接

（1）下肢深静脉血栓：烧伤可使患者血液凝固性增高，破坏血管内皮完整性，卧床制动使静脉血流缓慢或淤滞，而反复烧伤手术操作、动静脉穿刺、静脉置管和其他治疗又进一步加重血管内膜损伤。因此，有很高的下肢深静脉血栓形成（DVT）发生危险。

（2）膝部损伤的常见原因

1）负重及高强度运动：膝关节是人体最大的滑膜关节，它负担着全身的重量，在运动和工作时要承受比全身大几倍的重量，超负荷的运动和工作，使关节过度损耗，引起膝部损伤。最常见的有韧带损伤、半月板损伤和肌肉拉伤等。

2）关节损伤：因外伤（如车祸、烧伤、热压伤、电击伤等）引起的膝部损伤，常常损伤程度较重，导致膝关节韧带损伤、脂肪垫损伤、半月板损伤创伤性滑膜炎、膝关节骨性关节炎等。热压伤由于热力作用时间较长，常常形成深度烧伤创面，真皮层以下的组织坏死，甚至伴有肌肉、骨骼的坏死，以及关节的外露。

3）退行性病变：随着年龄的增长，身体各器官功能逐渐减退，关节腔黏液分泌减少，关节软骨干燥、逐渐磨损、变薄，关节骨质疏松加之关节周围肌肉生理性萎缩，韧带弹性减弱，膝关节活动能力逐渐减退。

（3）持续性被动活动（CPM）：可温和而持久地牵引关节周围组织，以防止纤维挛缩和松懈粘连，从而保持关节活动范围。促进软骨基质内液与关节液之间的交换，从而保持软骨营养，防止其退行性变化。在软骨修复过程中，使关节面获得较好的塑形，从而减少以后发生骨关节疾病的机会。韧带修复后做CPM可减轻韧带萎缩，CPM时本体感觉器不断发放向心冲动，根据闸门学说可阻断疼痛信号的传送，因而减轻疼痛。CPM与一般被动运动相比，其特点是作用时间长，同时运动缓慢、稳定、可控，因而更为安全、舒适。与主动运动相比，CPM不引起肌肉疲劳，可长时间持续进行，同时关节受力小，可在关节损伤或炎症时早期应用而不引起损害。

六、髋部烧伤康复护理技术

1．目的

（1）预防和控制髋部瘢痕挛缩。

（2）维持和改善髋关节活动度。

（3）预防和减轻髋关节畸形与挛缩的发生。

（4）恢复髋关节功能。

2．适应证

（1）髋部深度烧伤。

（2）髋部瘢痕增生。

（3）髋关节植皮术后。

3．禁忌证

（1）髋部皮肤有活动性出血。

（2）髋关节骨折。

（3）髋部植皮术后 5 ～ 7 天。

（4）髋关节暴露。

（5）下肢深静脉血栓。

（6）骨筋膜室综合征。

（7）拒绝配合治疗的患者。

4．用物准备

（1）手套、滋润霜、抗瘢痕药物。

（2）髋关节支具、下肢 CPM。

5．操作流程 操作步骤如下流程。

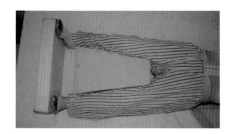

（a）体位摆放（髋外展位）

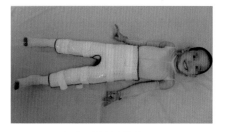

（b）髋外展位支具

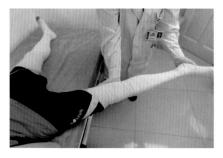

（c）髋外展

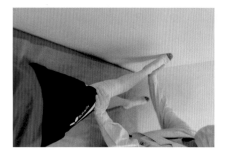

（d）髋内收

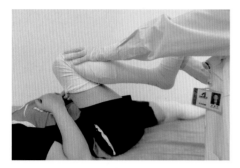 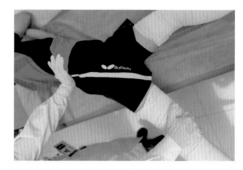

（e）髋屈曲 　　　　　　　　　　　（f）髋后伸

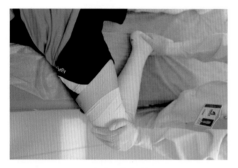 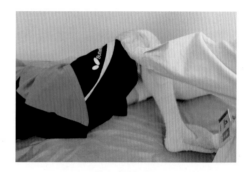

（g）髋内旋 　　　　　　　　　　　（h）髋外旋

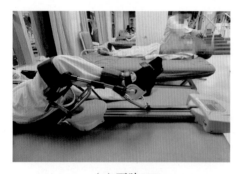 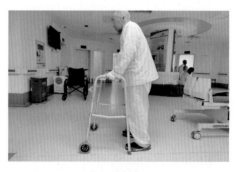

（i）下肢CPM 　　　　　　　　　　（j）助行架

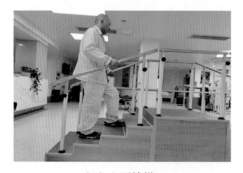 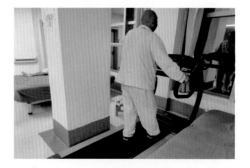

（k）上下楼梯 　　　　　　　　　　（l）跑步机

图8-10　髋部烧伤康复护理技术

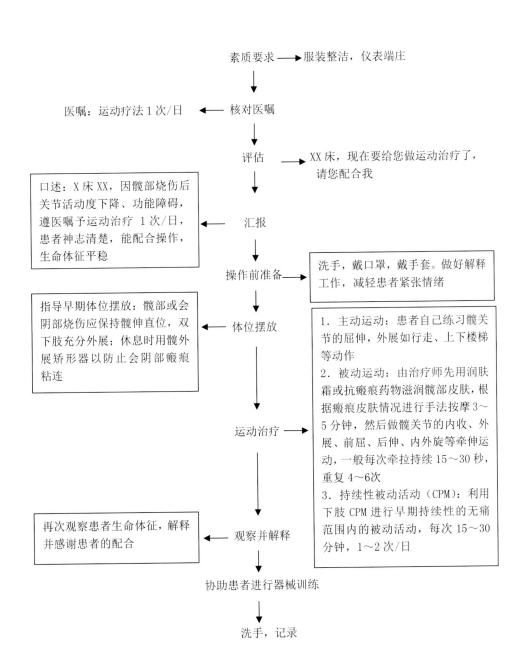

素质要求 ——→ 服装整洁，仪表端庄

医嘱：运动疗法 1 次/日 ←—— 核对医嘱

评估 ——→ XX 床，现在要给您做运动治疗了，请您配合我

口述：X 床 XX，因髋部烧伤后关节活动度下降、功能障碍，遵医嘱予运动治疗 1 次/日，患者神志清楚，能配合操作，生命体征平稳 ←—— 汇报

操作前准备 ——→ 洗手，戴口罩，戴手套。做好解释工作，减轻患者紧张情绪

指导早期体位摆放：髋部或会阴部烧伤应保持髋伸直位，双下肢充分外展；休息时用髋外展矫形器以防止会阴部瘢痕粘连 ←—— 体位摆放

运动治疗 ——→
1. 主动运动：患者自己练习髋关节的屈伸，外展如行走、上下楼梯等动作
2. 被动运动：由治疗师先用润肤霜或抗瘢痕药物滋润髋部皮肤，根据瘢痕皮肤情况进行手法按摩 3～5 分钟，然后做髋关节的内收、外展、前屈、后伸、内外旋等牵伸运动，一般每次牵拉持续 15～30 秒，重复 4～6 次
3. 持续性被动活动（CPM）：利用下肢 CPM 进行早期持续性的无痛范围内的被动活动，每次 15～30 分钟，1～2 次/日

再次观察患者生命体征，解释并感谢患者的配合 ←—— 观察并解释

协助患者进行器械训练

洗手，记录

6．注意事项

（1）髋部康复治疗的目的是增强髋部的肌力以维持髋部的稳定，最终恢复下肢的负重和行走功能。

（2）髋部康复锻炼的进度应视创面修复的情况而定，损伤或手术治疗后的早期不宜做软组织牵伸活动或做肌肉的抗阻力练习。

（3）会阴部深度烧伤很容易遗留瘢痕挛缩、粘连和畸形，进而影响髋关节及下肢功能，因此在会阴部烧伤愈合过程中，要特别注意将双侧髋关节保持外展 45°位，同时进行髋关节的功能锻炼。

（4）开始下地前需先缠弹力绷带或穿弹力裤，可在平衡杠内练习站立、踏步、双足移动；当可站稳后，可手扶站立架或腋拐练习步行，逐步在家属的保护下练习上下楼梯等。

（5）运动治疗要循序渐进、持之以恒、个性化治疗、及时评估，根据评定结果及时调整治疗方案和治疗目标。

7．知识链接

（1）静脉血栓：随着年龄的增长，静脉血栓的发生率明显增加。据调查，长期卧床患者静脉血栓的发生率可达 31%，明显高于普通人群，其原因主要是血流速度减慢，血液异常高凝状态和静脉壁受损，长期卧床的患者肌肉活动能力明显下降，因此使得局部高凝，血流缓慢，血液在静脉中滞留，血小板凝聚而形成血栓。静脉长期血液淤滞也容易引起肢体肿胀。

（2）医学训练式治疗（MMT）：进行蹬踏、伸膝、屈膝等形式训练。测试时，依患者下肢肌肉功能情况选择一较重负荷，测试患者能够连续进行该项运动的次数。根据"亚极限量"测试中所采用的负荷及能重复运动的次数，通过"理论最大负荷计算法"计算出该项运动训练的理论最大负荷。之后根据理论最大负荷及治疗目的设定运动训练的处方，并输入 MTT 智能磁卡中。治疗时，MTT 智能磁卡插入相应训练设备，患者进行预先运动 3 次，待视觉反馈屏幕上出现根据预先运动所产生的运动轨迹后，患者继续运动并努力使代表实际运动的光标轨迹能够切合预先运动轨迹。

（3）烧伤后挛缩与畸形发生的原因：临床治疗中，不恰当的肢体体位摆放、长时间制动、肌肉、软组织及骨性结构的损伤等都可能参与挛缩的发生发展过程。烧伤面积大、伤势重或者局部疼痛、包扎等原因，患者经常处于全身或者局部的制动状态，加上皮肤损伤的同时也常累及皮肤下的软组织、肌肉、骨骼，烧伤患者成为发生关节挛缩的高危人群。

第三节 物理康复疗法护理技术（PT）

一、烧伤沐浴护理技术

1．目的

（1）减少创面的细菌和毒素。

（2）清除创面脓液及坏死组织。

（3）减少换药时的疼痛。

（4）清洁皮肤、促进皮肤血液循环及新陈代谢。

2．适应证

（1）中小面积烧伤患者。

（2）大面积烧伤部分创面未愈的患者。

（3）烧伤创面植皮前及供皮区的术前准备。

3．禁忌证

（1）女患者月经期。

（2）保痂患者。

（3）有严重感染、严重心肺疾患及全身情况较差者。

（4）已出现创面脓毒症或败血症者。

4．用物准备

（1）淋浴物品、浸浴缸、一次性塑料薄膜、手套、换药碗（剪刀、镊子）、无菌纱布。

（2）消毒药物（复春散1号）、抗瘢痕药物（复春散2号）。

5．操作流程 操作步骤如下流程。

素质要求 → 服装整洁，仪表端庄

↓

医嘱：沐浴 1 次/日 ← 核对医嘱

↓

评估 → XX 床，现在要给您沐浴了，请您配合我

↓

口述：X 床 XX，为了促进创面愈合、减轻换药时的疼痛需进行沐浴。患者神志清楚，能配合操作，生命体征平稳 ← 汇报

↓

操作前准备 → 洗手，戴口罩、戴无菌手套、戴护目镜、穿隔离衣，做好解释工作

↓

进食、排空大小便；创面敷料拆除，只留最后一层；有气管切开患者浸浴前应吸痰，保持各种管道固定通畅，防止污水浸湿 ← 患者准备

↓

沐浴 → 1. 能站立的中小面积烧伤患者：可用流动水淋浴、冲浴，即利用可调节水温的花洒或喷头让适宜温度的水缓慢冲浴全身或具有一定压力的水射流垂直作用于身体局部
2. 大面积烧伤患者：适合浸浴，浸浴方法：浴缸内放38～40℃的温水，遵医嘱加入消毒剂（复春散1号）或抗瘢痕药物（复春散2号）；将患者抬入浴缸中，保持水位在胸部以下，有气管切开者需充分暴露气管切开，必要时予氧气吸入：先浸泡5～10分钟再开始清理痂皮或瘢痕皮肤，动作轻柔，若痂皮黏附过紧，可用剪刀剪除，避免强行撕扯；浸浴完毕，用清水冲洗创面后使用干纱布迅速拭干、注意保暖；患者返回病房后用保温仪保暖，并通知医生换药处理

↓

观察患者意识、生命体征，监测体温；检查各种管道是否在位、通畅，必要时消毒后重新固定。解释并感谢患者的配合 ← 观察并解释

↓

洗手，记录

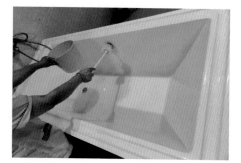

（a）消毒浴缸

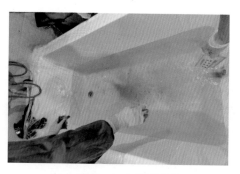

（b）放水，加入消毒药品

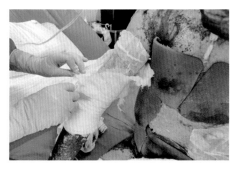

（c）保留内层纱布

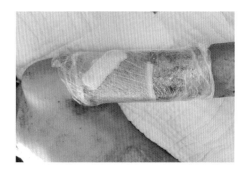

（d）封闭静脉导管

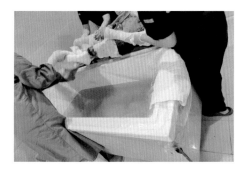

（e）抬患者入浴缸

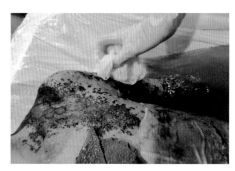

（f）纱布轻拭

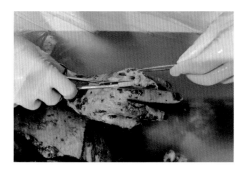

（g）剪掉腐皮

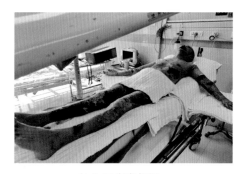

（h）回病房保温

图8-11　烧伤沐浴护理技术

6. 注意事项

（1）初次沐浴，应做好解释工作，督促患者沐浴前30分钟排便、禁食水，充分做好准备工作，大面积烧伤患者初次沐浴时间宜短，一般时间为10～15分钟，且医生应在场。

（2）沐浴过程中，如患者出现面色苍白、心慌、出冷汗等虚脱表现，应立即停止沐浴。

（3）大面积烧伤患者新愈合皮肤菲薄，在搬动时要注意防止损伤。

（4）有气管切开患者，应防止污水流入气管引起呛咳及肺部感染。有动静脉置管可用防水透明敷料保护穿刺部位，确保各种管道固定、通畅，防止污水浸湿。

（5）注意水温（38～40℃），确保整个过程有人照顾患者，询问患者的感觉，鼓励患者活动肢体。

（6）每个患者浸浴前后浴缸均需彻底清洗、消毒处理。

7．知识链接

（1）水温控制：一般大面积烧伤患者创面有感染时，沐浴水温应控制在35℃左右，以患者感觉舒适为宜。过高的温度会刺激创面肉芽，使患者感觉疼痛，甚至致组织损伤；其次，过高的温度会促使毛细血管过度扩张，增加人体对细菌毒素及组织分解产物的吸收，后期也会促使瘢痕增生。水温过低则使毛细血管收缩，达不到促进血液循环的作用，且患者不耐受，容易受凉感冒。

（2）预防不良水疗反应：不良水疗反应指的是全身水疗患者因身体浸入水中后，温水促使皮肤毛细血管舒张，从而引发全身血液的再分布，大量血液由大脑等内脏部位转移至四肢和躯干皮肤毛细血管中，导致脑部缺血缺氧而出现头晕、心慌、全身乏力甚至晕厥等表现的症状。大面积烧伤患者在开始水疗之前一般都经过了较长时间的卧床阶段，血管舒缩能力下降，因此，在早期全身水疗时就可能出现或轻或重的水疗反应。

预防水疗反应首先应控制水温，水温越高则水疗反应越明显。其次是控制治疗时间，由10分钟开始，逐渐增加至30分钟。最后是控制运动强度，主要是针对水中运动治疗，因为患者在水中的运动强度越大，消耗能量越多，其出现水疗反应的概率也就越大。当然，除了以上三方面之外，最根本的还是对患者体质等情况的了解与观察，在治疗过程中多询问患者的主观感受，一旦出现水疗反应的先兆，应当立即停止治疗。

（3）一次性保鲜膜：烧伤浸浴治疗是大面积烧伤患者常规的治疗项目之一，过程中可能会使患者留置的PICC（peripherally inserted central catheter）导管的敷料浸湿，从而导致穿刺部位感染、导管脱落等。我们采用一次性保鲜膜供患者烧伤浸浴治疗时使用，将一次性薄膜在PICC穿刺点上下5cm左右缠绕几圈后，用胶布在边缘处固定，这样浸浴时能有效地保护PICC导管。

二、烧伤水疗护理技术

1．目的

（1）促进创面愈合。

（2）软化瘢痕、增强皮肤弹性。

（3）扩大关节活动范围、增强肌力、改善运动功能。

（4）改善全身各系统功能。

2．适应证

（1）烧伤后瘢痕皮肤。

（2）烧伤后肌力下降的患者。

（3）烧伤后运动功能下降的患者。

3．禁忌证

（1）治疗部位进行性出血。

（2）治疗部位化脓性疾病。

（3）严重心血管疾病。

（4）高热。

（5）拒绝配合治疗的患者。

4．用物准备

（1）盆、温水、纱布、换药碗、消毒药品（复春散1号）、抗瘢痕药品（复春散2号）。

（2）四肢浴槽、涡流气泡浴槽。

5．操作流程　操作步骤如下流程。

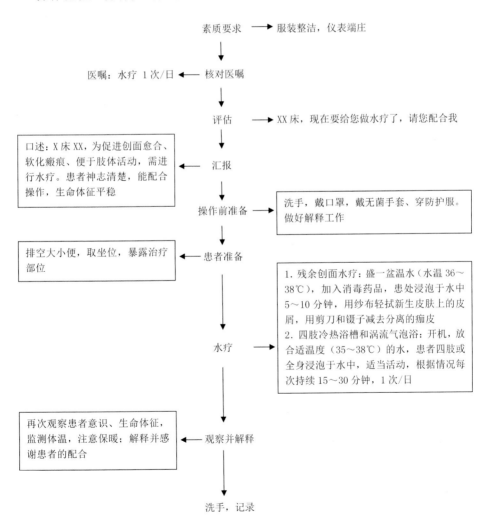

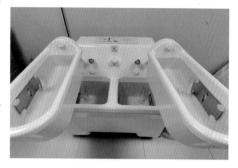

（a）四肢浴槽准备

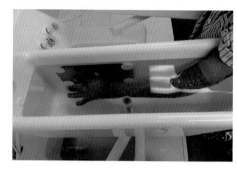

（b）四肢冷热水疗

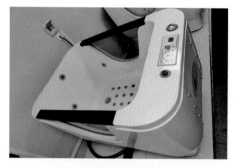

（c）涡流气泡浴缸准备

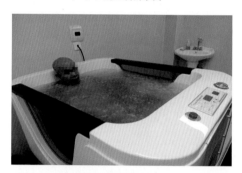

（d）涡流气泡浴

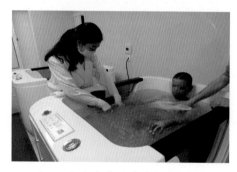

（e）水中运动治疗

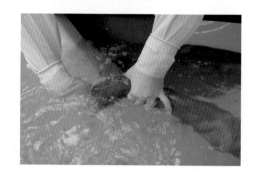

（f）水中运动治疗

图8-12　烧伤水疗护理技术

6．注意事项

（1）加强水疗装置的清洁消毒，避免交叉感染。

（2）控制水温，水温一般保持在35～38℃，面积较大时应适当降低水温。温度过高易引起患者疼痛、促进毒素吸收，甚至促进瘢痕增生；温度过低则达不到促进血液循环的作用，且容易导致患者受凉。

（3）有温泉池或游泳池的医疗单位还可以让患者在水中进行关节活动度、水中肌耐力、水中平衡功能、水中步行步态及水中协调性训练。

（4）在水疗过程中应加强对患者，尤其是大面积烧伤患者的病情观察，预防各类不良反应，主要表现为头晕、心慌、全身乏力甚至晕厥等。在治疗前应评估患者的身体状况，控制好治疗时间，一般由 10 分钟开始，逐渐增加至 30 分钟。水中运动治疗时注意控制时间，治疗过程中多询问患者的主观感受，一旦出现不良反应的先兆，应当立即停止治疗。

7．知识链接

（1）水疗作用原理：温度对机体的生命活动过程影响较大，突然的温度刺激、水温和机体体温之间的差异、作用面积、作用强度、作用持续时间等都会引起机体产生不同的反应。

水根据不同温度，可分为热水、温水、不感温水、凉水和冷水。水疗通过水的喷雾、冲洗、摩擦、涡流等方式碰撞身体表面产生机械效应，主要包括静水压、浮力和水流冲击作用。水是一种很好的溶剂，可溶解多种化学物质，既可使药物直接作用于局部，又避免了药物对胃肠道的刺激，对运动系统、神经系统、消化系统、泌尿系统、内分泌系统、呼吸系统、循环系统及生殖系统等均具有明显的功能促进作用，从而达到相应的康复治疗效果。

水疗是一种增强身心健康的理想活动模式，水中富含的矿物质和水温能缓解机体疲劳，从而促使机体达到放松身体和保健身体的作用。

（2）烧伤水疗：有利于创面清理、减少换药疼痛、预防创面出血、消除毒素、控制感染、促进创面愈合，同时借助水疗的温热作用也有利于软化瘢痕、增强皮肤弹性、方便肢体运动，如：借助水的浮力做手法牵伸或主动运动，有利于扩大关节活动范围、增强肌力，从而使患者的运动功能得以改善。

（3）上肢涡流水疗法：是在传统水疗的基础上添加了涡流元素，使得患肢瘢痕的治疗不再仅限于温热作用及静水压作用等，还结合了涡流对瘢痕的冲击效果。通过水疗的温热效应及浮力作用，一定程度上可以促进局部血液循环，此外，涡流作用可进一步增加水流的冲击力、加大静水压，对瘢痕处血管及淋巴管产生一定的压力作用，加速淋巴循环及体液分布，有利于预防水肿。另外，在治疗过程中指导患者进行主动、被动运动，可有效利用肌肉主动收缩时产生的"唧筒效应"，促进组织间液回流，以达到预防肌腱粘连的理想效果。

三、石蜡疗法护理技术

1．目的

（1）促进血液循环，促进创面愈合。

（2）镇痛。

（3）滋润、软化瘢痕。

（4）松解粘连。

2．适应证

（1）运动系统疾病。

（2）各种慢性炎症。

（3）周围神经损伤。

（4）瘢痕。

3．禁忌证

（1）高热。

（2）开放性伤口。

（3）感染。

（4）皮肤病和传染性疾病等。

4．用物准备　蜡块、蜡盘、纱布、纱垫。

5．操作流程　操作步骤如下流程。

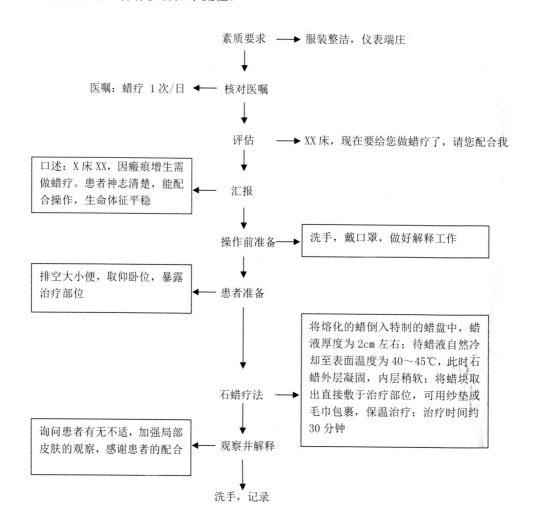

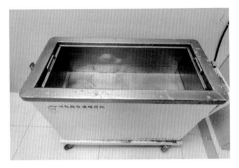

（a）蜡箱熔蜡

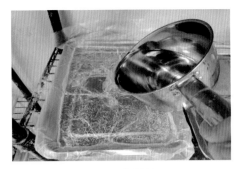

（b）准备蜡饼

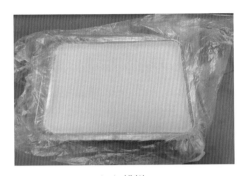

（c）蜡饼

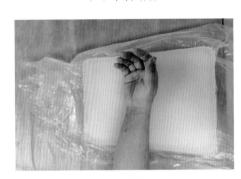

（d）试温

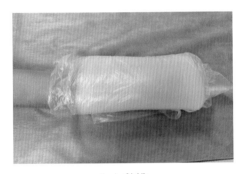

（e）敷蜡

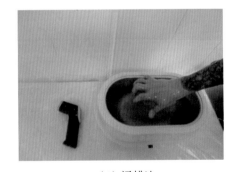

（f）浸蜡法

图8-13　石蜡疗法护理技术

6. 注意事项

（1）石蜡疗法包括蜡饼法、刷蜡法、浸蜡法等，烧伤患者受创面、新愈合皮肤及瘢痕薄弱、感知功能较差等影响，通常选用蜡饼法。

（2）治疗前严格把控石蜡的温度，治疗时应充分告知患者及家属勿挤压蜡块以免蜡液流出导致烫伤。

（3）治疗部位有散在创面时，使用石蜡治疗前可垫1～2层纱布后再进行治疗。

（4）治疗过程中应加强巡视，密切观察治疗部位局部皮肤情况，主动关心患者有无不适主诉。

（5）每周进行蜡饼的清洁与消毒。

7．知识链接

（1）石蜡疗法：是指利用加热融化的石蜡为介质涂敷于患处，用于治疗疾病的一种方法。加热熔化后的石蜡具有可塑性、柔韧性、附着性等特点，冷却过程中可以释放出大量热量，具有持久的温热作用。蜡饼包裹患肢能够改善患肢血液循环，具有缓解肌张力、软化肌张力过高造成的肌腱挛缩等作用。

（2）液体石蜡治疗残余创面：液体石蜡是从石油中得到的多种液体的混合物，无色无味，透明呈油状，不溶于水或乙醇，是一种很好的有机溶剂。将液体石蜡涂于创面后，可使皮肤表面的油脂、污垢、痂皮软化，减少与新生上皮的黏附，在更换敷料时可减轻对新生上皮的损伤，同时可有效清除创面上的坏死组织、痂皮和污垢，减少创面细菌的定植，从而有效控制感染、提高治疗效率、促进创面愈合。液体石蜡的网状结构可允许气体通过而阻挡水分通过，水分不易通过则很难蒸发，从而保持创面湿润、促进创面愈合，还可以保护受损的神经末梢，解除立毛肌痉挛，减轻患者疼痛。应用液体石蜡进行创面换药前的处理，其清洁力强，使得清创更为彻底有效，同时有利于控制感染。

（3）石蜡的清洁与消毒

1）沉淀清洁法：用几层纱布或细孔筛等对熔化的石蜡进行过滤，将过滤后的石蜡静置冷却，或将石蜡熔解后搅拌使污物下沉，上层则为清洁的石蜡，凝固后再切除沉积于石蜡底部比重较大的杂质。

2）水煮清洁法：加等量水于石蜡内并煮沸 30 分钟，使蜡块溶解，蜡液中的杂质沉淀于蜡底层，冷却凝固后将污蜡切除。

3）白陶土清洁：向熔解的石蜡中加入 2%～3% 白陶土或白土，加热至 90℃ 并搅拌 30 分钟，蜡内污物杂质即被吸附并沉积于底部，凝固后将污蜡切除。

4）滑石粉清洁：向熔解的石蜡中加入 2%～3% 的滑石粉，静置后将澄清的蜡液倒出或等蜡液凝固后将下层污蜡切除。

5）清洗法：每次治疗后，将取下的蜡立即用急流水冲洗，以清除黏附在蜡表面的汗液、皮屑等污物杂质。

6）石蜡的消毒：将石蜡加热至 100℃ 并维持 15 分钟，即可达消毒作用。

四、超声波疗法护理技术

1．目的

（1）改善血液循环及淋巴回流。

（2）止痛。

（3）消炎。

（4）软化瘢痕、松解粘连。

2．适应证

（1）颈椎病、肩周炎、劳损。

（2）血肿肌化。

（3）瘢痕粘连等。

3．禁忌证

（1）急性炎症、恶性肿瘤。

（2）出血倾向。

（3）心脏部位、带有心脏起搏器。

（4）急性软组织损伤 24 小时内。

（5）儿童骨骺端等。

4．用物准备　超声治疗仪、耦合剂、抗瘢痕药物、擦手纸。

5．操作流程　操作步骤如下流程。

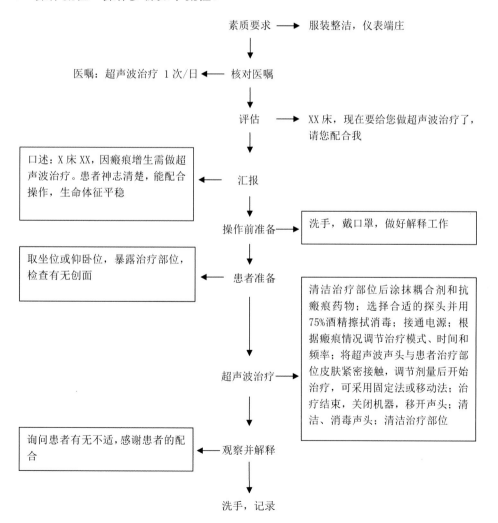

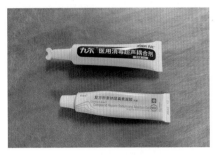
（a）耦合剂、药品准备

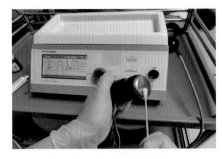
（b）开机、消毒声头

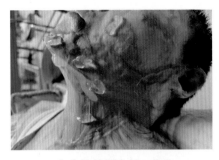
（c）涂抹耦合剂、药品

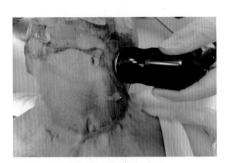
（d）治疗

图8-14　超声波疗法护理技术

6．注意事项

（1）超声波治疗分为直接接触法、水下法等，烧伤瘢痕治疗时常选用直接接触法并配合抗瘢痕药物做超声波药物透入。

（2）治疗时耦合剂和药物必须涂抹均匀，否则可能会影响治疗效果。

（3）治疗瘢痕时常选用直接接触法中的移动法，声头在治疗部位做均匀螺旋式移送，选用强度为 $0.3 \sim 0.8W/cm^2$，治疗时间根据瘢痕面积通常为 $5 \sim 40$ 分钟。

（4）超声波作用于未骨化的骨骺可使骨发育不全，故幼儿骨骺处禁用超声波。

7．知识链接

（1）超声药物透入疗法的作用特点

1）不仅能将药物透入体内，甚至可将整个药物分子透入体内，保持原有药物性能，超声波和药物的综合作用使疗效加强。

2）所用药源较广，不限于电离和水溶物质。

3）声透疗法与直流电导入疗法不同，不存在极化问题，无电刺激现象，不发生电灼伤，且操作简便；声透疗法的缺点是药物透入体内的剂量和深度不易测定，其药物透入影响因素及超声对药物的影响等尚需进一步研究。

（2）超声波治疗色素沉着：超声波是一种机械振动波，作用于人体时产生的机械振动作用、温热作用可使局部皮温升高，加速血液和淋巴液循环促进新陈代谢、改善组织营养、加快组织修复、促进药物吸收，使淡红肤色较快加深至淡褐色，为强脉冲光治疗提供条件，可以减轻强脉冲光治疗时的反应，增强疗效，缩短治疗时间，也可以明显提高患者的治愈率和满意度。维生素 C 能将颜色较深的氧化型色素还原为颜色较浅的还原型色素，将多巴醌还原为多巴，从而抑制黑素形成。经超声波的弥散和组织渗透作用，让维生素 C 更有效地经皮肤渗透入体内，淡化色斑，从而达到较好的治疗目的。

（3）超声波的温热作用：超声波产生的热大部分由血液循环带走，少数由邻近组织的热传导散播。因此，当超声波作用于缺少血液循环的组织时，如眼的角膜、玻璃体、睾丸等，则应特别注意，避免过度产热而损伤组织。

五、中频电疗法护理技术

1．目的

（1）促进血液循环及淋巴回流。

（2）镇痛止痒。

（3）消炎。

（4）锻炼骨骼肌。

（5）软化瘢痕、松解粘连。

2．适应证

（1）运动系统疾病。

（2）术后粘连、术后肠麻痹。

（3）周围神经损伤。

（4）瘢痕增生。

3．禁忌证

（1）急性炎症、恶性肿瘤。

（2）出血倾向。

（3）心脏部位、有心脏起搏器。

（4）孕妇腰骶部。

4．用物准备　中频治疗仪、电极片套、弹力绷带、纱布、沙袋。

5．操作流程　操作步骤如下流程。

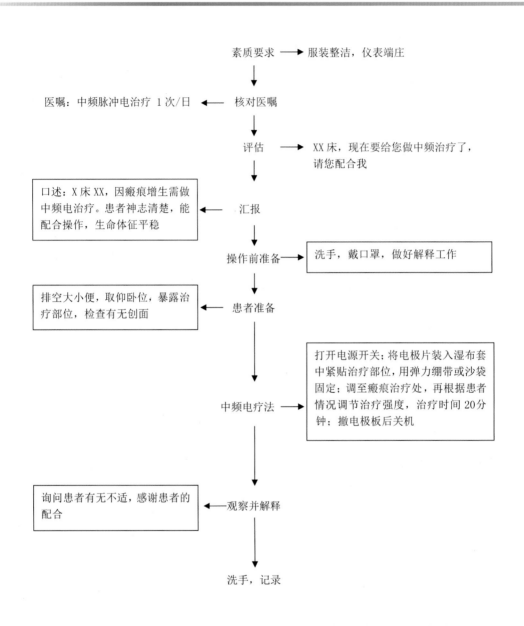

素质要求 ——→ 服装整洁，仪表端庄

医嘱：中频脉冲电治疗 1 次/日 ←—— 核对医嘱

评估 ——→ XX 床，现在要给您做中频治疗了，请您配合我

口述：X 床 XX，因瘢痕增生需做中频电治疗。患者神志清楚，能配合操作，生命体征平稳 ←—— 汇报

操作前准备 ——→ 洗手，戴口罩，做好解释工作

排空大小便，取仰卧位，暴露治疗部位，检查有无创面 ←—— 患者准备

中频电疗法 ——→ 打开电源开关；将电极片装入湿布套中紧贴治疗部位，用弹力绷带或沙袋固定；调至瘢痕治疗处，再根据患者情况调节治疗强度，治疗时间 20 分钟；撤电极板后关机

询问患者有无不适，感谢患者的配合 ←—— 观察并解释

洗手，记录

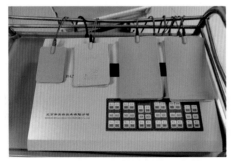

（a）仪器准备

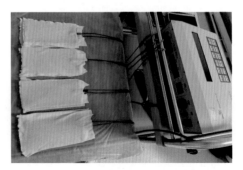

（b）套湿布袋

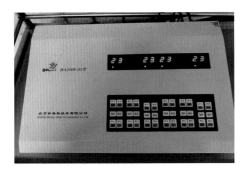
（c）打开电源

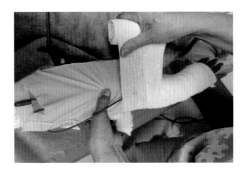
（d）电极片紧贴皮肤，用弹力绷带固定

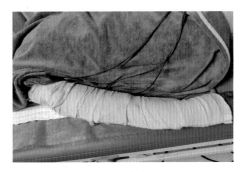
（e）治疗

图8-15 中频电疗法护理技术

6. 注意事项

（1）治疗前应告知患者治疗过程中的正常反应、配合要点及相关注意事项等，取得患者的理解和配合。

（2）治疗过程中需主动询问患者的感觉并密切检查治疗剂量是否在安全范围内。

（3）瘢痕部位、浅感觉或血液循环差的部位实施中频电治疗时，电流强度的调节不应以患者感觉为准，应控制在 $0.1 \sim 0.3 MA/cm^2$，最大不宜超过 $0.5 MA/cm^2$。

（4）仪器治疗时间系统自动设定为20分钟，20分钟后自动断电，取下电极片，再次检查治疗部位。

（5）患者体内有金属异物（金属节育环、骨科金属固定物等）的部位接受治疗时，应严格掌握电流强度，一般控制在 $0.3 MA/cm^2$ 以内，以避免组织损伤。

7. 知识链接

（1）中频电治疗瘢痕工作原理：中频电治疗法能扩大细胞与组织的间隙，使粘连的结缔组织纤维、肌纤维、神经纤维等活动后得到分离，具有较好的软化瘢痕、松解粘连的作用。

（2）中频电疗仪使用不良事件：电灼伤是中频电疗仪使用常见的不良事件，发生原因主要为电极板与皮肤接触不紧密，使用者应根据治疗部位特征、输出电流大小等，选择合适大小的电极板，使用时电极板下加用衬垫。使用过程中应对电极板采取加固措施，加强对患者的宣教，告知其不得擅自移动电极板，如有特殊需要，应先停止治疗后，再更换治疗部位。建议独立使用中频电疗仪，不与液体药物同时使用。正确操作中频电疗仪，先开机再放置电极板，操作结束后，先撤电极板再关机。以使用时间及电阻值为标准更换电极板。

（3）低频脉冲点治疗（TENS）：治疗作用包括以下几种学说：一是闸门控制假说，它认为 TENS 是一种兴奋粗纤维的刺激，粗纤维的兴奋关闭了疼痛传入的闸门，从而缓解了疼痛症状。电生理实验证明，100Hz 左右的频率、0.1ms 波宽的方波是兴奋粗纤维较适宜的刺激。二是内源性吗啡样物质释放假说，它认为一定的低频脉冲电流刺激可能激活了脑内的内源性吗啡多肽能神经元，引起内源性吗啡样多肽释放而产生镇痛效果。

第四节　激光治疗相关护理技术

一、非剥脱性CO_2点阵激光护理技术

1．目的

（1）抑制瘢痕增生，减轻瘢痕厚度，改善瘢痕质地。

（2）选择性光热作用于治疗区后，真皮胶原纤维组织出现收缩、变性，诱发创伤愈合反应，从而改善肤质。

（3）用于改善患者肤色不均、色素病变。

2．适应证

（1）各类增生性瘢痕：手术、烧创伤等外伤瘢痕。

（2）痤疮瘢痕。

（3）毛孔粗大。

（4）色素沉着。

（5）日光性老化。

3．禁忌证

（1）活动期的白癜风、银屑病、系统性红斑狼疮等皮肤病。

（2）妊娠期或哺乳期。

（3）光过敏。

（4）治疗部位有癌症史或癌前病变。

（5）近 1 个月有暴晒史的患者。

4．用物准备

（1）涂抹局麻药物用物准备：剪刀、胶布、压舌板、棉签、塑料膜。

（2）治疗时用物准备：操作者防护眼镜、患者防护眼罩、洗必泰棉球、镊子、纱布若干、绷带、外用药物等。

5．操作流程　操作步骤如下流程。

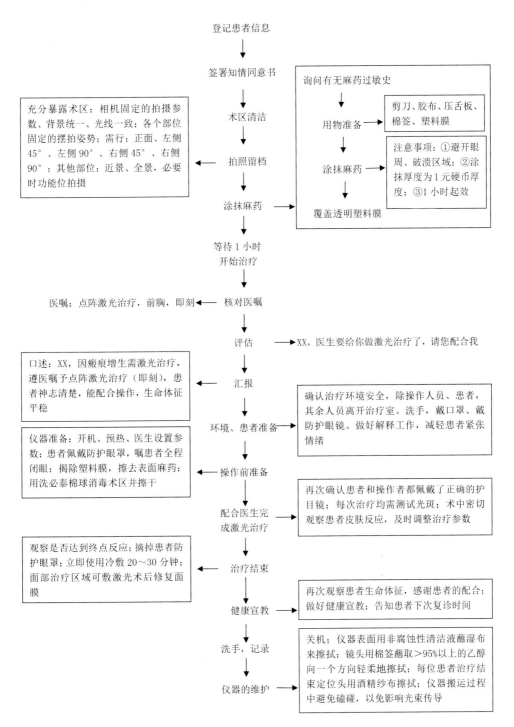

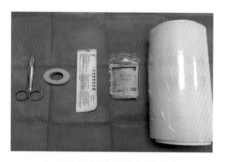
（a）涂抹局麻药物用物准备

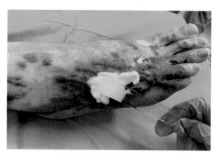
（b）术区涂抹局麻药

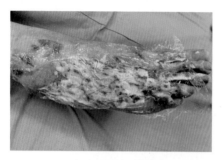
（c）覆盖保鲜膜

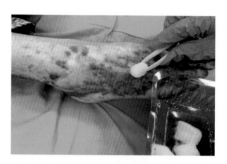
（d）洗必泰棉球消毒、擦干

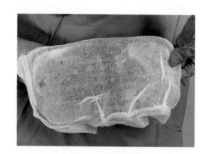
（e）冰袋冷敷

图8-16　非剥脱性CO_2点阵激光护理技术

6．术后注意事项

（1）术后即刻反应：水肿、潮红、轻微刺痛感，可以局部冷敷 20～30 分钟，以减轻肿胀与疼痛。

（2）使用激光术后修复凝胶，面部治疗区域可以使用医用面膜。

（3）禁水：术后禁水 1 天。面部 2 周内避免使用化妆品、禁止蒸面，减少面部表情、避免用力按摩以及出汗等运动。

（4）治疗部位严格防晒，出门戴帽子、戴口罩、打伞；涂防晒霜指数：SPF ＞ 50。

（5）饮食：少食辛辣、刺激及海鲜等易过敏食物。

（6）术后第 2 天，瘢痕患者可继续联合使用外用药物、压力治疗和硅酮贴等效果更佳。

（7）若出现色素沉着一般 3～6 个月恢复。

（8）术后 1 个月复诊。

7．知识链接

（1）非剥脱性二氧化碳点阵激光（NAFL）作用原理：光热作用下靶组织作用于水，表皮保持完整，真皮发生多个柱状的变性坏死带，诱发创伤后修复，胶原重塑，组织重新排列，逐渐达到治疗目的。

（2）瘢痕的预防：瘢痕的发生发展是一个漫长的病理过程，瘢痕的防治应采取多种手段综合治疗，如：药物外涂、减张器使用、压力治疗、光电治疗等，并长期、规律、充分治疗才能有效缩短瘢痕增生期，让瘢痕平稳过渡到成熟期。

（3）瘢痕增生到瘢痕成熟需要多长周期：瘢痕的增生与种族、受伤因素、深度、伤口愈合时间、张力等因素有关，普遍 6～12 个月，瘢痕经过活跃的增生、稳定、消退而变平变软，感觉异常消失，颜色接近正常皮肤；增生性瘢痕进入成熟期平均需要 22～46 个月。

二、剥脱性CO_2点阵激光护理技术

1．目的

（1）改善或消除瘢痕不适带来的疼痛与瘙痒等症状，减轻患者痛苦。

（2）抑制瘢痕增生，减轻瘢痕厚度，改善瘢痕质地，增加皮肤弹性。

（3）改善瘢痕导致的功能障碍。

（4）剥脱或缩小瘢痕组织体积。

（5）用于改善患者肤色不均、色素病变。

2．适应证

（1）各类增生性瘢痕：手术、烧创伤等外伤瘢痕。

（2）萎缩性瘢痕（凹陷性瘢痕）。

（3）瘢痕导致的功能障碍。

（4）良性赘生物。

（5）肤色不均、色素沉着。

（6）光老化引起弹性组织的变性等。

3．禁忌证

（1）活动期的白癜风、银屑病、系统性红斑狼疮等皮肤病。

（2）妊娠期或哺乳期。

（3）光过敏。

（4）近 1 个月有暴晒史的患者。

4．用物准备

（1）涂抹局麻药物用物准备：剪刀、胶布、压舌板、棉签、保鲜膜。

（2）治疗时用物准备：操作者防护眼镜、患者防护眼罩、洗必泰棉球、镊子、棉签、胶布、纱布若干、绷带、外用药物等。

5．操作流程　操作步骤如下流程。

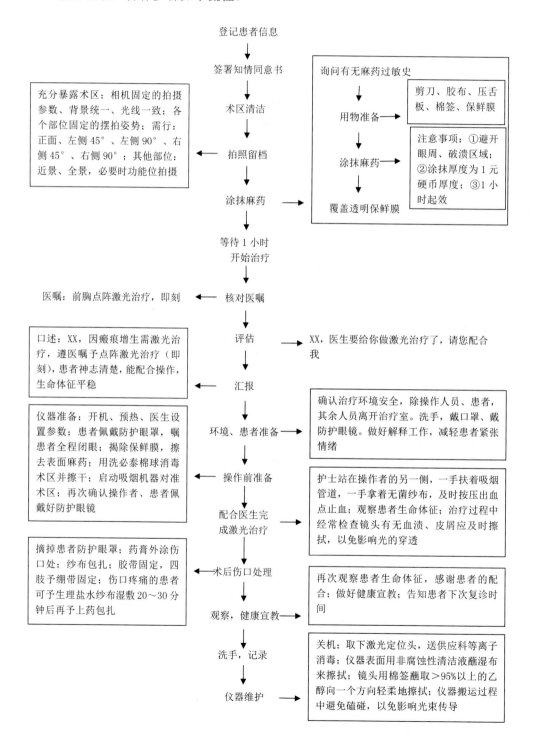

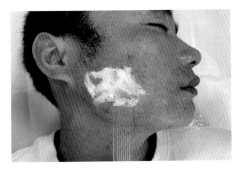

（a）涂抹局麻药

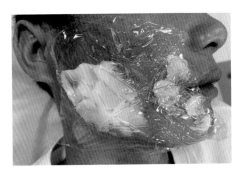

（b）盖上保鲜膜

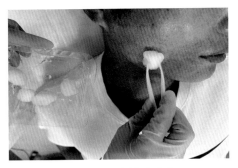

（c）洗必泰棉球消毒

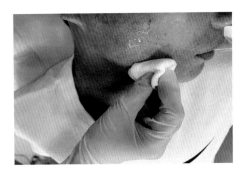

（d）擦干术区

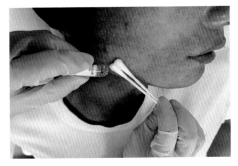

（e）术后涂激素类药物

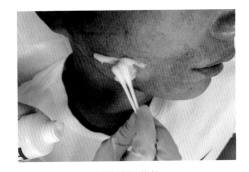

（f）涂外用药物

图8-17　剥脱性CO_2点阵激光护理技术

6．术后注意事项

（1）术后即刻反应：微红肿、渗血、灼热感，可以局部冷敷处理，以减轻肿胀与疼痛。

（2）伤口的护理：面部予暴露，湿性药膏外涂每日3次，涂5～7天；其他部位：每2天换药一次，一般换2～3次；治疗后第2天局部创面可能形成小颗粒的痂皮，7～10天脱落，请勿抠除，让痂皮自行成熟脱落。

（3）禁水：5～7天不宜碰水，面部2周内避免使用化妆品、禁止蒸面，减少面部表情、避免用力按摩以及出汗等运动。

（4）治疗部位严格防晒，出门戴帽子、戴口罩、打伞；涂防晒霜指数：SPF＞50。

（5）饮食：少食辛辣、刺激及海鲜等易过敏食物。

（6）术后5天左右待伤口愈合后，瘢痕患者可继续联合使用外用药物、压力治疗和硅酮贴等效果更佳。

（7）若出现色素沉着一般3～6个月恢复。

（8）术后1个月复诊。

7. 知识链接

（1）剥脱性二氧化碳点阵激光（AFL）作用原理：通过激光矩状均匀微小的热损伤，可以直接汽化部分的病灶组织，微损伤启动自我修复程序，使组织重新排列，热刺激作用下产生新的胶原蛋白，组织结构发生改变，使真皮和表皮得到修复和再生，逐渐达到治疗目的。

（2）剥脱性二氧化碳激光可以改善瘢痕不适症状：AFL波长较长，穿透力强并能被瘢痕组织所吸收，较非剥脱性点阵激光能诱发更强的创伤修复反应，组织消融和凝固程度大，诱导胶原纤维和弹力纤维的新生及重排等作用更为明显；还可以起到松解瘢痕的作用，减少瘢痕张力，改善瘢痕挛缩；剥脱性二氧化碳点阵激光可以抑制局部慢性免疫炎症反应，避免成纤维细胞增殖和胶原纤维堆积，抑制血管增生，改善瘢痕厚度和柔韧度。此外，在激光治疗后在治疗区域内发现小汗腺和毛囊的功能的改善，改善皮肤功能。通过以上途径，从而达到改善瘢痕疼痛、瘙痒和感觉异常等不适症状。

（3）萎缩性瘢痕：表现为皮肤凹陷，由于皮肤胶原纤维缺失或皮下纤维挛缩而诱发的皮肤萎缩，可见于痤疮感染、外伤后。激光可以穿透病灶，松解皮下挛缩纤维化组织，热刺激作用下产生新的胶原蛋白，让凹陷回弹，皮肤慢慢恢复正常。

三、染料激光护理技术

1. 目的

（1）血管性病变，靶组织作用于血红蛋白，光热作用使血管凝固、消除，达到治疗病变组织的目的。

（2）选择性的光热作用使血管封闭，瘢痕内血流减少，从而抑制瘢痕增生。

2. 适应证

（1）血管病变（毛细血管扩张、玫瑰痤疮、鲜红斑痣、血管瘤等）；早期增生性瘢痕。

（2）痤疮。

（3）皮肤年轻化等。

3. 禁忌证

（1）活动期的白癜风、银屑病、系统性红斑狼疮等皮肤病。

（2）妊娠期或哺乳期。

（3）维甲酸（维 A 酸）治疗后 3 个月内。

（4）光过敏。

（5）近 1 个月有暴晒史的患者。

4．用物准备

（1）涂抹局麻药物用物准备：剪刀、胶布、压舌板、棉签、塑料膜。

（2）治疗时用物准备：操作者防护眼镜、患者防护眼罩、洗必泰棉球、纱布若干、冰袋。

5．操作流程　操作步骤如下流程。

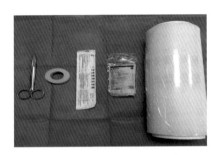

（a）涂抹局麻药物用物准备

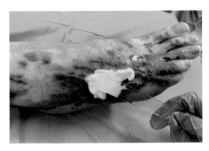

（b）术区涂抹局麻药

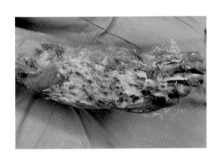

（c）覆盖保鲜膜

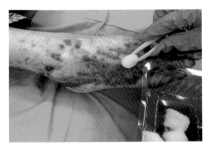

（d）洗必泰棉球消毒、擦干

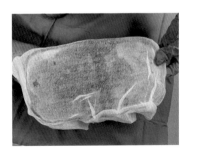

（e）冰袋冷敷

图8-18　染料激光护理技术

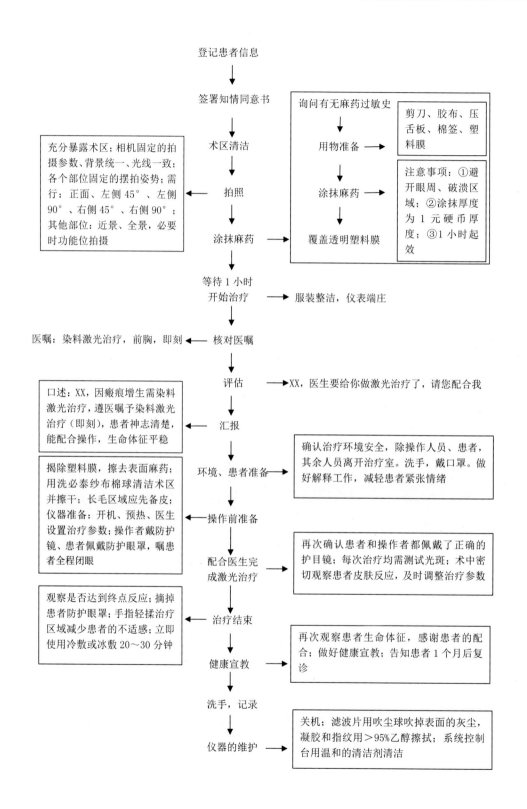

登记患者信息

签署知情同意书

询问有无麻药过敏史

剪刀、胶布、压舌板、棉签、塑料膜

充分暴露术区；相机固定的拍摄参数、背景统一、光线一致；各个部位固定的摆拍姿势；需行：正面、左侧45°、左侧90°、右侧45°、右侧90°；其他部位：近景、全景，必要时功能位拍摄

术区清洁

用物准备

拍照

涂抹麻药

注意事项：①避开眼周、破溃区域；②涂抹厚度为1元硬币厚度；③1小时起效

涂抹麻药

覆盖透明塑料膜

等待1小时
开始治疗

服装整洁，仪表端庄

医嘱：染料激光治疗，前胸，即刻

核对医嘱

评估

XX，医生要给你做激光治疗了，请您配合我

口述：XX，因瘢痕增生需染料激光治疗，遵医嘱予染料激光治疗（即刻），患者神志清楚，能配合操作，生命体征平稳

汇报

确认治疗环境安全，除操作人员、患者，其余人员离开治疗室。洗手，戴口罩。做好解释工作，减轻患者紧张情绪

揭除塑料膜，擦去表面麻药；用洗必泰纱布棉球清洁术区并擦干；长毛区域应先备皮；仪器准备：开机、预热、医生设置治疗参数；操作者戴防护镜、患者佩戴防护眼罩，嘱患者全程闭眼

环境、患者准备

操作前准备

再次确认患者和操作者都佩戴了正确的护目镜；每次治疗均需测试光斑；术中密切观察患者皮肤反应，及时调整治疗参数

配合医生完成激光治疗

观察是否达到终点反应；摘掉患者防护眼罩；手指轻揉治疗区域减少患者的不适感；立即使用冷敷或冰敷20～30分钟

治疗结束

再次观察患者生命体征，感谢患者的配合；做好健康宣教；告知患者1个月后复诊

健康宣教

洗手，记录

关机；滤波片用吹尘球吹掉表面的灰尘，凝胶和指纹用＞95%乙醇擦拭；系统控制台用温和的清洁剂清洁

仪器的维护

6．术后注意事项

（1）术后即刻反应：红肿、灼痛、红斑为正常现象，可冰敷 30 ～ 60 分钟至灼热感消退；红肿一般 3 ～ 5 天消退，紫癜反应一般持续 2 周左右消退。

（2）术区禁水 3 天，术后第 3 天无水泡可正常清水清洁。

（3）水泡处理：小水泡让其自行吸收，用纱布保护不被碰破；大水泡到医院处理并遵医嘱使用外涂药膏。

（4）治疗部位严格防晒（戴太阳帽、打伞等），涂防晒霜（指数：SPF ＞ 30），避免阳光直射。

（5）术后 5 天左右待伤口愈合后，瘢痕患者可继续联合使用外用药物、压力治疗和硅酮贴等效果更佳。

（6）若出现色素沉着一般 3 ～ 6 个月恢复。

（7）术后 1 个月复诊。

7．知识链接

（1）染料激光（PDL）作用原理：1983 年，Parrish 提出的选择性光热作用的原理。染料激光将染料作为介质。靶目标是血红蛋白，通过选择性的光热作用于血红蛋白，血红蛋白吸收能量后转为热量，造成血管内皮损伤，血管凝固，从而达到封闭血管的作用。

（2）未成熟瘢痕：瘢痕外观色红，肉眼可见扩张的毛细血管，可凸出正常皮肤表面，达数厘米或数毫米，伴有异常感觉如：疼痛、瘙痒、麻木等。早期规律光电治疗可以使瘢痕加速"褪红"，改善不适症状，缩短病程，变为成熟瘢痕。

（3）色素脱失：主要由于日晒、外伤、深度烧伤、化学物品等原因引起体内络氨酸酶缺乏、表皮细胞功能的减退、毛囊组织缺失等因素影响黑色素合成。临床表现为外观局限性白斑。可以通过自体黑色素细胞移植术、自体表皮移植术等方法改善色素脱失。烧伤患者伤口愈合后 6 个月，适当紫外线照射有助于皮肤色素的合成。

四、强脉冲光护理技术

1．目的

（1）通过选择性光热作用能量被血管中的血红蛋白吸收，造成目标血管凝结，从而抑制瘢痕。

（2）热效应使色素团破坏、分解，达到淡化或祛除色素问题。

（3）特定波段的强脉冲光可以杀死痤疮丙酸杆菌，抑制皮脂腺的过度分泌，从而达到治疗痤疮的目的。

2．适应证

（1）红色增生期的瘢痕。

（2）皮肤色素性的病损。

（3）皮肤血管扩张（含毛细血管扩张等）。

（4）轻中度的炎性痤疮。

（5）光老化皮肤等。

3．禁忌证

（1）术区有严重的皮肤病，如活动期的白癜风、银屑病、系统性红斑狼疮等。

（2）妊娠期或哺乳期。

（3）光过敏。

（4）文身部位。

（5）术前 1 个月有暴晒史的患者。

4．用物准备　防护眼镜、患者防护眼罩、压舌板、冷凝胶、棉签、纱布若干。

5．操作流程　操作步骤如下流程。

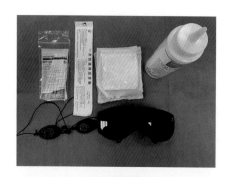

（a）用物准备

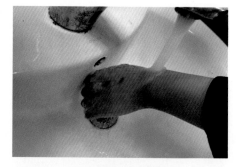

（b）清洁术区并擦干

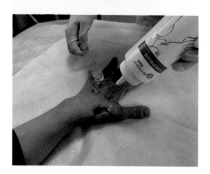

（c）涂冷凝胶

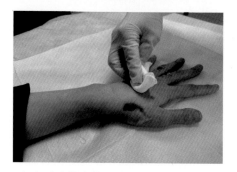

（d）治疗结束擦去冷凝胶（必要时冷敷）

图8-19　强脉冲光护理技术

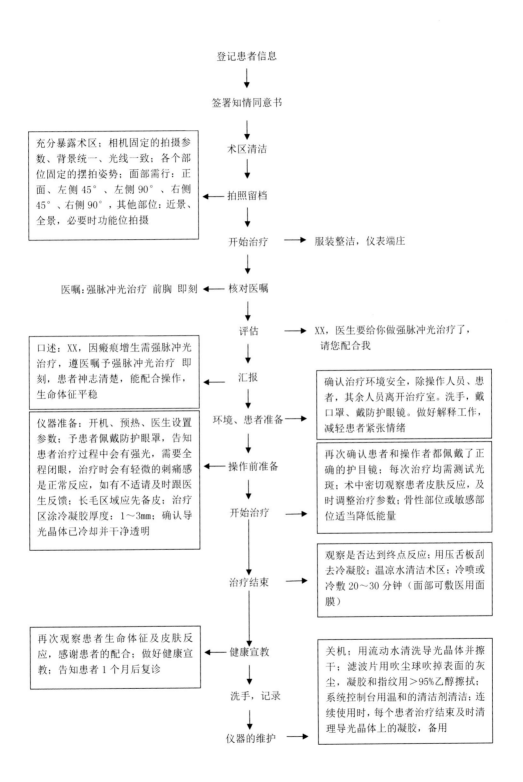

充分暴露术区；相机固定的拍摄参数、背景统一、光线一致；各个部位固定的摆拍姿势；面部需行：正面、左侧45°、左侧90°、右侧45°、右侧90°，其他部位：近景、全景，必要时功能位拍摄

登记患者信息

↓

签署知情同意书

↓

术区清洁

↓

拍照留档

↓

开始治疗　→　服装整洁，仪表端庄

↓

医嘱:强脉冲光治疗 前胸 即刻　←　核对医嘱

↓

评估　→　XX，医生要给你做强脉冲光治疗了，请您配合我

↓

口述：XX，因瘢痕增生需强脉冲光治疗，遵医嘱予强脉冲光治疗 即刻，患者神志清楚，能配合操作，生命体征平稳　←　汇报

↓

环境、患者准备　→　确认治疗环境安全，除操作人员、患者，其余人员离开治疗室。洗手、戴口罩、戴防护眼镜。做好解释工作，减轻患者紧张情绪

↓

仪器准备：开机、预热、医生设置参数；予患者佩戴防护眼罩，告知患者治疗过程中会有强光，需要全程闭眼，治疗时会有轻微的刺痛感是正常反应，如有不适请及时跟医生反馈；长毛区域应先备皮；治疗区涂冷凝胶厚度：1～3mm；确认导光晶体已冷却并干净透明　←　操作前准备　→　再次确认患者和操作者都佩戴了正确的护目镜；每次治疗均需测试光斑；术中密切观察患者皮肤反应，及时调整治疗参数；骨性部位或敏感部位适当降低能量

↓

开始治疗　→　观察是否达到终点反应；用压舌板刮去冷凝胶；温凉水清洁术区；冷喷或冷敷20～30分钟（面部可敷医用面膜）

↓

治疗结束

↓

再次观察患者生命体征及皮肤反应，感谢患者的配合；做好健康宣教；告知患者1个月后复诊　←　健康宣教

↓

洗手，记录　→　关机；用流动水清洗导光晶体并擦干；滤波片用吹尘球吹掉表面的灰尘，凝胶和指纹用＞95%乙醇擦拭；系统控制台用温和的清洁剂清洁；连续使用时，每个患者治疗结束及时清理导光晶体上的凝胶，备用

↓

仪器的维护

6. 术后注意事项

（1）术后即刻：局部微红、灼痛为正常现象，数小时后消退，可冷喷或冷敷 20 ～ 30 分钟。

（2）治疗区域用温凉水清洗，避免使用热水。

（3）面部用温和洁面、护肤品，敷补水面膜；术区加强保湿。

（4）治疗部位严格防晒（戴太阳帽、打伞等），涂防晒霜（指数：SPF ＞ 30），避免阳光直射。

（5）色素治疗后可能会出现黑色小痂皮，7 ～ 14 天自行脱落，切勿用手去抠。

（6）瘢痕患者术后第 2 天可继续使用抗瘢痕药物，使用弹力套。

（7）1 个月后复诊。

7. 知识链接

（1）强脉冲光（IPL）作用原理：IPL 是一种非激光的可见光。治疗时发出的强光源通过聚焦、过滤，截取我们所需要的波段，波长 400 ～ 1200nm。IPL 通过选择性光热作用原理，可被皮肤中多种靶色基吸收，靶色基作用于黑色素、血红蛋白，破坏靶组织，起到淡化色斑、封闭血管的作用。热效应可促进胶原的合成，改善老化的肤质、细纹。在治疗痤疮中，IPL 中的光动力作用起到抗炎、抑脂作用。

（2）色素沉着：光电治疗对皮肤有一定的损伤，治疗后短期内皮肤的防御功能降低，对抗紫外线能力变弱，这时不做好防晒，紫外线会对皮肤造成更大的损伤，皮肤中的黑色素细胞增多，容易导致术后色素沉着。术后推荐日常防晒，出门前半小时涂物理性防晒霜，长时间暴露室外每 4 小时补涂一次；戴帽子、防晒口罩、打伞、防晒衣等。

（3）痤疮：其发生主要与皮脂腺分泌过多、炎症、毛囊皮脂腺导管异常、青春期体内雄激素升高产生大量皮脂等因素相关，皮脂排除障碍，多种微生物繁殖（痤疮丙酸杆菌多见），诱导加重炎症反应。表现为：丘疹、脓包、粉刺，护理不当还可形成痤疮瘢痕。痤疮好发于 15 ～ 25 岁青少年。强脉冲光光动力作用可以杀灭痤疮丙酸杆菌繁殖中产生的卟啉，同时可以抑制皮脂腺分泌，起到抗炎控油的效果。

参考文献

[1] 武佩佩，李秋洁，孔繁莹，等．家庭系统理论视角下监护室探视制度的研究 [J]．护理研究，2012，26（6A）：1450-1452.

[2] 焦雪萍，刘瑞云．重症监护室探视模式研究进展 [J]．护理研究，2012，35（05）：851-855.

[3] 余新英，汪海芹，姚小红．两种探视制度缓解气管插管清醒患者 ICU 综合征的疗效对比 [J]．岭南现代临床外科，2017，17（02）：247-249.

[4] 董晓荷，曾林芳，倪朝民．重症监护病房中的康复治疗研究进展 [J]．中华物理医学与康复杂志，2018，40（5）：389-392.

[5] 周喜良，胡阳．家属探视时间对危重患者康复效果的影响研究 [J]．中国预防医学杂志，2020，21（09）：1011-1013.

[6] 黄建琼，于蓉．烧伤美容整形外科护理手册 [M]．北京：科学出版社，2011.

[7] 陶详玲，庄永康．烧伤护理 [M]．上海：上海科学技术出版社，1982.

[8] 姜丽华．临床烧伤科护理细节 [M]．北京：人民卫生出版社，2008.

[9] 胡大海，周琴．烧伤临床护理实践 [M]．西安：第四军医大学出版社，2013.

[10] 秦自荣，赵元秀，周亦茹．烧伤临床护理 [M]．武汉：湖北科学技术出版社，2007.

[11] 赵元秀，王瑛，吴海东．实用烧伤护理学 [M]．武汉：湖北科学技术出版社，2008.

[12] 伍素华．烧伤护理学 [M]．北京：科学技术文献出版社，2000.

[13] 赵红霞，张文光．基于岗位胜任力的护士分层管理模式应用效果 [J]．护理研究，2021，35（11）：2058-2061.

[14] 罗慧．基于岗位胜任力构建的新入职护士规范化培训课程体系研究 [D]．四川：西南医科大学，2018.

[15] 杨艳．基于岗位胜任力的临床护理人员能级管理研究 [D]．西安：第四军医大学，2015.

[16] 王园，胡晓燕，胡敏，等．烧创伤专科护士核心能力评价指标体系的构建 [J/CD]．中华损伤与修复杂志（电子版），2021，16（3）：265-272.

[17] 郑兴锋，马兵，贲道锋，等．舰船烧伤的现场急救与早期处理 [J]．人民军医，2018，61（03）：217-221.

[18] 黎鳌．黎鳌烧伤学 [M]．上海：上海科学技术出版社，2001.

[19] 吴月艳，武炯利．烧伤患者冷疗的临床应用 [J]．中国现代医生，2010，48（009）：118-119.

[20] 伍素华，李景波，文亮．创伤护理学 [M]．北京：中国科学技术出版社，2007.

[21] 马捷，邓津菊，吴健，等．氢氟酸烧伤的临床表现及治疗进展 [J]．中华损伤与修复杂志（电子版），2019，14（6）：466-470.

[22] 张丕红，黄晓元，黄跃生．深度电烧伤创面早期修复专家共识（2020 版）[J]．中华创伤杂志，2020，36（10）：865-871.

[23] 郭栋，何伟华，黎檀实，等．外军卫勤系列研究（133）美军"延续现场救护"策略及对我军的启示 [J]．人民军医，2020，63（2）：156-158、165

[24] 周潘宇，夏照帆．烧伤休克延迟复苏的研究进展 [J]．中国医药导报，2011，8（15）：5-8、10

[25] 邱晨，刘钰，张丽萍，等．我军战术战伤救治技术模拟培训模式研究 [J]．中国急救复苏与灾害医学杂志，2019，14（5）：428-431.

[26] 汤苏阳．《成批严重烧伤伤员的转运方案（2016 版）》解读 [J]．创伤与急危重病医学，2017，5（1）：1-3.

[27] 刘亚，闫海英，黄志红，等．公共场所火灾伤员转运护理应急资源评估 [J]．灾害学，2021，36（1）：164-168.

[28] 韩春茂，王新刚．《国际烧伤协会烧伤救治实践指南》2016 版解读 [J]．中华烧伤杂志，2021，37（1）：97-100.

[29] 谢滔，封雪，董连．病情分级分区处置在烧伤急诊科的应用效果 [J]．护理学杂志，2017，32（24）：22-25.

[30] 孙丹，赵朋，倪佳莹，等．气道管理小组在群体严重烧伤合并吸入性损伤患者救治中的作用 [J]．中华烧伤杂志，2018，034（006）：354-359.

[31] 张连阳，李阳．爆炸伤的院前急救与早期救治策略 [J]．第三军医大学学报，2020，42（18）：1771-1776.

[32] 薛冰．一体化损伤控制救治模式在严重复合伤患者中的应用效果 [J]．中华急诊医学杂志，2018，027（003）：339-340.

[33] 费国，王芳，孙丹，等．"八二"昆山工厂铝粉尘爆炸事故特重度烧伤伤员一体化护理模式应用经验 [J]．中华烧伤杂志，2019，35（005）：384-387.

[34] 姜彬，沈鸣雁，沈涛．一例粉尘爆炸致特重度烧冲复合伤并发急性肾损伤患

者的护理 [J]. 中华烧伤杂志, 2020, 36 (7): 603-605.

[35] 王杨, 张彬柱, 刘刚, 等. 阜新煤矿成批烧冲复合伤的救治 [J]. 中华烧伤杂志, 2016, 32 (7): 434-435.

[36] 李文波, 刁春鹏, 吕兴波, 等. 高压氧联合超声清创术对糖尿病足溃疡创面细菌清除及微循环的影响 [J]. 中华航海医学与高气压医学杂志, 2021, 28 (1): 64-68.

[37] 李梦芸, 毛远桂, 郭光华, 等. 水动力清创系统在各类烧伤创面清创手术中的应用 [J]. 中华烧伤杂志, 2016, 32 (9): 574-576.

[38] 王天元, 陈寅晨, 王伟, 等. 蛆虫清创疗法促进糖尿病足溃疡患者创面血管新生的机制 [J]. 中华烧伤杂志, 2020, 36 (11): 1040-1049.

[39] 中国老年医学学会烧创伤分会. 浓缩血小板制品在创面修复中应用的全国专家共识 (2020 版) [J]. 中华烧伤杂志, 2020, 36 (11): 993-1002.

[40] 蒋琪霞, 王建东, 董珊, 等. 两种皮肤保护方法在负压治疗慢性伤口中的应用研究 [J]. 中华护理杂志, 2020, (01): 39-44.

[41] 中国老年医学学会烧创伤分会. 急慢性创面的光照治疗全国专家共识 (2020 版) [J]. 中华烧伤杂志, 2020, 36 (10): 887-894.

[42] 张振坤, 李喆, 李亚, 等. 海藻酸盐基水凝胶/敷料在创面愈合中的应用: 持续, 动态与顺序释放 [J]. 中国组织工程研究, 2021, 933 (04): 152-157.

[43] 中国老年医学学会烧创伤分会, 张家平. 含银敷料在创面治疗中应用的全国专家共识 (2018 版) [J]. 中华烧伤杂志 2018, 34 (11): 761-765.

[44] Homer CW, Crighton E, Dziewuiski P. 30 years of burn disasters with in the uk: guidance for uk emergency preparedness[J]. Burns, 2012, 38 (4): 578-584.

[45] [美]David N. Herndon. 烧伤治疗学 [M]. 陈旭林, 肖仕初, 罗高兴, 等. 译. 北京: 中国科学技术出版, 2020: 41-42.

[46] 贺全勇. 成批烧伤的应急救治进展 [J]. 中国烧伤创疡杂志, 2021, 33 (4): 229-232.

[47] 王淑君, 柴家科, 迟云飞, 等. 批量烧伤患者的接诊流程再造 [J]. 中华护理杂志, 2009, 44 (11): 1003-1005.

[48] 吕军, 董兰, 邵小平, 等. 军队医院批量车祸伤员救治组织管理 [J]. 解放军医院管理杂志, 2019, 26 (4): 358-360.

[49] 韩琳, 马玉霞, 岳淑琴, 等. 西部地区新型冠状病毒肺炎防控中的护理人力资源管理 [J]. 中华护理杂志, 2020, 55 (3): 355-358.

[50] 朱劲松, 赵爱娟, 赵海丰, 等. 成批伤食物中毒急救人力资源管理模式的构

建 [J]. 护理学报，2015，22（23）：24-26.

[51]Lavin RP，Veenema TG，Bender A，et al.National nurse readiness for radiation emergencies and nuclear events：a systematic review of the literature[J].Nurs Outlook，2019，67（1）：54-88.

[52]Brewer CA，Hutton A，Hammad KS，et al.A feasibility study on disaster preparedn-ess in regional and rural emergency departments in New South Wales：nurses self-assessment of knowledge，skills and preparation for disaster management[J].Aust-ralas Emerg Care，2020，23（1）：29-36.

[53]赵昕，吴钰，赵红，等. 疫情背景下护理应急教育的研究进展 [J]. 中华护理杂志，2020，55（11）：1733-1739.

[54]云天奇，聂文博，王立生. 护士突发公共卫生事件应急能力现状及干预策略的研究进展 [J]. 现代临床护理，2020，19（11）：68-74.

[55]李磊，夏群，宋琪，等.CBL- 情景模拟教学法在灾难救援检伤分类教学中的应用 [J]. 齐齐哈尔医学院学报，2020，41（9）：1156-1159.

[56]解琳，张寅，王佳玉，等. 烧伤科低年资护士护理大面积烧伤患者休克期液体复苏的情景模拟教学前瞻性自身前后对照研究 [J]. 中华烧伤杂志，2021，37（8）：781-787.

[57]Morton Hamer MJ，Reed PL，Greulich JD，et al.Enhancing global health security：US Africa command's disaster preparedness program[J].Disaster Med Public Health Prep，2019，13（2）：319-329.

[58]李秀华. 灾害护理学. 北京：人民卫生出版社，2015，68-71.

[59]周洁，李贤华. 批量烧伤伤员救治护理应急预案的制定和实施 [J]. 解放军护理杂志，2011，28（7A）：60-61.

[60]张寅. 突发性成批烧伤患者的急救护理 [J]. 中华损伤修复杂志（电子版），2016，11（3）：236-238.

[61]王芬芬，吴建国，王佳燕. 信息腕带在援潜救生批量伤员救治中的应用研究 [J]. 海军医学杂志，2021，42（2）：156-158.

[62]潘明华，杜锦萍，江萍. 应急预警系统在成批伤员急救中的应用 [J]. 护理实践与研究，2014，11（2）：152.

[63]Sato K，Okajima M，Taniguchi T.The electrolarynx as a communication tool for mechanically ventilated critically ill patients：a prospective feasibility study[J].Intensive Care Medicine，2016，42（8）：1299-1300.

[64]吴素平，应春晓，史巧敏. 应急预警系统联合集束化护理对救治急症患者急救绿色通道停留时间的影响 [J]. 广东医学，2020，41（10）：1064-1068.

[65] 倪语星，张祎博，糜琛蓉. 医院感染防控与管理 [M]. 北京：科学出版社，2016，144-147.

[66] 张奕，陈香萍，邵桑，等. 床旁心电监护仪报警管理的最佳证据总结 [J]. 中华护理杂志，2021，56（3）：445-451.

[67] 李明凤，曹爱芳. 品管圈活动在降低心电监护患者电极处皮肤损伤率中的应用效果 [J]. 解放军护理杂志，2017，34（21）：62-64.

[68] 吕静，夏文兰，余秋丽，等. 皮肤保护剂预防持续心电监护老年患者皮肤损伤的效果观察 [J]. 护理研究，2021，35（6）：1106-1108.

[69] 李娟娟，魏绍辉，赵文芳，等. 壳聚糖抗菌成膜喷剂预防一次性心电电极片相关性皮肤损伤的效果观察 [J]. 护理研究，2019，33（11）：1966-1968.

[70] 曾海涓，刘文伟，陆林林，等. 改良式心电监护病号服的临床应用 [J]. 护士进修杂志，2021，36（12）：1149-1151.

[71] 费杏珍，曹丽君，潘慧斌，等. 脉搏血氧饱和仪对慢性阻塞性肺疾病患者进行血氧监测的价值研究 [J]. 护士进修杂志，2020，35（13）：1164-1167.

[72] 王小舟，孙建华，郭海凌，等. 外周灌注指数对重症患者脉搏血氧饱和度测量准确性的影响 [J]. 护理学杂志，2017，32（22）：47-49.

[73] 姚新美，屈玲艳，谭丽芬. 新生儿不同部位经皮血氧饱和度与动脉血氧饱和度的对比分析 [J]. 护士进修杂志，2017，32（22）：2071-2072.

[74] 姜莉，贺琳晰，杨芳. 脉搏指示连续心排量监测在脓毒症休克患儿护理中的应用 [J]. 中国医科大学学报，2015，44（11）：1047-1048.

[75] 朱雪芬，王雁娟，浦敏华. 先天性心脏病患儿围术期应用脉搏指示连续心排量监测和护理 [J]. 护士进修杂志，2013，28（1）：32-34.

[76] 周润奭，崔娜，隆云，等. 2 种心排量监测方法在重症感染性休克患者中的应用 [J]. 中华护理杂志，2020，55（8）：1181-1184.

[77] Grollmuss O, Gonzale P. Non-invasive cardia couput meas-urement in low and very low birth weight infants：a method comparison[J].FrontPediatr，2014，2：16.

[78] 中国腹腔重症协作组. 重症患者腹内高压监测与管理专家共识（2020 版）[J]. 中华消化外科杂志，2020，19（10）：1030-1037.

[79] Andrew W.Kirkpatrick, Derek J.Roberts, Jan De Waele, 等. 世界腹腔间隙学会腹内高压和腹腔间隙综合征 2013 版专家共识与诊疗指南 [J]. 中华外科杂志，2015，53（3）：173-175.

[80] 曾红科，陈华军. 腹腔间隙综合征的研究进展 [J]. 中国危重病急救医学，2006，18（7）：446-448.

[81]McBeth PB, Zygun DA, Widder S, et al.Effect of patient positioning on intra-abdominal pressure monitoring[J].Am J Surg, 2007, 193 (5): 644-647.

[82]Min Yi, Yuxin Leng, Yu Bai, et al.The evaluation of the effect of body positioning on intra-abdominal pressure measurement and the effect of intra-abdominal pressure at different body positioning on organ function and prognosis in critically ill patients[J].j crit care, 2012, 27 (2): 222, e1-6.

[83]王军, 吴瑛, 鲍月红, 等.肠内营养后胃潴留的神经疾病重症患者近期临床结局 [J].中国脑血管病杂志, 2011, 08 (7): 358-361.

[84]史平, 吴白女, 黄培培.危重症患者肠内营养并发胃残余处理方式的指南系统评价 [J].解放军护理杂志, 2019, 36 (12): 32-36.

[85]O' Leary-Kelley C, Bawel-Brinkley K.Nutrition sup-port protocols: enhancing delivery of enteral nutrition[J].Crit Care Nurse, 2017, 37 (2): e15-e23.

[86]胡延秋, 程云, 王银云, 等.成人经鼻胃管喂养临床实践指南的构建 [J].中华护理杂志, 2016, 51 (02): 133-141.

[87]吴白女, 潘慧斌, 黄培培, 等.肠内营养并发胃潴留规范化处理流程对危重症患者喂养达标率的影响 [J].中华护理杂志, 2018, 53 (12), 1458-1462.

[88]江利冰, 李瑞杰, 刘丽丽, 等.欧洲重症监护医学会危重症患者早期肠内营养临床实践指南 [J].中华急诊医学杂志, 2017, 26 (03): 270-227.

[89]王淑君, 等.烧伤学护理分册 [M].北京: 中科数字出版传媒有限公司, 2021.

[90]中国老年医学学会烧创伤分会.烧伤休克防治全国专家共识(2020 版) [J].中华烧伤杂志, 2020, 36 (9): 786-792.

[91]郭振荣.烧伤休克期补液的思考 [J].中华烧伤杂志, 2005, 21 (5): 321-323.

[92]黄跃生.深入研究烧伤休克及缺血缺氧损害的细胞分子机制 [J].中华烧伤杂志, 2005, 21 (5): 324-325.

[93]曾庆玲, 等, 尿量监测应用于烧伤休克防治的研究进展 [J].中华烧伤杂志, 2018, 34 (1): 29-31.

[94]姚咏明, 王大伟, 林洪远.美国烧伤学会烧伤休克复苏指南概要 [J].中国危重病急救医学, 2009, 21 (5): 259-262.

[95]中国医师协会急诊医师分会.中国脓毒症／脓毒性休克急诊治疗指南(2018) [J].临床急诊杂志, 2018, 19 (9): 567-588.

[96] 纪文焘, 孟岩, 薄禄龙, 等.《拯救脓毒症运动: 脓毒症与感染性休克治疗国际指南 2021 版》的解读. 中华麻醉学杂志, 2021, 41 (12): 1409-1413.

[97] Seymour CW, Liu VX, Iwashyna TJ, et al. Assessment of clinical criteria for sepsis: for the third international consensus definitions for sepsis and septic shock (sepsis-3) [J]. JAMA, 2016, 315 (8): 762-774.

[98] 辛绍斌, 孙强, 沈莉, 等. 限制性液体复苏对脓毒症休克患者预后的影响研究 [J]. 河北医药, 2018, 4 (40): 1125-1129.

[99] 詹剑华, 钱华, 严济, 等. 影响烧伤休克发生的相关因素分析 [J]. 中华烧伤杂志, 2006, 10 (22): 340-342.

[100] 张宏, 林国安. 儿童烧伤休克期液体复苏方法分析 [J]. 中国烧伤创疡杂志, 2014, 26 (01): 23-25.

[101] 孙业祥. 中国烧伤休克液体复苏 70 年进展 [J]. 中国烧伤创疡杂志, 2019, 31 (4): 229-235.

[102] 李延辉. 烧伤休克延迟复苏治疗的临床研究 [J]. 河北医学, 2013, 19 (08): 1215-1217.

[103] 黄跃生. 烧伤科特色治疗技术 [M]. 北京: 科学技术文献出版社, 2004: 10-12, 24, 303-310.

[104] 马建斌. 烧伤休克的防治进展 [J]. 吉林医学, 2018, 39 (02): 355-358.

[105] Weiss SL, Peters MJ, Alhazzani W, et al. Surviving Sepsis campaign international guidelines for the management of septic shock and Sepsis-associated organ dysfunction in children [J]. Pediatr Crit Care Med, 2020, 21 (2): e52-e106.

[106] 林国安. 小儿烧伤流行特点和早期处理 [J]. 中华损伤与修复杂志 (电子版), 2018, 13 (4): 247-252.

[107] 彭毅志. 儿童烧伤脓毒症的临床特点和诊断 [J]. 中华烧伤杂志, 2013, 29 (1): 1-3.

[108] 马爽, 张汝敏, 王世富, 等. 用全心舒张期末容积指数指导老年脓毒性休克患者液体复苏的效果 [J]. 中华危重病急救医学, 2017, 29 (6): 486-490.

[109] 程晔, 应佳云, 刘彦婷, 等.《2020 拯救脓毒症运动国际指南: 儿童脓毒性休克和脓毒症相关器官功能障碍管理》解读 [J]. 中国小儿急救医学, 2020, 27 (4): 241-248.

[110] 王丽杰. 儿童严重脓毒症及脓毒性休克的治疗策略 [J]. 中国中西医结合儿科学, 2015, 7 (4): 292-297.

[111] 欧阳珊, 周伟, 王萍.《儿童、新生儿脓毒性休克血流动力学支持临床实践

指南》更新内容解读 [J]，中华实用儿科临床杂志，2018，33（2）：100-102.

[112] 王莹. 儿童脓毒性休克诊治专家共识——我们需要关注哪些变化 [J]. 中国小儿急救医学，2016，23（3）：149-151.

[113] 赵全. 烧伤脓毒症的研究进展 [J]. 吉林医学，2012，33（10）：2167-2169.

[114] 中国医师协会重症医学医师分会儿科专家委员会，中华医学会儿科学分会急救学组，中华医学会急诊医学分会儿科学组. 连续血液净化治疗儿童严重脓毒症的专家共识 [J]. 中华儿科杂志，2012，50（9）：678-681.

[115] 裴先波. 中国 ICU 医生血管活性药应用的问卷调查 [D]. 武汉大学，2015.

[116] 王美兰，钱相云. 风险管理在重症监护室血管活性药使用中的效果分析 [J]. 全科护理，2016，14（35）：3741-3743.

[117] 邱海波，杨毅，刘松桥（编译）.《2004 严重感染和感染性休克治疗指南》系列讲座（2）严重感染和感染性休克的容量复苏和血管活性药物应用 [J]. 中国危重病急救医学，2004，8（16）：451-453.

[118] 尹小生，莫如洁，李丹菊，等. 血管活性药输注异常的护理风险防范探讨 [J]. 齐齐哈尔医学院学报，2016，37（23）：2947-2949.

[119] 侯彩荣，石元娟，朱玉凤，等. 小儿血管活性药用药管理对深静脉置管堵管率的影响 [J]. 全科护理，2017，15（03）：301-303.

[120] 余贤容. 加强 ICU 新进护士对血管活性药的管理 [J]. 中国医药指南，2012，10（24）：348-349.

[121] 梁冬花，李杏崧，岑雪芳，等. 危重患者目标血压监测在使用血管活性药中的应用研究 [J]. 当代护士（专科版），2011，（07）：111-112.

[122] 邵院玲，张娜. 小儿心脏外科应用微量泵输注血管活性药物的管理 [J]. 护理实践与研究，2016，13（24）：48-50.

[123] 唐轶珣，祝益民. 2016 版脓毒症和脓毒性休克诊疗指南：液体复苏和血管活性药物 [J]，实用休克杂志（中英文），2017，10（1）：53-56.

[124] 郭京，王欣然，韩斌如. 血管活性药输注异常的护理风险防范 [J]. 中国护理管理，2013，13（03）：4-6.

[125] 薛鹏扬，高健，周文华，等. 机械通气病人人工气道内吸痰护理研究进展 [J]. 护理研究，2019，33（14）：2446-2448.

[126] 黎琼. 经口气管插管吸痰方法的临床探讨 [J]. 齐鲁护理杂志，2006，12（19）：1876-1877.

[127] 王吉军，周培花. 经口气管插管患者口腔护理方法的改良 [J]. 中华肺部疾病杂志（电子版），2014，7（6）：101-102.

[128] 廖彩秀，宁小玲，潘玲. 冲吸式口护吸痰管联合洗必泰在基层医院经口气管

插管患者口腔护理中的应用 [J]. 临床护理杂志，2020，19（5）：69-72.

[129] 胡文琳，张伟英 . 经口气管插管患者行持续声门下吸引的研究进展 [J]. 解放军护理杂志，2014，31（1）：43-45.

[130]Reed DB, Clinton JE.Proper depth of placement of nasotracheal tubes in adults prior to radiographic confirmation[J].Acad Emerg Med, 1997, 4：1111.

[131] 陈华萍，邓玮筠，廖伟琼，等 . 经气管插管吸痰导管插入困难原因分析及对策 [J]. 湖北医药学院学报，2012，31（4）：341-342.

[132] 冯凤环，王秀美，黄美霞 . 经鼻气管插管吸痰对危重患者肺部感染的疗效观察 [J]. 当代护士（专科版），2012，（12）：97-99.

[133] 段慧 . 经鼻气管插管在烧伤麻醉中的应用探讨 [J]. 湖南中医药大学学报，2011，31（2）：36-38.

[134] 汪翼，李阳安，李健，等 . 经鼻气管插管和经口气管插管在急诊危重患者急救中的应用价值 [J]. 中国全科医学，2018，21（z1）：26-28.

[135] 中华医学会呼吸病学分会感染学组 . 中国成人医院获得性肺炎与呼吸机相关性肺炎诊断和治疗指南（2018 年版）[J]. 中华结核和呼吸杂志，2018，41（4）：255-280.

[136] 国家卫生和计划生育委员会 . 中国卫生行业标准 - 重症监护病房医院感染预防与控制规范 WS/T509-2016[J]. 中国感染控制杂志，2017，16（2）：191-194.

[137] 王淑君，鲁虹言，张燕，等 . 定时分步分段吸痰法在吸入性损伤患者气道管理中的应用 [J]. 中华现代护理杂志，2020，26（30）：4171-4175.

[138] 王淑君，马春亭，鲁虹言，等 . 成批烧伤患者肺部护理集束化管理方案的构建与应用 [J]. 中华烧伤杂志，2020，36（08）：665-670.

[139] 吴巍巍，蔡夺，迟骋，等 . 集束化气道管理在重度吸入性损伤气管切开患者气道护理中的应用 [J]. 中华现代护理杂志，2017，23（34）：4314-4318.

[140] 万志盈，付沫，丁娟 . 吸痰深度对机械通气病人吸痰安全性和有效性的系统评价 [J]. 循证护理，2017，3（05）：453-459.

[141] 邓献 . 烧伤吸入性损伤的诊治研究进展 [J]. 基层医学论坛，2019，23（19）：2798-2799.

[142] 刘潇 . 吸入性烧伤气管切开的预见性护理 [J]. 中国冶金工业医学杂志，2019，36（06）：673-674.

[143] 孙小清，邹丹，薛芳 .1 例重度烧伤伴重度吸入性损伤患者行持续性血液净化治疗的护理 [J]. 中国临床护理，2016，8（2）：184.

[144] 黄静，徐顺，王爱丽，等 . 成批高龄烧伤合并吸入性损伤患者的救治体会

[J]. 世界最新医学信息文摘，2016，16（6）：44-45.

[145] 赵海源. 大面积烧伤合并吸入性损伤临床治疗 [J]. 按摩与康复医学，2016，7（10）：44-45.

[146] 罗显利，陈丽映，余惠，等. 药物敷料垫在深度烧伤创面气管切开口换药中的应用研究 [J]. 中国现代药物应用，2019，13（22）：18-21.

[147] 中国老年医学学会烧创伤分会. 烧伤患者气管切开置管全国专家共识 [J]. 中华烧伤杂志，2018，34（11），782-785.

[148] 邱海波. ICU 主治医师手册 [M]. 2 版. 南京：江苏科学技术出版社，2013：314-315.

[149] 蒋志华. 一种改良的颈面部烧伤患者人工气道固定法 [J]. 当代护士（中旬刊），2015（07）：105.

[150] 谢亚东. 不同敷料预防气管插管患者口唇压疮的效果比较 [J]. 中西医结合护理（中英文），2019，5（01）：114-116.

[151] 唐旭丽. 安普贴在预防经鼻气管插管患者鼻部压疮中的应用 [J]. 护理学报，2012，19（10）：62-63.

[152] 周徐慧，周加倩. 水胶体敷料改善经鼻气管插管鼻部压疮的应用 [J]. 中华老年口腔医学杂志，2015，13（4）：212-214.

[153] 王晴. 经口气管插管的固定方法研究进展 [J]. 养生保健指南，2019，（11）：217-218.

[154] 刘云访，喻姣花，李素云，等. ICU 成人患者气管插管非计划性拔管预防及管理的证据总结 [J]. 护理学报，2020，27（3）：43-48.

[155] 中华医学会呼吸病学分会呼吸危重症医学学组，中国医师协会呼吸医师分会危重症医学工作委员会. 成人经鼻高流量湿化氧疗临床规范应用专家共识 [J]. 中华结核和呼吸杂志，2019，42（2）：83-91.

[156] 关晶，魏文举. 经鼻高流量湿化氧疗在中度呼吸道烧伤患者中的应用效果 [J]. 实用临床护理学电子杂志，2020，5（15）：56.

[157] Groves N, Tobin A. High flow nasal oxygen generates positive airway pressure in adult volunteers[J]. Aust Crit Care, 2007, 20（4）：126-131.

[158] 李敏，潘玲，李惠芳，等. 重症医学科非机械通气患者气管切开人工气道湿化新进展 [J]. 当代护士，2018，25（7）：16-19.

[159] 宦海燕，李晶，张丹，等. ICU 人工气道湿化护理现状的调查研究 [J]. 护理实践与研究，2019，16（18）：8-10.

[160] 中华医学会重症医学分会. 机械通气临床应用指南（2006）[J]. 中国危重病急救医学，2007，19（2）：65-72.

[161] 周向东，杜先智，张婷.急性呼吸窘迫综合征机械通气时气道冲洗液的选择[J].中国急救医学，2002，9（22）：525-526.

[162]Zamanian M, Marini JJ.Pressure-flow signatures of central-airwaymucus plugging[J].cnt Care Med, 2006, 34: 223-226.

[163]Giakoumidakis K, Kostaki Z, Patelarou E, el al.Oxygen saturation and secretion weisht after endotraeheal suctioning[J].Br J Nurs, 2011, 20: 1344-1351.

[164]Oh H, Seo W.A meta-analysis of the effects of VariOUS interventions in preventing endotraeheal suction-induced hypoxemia[J].J Clin Nun, 2003, 12: 912-924.

[165]Pedersen CM, Rosendahlr Nielsen M, Hjermind j, et a1.Endmracbeal suctioning of the aduh intuhated patient.what is the evidence[J].Intensive Crit Care Nurs, 2009, 25: 21-30.

[166] 中华老年医学学会烧创伤分会.吸入性损伤临床诊疗全国专家共识（2018版）[J].中华烧伤杂志，2018，34（11）：770-775.

[167] 贺晓娇.不同雾化方式结合振动排痰仪对老年下呼吸道感染患者的治疗效果观察[J].河北医科大学学报，2020，41（6）：680-685.

[168] 王园，冯苹，戴昕呒，等.重度烧伤患者人工气道护理管理的现状研究[J/CD].中华损伤与修复杂志（电子版），2021，16（2）：175-178.

[169] 中华医学会临床药学分会.雾化吸入疗法合理用药专家共识（2019年版）[J].医药导报，2019，38（2）：135-146.

[170] 王丽华，李庆印.ICU专科护士资格认证培训教程[M].北京：人民军医出版社，2008：181.

[171] 郭芝廷，金静芬.成批中重度烧伤患者的气道管理[J].中华护理杂志，2015，50（4）：435-438.

[172]Mozingo DW, Molnar JA, Ahrenholz DH, et al.Advanced burn life support course[M].Chicago : American Burn Association, 2007: 13-23.

[173] 魏艳艳，石丽，吴荣，等.高频胸壁振荡排痰法在心脏术后预防肺部感染中的应用[J].中国医疗设备，2015，30（9）：114-117.

[174] 刘婷婷，梁宗安.高频胸壁振荡的应用现状[J].中华结核和呼吸杂志，2012，35（12）：951-953.

[175] 刘燕.胸部物理治疗对慢性阻塞性肺病患者生活质量的影响[J].国际护理学杂志，2014，33（9）：2349-2351.

[176] 王淑君，申传安，李菊清，等.大面积烧伤合并吸入性损伤患者气管切开术

后吸痰的护理［J］．中华现代护理杂志，2013，19（31）：3873-3875.

［177］王淑君，马春亭，鲁虹言，等．成批烧伤患者肺部护理集束化管理方案的构建与应用［J］．中华烧伤杂志，2020，36（08）：665-670.

［178］Gore MA，Joshi AR，Nagarajan G，et al．Virtual bronchoscopy for diagnosis of inhalation injury in burnt patients［J］．Burns，2004，30（2）：165.

［179］邹田子，方萍萍．一体化排痰护理在神经康复病区气管切开合并肺部感染患者中的应用［J］．护士进修杂志，2019，24（12）：1612-1614.

［180］姜文静，张文文，等．振动排痰仪与人工叩背排痰对预防开胸术后患者肺部并发症效果的 Meta 分析［J］．中国实用护理杂志，2014，301（9）：345-348.

［181］权红丽，冯思芳，等．机械振动排痰在 AECOPD 机械通气患者中的应用及效果观察［J］．中国急救医学，2015，35（12）：324-326.

［182］戴小华，简桂女，喻华妹，等．俯卧位通气联合振动排痰在吸入性损伤并发 ARDS 中的应用［J］．医学信息，2021，34（1）：182-183.

［183］Mary Alexander．The 2016 Infusion Therapy Standards of Practice［J］．Journal of Infusion Nursing，2016，39（suppl1）：S43.

［184］Gorski LA，Hadaway L，Hagle ME，et al．Infusion therapy standards of practice［J］．Infus Nurs，2021，44（suppl 1）：S1-S224.

［185］中华人民共和国卫生和计划生育委员会．静脉治疗护理技术操作规范：2013：WS/T433-2013.

［186］孙红，陈利芬，郭彩霞，等．临床静脉导管维护操作专家共识［J］．中华护理杂志，2019，9（54）：1334-1342.

［187］郑艳，吴君，李莉，等．中心静脉集束化干预策略预防导管相关性血流感染的 Meta 分析［J］．护理学报，2016，23（8）：56-60.

［188］中华护理学会静脉输液治疗专业委员会．临床静脉导管维护操作专家共识［J］．中华护理杂志，2019，54（9）：1334-1342.

［189］杨晓敏，顾益君，周玫玫，等．脉冲式封管方式及改良操作方法在老年患者静脉留置针中的应用效果［J］．护士进修杂志，2019，34（7）：634-635.

［190］吕春兰，杭国琴，许云．微生物血培养标本采集规范［J］．检验医学与临床，2012，9（9）：1150-1151.

［191］张兰，张丽娟．肿瘤患者中心静脉置管相关性感染原因分析及对策［J］．解放军护理杂志，2010，27（1A）：57-58.

［192］向军，孙珍，宋菲，等．烧伤患者深静脉导管细菌生物膜的形成及意义［J］．中华烧伤杂志，2010，26（2）：95-99.

[193] 牛希华，黄红军，查新建．严重烧伤患者早期深静脉置管感染相关分析 [J]．中华烧伤杂志，2011，27（2）：114-115.

[194] 卢汉桂，张湘民．爱康肤银敷料用于鼻内镜术后填塞效果的临床观察 [J]．临床耳鼻咽喉科杂志，2005，19（23）：1059-1060.

[195] 梦好好，杨华露，廖素霞，等．有创与无创血压监测在新生儿外周动静脉同步换血中的效果研究 [J]．中华现代护理杂志，2013，19（17）：1998-1999.

[196] 卢燕非．休克早期患者有创血压监测的临床应用 [J]．检验医学与临床，2014，11（15）：2155-2156.

[197] 林静．动脉置管监测血压在重症烧伤病人中的应用 [J]．影像研究与医学应用，2018，2（13）：183-184.

[198] 中国老年医学学会烧创伤分会．脉搏轮廓心排血量监测技术在严重烧伤治疗中应用的全国专家共识（2018 版）[J/CD]．中华损伤与修复杂志（电子版），2018，13（6）：416-420.

[199] 血管导管相关感染预防与控制指南（2021 版）[J]．中国感染控制杂志，2021，20（4）：387-388.

[200] 童翠玲，周红．血管内导管相关血流感染的防护新进展 [J]．护士进修杂志，2019，34（3）：259-262.

[201] 王轶，韩柳，袁翠，等．成人 ICU 患者外周动脉导管留置与维护的最佳证据总结 [J]．中华护理杂志，2020，55（4）：600-606.

[202] 毛秀英，陈林．45 例有创血压监测并发症的分析与对策 [J]．浙江创伤外科，2016，21（3）：505-506.

[203] 孙燕．严重烧伤患者实施有创动脉血压监测现状 [J]．天津护理，2012，20（2）：120-122.

[204] 王清，许娟娟．动脉置管在烧伤患者护理中的新进展 [J]．临床医药文献电子杂志，2019，6（33）：198.

[205] 吴红，李凤，席毛毛，等．烧伤患者中心静脉导管相关性血流感染的危险因素研究 [J]．中华损伤与修复杂志（电子版），2021，16（04）：333-339.

[206] 李伏难．股静脉置管在大面积烧伤病人输液中的应用和护理 [J]．当代护士（专科版），2010（09）：161-162.

[207] 周颖，吴利东．超声引导技术在深静脉置管的应用 [J]．实用临床医学，2015，16（07）：91-92.

[208] 欧阳靓，易荣桂，李娟．3M 透明薄膜敷贴在血液透析患者深静脉置管护理中的应用效果 [J]．中国当代医药，2019，26（31）：216-218.

[209] 王文玲，罗斌杰，蒋霞，等．在经烧伤创面中心静脉置管周围应用藻酸银敷

料的研究 [J]. 实用临床医药杂志，2017，21（20）：192-193.

[210] 朱小燕，阮雪华，姚亚葱. 长期中心静脉置管固定方法的探讨 [J]. 中国实用护理杂志，2004，（20）：53.

[211] 杨越楠. 超脉冲二氧化碳点阵激光治疗痤疮瘢痕的临床效果观察 [J]. 中国医疗美容，2021，3（11）：59-62.

[212] 颜柯，朱伟斌. 特重烧伤病人中心静脉置管存在的问题与护理 [J]. 全科护理，2015，13（35）：3574-3576.

[213] 陈素玲. 大面积烧伤合并急性肾功能衰竭进行血液净化治疗的护理体会 [A].《临床心身疾病杂志》编辑部.《临床心身疾病杂志》2015 年 10 月综合刊 [C]:《临床心身疾病杂志》编辑部，2015：2.

[214] 中华医学会烧伤外科学分会. 严重烧伤患者深静脉置管操作和管理的全国专家共识（2020 版）[J]. 中华烧伤杂志，2021，37（2）：101-112.

[215]Bankhead R，Boullata J，Brantley S，et al.Enteral Nutrition Practice Recommendations[J].JPEN J Parenter EnteraI Nutr，2009，33（2）：122-167.

[216] 任琳，杨红红，张铮，等. 成人鼻饲喂养患者冲管方法的循证实践 [J]. 护士进修杂志，2018，33（3）：222-224.

[217] 彭南海，高勇. 临床营养护理指南——肠内营养部分 [M]. 南京：东南大学出版社，2012.

[218] 米元元，明耀辉，朱丽群，等. 基于循证构建 ICU 机械通气肠内营养患者误吸查检单及应用效果评价 [J]. 护士进修杂志，2021，36（11）：988-993.

[219]Kanemoto Y，Fukushlma K，Kanemoto H，et al.Long—term management of a dog with idiopathic megaesophagus and recurrent aspiration pneumonia by use of an indwelling esophagostomy tube for suction of esophageal content and esophagogastric tube feeding[J].J Vet Med sci，2017，79（1）：188-191.

[220]Huang ST，Chiou CC，Liu HY.Risk factors of aspiration pneumonia related to improper oral hygiene behavior in community dysphagia persons with nasogastric tube feeding[J].J Dent sci，2017，12（4）：375-381.

[221] 张博寒，刘悦，田莉，等. 老年患者吸入性肺炎防治与管理的最佳证据总结 [J]. 中华现代护理杂志，2021，27（7）：888-895.

[222] 廖武萍，王思平，何东红，等. 反特伦德伦伯格卧位对脑卒中病人误吸的影响 [J]. 全科护理，2018，16（16）：1966-1967.

[223]C Michael Dunham，Barbara M Hileman，Amy E Hutchinson，et al.Evaluation of operating room reverse Trendelenburg positioning and

its effect on postoperative hypoxemia, aspiration, and length of stay: a retrospective study of consecutive patients[J].Perioperative Medicine, 2017, 6: 10.

[224] 龙兴霞, 姚梅琪, 姚金兰, 等.ICU 肠内营养患者再喂养综合征发生现状及影响因素研究 [J]. 中华护理杂志, 2021, 56 (6): 818-823.

[225] 汤耀卿, 等译.ICU 操作、技术和微创监测 [M]. 上海: 上海科学技术出版社, 2017.

[226] 余红, 牟园芬 . 危重症患者胃肠道功能障碍的研究进展 [J]. 中医临床研究, 2015, 7 (28): 145-148.

[227] 马燕兰, 王建荣 . 危重症患者胃肠道功能障碍检测方法的研究进展 [J]. 解放军护理杂志, 2017, 27 (3B): 440-444.

[228] 侯海燕 . 鼻饲管留置方法及护理常规 [J]. 中外医疗, 2012, 31 (6): 167-167.

[229] 程淑贤 . 常规护理与综合护理干预对预防神经内科患者非计划性胃管拔管的影响 [J]. 养生保健指南, 2021, (9): 121.

[230] 屠莉 .ICU 患者鼻肠管肠内营养堵管的原因分析及防范措施 [J]. 天津护理, 2012, 20 (005): 329-329.

[231] 张芳, 江方正, 徐小敏, 等 . 气管套管压迫鼻肠管造成堵塞 1 例护理 [J]. 上海护理, 2018, 18 (4): 74-75.

[232] 盛玉, 卞兰峥, 魏莉, 等 . 不同容量注射器冲管对儿科患者留置空肠营养管堵管再通的效果评价 [J]. 中华临床营养杂志, 2019, 27 (3): 184-187.

[233] 刘卉, 王珊珊, 田慧, 等 . 肠内营养鼻肠管堵管原因分析及护理方法探析 [J]. 实用临床护理学电子杂志, 2018, 003 (047): 9.

[234]Bates JHT, Smith BJ.Ventilator-induced lung injury and lung mechanics[J].Annals of Translational Medicine, 2018, 6 (19): 378-378.

[235]Oeckler RA, Won-Yeon L, Mun-Gi P, et al.Determinants of plasma membrane wounding by deforming stress[J].American Journal of Physiology: Lung Cellular & Molecular Physiology, 2010, 43 (6): L826-L833.

[236]Das A, Camporota L, Hardman JG, et al.What links ventilator driving pressure with survival in the acute respiratory distress syndrome? A computational study[J].Respiratory research, 2019, 20 (1): 29.

[237]Villar, et al.A Quantile Analysis of Plateau and Driving Pressures: Effects on Mortality in Patients With Acute Respiratory Distress Syndrome Receiving Lung-Protective Ventilation.Critical Care Medicine,

2017，45（5）：843-850.

[238]Pierrakos C, Karanikolas M, Scolletta S, etal. Acute respiratory distress syndrome : pathophysiology and therapeutic options[J]. J Clin Med Res，2012，4（1）：7-16.

[239]Umbrello M, Marino A, Chiumello D. Tidal volume in acute respiratory distress syndrome : how best to select it[J]. Ann Transl Med，2017，5（14）：287.

[240] 吕旭东，严孟君，张洪祥. 单腔中心静脉导管在创伤性胸腔积液伴肺不张中的应用研究 [J]. 浙江医学，2018，40（15）：1713-1715.

[241]Kim ES, Kang JY, Pyo CH, et al. 12-year experience of spontaneous hemopneumothorax[J]. Ann Thorac Cardiovasc Surg，2008，14（3）：149-153.

[242] 戴彬，刘汉坤，杨延江，等. 改良细导管引流治疗重度卵巢过度刺激综合征合并大量胸腔积液 21 例临床分析 [J]. 中国临床新医学，2015，8（7）：656-658.

[243] 李智博，贾琳，温德良，等. 中心静脉导管在 ICU 重症胸腔积液患者中的应用 [J]. 广东医学，2015，36（8）：1220-1222.

[244] 李叙，魏小东，栗兰凯，等. 深静脉导管引流创伤后胸腔积液疗效分析 [J]. 创伤外科杂志，2012，14（2）：169.

[245]Kantak NA, Mistry R, Halvorson EG. A review of negative-pressure wound therapy in the management of burn wounds[J]. Burns，2016，42（8）：1623-1633.

[246]Ruberg RL. Evidence-based recommendations for the use of Negative Pressure Wound Therapy in traumatic wounds and reconstructive surgery : Steps towards an international consensus[J]. Yearbook of Plastic & Aesthetic Surgery，2012，2012：224-225.

[247]Argenta LC, Morykwas MJ. Vacuum-Assisted Closure : A New Method for Wound Control and Treatment : Clinical Experience[J]. Annals of Plastic Surgery，1997，3（8）：563-576.

[248]Orgill DP, Bayer LR. Negative pressure wound therapy : past, present and future[J]. International Wound Journal，2013，10（s1）：15-19.

[249]Whelan C, Stewart J, Schwartz BF. Mechanics of wound healing and importance of Vacuum Assisted Closure in urology[J]. The Journal of Urology，2005，173（5）：1463-1470.

[250] 李扇扇，于婵，牛文翠. 烧伤整形外科应用 VSD 负压封闭技术的护理体会 [J]. 齐鲁护理杂志，2016，22（20）：81-82.

[251] 陈舜，郑林文，刘维，等．人工真皮联合负压封闭引流及自体刃厚皮整复大面积烧伤后瘢痕挛缩畸形的临床效果［J］．中华烧伤杂志，2019，35（8）：608-610.

[252] 李海芬，张沅，张晓燕．负压封闭引流技术在烧伤重症患者中的应用及护理［J］．当代护士，2018，25：74-75.

[253]Chen C，Liu L，Huang T，et al．Bubble template fabrication of chitosan/poly（vinyl alcohol）sponges for wound dressing applications[J]．International Journal of Biological Macromolecules，2013，62（Complete）：188-193.

[254]Lavery LA，Bhavan K，Fontaine JL，etal．Randomized clinical trial to compare negative-pressure wound therapy approaches with low and high pressure，silicone-coated dressing，and polyurethane foam dressing．Plastic and Reconstructive Surgery，2014，133（3）：722-726.

[255]Hecke LV，Haspeslagh M，Hermans K，et al．Comparison of antibacterial effects among three foams used with negative pressure wound therapy in an ex vivo equine perfused wound model[J]．American Journal of Veterinary Research，2016，77（12）：1325.

[256]Lee KN，Ben-Nakhi M，Park EJ，et al．Cyclic negative pressure wound therapy：an alternative mode to intermittent system[J]．International Wound Journal，2015，12（6）：686-692.

[257]Shoufani A，Samuelov R．Vacuum assisted closure--a new method for wound control and treatment[J]．Harefuah，2004，142（12）：837-840，877.

[258]Venturi ML，Attinger CE，Mesbahi AN，et al．Mechanisms and clinical applications of the vacuum-assisted closure（VAC）Device：a review[J]．American Journal of Clinical Dermatology，2005，6（3）：185-194.

[259]Topaz M．Improved wound management by regulated negative pressure-assisted wound therapy and regulated，oxygen- enriched negative pressure-assisted wound therapy through basic science research and clinical assessment[J]．Indian Journal of Plastic Surgery：Official Publication of the Association of Plastic Surgeons of India，2012，45（2）：291-301.

[260]Tsai HC，Chang CH，Tsai FC，et al．Acute Respiratory Distress Syndrome With and Without Extracorporeal Membrane Oxygenation：A Score Matched Study．Ann Thorac Surg，2015，100（2）：458-464.

[261]Wang D，Zhou X，Liu X，et al．Wang-Zwische double lumen cannula-toward a percutaneous and ambulatory par acorporeal artificial lung．ASAIO J，

2008，54：606.

[262]Madershahian N, Nagib R, Wippermann J, et al.A simple technique of distal limb perfusion during prolonged femoro-femoral cannulation.J Card Surg，2006，21（2）：168-169.

[263] 高洁，梁影，黑飞龙 . 体外膜肺氧合转运网络建设及转运工作开展的现状与前景 [J]. 中国急救医学，2020，40（10）：1016-1019.

[264] 时婕，戚伟伟，徐庆连，等 . 合肥地区 351 例低温烫伤病因学分析 [J]. 中国修复重建外科杂志，2010，24（6）：665-667.

[265] 王连英，武凤莲 . 创疡贴治疗低温烫伤的疗效观察 [J]. 中国烧伤创疡杂志，2012，24（3）：199-201.

[266] 张凡，邝捷，潘靖，等 . 近红外皮肤治疗仪治疗面颈部皱纹及皮肤松弛疗效观察和分析 [J]. 中国美容医学，2016，25（1）：51-53.

[267] 贾长虹 . 双柏散外敷配合 TDP 照射治疗压疮的观察及护理 [J]. 中国实用神经疾病杂志，2010，13（8）：76.

[268] 刘晏汝 . 中药溻渍及 TDP 照射对动静脉内瘘成熟的影响 [D]. 长春：吉林中医药大学，2012.

[269] 钱呈，华东平，钱俊，等 . 中药外敷联合 TDP 对慢性肾衰竭患者动静脉内瘘功能不良的影响 [J]. 中医药临床杂志，2020，32（4）：739-743.

[270] 关灿彬，李振守，郭春辉 . 点阵激光联合红光治疗痤疮后瘢痕的疗效观察 [J]. 中国医疗美容，2019，009（006）：54-57.

[271] 姜文爱 . 伤口激光治疗仪对创面的护理效果 [J]. 继续医学教育，2020，34（6）：，127-129.

[272] 刘铁成 .460nm 蓝光照射对烧伤后期残余创面的临床观察 [D]. 唐山：华北理工大学，2015：7.

[273] 郭洪芳，王慧，龚黎青 . 蓝光照射治疗烧伤创口感染的效果观察 [J]. 中国美容整形外科杂志，2018，29（10）：64-65+79-80.

[274] 余文林，张斌，李勤 . 糖尿病足的创面修复 156 例 [J]. 实用医学杂志，2017，33（3）：399-401.

[275]Jeffers AM, Maxson PM, Thompson SL, et al.combined negative pressure wound therapy and ultrasonic MIST therapy for open surgicalwounds：a case series[J].Wound Ostomy Continence Nurs，2014，41（2）：181-186.

[276]Rubio JA, Aragon-Sanchez J, Jimenez S, et al.Reducing major lower extremity amputations after the introduction of a multidisciplinary teamfor the diabetic foot[J].Int J Low Extrem Wounds，2014，13（1）：22-26.

[277]Crone S, Garde C, BJarnsholt T, et al.A novel in vitro wound biofilm model used to evaluate low-frequency ultrasonic-assisted wounddebridement[J].J Wound Care, 2015, 24（2）: 6472.

[278]Mahendra M, Singh R.Diagnostic Accuracy and Surgical Utility of MRI in Complicated Diabetic Foot[J].JClin Diagn Res, 2017, 11（7）: RC01-RC04.

[279] 翟明翠，刘锐，井维斌，等．超声清创治疗慢性创面的疗效观察［J］. 中华损伤与修复杂志（电子版），2019，14（4）: 275-279.

[280] 夏广春，郭伟光，王景，等．MEBO 联合超声清创机治疗糖尿病足［J］. 中国烧伤创疡杂志，2011，23（5）: 397-398.

[281] 陈德清，朱丹平，邱子津，等．超声清创术联合黄马酊治疗糖尿病足溃疡的临床观察［J］. 中国药房，2015，26（26）: 3678-3680, 3681.

[282]Hall KK, Lyman JA.Updated review of blood culture contamination[J]. Clin Microbiol Rev, 2006, 19（4）: 788-802.

[283]Simundic AM, Bölenius K, Cadamuro J, et al.Joint EFLM-COLABIOCLI recommendation for venous bloodsampling[J].Clin Chem Lab Med, 2018, 56（12）: 2015-2038.DOI : 10. 1515/cclm-2018-0602.

[284]Lima-Oliveira G, Lippi G, Salvagno GL, et al.New ways to deal with known preanalytical issues : use of transilluminator instead of tourniquet for easing vein access and eliminating stasis on clinical biochemistry[J]. Biochem Med（Zagreb）, 2011, 21（2）: 152-159.

[285] 中华医学会检验医学分会．不合格静脉血标本管理中国专家共识［J］. 中华检验医学杂志，2020，43（10）: 956-963.

[286]Cornes M, van Dongen-Lases E, Grankvist K, et al.Order of blood draw : opinion paper by the European Federation for Clinical Chemistry and Laboratory Medicine（EFLM）working group for the Preanalytical Phase（WG-PRE）[J].Clin Chem Lab Med, 2017, 55（1）: 27-31.

[287]Lima-Oliveira G, Salvagno GL, Danese E, et al.Contamination of lithium heparin blood by K2-ethylenediaminetetraacetic acid（EDTA）: an experimental evaluation[J].Biochem Med（Zagreb）, 2014, 24（3）: 359-367.

[288]Davidson DF.Effects of contamination of blood specimens with liquid potassium-EDTA anticoagulant[J].Ann Clin Biochem, 2002, 39（Pt 3）: 273-280.

[289]Lippi G, Salvagno GL, Montagnana M, et al.Evaluation ofdifferent

mixing procedures for K2 EDTA primary samples on hematological testing[J]. Lab Med, 2007, 38 (12): 723-725.

[290] Favaloro EJ, Funk DM, Lippi G.Pre-analytical variables in coagulation testing associated with diagnostic errors in hemostasis[J].Lab Med, 2012, 43 (2): 1-10.

[291]Lima-Oliveira G, Volanski W, Lippi G, et al.Pre-analytical phase management: a review of the procedures from patient preparation to laboratory analysis[J].Scand J Clin Lab Invest, 2017, 77 (3): 153-163.

[292]Lima-Oliveira G, Lippi G, Salvagno GL, et al.Effects of vigorous mixing of blood vacuum tubes on laboratory test results[J].Clin Biochem, 2013, 46 (3): 250-254.

[293] 中华医学会麻醉学分会.桡动脉穿刺操作专家共识（2014）[J].北京：人民卫生出版社，2014：13-16.

[294]Antonio AC, Castro PS, Freire LO.Smoke inhalation injury during enclosed space fires: an update[J].J Bras Pneumol, 2013, 39 (3): 373-381. DOI: 10.1590/S1806—37132013000300016.

[295]Enkhbaatar P, Pruitt BA Jr, Suman O, et al.Pathophysiology, research challenges, and clinical management of smoke inhalation injury[J]. Lancet.2016, 388 (10052): 1437-1446.

[296] 黄慧，邵池，徐作军.美国胸科协会官方指南－支气管肺泡灌洗液的细胞学分析在间质性肺疾病中的临床应用（摘译本）[J].中华结核和呼吸杂志，2012，35(9)：650-654.

[297] 龙火昆.临床药学手册 [M].北京：金盾出版社，1992：269.

[298]Moustafa MA.Nebulized lidocaine alone or combined with fentanyl as a premedication to general anesthesia in spontaneously breathing pediatric patients undergoing rigid bronchoscopy[J].Paediatr Anaesth, 2013, 23 (5): 429-434.

[299]Lamblin A, Jean FX, Turc J, et al.Fiberoptic bronchoscopies under localanesthesia using lidocaine: be carefulof systemic toxicity[J]. AnnFrAnesth Reanim, 2012, 31 (12): 979-980.

[300]Ajduk M, Tudorić I, Sarlija M, et al.Effect of carotid sinus nerve blockade on hemodynamic stability during carotid endarterectomy under local anesthesia[J].J Vasc Surg, 2011, 54 (2): 386-393.

[301] 中华医学会呼吸病学分会.诊断性可弯曲支气管镜应用指南（2008 年版）

[J]．中华结核和呼吸杂志，2008，31（1）：14-17.

[302] 陈润森．咪达唑仑联合芬太尼在纤支镜检查中的应用 [J]．临床研究，2013，11（32）：86-87.

[303] 支气管镜在急危重症临床应用专家共识组．支气管镜在急危重症临床应用的专家共识 [J]．中华急诊医学杂志，2016，25（5）：568-572.

[304] 刘倩，谢志贤．临床检验中痰标本的采集存放和结果解读 [J]．中华全科医师杂志，2016，15（9）：734-736.

[305] 中华人民共和国国家卫生和计划生育委员会．下呼吸道感染细菌培养操作指南：WS/T 499-2017[S].2017.

[306] 宁永忠，王启斌．浅析痰细菌培养与肺炎的关系 [J]．中华医学杂志，2015，95（40）：3251-3255.

[307] 程哲，周金武，周洁，等．烧伤患者创面感染的危险因素及病原菌分布 [J]．中国感染与化疗杂志，2021，21（3）：258-263.

[308] 中国老年医学学会烧创伤分会．天然真皮基质应用于创面修复的全国专家共识（2020 版）[J]．中华烧伤杂志，2020，10（36）：895-900.

[309] 祝红娟，王淑君，李方容，等．大面积烧伤患者使用翻身床的安全管理 [J]．中华护理杂志，2014，49（01）：16-19.

[310] 熊想莲，武小红，李丽红，等．使用翻身床辅助治疗大面积烧伤患者的管道护理 [J]．现代临床护理，2020，19（04）：45-49.

[311] 陈盼君，刘函．约束带临床应用的研究进展 [J]．全科护理，2019，17（25）：3107-3109.

[312] 陈永强．《2015 美国心脏协会心肺复苏及心血管急救指南更新》解读 [J]．中华护理杂志，2016，51（02）：253-256.

[313] 王立祥，孟庆义，余涛．2016 中国心肺复苏专家共识 [J]．解放军医学杂志，2017，42（03）：243-269.

[314] 马霄雯，闻大翔，杭燕南．胸外心脏按压技术的演变及机制研究进展 [J]．国际麻醉学与复苏杂志，2012（02）：134-137+145.

[315] 曹克将，陈柯萍，陈明龙，等．2020 室性心律失常中国专家共识（2016 共识升级版）[J]．中国心脏起搏与心电生理杂志，2020，34（03）：189-253.

[316] 李康，丁燕生．2016 年欧洲心脏病学会心力衰竭治疗指南解读射血分数降低的心力衰竭非外科置入装置（埋藏式心律转复除颤器 / 心脏再同步化治疗）治疗 [J]．中国介入心脏病学杂志，2016，24（06）：356-360.

[317] 明志国，雷晋，段鹏，等．烧伤患者气管切开置管全国专家共识（2018 版）[J]．中华烧伤杂志，2018，34（11）：782-785.

[318] 孙丽华，曾丁，孙姝，等 . 研制适合危重烧伤病人气管套管的建议 [J]. 护理研究，2015，29（21）：2686-2687.

[319] 杨娟，周宜芳，陈文娣，等 . 烧伤患者气管切开术后窒息原因分析及对策 [J]. 局解手术学杂志，2016，25（11）：776-777.

[320] 陈华清，沈鸣雁，徐婷，等 . 多学科团队协作模式下的成批烧伤合并吸入性损伤患者气道管理实践 [J]. 护士进修杂志，2020，35（03）：269-271.

[321] 邱文波，吴小婉，韩慧，等 . 五种常用敷料对供皮区创面愈合作用的网状 Meta 分析 [J]. 中国组织工程研究，2019，23（14）：2292-2296.

[322] 谭长龙 . 自体富血小板血浆治疗供皮区创面疗效分析 [J]. 中国烧伤创疡杂志，2018，30（5）：349-352.

[323] 修一平，张丽艳，钱学义，等 . 生物流体止血膜在烧伤患者削痂创面及供皮区止血效果研究 [J]. 临床军医杂志，2019，47（11）：1170-1171.

[324] 张连阳，李阳 . 战伤致不可压迫性出血复苏进展与未来 [J]. 实用休克杂志（中英文），2019，3（5）：260-263.

[325]Kauvar DS, Dubick MA, Walters TJ, et al.Systematic Review of Prehospital Tourniquet Use in Civilian Limb Trauma[J].Journal of Trauma & Acute Care Surgery, 2018, 84（5）：819-825.

[326]Cannon JW.Hemorrhagic shock[J].N Engl J Med, 2018, 378（4）：370-379.

[327] 张连阳，李阳 . 战伤失血性休克救治的启示 [J]. 实用休克杂志（中英文），2018，2（2）：75-77.

[328] 姜海霞，袁风华 . 大面积头皮撕脱伤行头皮瓣原位回植术 1 例护理 [J]. 上海护理，2016，16（1）：89-91.

[329] 周丽娜 . 一例大面积头皮撕脱伤围手术期的护理 [J]. 护理实践与研究，2011，8（12）：147-148.

[330] 宛晓娜，蒋恩社，李华强，等 .1 例头皮撕脱伤再植术患者的护理 [J]. 中西医结合护理（中英文），2017，3（12）：192-193.

[331] 中华神经外科学会神经创伤专业组，中华创伤学会神经损伤专业组，等 . 创伤性颅骨缺损成形术中国专家共识 [J]. 中华神经外科杂志，2016，32（8）：767-770.

[332] 荣再香，李雪英，等 . 预见性护理程序在颅骨缺损伴脑积水同期手术护理中的应用 [J]. 护理实践与研究，2013，10（8）：42-44.

[333] 周君，石星原，等 . 颅骨修补术后癫痫发作的预后分析 [J]. 中华临床医师杂志（电子版），2021，15（5）：356-359.

[334] 刘晓娟，张仙俊，等 . 脑炎急性期癫痫发作进展为脑炎后癫痫的影响因素分

析 [J]. 中风与神经疾病杂志，2021，36（7）：623-628.

[335] 郝雪莲，孙媛，等. 右美托咪定对舒芬太尼用于小儿大面积烧伤削痂植皮术后镇痛的改良作用 [J]. 中华麻醉学病杂志，2016，36（4）：456-458.

[336] 倪翠兰，刘萍. 备皮刀污染的调查 [J]. 中华感染学杂志，2003，13（4）：394-395.

[337]Cruse PJE, Foond RRN. The epidemiology of wound infection A ten-year prospective study of 62 939 wounds[J].Surg Clin North Am, 1980, 60: 27-40.

[338]Geest BM.Preoperative hair remove：A systematic literature review[J].AORN J, 2002, 75（5）：928-940.

[339] 石兰萍，唐蓉，等. 术前皮肤准备方案的构建及应用 [J]. 中华护理杂志，2020，55（5）：723-726.

[340] 戴巧艳，何翠环，等. 皮肤血液循环观察尺的设计与应用 [J]. 循证护理，2020，6（2）：190-192.

[341] 李丽香，江晓声，连丽娜，等. 颌面部烧伤患者预防小口畸形的护理体会 [J]. 中国美容医学，2017，26（6）：122-124.

[342] 张勇，王仁生，阮林，等. 软木塞加口香糖法预防鼻咽癌放疗后张口困难 [J]. 中国肿瘤临床，2004，31（10）：592-593.

[343] 王亚娟，楼青青，毛惠芳. 软木塞用于鼻咽癌放疗患者的张口练习 [J]. 中华护理杂志，2004，39（8）：639.

[344] 王红珍，郭梅，于令艳. 软木塞预防治疗颜面烧伤患者口周畸形 [J]. 实用医技杂志，2005，12（5）：1231-1232.

[345] 曾丽梅，王菁. 颈部烧伤植皮术后患儿预防瘢痕增生的康复护理 [J]. 护理学杂志，2010，5（24）：76-77.

[346] 王艳秋. 颈部烧伤瘢痕挛缩畸形修复的护理探讨 [J]. 中国保健营养，2019，29（33）：169.

[347] 曾莉，陈丽琴. 改良式颈过伸位训练在甲状腺肿瘤手术患者中的应用效果评价 [J]. 现代临床护理，2010，9（3）：32-33.

[348] 吴丰磊. 烧伤致颈部瘢痕挛缩畸形的整复治疗体会 [J]. 实用医药杂志，2012，29（12）：1072-1073.

[349] 彭欢，贺舒婷. 烧伤翻身床辅助下俯卧位通气的护理体会 [J]. 医学临床研究，2016，33（3）：612-614.

[350] 陈丽映，赵淑婷. 严重烧伤并发 ARDS 实施俯卧位通气的护理体会 [J]. 国际医药卫生导报，2010，16（3）：348-349.

[351] 王广玲，黄秀芹. 预防足下垂支架的制作及应用 [J]. 中华护理杂志，2005，40（5）：328.

[352] 徐旭，王峰. 利多卡因氯霉素复合液持续冲洗治疗眼烧伤的临床观察 [J]. 安徽医药志，2002，6（4）：27-28.

[353] 史青霞，贺瑞.LASIK 手术前结膜囊不同清洁方法效果观察 [J]. 护理研究，2012，26（32）：3027-3028.

[354] 王清华. 烧伤后继发化脓性耳软骨炎的防治与护理 [J]. 感染、炎症、修复，2013，14（01）：26+53.

[355] 葛欣. 烧伤并发化脓性耳软骨炎 27 例治疗体会 [J]. 辽宁医学杂志，2013，27（02）：109.

[356]Maureen Beederman MD, Laura S, et al.Abstract：Acute Ear Burns：An Algorithm for Treatment[J].Plastic and Reconstructive Surgery, Global Open，2017，5（9S）：168-169.

[357] 金燕，赵红燕. 递进式护理模式对慢性化脓性中耳炎患者继发性鼓膜穿孔发生率及复诊率的影响 [J]. 现代中西医结合杂志，2019，28（14）：1581-1583，1588.

[358] 钟慧球，罗红强. 基于加速康复外科理念指导下医护一体化护理模式对中耳炎患者自护能力及预后的影响 [J]. 护理实践与研究，2021，18（13）：1996-1998.

[359]Song JJ, Vanneste S, De Ridder D.Dysfunctional noise cancelling of the rostral anterior cingulate cortex in tinnitus patients[J].PLoS One，2015，10（4）：e0123538.

[360] 雷珊珊，郑庆印，陈振倩，等. 耳鸣严重程度及其影响因素的 THI 问卷调查 [J]. 中国听力语言康复科学杂志，2018，16（01）：26-29.

[361]Dale Edgar. 烧伤康复指南（澳）[M]. 吴军，译. 北京：科学出版社，2018，110-111.

[362]Prasetyono TO, Koswara AF.Linear hand burn contracture release under local anesthesia without tourniquet[J].Hand Surg，2015，20（3）：484-487.

[363] 杨成，王艳琼，吴直惠. 早期综合护理干预对手烧伤患者预后的影响 [J]. 中国美容医学，2020，29（10）：167-170.

[364] 吴红娟，朱秀梅，刘晓梅，等. 简易手指蹼训练组合支具对烧伤后手指蹼粘连的效果 [J]. 中国康复理论与实践，2016，22（11）：1347-1349.

[365] 祁俊，胡克苏，张云，等. 大张自体中厚皮在手部深度烧伤治疗中的应用探讨 [J]. 中国美容医学杂志，2013，22（5）：520-522.

[366] 吴巍巍，赵秋燕，程丹，等. 悬浮床足下垂预防挡板的设计与应用 [J]. 中

华烧伤杂志，2020，（02）：131-132.

[367] 赵海洋，王洪涛，周琴，等．静态进展性踝足矫形器的设计与应用［J］．中华烧伤杂志，2020，36（07）：612-614.

[368] 刘贵春，巴特，王凌峰，等．应用皮瓣修复足部深度烧伤创面的疗效［J］．中华损伤与修复杂志（电子版），2017，12（6）：459-462.

[369] 沈余明，胡骁骅，王成，等．跟腱延长联合腓肠神经营养血管皮瓣治疗瘢痕挛缩性足下垂畸形［J］．中华损伤与修复杂志（电子版），2017，12（02）：99-102.

[370] 胡骁骅，覃凤均，李娟，等．穿支皮瓣整复严重烧伤患者四肢大关节部位瘢痕增生挛缩畸形的效果［J］．中华烧伤杂志，2019（06）：417-422.

[371] 类成兰，于秀荣，张东进．综合康复性护理措施对足部烧伤患者生活质量的改善分析［J］．双足与保健，2019，24：40-42.

[372] Diab Waseem C, Ridelman Elika, Vitale Lisa, et al. A Retrospective Study of Touchless Spray for Pediatric Perineal Burns Treatment[J]. Journal of burn care & research: official publication of the American Burn Association, 2022, 43: 408-411.

[373] 李霞，朱永超．护理伦理学在会阴部烧伤护理中的应用经验［J］．临床军医杂志，2006，2（36）：127-128.

[374] 谢卫国．烧伤外科临床指南［M］．武汉：武汉大学出版社，2020.

[375] 陆红．优质护理服务在会阴部烧伤患者中的应用［J］．护理实践与究，2016，13（10）：31-32.

[376] Hoshino Tetsuya, Enomoto Yuki, Inoue Yoshiaki. Association Between Perineal Burns Injury and In-hospital Mortality: A Retrospective Observational Study from the Nation-Wide Burn Registry in Japan[J]. Journal of burn care & research: official publication of the American Burn Association, 2022, 43: 419-422.

[377] Clemens Michael S, Janak Judson C, Rizzo Julie A, et al. Burns to the genitalia, perineum, and buttocks increase the risk of death among U.S. service members sustaining comba42t-related burns in Iraq and Afghanistan[J]. Burns: journal of the International Society for Burn Injuries, 2017, 43（5）：1120-1128.

[378] 马海勤，张素贞，陈桂琴，等．电击伤患者临床观察及护理［J］．中国烧伤创疡杂志，2005，17（3）：214-215.

[379] Herrera FA, Hassanein AH, Potenza B, et al. Bilateral upper extremity vascular injury as a result of a high-voltage electrical burn[J]. Ann Vasc

Surg，2010，24（6）：825.e1-5.

[380] 叶金善，杨丽霞，陈长征，等.雷电击伤致缓慢型心律失常的治疗 [J]. 西南国防医药，2016，26（5）：561-564.

[381] 陶亚江，雷云超.电击伤后心律失常临床分析 [J]. 河南科技大学学报（医学版），2008，26（3）：194-195.

[382] 孙焕青，熊素岚.电烧伤患者的护理体会 [J]. 实用医药杂志，2004，21（10）：926.

[383] 阮鹏，孙斯琴，杨凡，等.高压电击伤家兔模型肢体坏死损伤的诊断：基于磁共振成像分析 [J]. 分子影像学杂志，2021，44（4）：668-672.

[384]Dechent D，Emonds T，Stunder D，et al.Direct current electrical injuries：A systematic review of case reports and case series[J].Burns，2020，46（2）：267-278.

[385] 董莉，肖文芳.硫酸烧伤的原因分析及护理干预 [J]. 中国误诊学杂志，2006，6（24）：4874-4874.

[386] 雷少军，沙德潜，刘洪琪.特重度盐酸烧伤死亡报道一例 [J]. 中国临床实用医学，2016，7（2）：98-98.

[387] 鲁延林，王峰，张悦安，等.49例头面硫酸烧伤急诊治疗分析 [J]. 安徽医药，2002，6（1）：46-47.

[388] 李红卫，赵全，赵永健，等.硝酸烧伤合并吸入性损伤的治疗 [J]. 中华劳动卫生职业病杂志，2014，32（4）：296-297.

[389] 赵茂荣.盐酸烧伤11例临床分析 [J]. 现代中西医结合杂志，2003，12(10)：1064-1065.

[390] 黄艳明，蔡锦红，陈燕.浓硫酸烧伤致黄斑囊样水肿 [J]. 眼外伤职业眼病杂志，2008，30（10）：818-820.

[391]Brent J.Water-based solutions are the best decontaminating filids for dermal corrosive exposures：a mini review[J].Clin Toxicol (Phila)，2013，51（8）：731-736.

[392] 张建芬，吴晓霞，吴军梅，等.动脉灌注葡萄糖酸钙治疗手部氢氟酸灼伤的疗效和安全性 [J]. 环境与职业学，2018，35（8）：725-728.

[393] 董丽娜.眼碱烧伤的急救与护理 [J]. 职业与健康，2001，17（11）：191-192.

[394] 刘婷.眼部碱烧伤的护理 [J]. 西南军医，2010，12（2）：362.

[395] 杨为廉.大剂量维生素C治疗角膜碱烧伤15例分析 [J]. 南通医学院学报，2001，21（4）：449-450.

[396] 田英利，郭艳，孟英超，等．维生素 C 联合自家全血适时应用治疗碱烧伤所致眼睑球结膜粘连 [J]．山西医药杂志（下半月版），2013，42（6）：302.

[397] 孙林利，陈丽娟，程雨虹，等. 2018 年《ISBI 烧伤处理实践指南（第 2 部分）》解读 [J]．护理研究，2020，34（8）：1305-1310.

[398] 伍素华，张雅萍．烧伤护理学 [M]．北京：科学技术文献出版社，2000.

[399] 葛茂星，梁明，曹文德，等．大面积黄磷烧伤的治疗 [J]．中国急救医学，2004，24（6）：455-456.

[400] 孙超，葛茂星．黄磷烧伤 75 例治疗体会 [J]．医学综述，2011，17（9）：1429-1430.

[401] 朱淑华，龚德华．血浆置换临床实践中的技术要点 [J]．中国血液净化，2021，20（5）：289-293.

[402] 李骏，柴铁．血浆置换联合红细胞交换术治疗急性硫酸铜中毒 1 例报告 [J]．中国工业医学杂志，2008，21（1）：27-28.

[403] 孙莹莹，王娜，支绍册，等．急性硫酸铜中毒救治二例 [J]．中华劳动卫生职业病杂志，2019，37（3）：226-227.

[404] Song ZY, Lu YP, Gu XQ. Treatment of yellow phosphorus skin burns with silver nitrate instead of copper sulfate[J]. Scand J Work Environ Health, 1985, 11 (Suppl4): 33.

[405] 王艳梅，王科．氯化铜中毒患者的急救护理 [J]．解放军护理杂志，2011，28（19）：38-39.

[406] 翁为珍，赖克．小儿烧伤后发热的原因分析及护理 [J]．全科护理，2013，11（35）：3319-3320.

[407] 杨兴萍，高彩宏．小儿烧伤惊厥病因与预防的研究进展 [J]．世界最新医学信息文摘，2017，17（55）：79+81.

[408] 王淑杰，巴特．小儿烧伤惊厥的防治及护理 [J]．中国冶金工业医学杂志，2016，33（02）：170-171.

[409] Yan S, Xiong Z, Huang BG, et al. Severe burn injury in late pregnancy: a case report and literature review[J]. Burns & Trauma, 2015, 3 (1): 2.

[410] 任霞，张艳梅，陈忠．妊娠期烧伤护理与治疗 [J]．中华损伤与修复杂志（电子版），2014，（6）：685-687.

[411] 中华医学会妇产科学分会产科学组．早产临床诊断与治疗指南（2014）[J]．中华围产医学杂志，2015，（4）：241-245.

[412] 盛超，王志坚．妊娠期创伤时母儿评估及产科处理 [J]．实用妇产科杂志，

2021，37（5）：333-336.

[413] 米元元，沈月，王宗华，等 . 机械通气患者误吸预防及管理的最佳证据总结 [J]. 中华护理杂志，2018，53（07）：83-90.

[414] 徐永能，卢少萍，赵雪琴，等 . 老年长期卧床患者误吸预防的研究进展 [J]. 中华护理教育，2017，14（07）：544-547.

[415]Wang ZY, Chen JM, Ni GX.Effect of an indwelling nasogastric tube on swallowing function in elderly post-stroke dysphagia patients with long-term nasal feeding[J].BMC Neurology, 2019, 19 (1): 83.

[416] 郎黎薇 . 神经外科护士临床常见问题与解答 [M]. 上海：复旦大学出版社，2010：28.

[417] 鲁礎睿 .Mendelson 综合征的研究进展 [J]. 中外医学研究，2021，19（16）：191-193.

[418] 李成伟，张晓媛，晋志高 . 一种红光治疗仪的光谱测试及机制探讨 [J]. 北京生物医学工程，2006（03）：293-295.

[419] 翟凤英，王春艳 . 供皮区创面治疗方法的研究现状 [J]. 护理研究，2020，650（06）：115-118.

[420] 杨宗城 . 烧伤治疗学 [M].3 版 . 北京：人民卫生出版社，2005：465.

[421] 陈琛，陆巍，傅巧美，等 . 成人烧伤患者创面操作性疼痛护理与管理的证据综合 [J]. 护理学杂志，2017，32（16）：18-20.

[422] 中国康复医学会重症康复专业委员会呼吸重症康复学组 . 中国呼吸重症康复治疗技术专家共识 [J]. 中国老年保健医学杂志，2018，16（5）：3-11.

[423] 石萍，李伟，王卫敏，等 . 基于压力分布检测的便携式褥疮防治系统 [J]. 生物医学工程与临床，2020，24（3）：233-238.

[424] 王光毅 . 大面积烧伤休克期血流动力学监测的应用与评价 [J]. 中华烧伤杂志，2021，37（2）：131-135.

[425] 马渝 . 休克患者的血流动力学监测现状与展望 [J]. 实用休克杂志（中英文），2019，3（3）：137-141.

[426] 于文雯，戚迎梅 . 基于风险防控的医用悬浮床不良事件分析 [J]. 中国医疗器械信息，2021，13：5-6.

[427] 李乐之，路潜 . 外科护理学 [M].6 版 . 北京：人民卫生出版社社，2017：12.

[428]Carrier FM, Chassé M, Wang HT, et al.Effects of perioperative fluid management on postoperativeoutcomes in liver transplantation：a systematic review protocol[J].Syst Rev, 2018, 7 (1): 180.

[429] 任继魁，姚明. 烧伤后高钠血症的研究进展 [J]. 宁夏医学杂志，2016，38（2）：190-192.

[430] 蒋晓臣，重亚林，龚震宇，等. 严重烧伤患者并发高钠血症的原因分析及防治策略 [J]. 感染炎症修复，2018，19（1）：35-38.

[431] 程起元，郭滨，黄琳，等. 医用悬浮床在烧伤治疗中的应用及发展展望 [J]. 医疗卫生装备，2018，39（07）：96-100.

[432] 吴巍巍，蔡夺，程丹，等. 两种消毒方法对烧伤患者使用悬浮床滤单终末消毒效果的比较研究 [J]. 中华烧伤杂志，2018，34（6）：404-406.

[433] 冯裕董，苏淑云，刘高峰，等. 压力性损伤皮瓣转移术后流体式悬浮床治疗的临床效果 [J]. 中国现代医生，2021，59（04）：87-89+93.

[434] 张晓岚. 特重型烧伤患者应用流体悬浮床的护理 [J]. 世界最新医学信息文摘，2016，16（60）：274-274，279.

[435] 赵雯婷，邢光辉，马燕兰. 颈过伸体位对颈动脉血流的影响及其与头痛不适相关性的实验研究 [J]. 解放军医学学报，2021，4（23）：339-343.

[436] 李奎成，曹海燕，刘晓艳，等. 作业治疗对 605 例烧伤患者的疗效分析 [J]. 康复学报，2017，27（2）：22-27.

[437] 徐珍丽，王洁，沈吉梅，等. 下肢外展中立位翻身垫的设计和应用 [J]. 中国实用护理杂志，2020，36（6）：440-443.

[438] 施加加，孙莹，彭志坚. 楔形足跟垫在特重度烧伤患者足下垂畸形治疗中的效果 [J]. 中华烧伤杂志，2021，37（6）：562-567.

[439] 高丽丽，吴泰华，贺环宇. 俯卧位通气在急性呼吸窘迫综合征治疗中的研究进展 [J]. 大连医科大学学报，2021，43（3）：273-277.

[440] 张晓雯，王艳萍，沈丽梅. 头面部烧伤合并眼部烧伤患者的眼部护理 [J]. 当代护士：下月旬，2016，（7）：64.

[441] 胡佩媚，王思轩，罗木林，等. 不同侧卧角度对压疮高危人群风险防范的作用 [J]. 临床护理杂志，2019，18（06）：76-79.

[442] 王志燕，朱晓群，杨晶，等. 不同翻身角度对老年卧床患者皮肤受压及生命体征的影响 [J]. 护士进修杂志，2009，24（7）：581-583.

[443] 黄桂芹，陈萍. 侧卧位不同角度对中心静脉压的影响 [J]. 护理实践与研究，2012，9（08）：20.

[444] 陈雷，王帅，王合丽，等. 芜湖市某三甲医院住院烧伤患儿流行病学特征分析 [J]. 中华损伤与修复杂志（电子版），2021，16（04）：310-315.

[445] 章雄. 儿童烧伤治疗 [J]. 中华损伤与修复杂志（电子版），2020，15（03）：240.

[446] 颜超，许乐，李琳，等．小儿烧伤对家属的影响及其心理护理干预研究进展 [J]．中国护理管理，2015，(4)：500-502.

[447] 钱利，赵柏程，皮立，等．367例小儿烧伤病例分析 [J]．中国当代儿科杂志，2003，5 (5)：450-452.

[448] 董杏芳，邓鹤秋，黄贵华，等．形成患者溶栓治疗中的应用及护理 [J]．解放军护理杂志，2005，22 (9)：63-64.

[449] 权鹏艳．全棉自粘性弹力绷带在小儿留置针中的应用 [J]．实用心脑肺血管病杂志，2011，19 (5)：862.

[450] 李曾慧平，冯蓓蓓，李奎成．烧伤后增生性瘢痕压力治疗及相关研究 [J]．中华烧伤杂志，2010，26 (6)：411-415.

[451] 石梦娜，李娜，王冰水，等．联合应用压力手套及压力垫治疗手背烧伤后瘢痕的疗效观察 [J]．中国美容医学，2013，22 (1)：133-135.

[452] 叶亮，易阳艳，王江文．A 型肉毒毒素防治病理性瘢痕的临床研究进展 [J]．实用医学杂志，2021，37 (4)：538-541.

[453] 章一新，张书诺．A 型肉毒毒素在瘢痕治疗中的临床应用及机制探讨 [J]．中华烧伤杂志，2021，37 (8)：705-710.

[454] 黄书鹏，杨东运，陈亮．低压无针注射减轻瘢痕内药物注射疼痛的自身对照研究 [J]．中国美容医学，2012，21 (17)：2223-2224.

[455] 陈诚，余睿芳，张宝林．无针注射器治疗瘢痕疙瘩的疗效研究 [J]．中国美容医学，2020，29 (3)：82-87.

[456] 李莉，赵攀．局部注射曲安奈德致皮肤损害13例 [J]．临床军医杂志，2008，36 (5)：833-834.

[457] 王珍．局部瘢痕注射方法探讨及护理体会 [J]．海南医学，2009，20 (8)：164-165.

[458] 熊杨蓉，蒋帅，卢剑．皮肤激光美容术后患者的防晒护理方法及其应用效果探析 [J]．医学美学美容，2020，29 (24)：34-35.

[459] 曾永芳，朱堂友，张道军，等．维生素 C、维生素 E 联合应用治疗色素斑的疗效 [J]．中国医疗美容，2017，7 (2)：43-45.

[460] 杨茹茜，王雪，杨雨婷，等．超声波导入维生素 E 对面部 Ⅱ 度烧伤患者色素沉着的近期疗效分析 [J]．第三军军医大学学报，2021，43 (11)：1039-1044.

[461] 匡建国，曹玉珏，杨丽，等．优化脉冲强光治疗烧伤创面愈合后瘢痕及色素沉着的临床效果观察 [J]．中华烧伤杂志，2012，28 (3)：219-220.

[462] 李艳，黄兆民．制动对骨骼肌的影响及机制 [J]．中国康复理论与实践，2006，12 (12)：1024-1025.

[463] 许建芬，陈正香，葛兆霞．旋腕运动预防 PICC 术后静脉血栓形成的效果观察 [J]．护理学报，2019，26（5）：66-68．

[464] 劳月文，陈香萍，汪萍，等．握拳运动对预防 PICC 相关性静脉血栓形成效果的 Meta 分析 [J]．中国实用护理杂志，2019，35（36）：2869-2874．

[465] 刘红娟．延续性护理在肘关节恐怖三联征患者术后康复中的应用 [J]．国际护理学杂志，2017，36（17）：2369-2371．

[466] 刘朝红，向阳．手臂被动运动在长期卧床携带 PICC 导管患者中的效果观察 [J]．中国保健营养，2021，31（13）：71．

[467] 付青青，陈建，黄贤慧．体位摆放配合早期康复训练对烧伤后足下垂的防治作用 [J]．中国康复，2013，28（5）：338．

[468] 黄谦，张文广，吕炜亮，等．早期整形修复对手足部深度烧伤的临床效果评价 [J]．吉林医学，2019，40（8）：1851-1852．

[469]McQueen MD，William Ricci MD，Paul Tornetta IM.Rock wood and green's fractures in adults[M].8thed. Philadelphia：Lippineott Williams&Willkins，2014：465-466．

[470] 张伟，牛希华，刘宝辉，等．介入治疗烧伤后下肢深静脉血栓形成13例 [J]．介入放射学杂志，2017，26（6）：527-530．

[471] 唐丹，刘四文．运动疗法 [M]．广州：广东科技出版社，2009：45．

[472] 刘朝红，向阳．手臂被动运动在长期卧床携带 PICC 导管患者中的效果观察 [J]．中国保健营养，2021，31（13）：71．

[473] 刘浩，贾延兵，洪文侠，等．医学训练式治疗对烧伤患者下肢肌肉功能及步行能力的影响 [J]．中国康复，2016，31（3）：211-214．

[474] 张兰．一次性保鲜膜在 PICC 中的应用 [J]．护士进修杂志，2010，25（24）：2230．

[475] 中国康复医学会康复治疗专业委员会水疗学组．水疗康复技术专家共识 [J]．中国康复医学杂志，2019，34（7）：756-760．

[476] 陈雪英，陈国，王和强，等．上肢涡流水疗法治疗上肢烧伤术后疤痕增生的回顾性研究 [J]．中国医疗美容，2020，10（2）：24-28．

[477] 刘三环，卢跃鹏．石蜡疗法治疗痉挛型脑瘫患儿368例护理体会 [J]．中国实用神经疾病杂志，2017，20（5）：131-132．

[478] 王晶晶，杨磊，陈旭．液体石蜡辅助治疗重度烧伤患者残余创面的效果观察 [J]．中华烧伤杂志，2020，36（4）：304-307．

[479] 燕铁斌．物理治疗学 [M]．北京：人民卫生出版社，2007．

[480] 杨飞，刘斌，孙凤，等．中频电疗仪使用不良事件发生率及相关因素 [J]．

中国康复医学杂志，2017，32（9）：1006-1011.

[481] 吴军，唐丹，李曾慧平. 烧伤康复治疗学 [M]. 北京：人民卫生出版社，2015.

[482] 屈欢欢，王莉，王媛丽，等.1565nm 非剥脱点阵激光治疗外伤后瘢痕的临床效果 [J]. 中华医学美学美容杂志，2020，6（26）：529-532.

[483] 中国整形美容协会瘢痕医学分会. 瘢痕早期治疗共识（2020 版）[J]. 中华烧伤杂志，2021，37（2）：E002.

[484] 雷颖，吴溯帆，李文志，等. 激光治疗增生性瘢痕的新进展 [J]. 中国激光医学杂志，2018，3（27）：225-227.

[485]Hantash BM.Commentary：Gene profiling analysis of the early effects of ablative fractional carbon dioxide laser treatment on human skin.Dermatol Surg，2013，39：1044-1046.

[486]Donelan MB.Principles of burn reconstruction：grabband smith's plastic surgery[M].6nd. PA：Lippincott Williams&Wilkins，2007：150，161.

[487]Beachkofsky TM，Henning JS，Hivnor CM.Induction of denovohair regeneration in scars after fraetionated carbon dioxide laser therapy in three patients[J].Dermatol Surg，2011，37（9）：1365-1368.

[488]Qu L，Liu A，Zhou L，et al.Clinical and molecular effects on mature burn scars after treatment with a fractional CO2 laser.Laser Surg Med，2012，44：517-524.

[489] 刘华振，吕开阳. 点阵激光治疗瘢痕的机制研究进展 [J]. 中华烧伤杂志，2021，37（04）：386-390.

[490] 董继英，姚敏. 光电声技术治疗创伤性瘢痕的研究进展 [J]. 中华烧伤杂志，2018，34（6）：418-421.

[491] 中国临床瘢痕防治专家共识制定小组. 中国临床瘢痕防治专家共识 [J]. 中华损伤与修复杂志（电子版），2017，12（6）：401-406.

[492]Rennekampff Ho，Busche MN，Knobloch K，et al.Is UV radia-tion Beneficial inpostburn wound healing[J].Med Hypotheses，2010，75（5）：436-438.

[493] 苏虹，杨智，谭雅心，等. 强脉冲光及 595nm 染料激光治疗面部痤疮后红斑自身对比研究 [J]. 中华皮肤科杂志，2017，50（3）：177-181.

[494] 朱哲，孙瑜，周浩，等. 烧伤后色素沉着和色素脱失的临床治疗研究进展 [J]. 中华烧伤杂志，2020，7（36）：615-618.

[495] 张茁，雷晋. 超声波导入联合强脉冲光治疗烧伤患者面部色素沉着疗效观察

[J]. 中华烧伤杂志，2012，28（1）：65-66.

[496]Couto TB, Barreto JKS, Marcon FC, et al.Detecting latent safety threats in an interprofessional training that combines in situ simulation with task training in an emergency department[J].Advandces in Simulation, 2018, 3（23）：1-7.

[497] 倪语星，张祎博，糜琛蓉 . 医院感染防控与管理（第二版）[M]. 北京：科学出版社，2016：116.

[498]National Clinical Guideline Centre (UK). Infection：Prevention and Control of Healthcare-Associated Infections in Primary and Community Care：Partial Update of NICE Clinical Guideline 2. London：Royal College of Physicians (UK)；2012 Mar.（NICE Clinical Guidelines, No.139.）Available from：https：//www.ncbi.nlm.nih.gov/books/NBK115271/

[499]Wilde MH, Mcmahon JM, Crean HF, et al.Exploring rela-tionships of catheter-associated urinary tract infection and blockage in people with long-term indwelling urinary catheters[J].Journal of Clinical Nursing, 2017, 26（17/18）：2558-2571.

[500] 朱菱，胡晓莹，谢湘梅 . 抗返流尿袋预防脑梗死患者尿路感染效果观察[J]. 海南医学，2014（20）：3080-3081.

[501] 中华人民共和国国家卫生和计划委员会 .WS/T 509-2016 重症监护病房医院感染预防与控制规范 [S]. 北京，2016.

[502]Fasugba O, Koerner J, Mitchell BG, et al.Systematic review.and meta—analysis of the effectiveness of antiseptic agents for meatal cleaning in the prevention of catheter—associated urina—rytractinfections[J].J Hosp Infect，2017, 95（3）：233-242.